Dictionary of Medical Abbreviatio

Pacific 의학약어

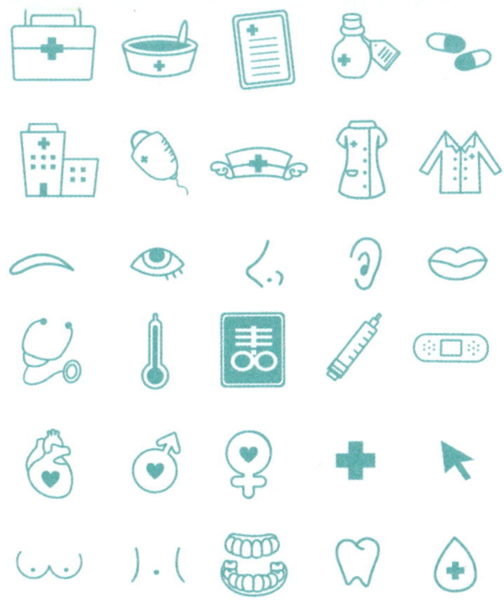

pb Pacific Books

Dictionary of Medical Abbreviations

머/리/말

약어는 효율적인 의사소통을 목적으로 한다. 특히 보건의료분야의 경우 신속하고 정확한 진단 및 치료가 요구되기 때문에 약어의 필요성은 더욱 절실하다. 또한 현대사회와 같이 정보가 범람하는 사회에서는 통일된 약어가 더욱 빛을 발한다. 이러한 약어의 숙지가 올바르게 이루어지지 않는다면 의사소통은 물론 업무를 수행함에 있어서도 혼란을 초래할 것이다. 이에 보건의료분야의 다양한 종사자들을 위하여 본서를 출간하게 되었다.

하나의 약어가 함축하는 뜻은 비단 하나뿐만이 아니다. 1개의 약어에 여러 가지 의미가 담겨져 있고 사용 분야와 빈도가 다양하다. 현재 사용되는 다양한 뜻을 최대한으로 가미하려고 노력하였고, 최근에 사용되지 않는 뜻은 과감하게 삭제하였다.

또한 현대의학 자체가 외국에서 들어왔고 그 발달 역시 세계적 흐름에 맞추어 이루어지고 있다. 이 때문에 약어의 지정 역시 외국기준으로 되어있어 우리나라의 실정과 맞지 않는 부분도 있다. 본서는 전 세계적으로 사용되는 약어를 기준으로 하되 우리나라 실정을 가미하여 약어의 중요도를 표시하고자 노력하였다.

본 약어집은 기존의 보건의료분야의 사전 및 교과서를 참조하였으며, 국내외 병원 및 지역사회에서 통용되는 모든 약어를 수록하였다. 본서는 약어의 알파벳 순서로 배열하였으며 각 용어의 약어, 원어, 의미 순으로 나열하였다. 자주 사용되는 중요한 약어는 색으로 중요도를 나타내었고 그 약어가 갖는 중요한 뜻은 굵은 글씨로 강조하였다.

지금 이 순간에도 빠르게 발전하고 변화하고 있는 의학이라는 학문에 발 맞추기에는 미흡할 수도 있으나 이러한 우리의 노력이 보건의료관계 종사자뿐만 아니라 학생 및 의학에 관심 있는 많은 사람들에게 도움이 될 수 있기를 바라며 점차 발전되며 현재를 반영할 수 있는 약어집이 앞으로도 꾸준히 발간될 수 있기를 바란다.

2012년 5월

퍼시픽 학술국

Dictionary of Medical Abbreviations

Contents

Dictionary of Medical Abbreviations

A

약 어	원 어	의 미
A	abnormal	비정상의
	abortion	유산, 임신 중절
	absolute temperature	절대 온도
	absorbance	**흡수능, 흡광도**
	acceptor	수용체
	accommodation	**순응, 적응, 조정**
	acetone	아세톤
	acetum	초산, 초제, 초산의 희석된 용액
	acid	산, 산성의
	acidophil(-ic)	호산성, 호산성의
	acromion	어깨뼈봉우리, 견봉
	actin	액틴
	activity(radiation)	활성도, 활동(방사능)
	adenine	아데닌(퓨린계 염기)
	adenoma	샘종
	adenosine	아데노신
	adrenalin	아드레날린
	adult	성인, 성인의
	aftermath	여파, 후유증
	age	나이, 연령
	akinetic	운동불능, 무운동의
	albino	알비노

약 어	원 어	의 미
	albumin	알부민
	alcohol	알코올
	alive	살아 있는, 활기를 띠는
	allergy	과민반응, 알레르기
	alveolar	허파 꽈리의, 폐포의, 치조의
	ambulation	보행, 이동
	ambulatory	외래의, 통원의, 보행 가능한
	ampere	암페어
	amyloid	아밀로이드
	anaphylaxis	아나필락시스 과민반응, 제 1형 과민반응
	androsterone	안드로스테론
	anesthesia(anesthetic)	마취, 무감각(마취의, 마취제, 무감각제)
	angioplasty	혈관성형(술)
	angstrom	옹스트롬
	Ängström unit	옹스트롬 유닛
	anisotropic	비등방성의, 이방향성의
	anode	양극
	antagonism	길항작용, 대항작용
	ante-	**전, 앞**
	anterior	전방의, 앞쪽의, (시간, 장소에서) 전의
	antibody	항체
	antrectomy	유문방절제(술), 날문방절제(술)
	apical	꼭대기의, 첨단(부)의
	aqua, aqueous	물, 수성의, 수용성의
	area	구역, 영역, 부위, 부, 면적
	asymptomatic	증상이 없는, 무증상의
	artery, arterial	**동맥, 동맥의**
	assessment	**사정, 평가**
	assist(Physical Therapy)	보조 장치

약 어	원 어	의 미
	atomic	원자의
	atrium	방, 심방
	atropine	아트로핀
	auricle	귓바퀴, 이개
	auris	귀
	auscultation	청진
	axial	축의, 축을 이루는, 축방향의
	axilla, axillary	겨드랑이, 액와, 겨드랑이의
	tumor limited to the bowel [Dukes Classification]	대장 및 직장암 분류 단계 A
	tumor limited to the mucosa [Astler-Coller Classification]	대장 및 직장암 분류 단계 A
A[band]	the dark-staining zone of a striated muscle	어두운 띠, 비등방대
A1	prostatic tumor less than 5% [Jewett staging system]	전립선 암 분류 단계 A1
A_1	aortic first sound	대동맥 제1음
A-1,2,3,4,5	anterior cerebral artery segments 1, 2, 3, 4, 5	앞대뇌동맥 분절 1, 2, 3, 4, 5
A-Ⅰ,Ⅱ,Ⅲ	angiotensin Ⅰ,Ⅱ,Ⅲ	안지오텐신 Ⅰ,Ⅱ,Ⅲ
A2	prostatic tumor more than 5% [Jewett staging system]	전립선 암 단계 A2
A_2	aortic second sound	대동맥 제2음
A250, 1000	5% albumin, 250ml, 1000ml	5% 알부민 250ml, 1000ml
Ä	Ängström unit	옹스트롬 유닛
a	absorptivity	흡수율
	acceleration	촉진, 가속
	acidity	산도
	activated	활성화된
	autopsy	부검

약 어	원 어	의 미
	thermodynamic activity	열역학 활동도
	total acidity	총산도
a-	atto-	아토[10^{-18}]
AA	abampere(aA)	절대 암페어, 10암페어(CGS전자단위)
	abdominal aorta	**복부 대동맥**
	absolute alcohol	무수알코올, 순알코올
	acetabular anteversion	고관절 비구 전방경사, 뒤틀림
	acetic acid	아세트산
	achievement age	성취 연령
	active assistive(range of motion)	능동보조운동
	active avoidance	조건성 회피반응
	acupuncture analgesia	침술진통
	acute appendicitis	급성충수염, 급성막창자꼬리염
	adjuvant arthritis	애주번트 관절염, 보조 관절염
	adrenal androgen	부신성 안드로젠
	adrenocortical autoantibody	부신피질 자가항체
	African American	아프리카계-미국인
	aggregated albumin	응집알부민
	agranulocytic angina	무과립구성 협심증
	alcohol abuse	알코올 남용
	Alcoholics Anonymous	**알코올 자조집단**
	allergic alveolitis	알레르기 폐포염
	alopecia areata	원형탈모(증)
	alveolo-arterial	폐포-동맥의
	aminoacetic acid	아미노아세트산
	amino acid	아미노산
	amyloid A	아밀로이드 A
	anaplastic astrocytoma	역형성별아교세포종
	aortic aneurysm	대동맥류

약 어	원 어	의 미
	aortic arch	대동맥궁
	aplastic anemia	**재생불량성 빈혈**
	arachidonic acid	아라키돈 산
	artificial abortion	인공유산, 유도유산
	ascending aorta	오름대동맥, 상행대동맥
	atlanto-axial	고리중쇠, 환추축
	atomic absorption	원자흡수분광광도계
	Australia antigen	오스트레일리아 항원, Au항원
	autoantibody	자가항체
	automobile accident	자동차 사고
AAA	**abdominal aortic aneurysm/ aneurysmectomy**	**복부대동맥류/복부대동맥류절제술**
	acquired aplastic anemia	속발성(후천성) 재생불량성 빈혈
	acute anxiety attack	급성 불안 발작
	alacrimia-achalasia-addisonianism syndrome(Triple-A/Allgrove syndrome)	알그루브 증후군(무누증, 식도이완불능, 부신피질호르몬결핍)
	aneurysm of ascending aorta	상행대동맥류
	angiography of abdominal aorta	복부대동맥류 혈관조영술
	aromatic amino acid	방향족 아미노산
	arrest after arrival	도착 후 심정지
AAAD	aromatic amino acid decarboxylase	아미노산 탈카복실화효소
AA/AD	alcohol abuse/alcohol dependence	알코올 남용/알코올 의존
AAAE	amino acid activating enzyme	아미노산 활성화효소
AABB	axis-aligned bounding boxes	축-정렬경계상자
AAC	antibiotic-associated [pseudomembranous] colitis	항생제 관련 대장염
AACD	aging-associated cognitive decline	노화와 연관된 인지능력의 감퇴
AACE	acute acquired comitant esotropia	급성 공동성 내사시
AACG	acute angle closure glaucoma	급성 폐쇄각 녹내장
	adrenal androgen corticotropic	부신성 안드로겐 피질자극 호르몬

약 어	원 어	의 미
	stimulating hormone	
AAD	acid-ash diet	산성 식이
	acute agitated delirium	급성 불안 섬망
	acute aortic dissection	**급성 대동맥 박리**
	adrenalectomized Alloxan diabetes	부신적출 알록산 당뇨병
	alpha-1-antitrypsin deficiency	알파-1 항트립신 결핍증
	anti-arrhythmic drug	항부정맥제제
	antibiotic-associated diarrhea	항생제유발설사
	ascending aortic dissection	상행대동맥박리
$(A-a)D_{N2}$	alveolo-arterial nitrogen tension difference	폐포-동맥혈 질소분압차
$(a-A)D_{O2}$	arterio-alveolar oxygen tension difference	동맥혈-폐포 산소분압차
AAE	active assistive exercise	능동적 보조운동
	acute allergic encephalitis	급성 알레르기성 뇌염
	annuloaortic ectasia	윤상 대동맥 확장증
AAF	acetylaminofluorene	아세트아미노플루오렌
	aggregative adherence fimbriae	부착 섬모
	ascorbic acid factor	아스크로빈산 인자
AAG	allergic angiitis and granulomatosis	알레르기 혈관염 그리고 육아종증
	alpha-1-acid glycoprotein	알파-1 산성당단백
AAI	acute alveolar injury	급성 폐포손상
AAL	anterior axillary line	전방 액와선
AAM	acute aseptic meningitis	급성 무균성 뇌수막염
AAMS	acute aseptic meningitis syndrome	급성 무균성 뇌수막염 증후군
AAN	AIDS-associated nephropathy	AIDS 연관 신장병
	amino acid nitrogen	아미노산 질소
	analgesic-associated nephropathy	진통제 관련 신장병
	attending's admission notes	주치의 입원노트
AAO	amino acid oxidase	아미노산 산화효소

약 어	원 어	의 미
	awake, alert, and oriented	깨어있는, 기민한, 지남력 있는
AAo	**ascending aorta**	**상행대동맥**
AAOC	antacid of choice	제산제 선택
AAP	acute abdominal pain	급성복부통증
	acute appendicitis	급성충수염
	air at atmospheric pressure	대기압 환경 하에
AAP(M)C	antibiotic-associated pseudomembranous colitis	항생제물질관련 위막성 대장염
AaP_{CO2} $[(A-a)P_{CO2}]$	alveolo-arterial carbon dioxide tension difference	폐포-동맥간 이산화탄소분압 차
$AaP_{O2}[(A-a)\ P_{O2}]$	alveolo-arterial oxygen tension difference	폐포-동맥간 산소분압차
AAR	active avoidance reaction	활동성 회피반응
	acute articular rheumatism	급성 관절 류마티즘
	antigen-antiglobulin reaction	항원-항글로블린반응
aar	against all risks	모든 위험을 감수하고
AAROM	active assertive range of motion	능동적보조 관절운동범위
AAS	Aarskog-Scott[syndrome]	아르스코그 증후군
	acid aspiration syndrome	위산 흡입 증후군
	alcoholic abstinence syndrome	알코올성 금단 증후군
	aneurysm of atrial septum	심방 중격 동맥류
	aortic arch syndrome	대동맥활(궁) 증후군
	atomic absorption spectrophotometry	원자흡광 광도법
AASEQ(aa seq)	amino acid sequence	아미노산 서열
AASP	acute atrophic spinal paralysis	급성 위축성 척수마비
AAT	Aachen aphasia test	Aachen 실어검사
	alkylating agent therapy	알킬화제요법
	alpha-1-antitrypsin	알파-1 항트립신
	automatic atrial tachycardia	자동성 심방 빈맥
A1AT	α1-antitrypsin	알파-1 항트립신

약 어	원 어	의 미
AAU	acute anterior uveitis	급성 전포도막염
AAW	anterior aortic wall	대동맥 전(측)벽
AB	abdominal	복부의
	able-bodied	신체 건강한
	abnormal	비정상의
	abortion	**유산**
	Ace bandage	Ace 붕대
	acute bronchitis	급성 기관지염
	alcian blue	알시안 블루
	antibiotic	**항생제**
	antibody	**항체**
	antigen binding	항원 결합
	aortic body	대동맥체
	apex beat	심첨 박동
	asthmatic bronchitis	천식 기관지염
	blood group AB	AB형 혈액형
A/B	acid-base ratio	산-염기 비율
A&B	apnea and bradycardia	무호흡과 서맥
Ab(ab)	abortion	유산
	antibiotic	항생제
	antibody	**항체**
ABA	abscissic acid	아브시스 산
	activity-based anorexia	식욕부진증 (과도한 활동, 적은 영양섭취 특징)
	allergic bronchopulmonary aspergillosis	알레르기성 기관지폐 아스페르길루스증
	antibacterial activity	항균력
	applied behavior analysis	응용행동분석
	arrest before arrival	도착 전 심정지
	atopic bronchial asthma	아토피성 기관지 천식
	autonomic blocking agent	자율신경차단제

약어	원어	의미
abbr	abbreviation, abbreviated	생략, 약어, 단축
ABC	abacavir	아바카비르(AIDS치료제)
	absolute basophil count	절대 호중구수
	absolute bone conduction	절대적 골전도
	acalculous biliary colic	무담석 산통
	acid balance control	산 균형조절
	adenosine triphosphate[ATP] binding cassette	ATP결합상자
	advanced breast cancer	진행성 유방암
	airway, breathing, and circulation	기도, 호흡, 순환(환기)
	aneurysmal bone cyst	동맥류 뼈낭종
	antigen-binding capacity	항원결합능
	antigen-binding cell	항원결합세포
	apnea, bradycardia, cyanosis	무호흡, 서맥, 청색증
	aspiration biopsy cytology	흡인세포학
	assessment of basic competency	기초학력사정(진단)
	autism behavior checklist	자폐행동 체크리스트
	avidin-biotin peroxidase complex	아비딘-비오틴과산화효소복합체법
A&BC	air and bone conduction	공기, 골전도
ABD	abdomen	복부
	actin binding domain	액틴결합영역
	aged, blind, and disabled	고령의, 시력이 저하된, 장애가 있는
	aggressive behavioral disturbance	공격적 행동장애
	automatic border[boundary] detection	자동경계탐지(법)
Abd, abd	**abdomen, abdominal**	**복부, 복부의**
	abduct, abduction, abductor	**외전**
ABE	acid-base equilibrium	산-염기 평형
	acute bacterial endocarditis	급성 세균성 심내막염
ABER	abducted and externally rotated	외전, 바깥쪽으로 회전된
	auditory brainstem evoked response	청성뇌간유발반응

약 어	원 어	의 미
aber	aberrant	일탈적인, 논리에서 벗어난, 비정상의
A-β	amyloid beta-peptide	아밀로이드 베타-단백
ABF	aortic blood flow	대동맥혈류
	aortobifemoral[bypass]	대동맥양측대퇴동맥[우회술]
ABG	arterial blood gas	동맥혈가스
ABGA	**arterial blood gas analysis**	**동맥혈가스분석**
ABI	**ankle/brachial index**	**발목-상완지수**
	atherothrombotic brain infarct	죽상동맥혈전성 뇌경색
ABIC	antibody excess immune complex	항체 과다 면역 복합체
ABK	aphakic bullous keratopathy	무수정체 수포성 각막염
ABL	Abelson proto-oncogene	Abelson 원암 유전자
	abetalipoproteinemia	무베타지방단백혈증
	acute basophilic leukemia	급성 호염기구 백혈병
	African Burkitt lymphoma	버킷림프종
	allograft-bound lymphocyte	동종이식연결림프구
	angioblastic lymphadenopathy	혈관모세포성 림프선염
	antigen-binding lymphocyte	항원결합림프구
Abl	ablation	소작
ABLB	alternate binaural loudness balance	양이교대성음량평형검사
ABM	abamectin	아바멕틴
	acute bacterial meningitis	급성 세균성 뇌수막염
	alveolar basement membrane	폐포기저막
	autologous bone marrow	자가골수
ABMT	autologous bone marrow transplantaion	자가골수이식
Abn, abn	abnormal, abnormality(ies)	비정상의, 비정상
ABO	abortion	유산
	absent bed occupancy	현재 침상 점유수
	blood group system consisting ofgroups A, AB, B, and O	**ABO식 혈액형 체계**
ABP	actin-binding protein	액틴 결합단백

약 어	원 어	의 미
	acute bacterial pneumonia	급성 세균성 폐렴
	acute bacterial prostatitis	급성 세균성 전립선염
	acute bacterial pericarditis	급성 화농성 심막염
	acute biliary pancreatitis	급성 담석 췌장염
	acute broncho-pneumonia	급성 기관지폐렴
	androgen-binding protein	안드로젠 결합단백
	antigen-binding protein	항원 결합단백
	arterial blood pressure	**동맥혈압**
	avidin-biotin peroxidase	아비딘-비오틴 과산화효소
ABPA	**allergic bronchopulmonary aspergillosis**	**알레르기성 기관지-폐 아스페르질루스증**
ABPC	allergic bronchopulmonary candidiasis	알레르기성 기관지-폐 칸디다증
	antibody-producing cell	항체 형성 세포
ABPE	atypical benign partial epilepsy	비전형적 양성부분간질
ABPM	(24hr) ambulatory blood pressure monitoring	(24시간) 이동성 혈압감시
ABPI	ankle brachial pressure index	발목-상완지수
ABR	abortus bang ring[test]	브루셀라 유산환 시험법
	absolute bed rest	**절대 침상 안정**
	arterial baroreflex	동맥압력반사
	auditory brainstem(evoked) response	청성뇌간(유발)반응
ABS	abdominal surgery	복부 수술
	acquired brown's syndrome	후천성 브라운씨 증후군
	acute bacterial sinusitis	급성 세균성 부비강염
	acute brain syndrome	급성 뇌 증후군
	adaptive behavior scale	(바인랜드) 적응행동척도
	admitting blood sugar	허용 혈당
	amniotic band syndrome[sequence]	양막대 증후군
	anti-B serum	항 B 혈청
	Antley-Bixler syndrome	앤틀리-벡슬러 증후군

약 어	원 어	의 미
	arterial blood sample	동맥혈 샘플
	at bed side	침상 옆에서
abs	absent	부재의, 결근의
	absolute	절대적인
absc	abscess	농양, 종기
abs feb	while fever is absent	열이 없는
AbSR	abnormal skin reflex	비정상적 피부반사
ABT	aminopyrine breath test	아미노필린 호흡검사
	autologous blood transfusion	자가혈액수혈(요법)
abt	about	~에 대하여
ABU	asymptomatic bacteriuria	무증상 세균뇨
ABV(D)	Adriamycin, bleomycin, vinblastine, and dacarbazine	항암제 병용요법의 일종
ABW	average body weight	평균 체중
ABx	antibiotics	항생제
AC	**abdominal circumference**	**복부 둘레**
	abdominal compression	복부 압박
	ablation catheter	도자절제술
	absorption coefficient	흡수 계수
	acetate	아세테이트
	acetylcholine	아세틸콜린
	acromioclavicular	견봉-쇄골의
	acute cholecystitis	급성 담낭염
	adenocarcinoma	선암
	adrenal cortex, adreno corticoid	부신 피질
	air conditioning	공기 조절
	alcoholic cirrhosis	알코올성 간경화
	alveolar crest	치조제
	ambulatory care	보행 간호
	anodal closure	양극 폐쇄

약 어	원 어	의 미
	ante cibum(Lt.)	식사 전
	antecubital	전완의
	anterior chamber(of eye)	**전방**
	anterior column	전주
	anterior commissure	전측 교련
	aorto-coronary[bypass]	대동맥-관상동맥[우회술]
	arm circumference	팔둘레
	ascending colon	상행결장
	atriocarotid	심방목동맥의
A/C	albumin/coagulin[ratio]	알부민/코아굴린 비율
A2C, A4C	apical two/four-chamber[view]	심첨2방, 심첨4방
ACA	abnormal coronary artery	기형 관상동맥
	acrodermatitis chronica atrophicans	만성위축성말단피부염
	acute cerebellar ataxia	급성 소뇌성 실조증
	adenocarcinoma	선암
	anterior cerebral artery	**전대뇌동맥**
	anterior communicating aneurysm	전교통동맥류
	anterior communicating artery	**전교통동맥**
	anticardiolipin antibody	항카디오리핀 항체
	arrhythmic cardiac arrest	부정맥성 심정지
AC/A	accommodative convergence/ accommodation[ratio]	조절폭주비[안과]
ACAD	asymptomatic coronary artery disease	무증상 관상동맥질환
	atherosclerotic carotid artery disease	관상동맥 죽상경화증
A-CAH	autoimmune chronic active hepatitis	만성 활동성 자가면역간염
ACB	aortocoronary bypass	대동맥-관상동맥 우회술
	asymptomatic carotid bruit	무증상 경동맥잡음
AC/BC	air conduction/bone conduction [time ratio]	공기전도/골전도 비율
ACBE	air contrast barium enema	공기조영 바륨관장

약 어	원 어	의 미
ACBG	aortocoronary bypass graft	대동맥-관상동맥 우회로이식술
ACC	accident	사고
	accommodation	조절, 순응, 적응
	acinic cell carcinoma	선방 세포암
	adenoid cystic carcinoma	선양 낭포암
	advanced colorectal cancer	진행성 대장암
	agenesis of corpus callosum	뇌량의 무발생
	alveolar cell carcinoma	폐포 상피암
	anterior cingulate cortex	대뇌전두피질
	aplasia cutis congenita	선천성피부결손(무형성)
	articular chondrocalcinosis	관절-연골석회화증
ACD	absolute cardiac dullness	절대 심탁음
	absolute claudication distance	절대 파행거리
	acid-citrate-dextrose[solution] (anticoagulant citrate dextrose)	덱스트로스-시트르산 용액
	allergic contact dermatitis	알레르기성 접촉성 피부염
	angiokeratoma corporis diffusum	구간 미만성 혈관 각화증
	anterior chamber depth	전방깊이
	anterior chest diameter	전흉부직경
	alveolar capillary dysplasia	선천성 폐포 이형성
ACD-CPR	active compression-decompression cardiopulmonary resuscitation	능동적 가압-감압(심폐소생술)
ACDK	acquired cystic disease of the kidney	후천성 낭포성 신질환
ACE	**angiotensin-converting enzyme**	**안지오텐신 전환효소**
ACEI	angiotensin-converting enzyme inhibitor	안지오텐신 전환효소 억제제
ACF	acute care facility	응급 간호 시설
	anisotropic conductive film [computer-assisted radiology]	이방성 전도 필름
	anterior cervical fusion	전방 경추 유합술
	anterior cranial fossa	전두개와

약어	원어	의미
	asymmetric crying facies	비대칭성 울음안면
ACG	angiocardiography, angiocardiogram	심혈관 조영술
	apexcardiogram	심첨 박동도
AC-G, AcG	accelerator globulin	응고 촉진 글로불린(아크 글로불린)
ACH	acetylcholine(ACh)	아세틸콜린
	active chronic hepatitis	활동성 만성 간염
	adrenocortical hormone	부신피질 호르몬
	arm girth, chest depth, and hip width	팔둘레, 가슴두께와 엉덩이 넓이
AChA	anterior choroidal artery	전맥락동맥
AChE	acetylcholine esterase	아세틸콜린 에스테르제(가수분해효소)
ACI	acute cardiac ischemia	급성 심허혈
	acute coronary insufficiency	급성관상동맥기능부전
	adrenocortical insufficiency	부신피질 기능부전
ACL	achievement check-list	성취도 체크리스트
	anterior chamber lens	전방 렌즈(수정체)
	anterior cruciate ligament	**전방 십자 인대**
aCL	anticardiolipin[antibody]	항카르디올리핀 항체
ACLE	acute cutaneous lupus erythematosus	급성 피부 홍반 루푸스
ACLR	anterior cruciate ligament repair	전방 십자인대 봉합술
ACLS	acrocallosal syndrome	뇌량무형성 증후군
	advanced cardiac life support	전문 심장구조술
ACM	acute cerebrospinal meningitis	급성 뇌척수막염
	alcoholic cardiomyopathy	알코올성 심근증
	alveolar capillary membrane	폐포-모세혈관막
	Arnold-Chiari malformation	아놀드-키아리 증후군
ACML	atypical chronic myeloid leukemia	비정형 만성 골수성 백혈병
ACMP	alveolar-capillary membrane permeability	폐포-모세혈관막 투과도
ACMV	assist-controlled mechanical ventilation	기계조절보조 인공호흡기
ACN	acute conditioned neurosis	급성 조건화 신경증

약 어	원 어	의 미
ACO	acute coronary occlusion	급성 관상동맥폐쇄
	alert, cooperative, and oriented	기민한, 협조적인, 지남력 있는
ACOM(AComA)	**anterior communicating[artery]**	**전방교통동맥**
ACP	accessory conduction pathway	방실부전도로
	anodal closure picture	양극폐쇄상
AC-PC	anterior commissure-posterior commissure	전교련-후교련, 전연합-후연합
ACPP	adrenocortical polypeptide	부신피질 폴리펩타이드
ACR	adenomatosis of colon and rectum	결장과 직장의 선종증
	anticonstipation regimen	변비예방요법
ACS	acute chest syndrome	급성흉 증후군
	acute confusional state	급성착란
	acute coronary syndrome	**급성관상동맥 증후군**
ACSF	artificial cerebrospinal fluid	인공 뇌척수액
ACT	abdominal computed tomography	복부 전산화 단층촬영
	actin	액틴
	activated clotting time	활성응고시간
	anticoagulant therapy	항응고요법
	artemisinin combination therapy [malaria]	아르테미시닌 병합요법
act(iv)	activity, active	활동, 활동적인
Act-D	actinomycin D	액티노마이신 D
ACTH	**adrenocorticotropic hormone**	**뇌하수체 부신피질 자극호르몬**
ACU	acquired cold urticaria	후천성 한랭 두드러기
	ambulatory care unit	외래진료용 시설
ACV	acyclovir	아시클로버(바이러스치료제)
	assisted controlled ventilation	보조조절환기
ACVD	acute cardiovascular disease	급성 심혈관질환
	atherosclerotic cardiovascular disease	죽상경화성 심혈관질환
AD	above diaphragm	횡격막 위로
	accident dispensary	약조제 사고

약 어	원 어	의 미
	accidental death	사고사
	acute dermatomyositis	급성 피부근염
	adjuvant disease	아쥬번트[애주번트]병
	admitting diagnosis	입원시 진단
	after discharge	퇴원 후, 후발사
	Alzheimer dementia[disease]	**알츠하이머성 치매, 알츠하이머증**
	atopic dermatitis	아토피성 피부염
	autistic disorder	자폐장애
	autonomic dysreflexia	자율신경 반사부전
	axis deviation	축 편위
	right ear[Lat. auris dextra]	**오른쪽 귀**
A&D	admission and discharge	입원과 퇴원
	ascending and descending	상행과 하행
ADA	anterior descending artery	전하행동맥
ADAS	Alzheimer's Disease Assessment Scale	알츠하이머 사정 척도
ADC	adult day care[facility]	주간보호소
	AIDS-dementia complex	복합성 에이즈-치매
	apparent diffusion coefficient	현성 확산 계수
ADCA	autosomal dominant cerebellar ataxia	우성 유전성 소뇌실조증(조화불능운동)
ADC(M)C	antibody-dependent cell-mediated cytotoxicity	항체의존적 세포매개독성
ADCHF	acutely decompensated congestive heart failure	급성 비대상성 심부전
ADD	acceptable daily dose	1일 허용량
	adduction	내전
	attention deficit disorder	주의력 결핍장애
add	addition, added	첨가, 부가적인, 부가의
	adductor, adduction	내전
addict	addiction, addictive	중독, 중독의
ADE	acute disseminated encephalitis	급성 파종성 뇌염

약 어	원 어	의 미
	adverse drug event	약물 사용과 관련한 상해
	antibody-dependent enhancement	항체 의존적 강화
ADEM	acute disseminated encephalomyelitis	급성 파종성 뇌척수염
ADG	atrial diastolic gallop	심방 이완기의 분마음(분마성 폐렴)
ADH	**antidiuretic hormone**	**항이뇨 호르몬**
	atypical ductal hyperplasia	비정형 유관 증식증
adh	adhesion, adhesive	유착
ADHD	**attention deficit hyperactivity disorder**	**주의력결핍-과잉행동 장애**
ADI	acceptable daily intake	1일 섭취허용량
	acute drug intoxication	급성 약물 중독
ADL	**activities of daily living**	**일상생활 능력**
ADLC	antibody-dependent lymphocyte-mediated cytotoxicity	항체 의존적 림프구매개 세포독성
ADM	abductor digiti minimi	소지 외전근
adm	administration	관리
	admission	**입원**
Adm Dr	admitting doctor	입원시 담당 주치의
ADME	absorption, distribution, metabolism and excretion[drug]	약물의 흡수, 분포, 대사와 배설
ADMX	adrenal medullectomy	부신수질 절개술
adol	adolescence, adolescent	청소년기, 청소년의
ADP	adenopathy	선병증, 선증
	adenosine diphosphate	아데노신이인산
	adenovirus death protein	아데노바이러스 사단백
ADPKD	autosomal dominant polycystic kidney disease	상염색체 우성 다낭성 신종
ADQ	abductor digiti quinti	소지외전근
ADR	adrenalin(Adr, adr)	아드레날린
	adrenals	부신

약 어	원 어	의 미
	adrenergic receptor	아드레날린성 수용체
	adverse drug reaction	**약물 부작용**
ADS	acute death syndrome	돌연사 증후군
	acute diarrheal syndrome	급성 설사 증후군
	Alcohol Dependence Scale	알코올 의존 척도
	antibody deficiency syndrome	항체결손 증후군
	antidiuretic substance	항이뇨 물질
ADSD	adductor spasmodic dysphonia	내전형 연축성 발성장애
ADT	alternate-day therapy	격일 치료
	Auditory Discrimination Test	청취 판별 검사
AdV, Adv	adenovirus	아데노바이러스
adv	advanced	진행성
ADX	adrenalectomized	부신적출의
AE	**above-elbow(A/E)**	**팔꿈치 위(상완의)**
	acrodermatitis enteropathica	장성말단피부염
	acute exacerbation	급성 악화
	air embolism	공기 색전
	alcoholic embryopathy	알코올성 배아병증
	aryepiglottic	피열후두개
	avian encephalomyelitis	조류뇌척수염
A&E	accident and emergency[department]	사고와 응급
AEA	above-elbow amputation	상완부 절단
AEB	acute erythroblastopenia	급성 적아구 감소증
	atrial ectopic beat	심방 기외 수축
AECB	acute exacerbation of chronic bronchitis	만성 기관지염의 급성 악화
AECD	allergic eczematous contact dermatitis	알레르기성 습진성 접촉 피부염
AED	antiepileptic drug	항간질약
	automated external defibrillator	**자동제세동기**
AEDP	automated external defibrillator pacemaker	자동 체외 제세동 조율기

약 어	원 어	의 미
AEF	amyloid enhancing factor	아밀로이드 증가인자
	aorto-enteric fistula	대동맥장루
AEG	acute erosive gastritis	급성 부식성 위염
	air encephalography, air encephalogram	공기뇌조영도
	atrial electrogram	심방 전도
AEH	acute epidural hematoma	급성 경막외 혈종
AEL	acute erythroleukemia	급성 적아구성 백혈병
AEM	ambulatory electrocardiographic monitoring	외래 ECG 감시
	avian encephalomyelitis	조류 뇌척수염
AEN	aseptic epiphyseal necrosis	무균성 골단괴사
AEP	acute edematous pancreatitis	급성 부종성 췌장염
	artificial endocrine pancreas	인공 내분비 췌장
	auditory evoked potential	청각 유발 전위검사
AER	abduction/external rotation	내/외회전
	acoustic[auditory] evoked response	청각 유발 반응
	acute exertional rhabdomyolysis	급성 운동성 횡문근융해증
	agranular endoplasmic reticulum	무과립성 내형질 세망
	albumin excretion rate	알부민 배설률
AES	acute ethmoid sinusitis	급성 사골 부비동염
	anti-embolic stockings	항색전 스타킹
	aortic ejection sound	대동맥 분출음
AET	atrial ectopic tachycardia	이소성 심방 빈맥
AEV	avian encephalomyelitis-like virus	조류뇌척수염 바이러스
	avian erythroblastosis virus	조류적아구증 바이러스
AF	acid-fast	항산성의
	actin filament	액틴 필라멘트
	amniotic fluid	양수
	angiogenesis factor	혈관형성인자

약 어	원 어	의 미
	anterior fontanelle	대천문, 앞숫구멍
	ascitic fluid	복수
	atrial fibrillation	**심방세동**
	atrial flutter	심방조동
AFA	advanced first aid	전문응급치료
AFB	acid-fast bacillus	항산성 간균
	aflatoxin B	아플라톡신 B
AFBG	aortofemoral bypass graft	대동맥-대퇴우회이식
AFC	adult foster care	성인가정위탁제도
	antibody-forming cell	항체 형성 세포
AFE	amniotic fluid embolism	양수 색전증
afeb	afebrile	무열의
AFG	aflatoxin G	아플라톡신 G
aFGF	acidic fibroblast growth factor	산성섬유모세포 생장인자
AFI	amaurotic familial idiocy	흑내장성 가족성 백치
	amniotic fluid index	**양수 지수**
Afib	**atrial fibrillation**	**심방세동**
AFIB/FL	atrial fibrillation/flutter	심방세동/심방조동
AFKO	ankle-foot-knee orthosis	발목-발-무릎 보조기
AFL	**atrial flutter**	**심방조동**
AFLP	acute fatty liver of pregnancy	임신성 급성 지방간
AFM	aflatoxin M	아플라톡신 M
AFND	acute febrile neutrophilic dermatosis	급성 발열성 호중구성 피부병 (Sweet's synd.)
AFO	**ankle-foot orthosis**	**발목-발 보조기**
AFP	acute flaccid paralysis	급성 이완성 마비
	alpha-fetoprotein	**알파 페토단백질(알파 태아단백)**
	atypical facial pain	비전형 안면통
AFRD	acute febrile respiratory disease	급성 열성 호흡기질환
AFT	acute follicular tonsillitis	급성 여포성 편도선염

약 어	원 어	의 미
AFV	amniotic fluid volume	양수량
	aortic flow velocity	대동맥 혈류 속도
AG	abdominal girth	복위
	acidophilic granulocyte	호산성과립세포
	antigen	항원
	atrial gallop	심방성 분마음
	attached gingiva	부착치은
	axiogingival	축, 치은면의
A/G	**albumin-globulin[ratio]**	**알부민-글로불린 비율**
Ag	**antigen**	**항원**
	silver[Lat. argentum]	은
AGA	allergic granulomatosis and angiitis	알레르기성 육아종성 혈관염
	appropriate for gestational age [birthweight]	적정 임신 연령
Ag-Ab	antigen-antibody complex	항원-항체 복합체
AGC	absolute granulocyte count	과립구 절대치
	advanced gastric cancer	**진행성 위암**
	atypical glandular cell	비정형 샘세포
AGE	acute gastroenteritis	급성 위장염
	advanced glycosylation end-product	증가된 당쇄화 최종산물
	angle of greatest extension	최대 신장각
	arterial gas embolism	동맥 가스색전증
AGF	adrenal growth factor	부신 발육인자
	angle of greatest flexion	최대 굴곡각
AGG	agammaglobulinemia	무감마글로불린혈증
agg	agglutination	응집반응
	aggravation	악화
	aggregation	응집
agit	agitated, agitation	불안해하는, 복용 시 흔들 것(진탕)
AGL	acute granulocytic leukemia	급성 과립구성 백혈병

약 어	원 어	의 미
AGN	**acute glomerulonephritis**	**급성 사구체신염**
AGP	anterograde pyelography	전진성 신우조영술
AGS	adrenogenital syndrome	부신성기 증후군
	Alagille syndrome	알라질 증후군
	audiogenic seizures	청각 유발성 발작
AGT	abnormal glucose tolerance	내당능 이상
	acute generalized tuberculosis	급성 전신성 결핵
	angiotensin	안지오텐신
	antiglobulin test	항글로불린 검사
agt	agent	작용물질
AGTT	abnormal glucose tolerance test	내당능 이상검사
AH	abdominal hysterectomy	배자궁절제(술), 복식자궁절제(술)
	absorptive hypercalciuria	흡수성 과칼슘뇨증
	accidental hypothermia	우발성 저체온
	acute hepatitis	급성 간염
	alcoholic hepatitis	알코올성 간염
	amenorrhea and hirsutism	무월경과 다모증
	anterior hypothalamus	전시상하부
	artificial heart	인공 심장
	aryl hydrocarbon	아릴-하이드로카본
	ascites hepatoma	복수 간암
	assisted hatching	보조 부화술
	ataxic hemiparesis	실조성 편측부전마비
	atypical hyperplasia	비정형 증식증
	autoimmune hepatitis	자가면역성 간염
	autonomic hyperreflexia	자율신경반사항진
A/H	amenorrhea-hyperprolactinemia	무월경-과프로락틴혈증
A&H	accident & health(insurance)	사고와 건강(보험)
AHA	acquired hemolytic anemia	후천성 용혈성 빈혈

약 어	원 어	의 미
	acute hemolytic anemia	**급성 용혈성 빈혈**
	anterior hypothalamic area	전시상하부구역
	antihemophilic factor A	항혈우병인자 A
	antihistone antibody	항히스톤 항체
	autoimmune hemolytic anemia	자가면역성 용혈성 빈혈
AHC	acute hemorrhagic conjunctivitis	급성 출혈성 결막염
	acute hemorrhagic cystitis	급성 출혈성 방광염
	adrenal hypoplasia congenita	선천성 부신 저형성증
	ascites hepatoma cell	복수간암세포
	antihemophilic factor C	항혈우병인자 C
AHD	acquired hepatocerebral degeneration	후천성 간뇌퇴행
	acute heart disease	급성 심질환
	acquired heart disease	후천성 심질환
	antihyaluronidase	항하이알루로니다아제
	antihypertensive drug	항고혈압제
	arteriosclerotic heart disease	동맥경화성 심장질환
	atherosclerotic heart disease	죽상경화성 심장질환
	autoimmune hemolytic disease	자가면역성 용혈성 질환
AHE	acute hemorrhagic encephalomyelitis	급성 출혈성 뇌척수염
AHF	acute heart failure	급성 심부전
	antihemolytic factor	항용혈성 인자
	antihemophilic factor	항혈우병 인자
	Argentinian hemorrhagic fever	아르헨티나 출혈열
AHG	aggregated human globulin	응집 사람 글로불린
	antihemophilic globulin	항혈우병 글로불린
	antihuman globulin	항사람 글로불린
AHGS	acute herpetic gingival stomatitis	급성 헤르페스성 치은구내염
AHH	aryl hydrocarbon hydroxylase	방향족 탄화수소 수산화효소
AHJ	artificial hip joint	인공 고관절

약 어	원 어	의 미
AHL	acute hemorrhagic leukoencephalitis	급성 출혈성 백질뇌염
AHO	acute hematogenous osteomyelitis	급성 혈행성 골수염
AHP	acute hemorrhagic pancreatitis	급성 출혈성 췌장염
AHRF	acute hypoxemic respiratory failure	급성 저산소혈 호흡부전
AHS	alveolar hypoventilation syndrome	폐포 저환기 증후군
AHT	augmented histamine test	최고 히스타민 시험
AHU	acute hemolytic uremic	급성 용혈성 요독증
AHV	avian herpes virus	조류 헤르페스 바이러스
AI	accidental injury	사고 상해
	accidentally incurred	우연히 일어난
	amelogenesis imperfecta	법랑질 형성부전
	angiogenesis inhibitor	신생혈관 억제제
	anxiety index	불안 지수
	aortic incompetence	대동맥판 기능부전
	aortic insufficiency	**대동맥판 폐쇄부전**
	apical impulse	심첨 박동
	artificial insemination	**인공 수정**
	artificial intelligence	인공 지능
	atherogenic index	동맥경화 지수
A&I	allergy and immunology	알레르기 및 면역학
AIA	anti-immunoglobulin antibody	항면역글로불린 항체
	anti-insulin antibody	항인슐린 항체
	aorto-iliac aneurysm	대동맥-장골동맥류
	aspirin-induced asthma	아스피린 유발성 천식
AIB	avian infectious bronchitis	조류 전염성 기관지염
AICA	anterior inferior cerebellar artery	전하방 소뇌동맥
	anterior inferior communicating artery	전하방 교통동맥
AICD	**automatic implantable cardioverter-defibrillator**	**이식형 자동 제세동기**
AICF	autoimmune complement fixation	자가면역 보체 결합반응

약 어	원 어	의 미
AID	acute infectious disease	급성 감염성 질환
	artificial insemination by donor	비배우자간 인공 수정
	autoimmune disease	자가면역질환
	automatic implantable defibrillator	자동 이식 제세동기 이식술
AIDH	atypical intraductal hyperplasia	비정형 선관내 과형성
AIDP	acute inflammatory demyelinating polyneuropathy	급성 염증성 탈수초성 다발성 신경병증
AIDS	**acquired immuno deficiency syndrome**	**후천성 면역결핍 증후군**
AIDS-KS	acquired immuno deficiency syndrome with Kaposi's sarcoma	카포시 육종을 가진 후천성 면역결핍증
AIE	acute inclusion-body encephalitis	급성 봉입체 뇌염
	acute infectious encephalitis	급성 감염성 뇌염
	acute infective endocarditis	급성 감염성 심내막염
AIF	anemia-inducing factor	빈혈 유발 인자
AIFD	acute intrapartum fetal distress	급성 분만 태아곤란(태아가사)
AIG	anti-immuno globulin	항면역 글로불린
AIH	artificial insemination by husband	배우자의 정자를 이용한 인공수정
	autoimmune hemolysis	자가면역성 용혈
AIHD	acquired immune hemolytic disease	후천성 면역용혈성 질환
AII	acute intestinal infection	급성 창자 감염
AIIS	anterior inferior iliac spine	전후장골극
AIL	acute infectious lymphocytosis	급성 감염성 림프구증가증
	angiocentric immunoproliferative lesion	혈관중심성 면역증식 병변
	angioimmunoblastic lymphadenopathy (AILA)	혈관면역모세포 림프선증
AIM(D)	abnormal involuntary movement (disorder)	비정상적 불수의 운동
AIMS	abnormal involuntary movement scale	비정상적 불수의 운동 척도
	arthritis impact measurement scale	관절염 기능장애 척도

약 어	원 어	의 미
AIN	acute interstitial nephritis	급성 간질성 신염
	anal intraepithelial neoplasia	항문 상피내 종양
	anterior interosseous nerve	전골간 신경
AINS	anterior interosseous nerve syndrome	전골간 신경 증후군
AIOD	aortoiliac occlusive disease	대동맥-장골 폐쇄성 질환
AION	anterior ischemic optic neuropathy	전방 허혈성 시신경병증
AIP	acute idiopathic pericarditis	급성 특발성 심낭염
	acute infectious polyneuritis	급성 감염성 다발성신경염
	acute intermittent porphyria	급성 간헐성 포르피린증
	acute interstitial pneumonia	급성 간질성 폐렴
AIR	acute insulin response	급속 인슐린 반응
AIS	Abbreviated Injury Scale	약식 상해 등급
	acute ischemic stroke	급성 허혈성 뇌졸중
	adolescent idiopathic scoliosis	사춘기형 특발성 측만증
	androgen insensitivity syndrome	안드로겐 무감성 증후군
	anti-insulin serum	항인슐린 혈청
AISA	acquired idiopathic sideroblastic anemia	후천성 철적아구성 빈혈
AITP	autoimmune idiopathic thrombocytopenic purpura	자가면역 혈소판 감소성 자반병
AIU	absolute iodine uptake	요오드 섭취 절대량
AIVR	accelerated idioventricular rhythm	가속성 심실 고유 율동(리듬)
AJ, A/J	ankle jerk	발목반사, 족근반사
AJR	abdominojugular reflux	복강경정맥 역류
AK	**above knee[amputation](A/K)**	**대퇴부(절단), 무릎위(절단)**
	artificial kidney	인공 신장
A→K	ankle to knee	발목에서 무릎으로
AKA	**above knee amputation**	**무릎위 절단**
	alcoholic ketoacidosis	알코올성 케톤산증
	also known as(aka)	또한 ~로 알려진, (속칭) 별명

약 어	원 어	의 미
	antikeratin antibody	항케라틴 항체
AK amp	above-knee amputation	대퇴부(절단), 무릎위(절단)
AKBR	arterial ketone body ratio	동맥의 케톤체 비율
AKS	alcoholic Korsakoff syndrome	알코올성 코르사코프 증후군
AKU	alkaptonuria	알캅톤뇨증
AL	acute leukemia	급성 백혈병
	anterolateral	**전외측**
	axial length	축면 길이
	left ear[Lat. auris laeva]	**왼쪽 귀**
ALA	amebic liver abscess	아메바성 간농양
	aminolevulinic acid	아미노레불린산
ALAD	abnormal left axis deviation	비정상 좌측편위
alb	**albumin**	**알부민**
	white[Lat. albus]	백색의
ALB/GLOB	albumin/globulin[ratio]	알부민-글로불린 비율
ALC	absolute lymphocyte count	림프구 절대치
	acute lethal catatonia	급성 치사성 긴장증
	approximate lethal concentration	최소 치사 농도
alc	alcohol, alcoholic, alcoholism	알코올, 알코올의, 알코올중독증
ALCA	anomalous left coronary artery	좌관상동맥 기시증
ALCL	anaplastic large cell lymphoma	역행성 대세포 림프종
AlcR, alcR	alcohol rub	알코올로 닦음
ALD	adrenoleukodystrophy	부신백질이영양증
	alcoholic liver disease	알코올성 간질환
	approximate lethal dose	최소 치사 용량
ALF	acute liver failure	급성 간부전
	assisted living facilities	보조 생활 시설
ALFT	abnormal liver function test	비정상 간기능 검사
ALG	antilymphocytic globulin	항림프구성 글로불린

약어	원어	의미
alg	allergy	알레르기, 알러지
ALH	angiolymphoid hyperplasia	혈관림프관 과형성
	anterior lobe hormone	뇌하수체 전엽 호르몬
	anterior lobe of hypophysis	뇌하수체 전엽
ALHE	angiolymphoid hyperplasia with eosinophilia	호산구증가를 동반한 혈관림프관 과형성
ALI	argon laser iridotomy	아르곤 레이저 홍채절개술(성형술)
ALIF	anterior lumbar interbody fusion	전방요추체간 유합술
ALK	automated lamellar keratoplasty	자동각막절삭술(라식)
ALK, alk	alkaline, alkylating	알칼화제, 알칼린
ALL	**acute lymphoblastic leukemia**	**급성 림프아구성 백혈병**
	acute lymphocytic leukemia	**급성 림프구성 백혈병**
ALLA	acute lymphocytic leukemia antigen	급성 림프구성 백혈병 항원
ALM	aerial lentiginous melanoma	말단 흑자성 색종
ALMI	anterior lateral myocardial infarct	전측방 심근 경색
ALMV	anterior leaflet of the mitral valve	승모판막 전엽
ALN	anterior lymph node	전방 림프절
	axillary lymph node	액와 림프절
ALO	axiolinguo-occlusal	축설면교합의
ALP	**alkaline phosphatase**	**알칼리성인산가수분해효소(간기능효소)**
	alveolar proteinosis	폐포단백증
	anterior lobe of pituitary	뇌하수체 전엽
	argon laser photocoagulation	아르곤 레이저 광선응고법
AlPase	alkaline phosphatase	알칼리성인산가수분해효소
ALRI	anterolateral rotatory instability	전측방 순환성 불안정
ALS	advanced life support	전문심폐소생술, 전문인명구조술
	afferent loop syndrome	수입각 증후군
	amyotrophic lateral sclerosis	**근위축성 측색 경화증**
	anticipated life span	기대수명연령
	antilymphocyte serum	항림프구 혈정

약 어	원 어	의 미
ALS-PD	amyotrophic lateral sclerosis-parkinsonism-dementia[complex]	근위축성 측색 경화증-파킨슨성 치매 복합
ALT	**alanine aminotransferase**	**알라닌 아미노기 전이효소(간기능효소)**
	argon laser trabeculoplasty	아르곤 레이저 육주성형술
ALTB	acute laryngotracheobronchitis	급성 후두기관기관지염
ALV	ascending lumbar vein	상행 요정맥
	avian leukosis virus	조류 백혈병 바이러스
ALVAD	abdominal left ventricular assist device	복식 좌심실 보조장치
ALVF	acute left ventricular failure	급성 좌심실부전
alv vent	alveolar ventilation	폐포 환기
ALWMI	anterolateral wall myocardial infarct	전외측벽 심근경색
AM	acute myelofibrosis	급성 골수섬유증
	akinetic mutism	무동성 무언
	alveolar macrophage	폐포 대식세포
	alveolar mucosa	구강 치조 점막
	anovular menstruation	무배란성 월경
	arousal mechanism	생리적 각성기전
	myopic astigmatism	근시성 난시
AMA	against medical advice	의사의 권고에도 불구하고 치료를 중단하려는 환자의 결심
	antimitochondrial antibody	항미토콘드리아 항체
amb	ambulance	앰뷸런스
	ambulatory	보행의, 이동하는
AMBL	acute megakaryoblastic leukemia	급성 거핵모구백혈병
AMC	antibody-mediated cytotoxicity	항체 매개 세포독성
	arm muscle circumference	팔근육둘레
	arthrogryposis multiplex congenita	선천성 다발성 관절구축증
AMD	acid maltase deficiency	산-말타아제 결핍증
	advance medical directives	사전의료의향서
	age-related macular degeneration	노인황반변성

약 어	원 어	의 미
AME	amphotericin methyl ester	암포테리신 메틸 에스테르
	apparent mineralocorticoid excess	무기질코르티코이드 과잉 증후군
	aseptic meningoencephalitis	무균성 뇌수막염
AMEGL, AMegL	acute megakaryoblastic leukemia	급성 거핵아세포 백혈병
AMG	acoustic myography	청각근 조영술
	axiomesiogingival	축면근위치은면의
AMI	acquired monosaccharide intolerance	후천성 단당류 내성
	acute myocardial infarction	**급성 심근 경색**
AMKL	acute megakaryoblastic leukemia	급성 거핵아세포 백혈병
AML	**acute monocytic leukemia**	**급성 단핵구성 백혈병**
	acute mucosal lesion	급성 점막 병변
	acute myeloblastic leukemia	급성 골수모구 백혈병
	acute myelocytic leukemia	**급성 골수성 백혈병**
	anatomic medullary locking	인공관절 삽입물
	angiomyolipoma	혈관근육지방종
	anterior mitral leaflet	승모판막 전소엽
AMM	agnogenic myeloid metaplasia	특발성 골수 화생증
amm	ammonia	암모니아
AMML	**acute myelomonocytic leukemia**	**급성 골수단구성 백혈병**
AMN	adrenomyeloneuropathy	부신척수신경병증
AMP	adenosine monophosphate	아데노신 1인산
	average mean pressure	**평균동맥압**
amp	ampere	암페어
	ampule	앰플
	amputation	**절단(술)**
AMPS	acid mucopolysaccharide	산성뮤코다당류
AMR	activity metabolic rate	활동대사량
	acute mitral regurgitation	급성 승모판 폐쇄부전증
	alternate motion rate	교대 운동 속도

약 어	원 어	의 미
	ambulatory medical record	외래 진료 기록
AMS	acute maxillary sinusitis	급성 상악동염
	acute mountain sickness	급성 고산병
	antimacrophage serum	항-대식세포 혈청
	aseptic meningitis syndrome	무균성 수막염 증후군
	auditory memory span	청각 기억 범위
AMT	acute miliary tuberculosis	급성 속립성 결핵
	amniotic membrane transplantation	양막 이식술
	anxiety management training	불안 대처 훈련
amt	amount	양
AMV	ssisted mechanical ventilation	보조 기계 환기
AMVI	acute mesenteric vascular insufficiency	급성 창자간막 혈관 기능부족
AMY, amy	amylase	아밀라아제
AN	acanthosis nigricans	흑색가시(극)세포증
	acne neonatorum	신생아 여드름
	acoustic neuroma	청신경종
	anorexia nervosa	**신경성 식욕부진증**
	aseptic necrosis	무균성 괴사
	autonomic neuropathy	자율신경병증
	avascular necrosis	무혈성 괴사
A/N	antenatal	태아의
	as needed	필요한 만큼
ANA	antinuclear antibody	항핵 항체
ANAD	anorexia nervosa with associated disorders	신경성 식욕부진과 관련된 장애
ANAG	acute narrow angle glaucoma	급성 협우각 녹내장
ANC	**absolute neutrophil count**	**절대 호중구수**
	active noise control	능동 소음 제어
ANCA	antineutrophilic cytoplasmic antibody	항호중구 세포질항체
AND	algoneurodystrophy	동통성 신경영양장애

약어	원어	의미
anes, anesth	anesthesia, anesthetic	마취의, 무감각증
ANF	antineuritic factor	항신경염 인자
	antinuclear factor	항핵 인자
	atrial natriuretic factor	심방성 나트륨 배뇨인자
ANG	angiogram, angiography	혈관 조영도
ANLL	acute nonlymphocytic leukemia	급성 비림프구성 백혈병
ANP	atrial natriuretic peptide	심방성 나트륨배설 단백질
ANS	anterior nasal spine	앞코가시
	autonomic nervous system	**자율신경계**
ANT	acoustic noise test	청각 소음 검사
ant	anterior	전방의
antag	antagonist	길항제
anti-HBc	antibody to hepatitis B core antigen	B형간염핵심항원에 대한 항체
anti-HBe	antibody to hepatitis B early antigen	B형간염외피항원에 대한 항체
anti-HBs	antibody to hepatitis B surface antigen	B형간염표면항원에 대한 항체
ANUG	acute necrotizing ulcerative gingivitis	급성 괴사성 궤양성 치은염
anx	anxiety	불안
AO	abdominal aorta	복부 대동맥
	abdominally obese	복부 비만
	acid output	위산 분비량
	ankle orthosis	발목 보조기
	anterior oblique	전사위, 제1사위
	aorta	대동맥
	aortic opening	대동맥구, 대동맥개방
A/O	atlanto-occipital	환추/후두
A&O, A/O	alert and oriented	의식 명료하고 지남력 있는
AOAP	as often as possible	가능한 한 자주
AOB	accessory olfactory bulb	부후구
AOBS	acute organic brain syndrome	급성 뇌 증후군

약 어	원 어	의 미
AOC	anodal opening contraction	양극 개방 수축
	antacid of choice	제산제의 선택
AOD	arterial oxygen desaturation	동맥 산소 비포화도
	arteriosclerotic occlusive disease	동맥경화성 폐쇄질환
AODM	adult-onset diabetes mellitus	성인형 당뇨병
AODP	alcohol and other drug problems	알코올과 다른 약물 문제
AOI	apnea of infancy	영아 무호흡증
AOM	**acute otitis media**	**급성 중이염**
	alternatives of management	교대관리
AoMP	aortic mean pressure	평균 동맥압
AON	anterior olfactory nucleus	전후핵
AOP	aortic pressure	대동맥압
AOR	auditory oculogyric reflex	청각 눈운동 반사
A_{2}-OS	aortic second sound, opening snap	제2동맥음, 열림음
AOSC	acute obstructive suppurative cholangitis	급성 폐색성 화농성 다관염
AOT	accessory optic tract	부시삭
	acute occlusive thrombus or thrombosis	급성 폐쇄성 혈전증
AOV, AoV	aortic valve	대동맥 판막
AP	abdominal pain	복통
	abdominal[voiding] pressure	복압
	abdominoperitoneal	복부복막의
	accessory pathway	부전도로
	acute pancreatitis	급성 췌장염
	acute pneumonia	급성 폐렴
	adenomatous polyposis	대장 폴립증
	adolescent psychiatry	청소년 정신과
	angina pectoris	**협심증**
	antepartal[Lat. ante partum]	분만 전의
	anterior pituitary	뇌하수체 전엽

약 어	원 어	의 미
	anteror-posterior	**전후방향의**
	antidromic potential	역방향 전위
	aortic pressure	대동맥압
	apical pulse	**심첨 맥박**
	appendectomy	충수 절제술
	appendicitis	충수염
	appendix	충수
	artificial pneumothorax	기흉술
	aspiration pneumonia	흡인성 폐렴
	atherosclerotic plaque	죽상경화성 플라그
	atrial pacing	심방 조율
A-P	**anteroposterior**	**전후방향의**
A&P	auscultation and percussion	청진과 타진
A/P	abdominal/perineal	복부/복막의
	ascites/plasma[ratio]	복수-혈장의 비율
A_2 P_2	aortic second sound, pulmonary second sound	대동맥 제2음, 폐동맥 제2음
Ap	apex	심첨
APA	aldosterone-producing adenoma	알도스테론 분비선종
	antipernicious anemia	항-악성 빈혈
	antiphospholipid antibody	항-인지질 항체
APAF	antipernicious anemia factor	항-악성빈혈 인자
APB	abductor pollicis brevis	단모지외전근
	atrial premature beat	심방조기박동
APC	adenoidal-pharyngeal-conjunctival	선종성 인두 결막의
	antigen-presenting cell	**항원 제시 세포**
	apneustic center	지속성 흡식 중추
	argon plasma coagulation	아르곤 플라즈마 응고소작법
	atrial premature contraction	심방 조기 수축
	autologous platelet concentrate	자가 혈소판 농축

약 어	원 어	의 미
APCF	acute pharyngoconjunctival fever	급성 인후결막열
APD	acquired perforating dermatosis	후천 천공 피부염
	action potential duration	활동 전위 기간
	acute polycystic disease	급성 다낭성 질환
	adult polycystic disease	성인형 다낭성 질환
	anteroposterior diameter	**전후경**
	antipsychotic drug	항정신병 약물
	articulation-phonological disorders	조음 음운 장애
	atrial premature depolarization	심방 조기 분극
	autoimmune progesterone dermatitis	자가면역 프로게스테론 피부염
	automated peritoneal dialysis	자동 복막 투석
APE	acute polioencephalitis	급성 회색질척수염
	acute psychotic episode	급성 정신병 삽화
	acute pulmonary edema	급성 폐수종
APF	animal protein factor	동물성 단백 인자
	antiperinuclear factor	항핵주변 인자
APG	ambulatory patient group	외래 환자 그룹
	antegrade pyelography	선행성 신우조영법
APGAR	appearance(color), pulse(heart rate) grim ace(reflex irritability), activity(muscle tone), respiration	신생아 사정 점수
AP(S)GN	acute poststreptococcal glomerulonephritis	급성 연쇄구균감염후 사구체신염
APH	antepartum hemorrhage	산전출혈
	anterior pituitary hormone	뇌하수체 전엽호르몬
Aph	aphasia	실어증
APKD	adult polycystic kidney disease	성인형 다낭성 신종
APL	abductor pollicis longus	장무지외전
	acute promyelocytic leukemia	급성 전골수성 백혈병
A-P&L	anteroposterior and lateral	전후 및 측방의

약 어	원 어	의 미
APM	alternating pressure mattress	변압침요
	anterior papillary muscle	전유두근
APML	acute promyelocytic leukemia	급성전골수성 백혈병
APN	**acute pyelonephritis**	**급성 신우신염**
	advanced practice nurse	전문 간호사
APP	acute phase protein	급성기 단백질
App, app(e)	appendix	충수
Appe	**appendicitis**	**충수염**
APPD	acute polymorphic psychotic disorder	급성 다형성 정신병적 장애
approp	appropriate	적절한
approx	approximate	대략의
appx	appendix	충수
appy	**appendectomy**	**충수절제술**
APR	abdominoperineal resection	복식회음 절개술
	acute phase reaction	급성기 반응
aprax	apraxia	실행증
APRV	airway pressure release ventilation	기도 압박 방출 환기
APS	acute physiology score	급성 생리적 평점
	autoimmune polyglandular syndrome	자가면역성 다선 증후군
APSD	aorticopulmonary septal defect	대동맥-폐동맥 중격결손
APSP	assisted peak systolic pressure	보조 수축기 절정압
APT	**acute pharyngeal tonsillitis**	**급성 인두편도염**
APTT, aPTT	**activated partial thromboplastin time**	**활성화 부분트롬보플라스틴 시간**
APVC	anomalous pulmonary venous connection	폐정맥 연결이상
AQ	achievement quotient	성취 지수
aq	aqueous, water	물, 수용성의
AR	actinic reticuloid	광선성 유세망증
	active resistance	능동적 저항
	acoustic reflex	청각 반사

약 어	원 어	의 미
	acute relapse	급성 재발
	admission rate	입원율
	admitting room	입원실, 병실
	adrenergic receptor	아드레날린성 수용체
	allergic rhinitis	알레르기 비염
	aortic regurgitation	대동맥 역류
	artificial respiration	인공호흡
	assisted respiration	보조호흡
	atrophic rhinitis	**위축성 비염**
Ar	argon	아르곤
ar	aromatic	방향의, 아로마의
A/R	apical/radial	심첨-요골의
ARAS	ascending reticular activating system	상행성 망양체활성계
ARBD	alcohol-related birth defects	알코올과 관련된 기형
ARC	absolute reticulocyte count	망상적혈구 절대치
	AIDS-related complex	AIDS 관련 복합질환
	anomalous retinal correspondence	이상 망막 대응
	antigen reactive cell	항원 반응 세포
	arthrogryposis-renal dysfunction -cholestasis	ARC 증후군(관절구축-신기능이상-담즙울혈을 특징)
ARCA	acquired red cell aplasia	후천성 적혈구 무형성
ARD	absolute reaction of degeneration	절대적 퇴행반응
	acute radiation disease	급성 방사능 질환
	acute respiratory disease(syndrome)	급성 호흡기 질환
	adult respiratory distress(syndrome)	성인 호흡 곤란
	allergic respiratory disease	알레르기성 호흡기 질환
	aphakic retinal detachment	무수정체성 망막박리
ARDS	**acute respiratory distress syndrome**	**급성 호흡장애 증후군**
	adult respiratory distress syndrome	**성인 호흡곤란 증후군**
ARE	active-resistive exercises	능동-저항 운동

약 어	원 어	의 미
	AIDS-related encephalitis	AIDS 연관 뇌염
ARF	acute renal failure	급성 신부전
	acute respiratory failure	급성 호흡부전
	acute rheumatic fever	급성 류마티스열
ARI	acute renal insufficiency	급선 신부전
	acute respiratory illness	급성 호흡기 질환
ARLD	alcohol-related liver disease	알코올 관련 간질환
ARM	anorectal manometry	항문직장압 측정
	anxiety reaction, mild	경미한 불안 반응
	artificial rupture of membranes	양막(양수) 인공 파열
ARMD	age-related macular degeneration	노인성 황반 변성(퇴화)
ARN	acute renal necrosis	급성 신괴사
	acute retinal necrosis	급성 망막괴사
AROM	**active range of motion**	**능동적 운동범위**
	artificial rupture of membranes	양막(양수) 인공 파열
ARP	absolute refractory period	절대 불응기
	atrial refractory period	심방 불응기
ARR	aortic root replacement	대동맥 근부 치환술
ARS	acute radiation syndrome	급성 방사능 증후군
	adult Reye's syndrome	성인형 레이(라이) 증후군
	alcohol-related seizures	알코올 관련 경련
ART	acoustic reflex test	청각 반사 검사
	antiretroviral therapy	항레트로바이러스 치료요법
art	artery, arteria	동맥, 동맥의
	artificial	인공의
arth	arthritis	관절염
ARV	AIDS-related virus	AIDS 관련 바이러스
ARVD	**arrhythmogenic right ventricular dysplasia**	**부정맥 유발성 우심실 이형성증**
AS	acoustic schwannoma	속귀신경집종

약 어	원 어	의 미
	acoustic stimulation	청각 자극
	active sarcoidosis	활동성 사르코이드증
	adolescent suicide	청소년 자살
	Alport syndrome	알포트 증후군
	anal sphincter	내항문 괄약근
	ankylosing spondylitis	강직성 척추염
	anterior synechia	홍채 전유착
	aortic sound	대동맥 심음
	aortic stenosis	**대동맥 경화**
	arteriosclerosis	동맥 경화증
	Asperger syndrome	아스퍼거 증후군
	atherosclerosis	죽상 경화증
	left ear[Lat. auris sinistr]	왼쪽 귀
ASA	active systemic anaphylaxis	능동성 전신 아나필락시스
	acute severe asthma	급성 중증 천식
	anterior spinal artery	전척수동맥
	aspirin-sensitive asthma	**아스피린 과민성 천식**
ASAP	as soon as possible	가능한 한 빨리
ASB	anencephaly-spina bifida	무뇌증-이분척추증
	anesthesia standby	마취 준비
	asymptomatic bacteriuria	무증후성 세균뇨
ASC	acute suppurative cholangitis	급성 화농성 담관염
	altered state of consciousness	의식의 변화상태
	anterior subcapsular cataract	전낭하 백내장
	antibody-secreting cell	항체 분비 세포
ASCAD	atherosclerotic coronary artery disease	죽상경화성 관상동맥 질환
ASCI	acute spinal cord injury	급성 척수 손상
ASCVD	arteriosclerotic cardiovascular disease	동맥경화성 심혈관 질환
	atherosclerotic cardiovascular disease	죽상경화성 심혈관 질환

약어	원어	의미
ASD	Alzheimer senile dementia	알츠하이머 노년성 치매
	argininosuccinic-acid synthetase deficiency	아르기노숙신산 합성 결핍
	arthroscopic subacromial decompression	관절경적 견봉하 감압술
	atrial septal defect	**심방 중격 결손**
ASDH	acute subdural hemorrhage or hematoma	급성 경막하 혈종
ASE	acute stress erosion	급성 스트레스성 미란
ASF	anterior spinal fusion	척추 선방 고정술
ASH	aldosterone-stimulating hormone	알도스테론 자극호르몬
	ankylosing spinal hyperostosis	강직성 척추골 증식증
	asymmetric septal hypertrophy	비대칭성 중격비대
ASHD	arteriosclerotic heart disease	동맥경화성 심질환
ASI	Addiction Severity Index	중독 심각도 평가(지수)
	anxiety state(status) inventory	불안 상태 설문지
ASIS	anterior superior iliac spine	상전장골극
ASK	antistreptokinase	항스트렙토키나아제
ASL	antistreptolysin	항스트렙토리신(라이신)
ASM	airway smooth muscle	기관지 평활근
ASMC	arterial smooth muscle cell	대동맥 평활근 세포
ASMI	anteroseptal myocardial infarct	전방중격 심근경색
ASN	arteriosclerotic nephritis	동맥경화성 신염
ASO	arteriosclerosis obliterans	폐색성 동맥경화증, 동맥경화성 동맥 폐색증
ASOT	antistreptolysin-O test	항스트렙토리신(라이신) O 검사
ASP	acute suppurative parotitis	급성 화농성 이하선염
	acute symmetric polyarthritis	급성 대칭성 다발성 관절염
	amnesic shellfish poisoning	기억상실성 패독
	aortic systolic pressure	대동맥 수축기압
ASPD	**antisocial personality disorder**	**반사회성 인격장애**

약어	원어	의미
ASPVD	atherosclerotic peripheral vascular disease	죽상경화성 말초혈관질환
	atherosclerotic pulmonary vascular disease	죽상경화성 폐혈관질환
ASQ	Anxiety Scale Questionnaire	불안정도 설문지
ASR	automated speech recognition	자동 언어 인지
ASS	Aarskog-Scott syndrome	아르사코그-스캇 신드롬
	acute spinal stenosis	급성 척추관 협착증
	anterior superior spine	상전장골극
ASSR	auditory steady-state response	청성지속반응검사
AST	anterior spinothalamic tract	전척수시상로
	antimicrobial susceptibility test	항생제 감수성 검사
	aspartate aminotransferase(SGOT)	**아스파테이트 아미노 전환효소(간기능효소)**
as tol	as tolerated	내성이 생긴 만큼
ASV	autologous saphenous vein	자가정맥편
asym	asymmetry, asymmetric	비대칭의, 비대칭성의
AT	abdominal thrusts	하임리히법(기도막힘응급처치)
	Achilles tendon	아킬레스 건
	activity therapy	활동요법
	acute thrombosis	급성 혈전
	adaptive thermogenesis	적응 대사량
	adnexal torsion	자궁부속기 비틀림
	autologous transfusion	자가 수혈
	applanation tonometry	압평안압측정법(계)
	ataxia-telangiectasia	혈관확장성 운동실조증
	atrial tachycardia	심방 빈맥
A-T	ataxia-telangiectasia	혈관확장성 운동실조증
ATA	alimentary toxic aleukia	식중독성 무백혈구혈증
	antithyroglobulin antibody	항갑상선글로불린 항체
	anti-Toxoplasma antibody	항독소플라즈마 항체

약어	원어	의미
Atb	antibiotic	항생제
ATC	activated thymus cell	활성 T 세포
	anaplastic thyroid carcinoma	갑상선 미분화암(역형성암)
	around the clock	24시간 내내(밤낮으로)
ATCS	anterior tibial compartment syndrome	전경골구획 증후군
ATD	antithyroid drug	항갑상선제
	asphyxiating thoracic dystrophy	질식성 흉곽 기형
ATE	acute toxic encephalopathy	급성 중독성 뇌증
At fib	atrial fibrillation	심방 세동
ATG	antithymocyte globulin	항흉선세포 글로불린
AT/GC	adenine-thymine/guanine-cytosine [ratio]	아데닌-티민/구아닌-시토신 비율
ATI	abdominal trauma index	복부 외상 지수
ATL	Achilles tendon lengthening	아킬레스건 연장술
	adult T-cell leukemia	성인 T세포 백혈병
	anterior tricuspid leaflet	삼첨판 전엽
	atypical lymphocyte	비정형림프구
ATLS	acute tumor lysis syndrome	급성종양용해 증후군
	advanced trauma life support	전문 외상 구급처치술
ATM	acute transverse myelopathy	급성 횡단성 척수염
	advanced trauma management	전문 외상 구급처치술
	ataxia-telangiectasia-mutated	모세혈관 확장성 운동실조 변이
atm	atmosphere	환경, 분위기, 대기, 기압
ATN	acute tubular necrosis	급성 세뇨관 괴사
ATP	adenosine triphosphate	아데노신삼인산
	autoimmune thrombocytopenic purpura	자가면역 혈소판감소성 자반병
ATR	Achilles tendon reflex	아킬레스건 반사
	Achilles tendon rupture	아킬레스건 파열
atr	atrophy	위축
ATS	anxiety tension state	불안긴장상태

약 어	원 어	의 미
ATT	arginine tolerance test	아르기닌 내성상태
AUA	**asymptomatic urinary abnormalities**	**무증상 요이상**
AUB	**abnormal uterine bleeding**	**비정상 자궁출혈**
aud	auditory	청각의
AUDIT	alcohol use disorders identification test	알코올 중독 자가 진단 검사
AUG	acute ulcerative gingivitis	급성 궤양성 치육염
AUGH	acute upper gastrointestinal hemorrhage	급성 상부 위장관 출혈
AUL	acute undifferentiated leukemia	급성 미분화 백혈병
aur, auric	auricle, auricular	귀, 귀의
AUS	acute urethral syndrome	급성 요도 증후군
	artificial urinary sphincter	인공 요도 괄약근
AUV	anterior urethral valve	전부요도 판막
aux	auxiliary	액와의
AV	adenovirus	아데노바이러스
	allergic vasculitis	알레르기성 혈관염
	aortic valve	대동맥 판막
	arteriovenous	동정맥의
	artificial ventilation	인공호흡
	assisted ventilation	보조호흡
	atrioventricular	**방실의**
A-V	arteriovenous	동정맥의
	atrioventricular	방실의
av	average	평균
AVA	activity vector analysis	행동반경 분석법
	antiviral antibody	항바이러스 항체
	aortic valve atresia	대동맥 판막 폐쇄
	arteriovenous anastomosis	**동정맥 문합**
AV/AF	anteverted, anteflexed	전경, 전굴된
AVC	aberrant ventricular conduction	이상 심실 전도

약 어	원 어	의 미
	arteriovenous communication	동정맥 교통
	atrioventricular canal	방실관
AVD	aortic valvular disease	대동맥 판막 질환
	atrioventricular dissociation	방실해리
ave, aver	average	평균
AVF	antiviral factor	항바이러스 인자
	arteriovenous fistula	동정맥루
AVH	**acute viral hepatitis**	**급성 바이러스성 간염**
AVHD	acquired valvular heart disease	후천성 판막증
AVI	atrioventricular interval	방실 간격
AVJ	atrioventricular junction	방실 연결부
AVM	arteriovenous malformation	동정맥 기형
	atrioventricular malformation	방실 기형
AVN	atrioventricular node	방실 결정
	avascular necrosis	**무혈관성 괴사**
AVNFH	avascular necrosis of the femoral head	고관절 골두의 무혈관성 괴사
AVNRT	atrioventricular node reentry tachycardia	방실결절 재진입 빈맥
AVO	aortic valve orifice	대동맥 판막 구멍
AVP	antiviral protein	항바이러스 단백
	aortoventriculoplasty	대동맥-심실 성형술
	arginine-vasopressin	아르기닌-바소프레신
AVR	accelerated ventricular rhythm	가속성 심실고유율동
	aortic valve replacement	**대동맥 판막 치환술**
AVRI	acute viral respiratory infection	급성 바이러스성 호흡기 감염
AVRP	atrioventricular refractory period	방실 불응기
AVRT	atrioventricular reciprocating tachycardia	심실 교환성 빈맥
	trioventricular reentrant tachycardia	방실결절 회귀성 빈맥
AVS	aortic valve stenosis	대동맥 판막 경화증

약 어	원 어	의 미
	arteriovenous shunt	동정맥 단락문합술
AVSD	atrioventricular septal defect	방실 중격 결손
AW	above waist	허리 위로
	alcohol withdrawal	알코올 금단
	anterior wall	전벽
A&W	alive and well	원기 왕성하게
AWO	airway obstruction	기도 폐색
AWS	alcohol withdrawal syndrome	알코올 금단 증후군
ax	axillary	액와의
	axis, axial	축, 축의
AXG	adult xanthogranuloma	성인 황색육아종
AXR	abdominal x-ray	복부 x-ray
AXT	alternating exotropia	교차 외사시
AYA	acute yellow atrophy	급성 황색(간) 위축증
AZT	Aschheim-Zondek test	아쉬하임-촌데크 검사(임신반응검사)
	azidothymidine(zidovudine)	HIV 치료제

B

약 어	원 어	의 미
B	bacillus	바실러스균, 간균
	bands	띠
	barometric	기압의, 기압계
	base	염기
	basophil, basophilic	호염기구
	bath[Lat. balneum]	목욕
	behavior	행동, 행위
	bel	벨(10데시벨에 해당하는 소리 단위)
	beta	베타
	biscuspid	이첨판
	black	검정의
	blood, bloody	혈액, 혈액의
	blue	파랑, 파란
	body	체
	bone marrow-derived	골수의
	born	뼈, 뼈의
	bronchial, bronchus	기관, 기관지의
	brother	형제
	buccal	입의, 구강의
	bursa cells	점액 세포
	bypass	우회로
	colorectal tumor extending into	결장직장암 진단 단계

약 어	원 어	의 미
	adipose tissue[Dukes classification]	
B1	palpable one lobe prostatic tumor less than 1.5 cm[Jewet staging system]	크기 1.5cm 이내의 전립선암 [Jewet 분류]
	tumor extending into muscularis propria[Astler-Coller classification]	종양이 고유근층까지 퍼진 상태 [Astler-Coller 분류]
B_1	thiamine	티아민
B2	palpable two lobe prostatic tumor larger than 1.5cm[Jewet staging system]	크기 1.5cm 이상 2개 엽의 전립선암 [Jewet 분류]
	tumor extending into perirectal adipose tissue[Astler-Coller classification]	종양이 지방근층까지 퍼진 상태 [Astler-Coller 분류]
B_2	riboflavin	리보플라빈
B_6	pyridoxine	피리독신
B_7	biotin	바이오틴
B_8	adenosine phosphate	아데노신 포스타트
B_{12}	cyanocobalamin	사이아노코 바라민
b	base	염기
	brain	뇌
	branched	뻗은, ~로부터 나온
	break	분열
BA	backache	요통
	bacterial agglutination	세균 응집 반응
	barbituric acid	바르비투르 산
	beta adrenergic	베타 아드레날린성
	bile acid	담즙산
	biliary atresia	담도 폐쇄증
	blocking antibody	차단 항체
	blood alcohol	혈중 알코올
	brachial artery	상완동맥
	breathing apparatus	산소 호흡기
	bronchial asthma	**기관지 천식**

약어	원어	의미
Ba	barium	바륨
	barium enema	바륨 관장
ba	basion	기저점
BAB	blood agar base	혈액 한천 기초배지
Bab	Babinski's reflex	바빈스키 징후
BAC	bacterial artificial chromosome	박테리아 인공염색체
	blood alcohol concentration	혈중 알코올 농도
	bronchoalveolar carcinoma	**기관지 폐포암**
	bronchoalveolar cells	기관지 폐포 세포
Bact, bact	bacterium, bacteria	세균, 박테리아
BAD	bipolar affective disorder	양극성 정동 장애
BAE	bronchial artery embolization	기관지동맥 색전
BaE	barium enema	바륨 관장
BAEP	brainstem auditory evoked potential	뇌간 청각 유발 전위 검사
BAER	brainstem auditory evoked response	뇌간 청각 유발 반응
BAL	blood alcohol level	혈중 알코올 농도
	bronchoalveolar lavage	**기관지-폐포 세척**
bal	balance	균형
BALB	binaural alternate loudness balance	양이교대성 음량평형
BALF	broncho-alveolar lavage fluid	기관지-폐포 세척 용액
BALT	bronchus-associated lymphoid tissue	기관지관련 림프조직
BAM	Bacteriological Analytical Manual	세균학적 분석 지침
	basilar artery migraine	뇌저동맥 편두통
BaM	barium meal	바륨 식이
BAO	basal acid output	기초 위산 분비량
BAP	blood-agar plate	혈액 한천 배지판
	brachial artery pressure	상완동맥압
BAPP	beta amyloid precursor protein	베타 아밀로이드 선구 단백질
βAR	beta adrenergic receptor	베타 아드레날린성 수용체

약 어	원 어	의 미
bar	barometric	기압(계)의
Barb, barb	barbiturate, barbituric	바비튜레이트 신경안정제
BARN	bilateral acute retinal necrosis	양안 급성망막괴사 증후군
BAS	balloon atrial septostomy	기구 심방 중격절개술
bas	basilar	기저의
	basophil, basophilic(baso)	호염기구의
BAT	behavioral avoidance test	행동회피검사
	blunt abdominal trauma	복부 둔상
	brown adipose tissue	갈색지방조직
BAV	bicuspid aortic valve	대동맥 이첨판막
BAVCP	bilateral abductor vocal cord paralysis	양측 성대 외전근 마비
BAW	bronchoalveolar washing	기관지-폐포 세척
BB	beta blockade, beta blocker	베타 차단제
	biceps brachii	상완 이두근
	blue bloaters	청색증이 나타나는 사람(또는 그룹)
	breakthrough bleeding	비생리기 자궁출혈
	breast biopsy	유방 생검
BBA	born before arrival	도착전 출생
BBB	**blood-brain barrier**	**혈액-뇌 장벽, 혈뇌 장벽**
	bundle-branch block	**(심장) 각차단**
BBBB	bilateral bundle-branch block	양측 각차단
BBBD	blood brain barrier disruption	혈뇌 장벽 붕괴
BBD	benign breast disease	양성 유방 질환
BBM	banked breast milk	저장된 모유
	brush border membrane	점막소융모
BBRS	Burks' Behavior Rating Scale	벅스 행동평정 척도
BBS	bashful bladder syndrome	(심인성) 배뇨장애
	benign breast syndrome	양성 유방 증후군
	bilateral breath sounds	양측 호흡음

약 어	원 어	의 미
BBT	basal body temperature	기초 체온
BC	bactericidal concentration	살균 농도
	basal cell	기저 세포
	biliary colic	담석 산통
	birth control	산아 제한, 출산 계획
	blood culture	혈액 배양
	bone conduction	골 전도
	breast cancer	**유방암**
	bronchial carcinoma	기관지 암
B&C	biopsy and curettage	생검과 소파술
BCA	balloon catheter angioplasty	풍선도관 혈관확장술
	branchial cleft anomaly	인두틈기형
BCB	blood-cerebrospina lfluid barrier	혈액뇌척수 관문
	brilliant cresyl blue	브릴리안트크레실블루(염기성염료)
BCBR	bilateral carotid body resection	양측경동맥체 절제술
BCC	basal-cell carcinoma	기저세포암
	biliary cholesterol concentration	담즙 콜레스테롤 농도
BCDF	B-cell differentiation factor	B세포 분화 인자
BCE	basal cell epithelioma	기저세포상피종
	benign childhood epilepsy	양성 소아 간질
BCF	basophil chemotactic factor	호염기구 주화성 인자
BCG	**bacille Calmette-Guerin[vaccine]**	**BCG 백신**
	ballistocardiography	심탄동계(탄도)검사
BCGF	B-cell growth factor	B세포 성장 인자
BCH	basal cell hyperplasia	기저 세포 과형성
Bchl, bChl	bacterial chlorophyll	세균성 클로로필(색소)
BCKA	branched-chain keto acid	가지사슬 케토산, 측쇄 케토산
BCKD	branched-chain alpha-keto acid dehydrogenase	가지사슬 알파 케토산 탈수소효소
BCL	B-cell leukemia/lymphoma	B세포 백혈병

약 어	원 어	의 미
BCLD	B-cell lymphoproliferative disease	B림프세포 증식질환
BCLL	B-cell chronic lymphocytic leukemia	B세포 만성 림프구성 백혈병
BCLP	bilateral cleft of lip and palate	양측 입천장입술 갈림증
BCLS	basic cardiac life support	기본 소생술
BCM	B-cell maturation	B세포 성숙
	birth control medication	피임약
	blood-clotting mechanism	혈액응고기전
	body cell mass	체세포량
BCMF	B-cell maturation factor	B세포 성숙 인자
BCN	bilateral cortical necrosis	양측성 신피질 괴사
BCNS	basal cell nevus syndrome	기저세포 모반 증후군
BCO	biliary cholesterol output	담즙 콜레스테롤 분비
BCP	birth control pill	피임약
BCPR	bystander cardiopulmonary resuscitation	목격자 심폐소생술
BCR	breakpoint cluster region	절단점군영역
	bulbocavernosus reflex	구해면체 반사
BCRS	brief cognitive rating scale	단축 인지평가척도
BCS	battered child syndrome	피학대아 증후군
	breast cancer screening	유방암 검사
	Budd-Chiari syndrome	버드-키아리 증후군
BCSFB	blood-cerebrospinal fluid barrier	혈액뇌척수액 관문
BCT	brachiocephalic trunk	무명 동맥, 완두동맥
	breast conservation therapy	유방보존치료
	blood coagulation test	혈액 응고 검사
	blood coagulation time	혈액 응고 시간
BD	barbiturate dependence	바비튜레이트(신경안정제) 의존
	base deficit	염기 부족
	Batten disease	바텐병
	behavioral disorder	행동장애

약 어	원 어	의 미
	Behcet disease	베체트병
	below diaphragm	횡격막 아래
	bicarbonate dialysis	중탄산염 투석
	bile duct	**쓸개관**
	birth date	생년월일
	black death	흑사병
	bladder drainage	방광배액법
	brain death	뇌사
bd	band	띠
BCA	balloon dilation Angioplasty	풍선혈관확장(성형)술
BCD	burn-dressing change	화상 드레싱 교환
BCE	bile duct examination	담관 검진
BDHI	Buss-Durkee Hostility Inventory	Buss-Durkee 공격성척도
BDI	Beck Depression Inventory	벡 우울척도
BDL	below detectable limits	탐지한도 아래
	bile duct ligation	담관 결찰
BDLS	Brachmann-de Lange syndrome	브라크만-드랑즈 증후군
BDM	Becker's muscular dystrophy	벡커형 근이영양증
BDNF	brain-derived neurotrophic factor	뇌유래 신경영양인자
BDP	benzodiazepine	벤조디아제핀
	bilateral diaphragmatic paralysis	양측성 횡격막 마비
	bronchopulmonary dysplasia	**기관지폐 형성이상**
BDR	background diabetic retinopathy	당뇨배경성 망막병증
BE	bacterial endocarditis	세균성 심내막염
	barium enema	바륨 관장
	Barrett's esophagus	바렛 식도
	base excess	염기 과잉
	below-elbow	팔꿈치 아래(하완의)
	brain edema	뇌부종

약 어	원 어	의 미
	breast examination	유방 검진
	bronchiectasis	기관지 확장증
B/E	below-elbow	팔꿈치 아래(하완의)
BEA	below-elbow amputation	팔꿈치 아래 절단, 전완 절단
BEC	bacterial endocarditis	세균성 심내막염
	biliary epithelial cells	담낭 상피 세포
	buccal epithelial cells	구강 상피 세포
BED	binge eating disorder	폭식증
	biologically effective dose	생물학적 유효선량
BEE	basal energy expenditure	기초에너지대사량
BEH	benign exertional headache	양성노고성 두통
beh	behavior, behavioral	행동, 행동의
BEM	boundary element method	경계요소법
Benz, benz	benzene	벤젠
	benzidine	벤지딘
	benzoate	벤조산나트륨
BEP	brain evoked potential	뇌유발전위
BER	base excision repair	염기절단수리
	brain evoked response	뇌유발반응
	basic electrical rhythm	기초전기적율동
BERA	brainstem evoked response audiometry	뇌간유발반응 청력검사
BES	balanced electrolyte solution	평형(균형)전해질용액
BET	benign epithelial tumor	양성상피종양
BEV	bleeding esophageal varix	식도정맥류 출혈
BF	bile flow	담즙 흐름
	blister fluid	수포액
	blood flow	혈액 흐름
	body fat	체지방
	breast feeding	**모유 수유**

약 어	원 어	의 미
B/F	bound/free[antigen ratio]	결합형-유리형 항원비율
BFA	bifemoral angiography	양측대퇴혈관조영술
BFB	bronchial foreign body	기관지 이물
BFC	benign febrile convulsion	양성 열성경련
	benign focal epilepsy	양성 국소간질
BFEC	benign focal epilepsy of childhood	양성 소아기 국소간질
BFH	benign familial hematuria	양성 가족성혈뇨
BFHR	basal fetal heart rate	기초(기저선) 태아심박수
BFNC	benign familial neonatal convulsions	양성가족성 신생아경련
BFO	balanced forearm orthosis	전완 균형 보조기
	blood-forming organ	조혈 기관
BFP	biologic false-positive	생물학적 위양성
BEPR	biologic false-positive reaction	생물학적 위양성 반응
BFR	**blood flow rate**	**(단위시간내) 혈류량**
BFS	blood fasting sugar	공복시 혈당
BFT	bentonite flocculation test	벤토나이트 면상검사
	biofeedback training	바이오피드백 훈련
BFU-E	burst-forming unit, erythrocytes	적혈구 군(집락)형성단위
BFU-Meg	burst-forming unit, megakaryocyte	거핵구 군(집락)형성단위
BG	basal ganglion	기저핵, 뇌저 신경절
	basophilic granulocyte	호염기성 과립백혈구
	Bender Gestalt(test)	벤더-게스탈트 검사
	blood glucose	혈당
	bone graft	골이식
BGC	basal ganglion calcification	기저핵 석회화, 뇌저 신경절 석회화
BGCA	bronchogenic carcinoma	기관지원성 암종
BGS	balance, gait, and station	균형, 보행과 자세(신경계 검사)
	Baller-Gerold syndrome	밸라-제럴드 증후군
BH	birth history	산과력, 분만력

약 어	원 어	의 미
	borderline hypertensive	경계성 고혈압
	brain hormone	뇌 호르몬
	bronchial hyperreactivity [hypersensitivity]	기도 과민증
β-hCG	**beta human chorionic gonadotropin**	**융모성선자극호르몬**
BHI	biosynthetic human insulin	생합성 인체 인슐린
	brain-heart infusion(agar)	뇌심장 침출액(배지)
BHL	**bilateral hilar lymphadenopathy**	**양측 폐문부 림프절 종대**
	biological half-life	생물학적 반감기
BHP	benign hypertrophic prostatitis	양성 전립선 비후(비대)
BHR	bronchial hyperreactivity	기도 과민증
BHS	Beck Hopelessness Scale	Beck 절망척도
	beta-hemolytic streptococcus	베타 용혈성 연쇄구균
	breath holding spell	호흡정지발작
BHT	breath hydrogen test	호기수소검사
BI	biological indicator	생물학적 지표
	bodily injury	체손상
	bone injury	골손상
	bowel impaction	장매복
	brain injury	뇌손상
	burn index	화상 지수
BIA	bioelectric impedance analysis	생체전기 저항분석법
B-IBS	B-immunoblastic sarcoma	B세포 면역아구성 육종
BIC	brain imaging center	뇌영상센터
BICAO	bilateral internal carotid artery occlusion	양측내경동맥 폐색
BID	brought in dead	사망한 채로 들어옴
b.i.d	**bis in die(twice a day)**	**하루 2번**
BIE	bullous ichthyosiform erythroderma	수포성 비늘증성 홍색피부증
BIG	bone injection gun	골주입(주사)총

약 어	원 어	의 미
BIH	benign intracranial hypertension	양성 두개내 고혈압
	bilateral inguinal hernia	**양측 서혜부 탈장**
Bil, bili	**bilirubin**	**빌리루빈**
BIL/ALB	bilirubin/albumin[rate]	빌리루빈-알부민 비율
bilat	bilateral	양측의
BIMA	bilateral internal mammary artery	양측 내유동맥
b.i.n	bis in nocte(twice a night)	밤에 2번
BIS	bispectral index	이중분광지수(마취심도감시장치)
BiSP	between ischial spines	좌골극간
bisp	bispinous[diameter]	좌골극간[간격]
b.i.w	twice a week	일주일에 2번
BJ	biceps jerk	이두근 반사
B&J	bones and joints	뼈와 관절
BJE	bones, joints, and extremities	뼈, 관절과 사지
BJM	bones, joints, and muscles	뼈, 관절과 근육
BJP	Bence Jones protein or proteinuria	벤스-존스 단백질 or 단백뇨
BK, B/K	below the knee	무릎 아래
BKA. BK amp	below knee[amputation]	하퇴[절단]
BKD	bacterial kidney disease	세균성 신질환
BKG, Bkg	background	배경
BKTT	below knee to toe	무릎 아래부터 발가락까지
BKWP	below knee walking plaster(cast)	슬하부 보행용 석고고정
BL	Barre-Lieou[syndrome]	Barre-Lieou 증후군 (만성부비동염 동반 두통)
	basal lamina	기저판
	baseline	기저선
	bladder	방광
	bleeding	출혈
	blood loss	혈액 손실
	borderline lepromatous[leprosy]	경계형 나종[나병]

약 어	원 어	의 미
	bronchial lavage	기관지 세척
	Bullard laryngoscope	Bullard 후두경
	Burkitt lymphoma	버킷 림프종
BLAD	borderline left axis deviation	경계성 좌축편위
blad	bladder	방광
BLB	bronchoscopic lung biopsy	기관내시경 폐생검
BLBS	bilateral equal breath sounds	양측 동일 호흡음
bl cult.	blood culture	혈액 배양
BLCL	Burkitt lymphoma cell line	버킷 림프종 세포주
B-LCL	B-lymphocyte cell line	B 림프구 세포주
BLD	benign lymphoepithelial disease	양성 림프상피성 질환
BLE	both lower extremities	양측 하지
BLEL	benign lympho-epithelial lesion	양성 림프상피성 병소
BLFD	buccolinguofacial dyskinesia	협설 안면 운동 이상
blk	black	검정의
BLL	below lower limit	최저 한계 위의
	bilateral lower lobe	양측 하엽의
BLM	bilayer lipid membrane	이중층 지질막
	black lipid membrane	흑 지질막
BLOBS	bladder obstruction	방광 폐쇄
B-LPN	beta-lipotropin	베타-리포프레인
bl pr	blood pressure	혈압
BLQ	both lower quadrants	양쪽하지 1/4
BLS	bare lymphocyte syndrome	베어 림프구 증후군
	basic life support	심폐 소생술
	B-cell lymphoproliferative syndrome	B림프구 증식 증후군
	blind loop syndrome	맹관 증후군
	Bloom syndrome	블룸 증후군
BLT	bleeding time	출혈 시간

약 어	원 어	의 미
	blood-clot lysis time	혈전 용해 시간
	blood test	혈액 검사
BLV	blood volume	혈액량
BM	barium meal	바륨 식이
	basal metabolism	기초 대사
	basement, basilar membrane	기저막
	body mass	체중
	bone marrow	**골수**
	bowel movement	배변 운동
	breast milk	모유
BMA	bone marrow aspiration	골수 천자
BMB	**bone marrow biopsy**	**골수 생검**
BMC	B memory cell	기억 B 세포
	bone marrow cell	골수 세포
	blood mononuclear cell	(말초)혈액 단핵세포(구)
BMD	**Becker muscular dystrophy**	**듀켄씨 근이영양증**
	bone marrow depression	골수 억제
	bone mineral density	골밀도 검사
BMDC	bone marrow dendritic cell	골수내 수지상세포
BMF	bone marrow failure	골수 기능 부전
	breast milk feeding	모유 수유
BMI	**body mass index**	**체질량 지수**
BMJ	bones, muscles, joints	뼈, 근육, 관절
BML	bone marrow lymphocytosis	골수 림프구 증가증
BMM	bone marrow-derived macrophages	골수유래 거대세포
BMMP	benign mucous membrane pemphigoid	양성 점막 유천포창
BMN	bone marrow necrosis	골수 괴사
BMP	bone morphogenetic protein	뼈 형성 단백질
	behavior management plan	행동 관리 계획

약 어	원 어	의 미
BMR	**basal metabolic rate**	**기초 대사율**
BMS	burning mouth syndrome	구강 작열감 증후군
BMT	benign mesenchymal tumor	양성 중간엽 종양
	bone marrow transplant (transplantation)	**골수 이식**
BMT-GVHD	bone marrow transplantation-graft versus host disease	골수 이식성 이식편대 숙주반응
BN	bladder neck	방광 경부
	bouchard's node	부샤르 결절
	bronchial node	기관지 림프절
	bulimia nervosa	폭식증
BNA	bronchoscopic needle aspiration	기관지 침흡인술
BNC	bladder neck contracture	방광 경부 경축
BNL	below normal limits	정상 하한계
BNO	bladder neck obstruction	방광 경부 폐쇄
BNP	**brain natriuretic peptide**	**뇌 나트륨이뇨 펩타이드**
BNS	benign nephrosclerosis	양성 신경화증
BO	body odor	체취
	bowel obstruction	장 폐색
	bronchiolitis obliterans	폐쇄성 세기관지염
B&O	belladonna and opium(suppositories)	벨라돈나와 아편(좌약)
BOA	behavioral observation audiometry	행동관찰 검사법
	born on arrival	도착시 출산
BOD	bilateral orbital decompression	양측 안와감압술
BOE	benign occipital-lobe epilepsy	양성 후두엽간질
	bilateral otitis externa	양측 외이도염
BOM	bilateral otitis media	양측성 중이염
BOMA	bilateral otitis media, acute	급성 양측성 중이염
BOOP	bronchiolitis obliterans-organizing pneumonia	폐렴 동반 폐색성 기관지염

약 어	원 어	의 미
BOR	branchio-oto-renal[syndrome]	아가미-귀-콩팥 증후군
BP	basic protein	염기성 단백질
	bed pan	침상용 변기
	behavior pattern	행동 양상
	Bell's palsy	Bell's 마비
	binding protein	결합 단백질
	biparietal	양두정골의
	blood pressure	**혈압**
	body plethysmography	체적 변동 기록법
	borderline personality	경계성 인격
	bowenoid papulosis	역행성 구진증
	breech presentation	둔위
	bullous pemphigus/pemphigoid	수포성 유천포창
B/P	blood pressure	혈압
BP II	bipolar type II disorder	양극성장애 Ⅱ형
BPA	bronchopulmonary aspergillosis	기관지-폐 아스페르질루스증
BPB	biliopancreatic bypass	담췌 우회술
BPD	biparietal diameter	양두정경, 두정엽간 직경
	borderline personality disorder	**경계성 인격장애**
	bronchopulmonary dysplasia	**기관지폐 형성이상**
BPd	diastolic blood pressure	확장기 혈압
BPE	breech partial extraction	둔위 부분(일부) 만출
BPF	Brazilian purpuric fever	브라질 자반열
	bronchopleural fistula	기관지 흉강루
BPH	**benign prostatic hyperplasia** [benign prostatic hypertrophy]	**양성 전립선 비대증**
BPI	bactericidal/permeability increasing [protein]	살균/침투 촉진[단백], 항박테리아/투과성 증가[단백]
BP I	bipolar type I	양극성장애 Ⅰ형
BPLA	blood pressure, left arm	왼팔 혈압

약 어	원 어	의 미
BPM, bpm	beats per minute	분당 박동수
	breaths per minute	분당 호흡수
BPN	brachial plexus neuropathy	상완신경병변, 팔신경얼기신경병
BPO	bilateral partial oophorectomy	양측 부분 난소절제술
BPP	**biophysical profile**	**생물리학적 프로필**
BPPV	**benign paroxysmal positional vertigo**	**양성 돌발성 체위성 현훈(현기증)**
BPRA	blood pressure, right arm	오른팔 혈압
BPRS	Brief Psychiatric Rating Scale	간편 정신상태 평정척도
BPS	bilateral partial salpingectomy	양측 부분적 난소절제술
BPs	systolic blood pressure	수축기 혈압
BPT	benign paroxysmal torticollis	양성 발작성 현기증
	bronchial provocation test	기관지수축 유발검사
BPV	benign paroxysmal vertigo	양성 돌발성(발작성) 현훈
	bioprosthetic valve	생체조직판막
BR	barium reduction	바륨 정복
	baroreflex	압(력)반사
	bathroom	욕실
	bed rest	침상 안정
	blink reflex	순목 검사
	breathing rate	호흡율
	bronchitis	기관지염
Br	brain	뇌
	breech	둔위
	bregma	브레그마 (두개골의 관상-시상봉합선 교차부위)
	bridge	가공 의치, 다리
	bromine	브롬
	bronchitis	기관지염
	brown	갈색의

약 어	원 어	의 미
	Brucella	브루셀라균
BRA	bilateral renal agenesis	양측성 신결여
	bone-resorbing activity	골 재흡수 활성
	brain	뇌
Brady, brady	bradycardia	서맥
BRAO	branch retinal artery occlusion	망막분지동맥 폐색
BRB	blood retinal barrier	혈액 망막 장벽
	bright red blood	선홍혈
BRbx	breast biopsy	유방생검
BRC	brain reserve capacity	대뇌의 예비능
BRCA	breast cancer	유방암
BRCA1, BRCA2	**breast cancer susceptibility genes**	**유방암 감수성 유전자**
BRCM	below right costal margin	우측 하늑골연
BRE	benign rolandic epilepsy	양성롤란딕간질(양성소아간질)
BRF	bone-resorbing factor	골 재흡수 인자
	bulbar reticular formation	연수 망상체
BRH	benign recurrent hematuria	양성 반복성(재발성) 혈뇨
BRIC	benign recurrent intrahepatic cholestasis	양성 재발성 간대 담즙울체
BRM	biological response modifier	생체반응조절인자
bro	brother	형제
Bron, Bronch	bronchi, bronchial	기관지의
	bronchoscopy	기관지 내시경(검사)
Broncho	bronchoscopy	기관지 내시경(검사)
BRP	brief reactive psychosis	단기반응성 정신병
BRR	Bannayan-Riley-Ruvalcaba[syndrome]	Bannayan-Riley-Ruvalcaba 증후군
	breathing reserve ratio	환기예비비
BRS	baroreflex sensitivity	압력반사 감도, 감수성
	behavior rating scale	행동 평가 척도

약 어	원 어	의 미
	battered root syndrome	척추 수술시 신경 견인에 의해 발생한 통증
BrS	breath sounds	호흡음
BRVO	branch retinal vein occlusion	망막분지정맥 폐색
BS	Bartter syndrome	Bartter 증후군
	before sleep	자기 전
	Behcet syndrome	베체트 증후군
	bilateral symmetrical	양측 대칭적인
	bile salt	담즙염
	Binet-Simon[test]	비네-시몽 검사
	blood serum	혈청
	blood sugar	**혈당**
	Bloom syndrome	Bloom 증후군
	borderline schizophrenia	경계선 정신분열증
	bowel sound	장음
	breath sound	호흡음
bs	bedside	침대 옆
	bowel sound	장음
	breath sound	호흡음
BSA	**body surface area**	**체표면적**
	bowel sounds active	장음 활발
BSB	body surface burned	화상 입은 체표면
BSC	bedside care	침상 간호
	bedside commode	침상용 변기
	best supportive care	최적의 보조요법(간호)
	bile salt concentration	담즙염
	burn scar contracture	화상 반흔 구축
BSE	behavior summarized evaluation	행동 요약 평가
	bovine spongiform encephalopathy	우형 해면양 뇌병증, 광우병
	breast self-examination	유방 자가 검진

약 어	원 어	의 미
BSF	back scatter factor	B세포 자극 요인
	benign senescent forgetfulness	양성 노인성 건망증
BSH	benign sexual headache	양성 성교 두통
BSI	**blood stream infection**	**패혈증**
	body substance isolation	체조직물질 격리
	brief symptom inventory	간이증상 평가척도
BSL	benign symmetric lipomatosis	양성 대칭성 지방종
	blood sugar level	혈당치
BSMC	bronchial smooth muscle cell	기관지 평활근 세포
BSN	bowel sounds normal	장음 정상
BSO	bilateral sagittal osteotomy	양측 하학골 절단술
	bilateral salpingo-oophorectomy	**양측 난관-난소 절제술**
BSR	**blood sedimentation rate**	**혈액 침강 속도**
	bowel sounds regular	장음 규칙적
BSS	balanced salt solution	평형 식염수
	bedside scale	침상 척도
	Bernard-Soulier syndrome	베르나르-술리에 증후군
	black silk suture	흑색 봉합면사
BST	bacteriuria screening test	세균뇨 선별검사
	blood sugar test	**혈당 검사**
BSV	binocular single vision	양안단일시
BT	base of tongue	혀 기저부
	bedtime	취침 시간
	biomedical technology	의공학 기술
	bitemporal	양측두의
	bitrochanteric	양돌기의
	bladder tumor	방광 종양
	bleeding time	출혈 시간
	blood type	혈액형

약 어	원 어	의 미
	blood transfusion	수혈
	body temperature	**체온**
	borderline tuberculoid(leprosy)	결핵양나병
	brain tumor	뇌종양
	breast tumor	유방종양
BTC	basal body temperature chart	기초체온차트
BTD	biliary tract disease	담도계 질환
BTE	biphasic truncated exponential	이상 절단 지수
	breech total extraction	둔위 완전 만출
BTFS	breast tumor frozen section	유방 종양 동결 절제
BTG	beta-thromboglobulin	베타 트롬보 글로불린
BTI	biliary tract infection	담관계 감염
BTL	bilateral tubal ligation	양쪽 난관 결찰
BTM	benign tertian malaria	양성 삼일열 말라리아
BTO	bilateral tubal occlusion	양쪽 난관 폐쇄
BTP	biliary tract pain	담관계 동통
	brain tissue pressure	뇌 조직 압력
BTR	biceps tendon reflex	이두건 반사
BTS	Blue toe syndrome	Blue toe 증후군
	Bradycardia-tachycardia syndrome	서맥-빈맥 증후군
BU	burn unit	화상 병동
Buc, Bucc	buccal	볼의; 입의, 구강의
BUE	both upper extremities	양측 상지
BUL	bilateral ureteral ligation	양측 요관 결찰
BUN	**blood urea nitrogen**	**혈중 요소질소**
BUN/CR	blood urea nitrogen/creatine ratio	혈중요소질소-크레아틴 비율
BUO	bilateral ureteral occlusion	양측 요관 폐쇄
	bleeding of undetermined origin	원인불명 출혈
BV	**bacterial vaginosis**	**세균성 질염**

약 어	원 어	의 미
	balloon valvuloplasty	풍선 판막 형성술
	binocular vision	양안시
	blood vessel	혈관
	blood volume	혈액량
BVA	binocular vision acuity	양안 시력
BVAD	biventricular assist device	양심실 보조장치
BVE	blood vessel endothelium	혈관 내피
	blood volume expander	혈량 증량제
BVH	biventricular hypertrophy	양 심실 비대
BVI	blood vessel invasion	맥관 침습
BVL	bilateral vas ligation	양측 정관 결찰술
BVM	bag-valve-mask	낭-밸브-마스크(인공소생시)
BW	bed wetting	(어린이들의) 야뇨증
	below waist	허리 아래의
	birth weight	출생시 체중
	bladder washout[tes]	방광 세척 시험
	body water	체수분
	body weight	**체중**
bw	body weight	체중
BWFI	bacteriostatic water for injection	정균성 주사용수
BWG(S)	Bland-White-Garland syndrome	Bland-White-Garland 증후군
BWS	battered woman(or wife) syndrome	피학대 여성 증후군, 매맞는 여자(혹은 아내) 증후군
	Beckwith-Wiedemann syndrome	베크위즈-위데만 증후군
Bwt	body weight	체중
Bx	**biopsy**	**생검**
BZ, BZD, BDP	benzodiazepine	벤조디아제핀
BZS	Bannayan-Zonana syndrome	Bannayan-Zonana 증후군

C

약어	원어	의미
C	ascorbic acid	아스코르빈산(Vit. C)
	calorie	칼로리
	campylobacter	캄필로박터균
	candida	칸디다균
	canine tooth	송곳니
	capsid protein	외피단백질
	carbohydrate	탄수화물
	carbon	탄소
	cardiac	심장의
	carrier	보균자, 매개체
	cast	석고붕대
	cell	세포의
	Celsius	섭씨
	centigrade	백분도
	central	중심의
	centum	100, 100의
	cerebrospinal	뇌척수의
	cervical	경부의
	cesarean[section]	제왕절개(술)
	chest	흉부
	chlamydia	클라미디아균
	cholesterol	콜레스테롤

약 어	원 어	의 미
	clearance	청소율
	clonus	간대, 간대성 경련, 클로누스
	closure	폐쇄, 봉합
	clubbing	곤봉 모양
	coarse	표면이 거친, 굵은
	cocaine	코카인
	colorectal tumor with metastases to lymph nodes[Dukes classification]	결장직장암 진단 단계
	color sense	색각
	communicating[pacemaker]	교통의, 교류의, 의사소통의
	complement	보체
	complex	복합체
	compliance	순응도
	component	요소
	compound	복합체, 화합물
	concentration	농도
	conditioned, conditioning	조건의, 어떤 상태에 있는
	constant	일정한
	consultation	상담, 진찰, 협의
	contamination	오염
	contraction	수축, 경축, 위축
	control	조절, 통제
	cortex	피질의
	costa	늑골
	count	수
	criteria	기준
	curability	근치도
	cyanosis	청색증
	with[Lat. cum]	함께
C1(~7)	cervical nerve, vertebra	제 1~7경신경, 또는 경추

약 어	원 어	의 미
C1(~9)	component of complement	보체 제1(~9) 성분
C Ⅰ(~Ⅻ)	cranial nerve	제1~12 뇌신경
C1	prostatic tumor with extracapsular extension and negative margins [Jewett staging system]	음성 절제연을 가진, 피막 외로 퍼진 전립선 양성 종양
	tumor with metastases to lymph nodes without involvement of perirectal adipose tissue[Astler-Coller classification]	림프절로의 전이가 보이고, 직장주위 지방조직으로는 퍼지지 않은 종양
C2	prostatic tumor with extracapsular extension and positive margins [Jewett staging system]	양성 절제연을 가진, 피막 외로 퍼진 있는 전립선 종양
	tumor with metastases to lymph nodes and extension into perirectal adipose tissue[Astler-Coller classification]	림프절로의 전이가 보이고, 직장주위 지방조직으로 종양이 퍼진 상태
C3	prostatic tumor with seminal vesical involvement[Jewett staging system]	정낭까지 종양이 전이된 상태
C_1, C_2, C_3	costa 1, 2, 3 …	1번째, 2번째, 3번째 … 늑골
°C	degree Celsius	섭씨온도
C′	**complement**	**보체**
c	about[Lat. circa]	~에 관한
	calorie	칼로리
	canine tooth	송곳니
	capillary	모세혈관
	centi-	센티(10^{-2})
	clinical	임상의
	concentration	농도
	contact	접촉
	meal[Lat. cibus]	식사
	with[Lat. cum]	함께

약 어	원 어	의 미
CA	anterior commissure [Lat. commissura anterior]	전교련
	cancer, carcinoma	**암, 암종**
	cancer antigen	종양 표지자
	Candida albicans	칸디다 알비칸스, 칸디다 질염
	cardiac angiography	심혈관 조영술
	cardiac arrest	심정지
	cardiac arrhythmia	심부정맥
	carotid artery	경동맥
	celiac artery	복강 동맥
	cerebral ataxia	소뇌성 운동실조증
	cerebral aqueduct	중뇌수도관
	cerebral atrophy	뇌위축증
	child abuse	아동학대
	chromosomal aberration	염색체 이상
	chronic anovulation	만성 무배란
	chronological age	생활 연령
	coarctation of the aorta	대동맥 축착
	Cocaine Anonymous	코카인중독 자조집단
	common antigen	공동 항원
	compressed air	압축 공기
	coronary angioplasty	관상동맥 성형술
	coronary artery	관상동맥
CA 15.3	marker for breast carcinoma	유방암 종양표지자
CA 19.9	marker for colorectal and pancreatic carcinomas	직결장 및 췌장암 종양표지자
CA 27.29	marker for breast carcinoma	유방암 종양표지자
CA 50	marker for pancreatic or colorectal carcinomas	직결장 및 췌장암 종양표지자
CA 72.4	marker for gastrointestinal and	위장관 및 난소 종양표지자

C

약 어	원 어	의 미
	ovarian carcinomas	
CA 125	marker for ovarian and endometrial carcinomas	난소 및 자궁내막 종양표지자
CA 242	marker for pancreatic and colorectal carcinomas	직결장 및 췌장암 종양표지자
CA 549	marker for breast carcinoma	유방암 종양표지자
Ca	calcium	칼슘
	cancer, carcinoma	암, 종양
CAA	cerebral amyloid angiopathy	소뇌아밀로이드 혈관병변
	coronary artery aneurysm	관상동맥류
CAAH	chronic active autoimmune hepatitis	만성 자가면역성 간염
CAB	coronary artery bypass	관상동맥 우회로
CABF	coronary artery blood flow	관상동맥 혈류
CABG, CABS	**coronary artery bypass grafting (surgery)**	**관상동맥 우회술**
CAC	cardiac arrest code	심정지 코드
	circulating anticoagulant	순환성 항응고 인자
	chronic active cirrhosis	만성 활동상 간경변
CAD	chronic actinic dermatitis	만성 일광성 피부염
	cold agglutinin disease	한냉응집소병
	congenital alveolar dysplasia	선천성 폐포 이형성
	coronary artery disease	**관상동맥 질환**
CaDTe	cathodal-duration tetanus	양극 지속 강직
CAE	cellulose acetate electrophoresis	초산 섬유소 전기영동법
	childhood absence epilepsy	소아 소발작간질
	coronary artery embolism	관상동맥 색전
CAEP	cortical auditory evoked potential	피질 청각 유발 전위(검사)
CAF	cell adhesion factor	세포부착인자, 세포접착인자
	chronic atrial fibrillation	만성 심방세동
CAG	cholangiogram, cholangiography	담관조영술

약 어	원 어	의 미
	chronic atrophic gastritis	만성위축성 위염
	closed angle glaucoma	폐쇄각 녹내장
	coronary angiography	**관상동맥조영술**
CAH	chronic active hepatitis	만성 활동성 간염
	congenital adrenal hyperplasia	선천성 부신 과형성
CAHD	coronary arteriosclerotic heart disease	관상동맥경화성 심질환
CAHS	central alveolar hypoventilation syndrome	중추성 폐포저환기증
CAI	celiac artery infusion	복강 동맥 주입
	cellular adaptive immunotherapy	세포성 면역 요법
	confused artificial insemination	배우자·제공자의 혼합정자에 의한 인공수정
CAIS	complete androgen insensitivity syndrome	완전형 안드로젠 불응성 증후군
CAL	chronic airflow limitation	만성 기류 제한
	coracoacromial ligament	오훼돌기-견봉인대, 부리봉우리인대
Cal	calories	칼로리
Calb	albumin clearance	알부민 청소율
CALD	chronic active liver disease	만성 활동성 간질환
CALH	chronic active lupoid hepatitis	만성 루푸스양 간염
CALLA, cALLA	common acute lymphoblastic leukemia antigen	급성 림프구성 백혈병 공통 항원
CALP	congenital absence of left pericardium	선천성 좌측 완선 심낭결손증
CAM	cell adhesion molecule	세포부착분자
	chorioallantoic membrane	장뇨막
	complementary and alternative medicine	보완-대체 의학
	computer assisted myelography	컴퓨터 보조 척수조영술
	contralateral axillary metastasis	대측성 액와부 전이
	cystic adenomatoid malformation	낭성 선종양 기형
CAMF	cyclophosphamide, Adriamycin,	항암제 복합화학요법 중 하나

약어	원어	의미
	methotrexate, fluorouracil	
CAML	cystic adenomatoid malformation of the lung	낭성 선종양 폐기형
CAMV	congenital anomaly of mitral valve	선천성 승모판막 기형
CAN	cardiac(vascular) autonomic neuropathy	심혈관계 자율신경병증
CA/N	child abuse and neglect	아동학대와 방치
canc	cancelled	취소
CANS	central auditory nervous system	중추 청각 신경계
CAO	**chronic airway obstruction**	**만성기도폐쇄**
	coronary artery obstruction	관상동맥폐쇄
CAO_2, CaO_2	arterial oxygen content	동맥혈 산소함량
CAOD	coronary artery occlusive disease	관상동맥 폐색성질환
CAOM	chronic adhesive otitis media	만성 유착성 중이염
CAP	capsule	캡슐, 교갑, 피막
	capillary	**모세혈관**
	captopril	캡토프릴
	cell attachment protein	세포 부착 단백
	central arterial blood pressure	중심 동맥압
	chronic advanced periodontitis	만성 진행성 치주염
	chronic alcoholic pancreatitis	**만성 알코올성 췌장염**
	community-acquired pneumonia	**지역사회 획득성 폐렴**
	complement-activated plasma	보체 활성 혈장
	compound action potential	복합 활동 전위
CAPD	**continuous ambulatory peritoneal dialysis**	**지속적 외래 복막 투석**
	central auditory processing disorder	중추청각 정보처리장애
CAPRCA	chronic acquired pure red cell aplasia	만성 후천성 순수적혈구 무형성증
CAR	cancer-associated retinopathy	암 관련 망막병증
	cardiac ambulation routine	규칙적 심장 운동
	chronic articular rheumatism	만성 관절 류마티즘

약 어	원 어	의 미
	conditioned avoidance response	조건 회피 반응
CARB, carbo	carbohydrate	탄수화물
card	cardiac	심장의
cardiol	cardiology	심장학
CARS	Childhood Autism Rating Scale	아동기 자폐증 평정척도
CART	cocaine and amphetamine regulated transcript	코카인 및 암페타민 전사조절 유전자
CAS	**calcific aortic stenosis**	**석회화 대동맥판막 협착증**
	carotid angioplasty stenting	**경동맥 스텐트 삽입술**
	central anticholinergic syndrome	중추성 항콜린성 증후군
	cerebral atherosclerosis	뇌동맥 죽상경화증
	cold agglutinin syndrome	한냉응집소 증후군
	contralateral acoustic stimulation	교차음 자극
	coronary artery spasm	관상동맥 연축
CASA	cancer-associated serum antigen	암 관련 혈청항원
CASHD	coronary arteriosclerotic heart disease	관상동맥경화성 심질환
CASI	cognitive abilities screening instrument	인지능력 감별도구
CAST	Children of Alcoholism Screening Test	알코올 중독자 자녀 선별 검사
CAT	Children's Apperception Test	아동용 주제통각검사
	Cognitive Abilities Test	인지 능력 검사
	computed axial tomography	컴퓨터 단층 사진
cat	catalysis, catalyst	촉매
	cataract	백내장
cath	catheterization	도뇨관 설치, 도자법
CATT	calcium tolerance test	칼슘 부하 검사
caut	cauterization	부식요법, 소작법
CAV	cardiac allograft vasculopathy	동종 심장이식 혈관병증
	congenital absence of vagina	선천성 질 결손증
	congenital adrenal virilism	선천성 부신성 남성화
cav	cavity	강(腔)

약 어	원 어	의 미
CAVB	complete atrioventricular block	완전 방실차단
CAVD	congenital bilateral absence of vas deferens	선천성 양측정관 결손증
CAVH	continuous arteriovenous hemofiltration	지속적 동정맥 혈액여과
	continuous arteriovenous hemodialysis	**지속적 동정맥 혈액투석**
CAVO	common atrioventricular orifice	공통 방실공
C(a-v)O2	arteriovenous oxygen tension difference	동정맥 산소 분압차
CAVSD	**complete atrioventricular septal defect**	**완전 방실 중격 결손**
CB	carotid body	경동맥 체
	chromatin body	염색질 체
	chronic bronchitis	만성 기관지염
	color blind	색맹
	Coomassie blue	쿠마씨 블루
Cb, Cbll	cerebellum	소뇌
C3b	**complement component 3b**	**보체 단백질 3b**
C&B	crown and bridge	치관과 가공의치
CBA	chronic bronchitis and asthma	천식 동반 만성 기관지염
CBC, cbc	**complete blood cell count**	**일반 혈구 검사**
CBCL	Child Behavior Checklist	아동·청소년 문제행동 평가척도
	cutaneous B-cell lymphoma	피부 B세포 림프종
CBD	**common bile duct**	**총담관**
CBDC	chronic bullous disease of children	(어린이들) 만성 수포성 질환
CBDE	common bile duct exploration	총담관 탐색술
CBE	clinical breast examination	유방 임상 검사
CBF	capillary blood flow	모세혈관 혈류
	cerebral blood flow	뇌혈류
	coronary blood flow	관상동맥 혈류
CBFV	coronary blood flow velocity	관상동맥 혈류 속도

약 어	원 어	의 미
CBG	capillary blood gases	모세혈 가스
	capillary blood glucose	모세혈당
	corticosteroid-binding globulin	코르티코 스테로이드 결합 글로불린
CBH	cutaneous basophilic hypersensitivity	피부 호염구 과민증
CBI	children's behavior inventory	아동 행동 척도
	continuous bladder irrigation	지속적 방광 세척
CBL	circulating blood lymphocytes	순환 혈액 림프구
	chronic blood loss	만성 실혈
	cord blood lymphocytes or leukocytes	제대혈 림프구 또는 백혈구
CBM	capillary basement membrane	모세혈관의 기저막
CBN	chronic benign neutropenia	만성 양성 호중구감소증
CBP	calcium-binding protein	칼슘 결합 단백
CBPS	congenital bilateral perisylvian syndrome	선천성 양측 실비우스 주위 증후군
CBR	community based rehabilitation	지역사회중심 재활사업
	complete bed rest	완전 침상 안정
	crude birth rate	조출생률
CBS	cervicobrachial syndrome	경추상완 증후군
	chronic brain syndrome	만성 뇌 증후군
	clear breathing sound	깨끗한 호흡음
CBT	carotid body tumor	경동맥체 종양
	cognitive behavioral therapy	**인지 행동 요법**
	corticobulbar tract	피질 연수로
CBV	catheter balloon valvuloplasty	풍선 카테터 판막성형술
	central blood volume	중심 혈류량
	cerebral blood volume	뇌혈류 용적
	circulating blood volume	순환 혈액량
C(B)VD	**cerebrovascular disease**	**뇌혈관 질환**
CBZ	carbamazepine	카바마제핀
CC	**cardiac catheterization**	**심도자술**

약 어	원 어	의 미
	cardiac contusion	심타박상
	cardiac cycle	심장 주기
	cell culture	세포 배양
	cerebral commissure	뇌연합
	cerebral cortex	대뇌 피질(겉질)
	cervical cancer	**자궁경부암**
	chest circumference	흉위, 가슴둘레
	chief complaint	**주증상, 주요 호소 증상**
	chondrocalcinosis	연골석회증
	choriocarcinoma	융모(막)암
	closing capacity	폐쇄 용량
	collagenous colitis	교원성 대장염
	colorectal cancer	대장암
	congenital cardiopathy	선천성 심장병증
	congenital cataract	선천성 백내장
	consumptive coagulopathy	소모성 혈액응고장애
	cord compression	제대압박, 또는 척수압박
	corpus callosum	뇌들보, 뇌량
	creatinine clearance	크레아틴 청소율
	critical care	중환자 간호
	Crohn colitis	크론 대장염
	Cronkhite-Canada syndrome	크론카이트-캐나다 증후군
C&C	cold and clammy	차고 축축한
cc	clean catch	중간뇨 수집
CCA	choriocarcinoma	융모(막)암
	circumflex coronary artery	회선 관상 동맥
	common carotid artery	총경동맥
	congenital contractural arachnodactyly	선천성 수축형 거미수지증
CCAM	congenital cystic adenomatoid malformation	선천성 낭성 선종양 기형

약 어	원 어	의 미
CCAT	conglutinating complement absorption test	교체 보체 흡수 반응
CCB	**calcium channel blocker**	**칼슘 통로 차단제**
CCBV	central circulating blood volume	중심 순환 혈액량
CCC	chronic calculus cholecystitis	담석증을 동반한 만성 담낭염
	chronic catarrhal colitis	만성 카타르성 대장염
	chronic catarrhal conjunctivitis	만성 카타르성 결막염
CCT	closed craniocerebral trauma	폐쇄성 뇌손상
CCD	central core disease	중심핵병
	childhood celiac disease	소아 복부(복강) 질환
	cleidocranial dysplasia	쇄골두개골 이형성증
	cortical collecting duct	피질 집합관
CCE	cholesterol crystal emboli	콜레스테롤 결정 색전
	clear-cell endothelioma	투명 세포 내피 세포증
	clubbing, cyanosis, and edema	곤봉지, 청색증 그리고 부종
CCF	carotid-cavernous fistula	경동맥-해면 정맥동루
	cephalin-cholesterol flocculation	세팔린-콜레스테롤 서상(면상)반응
	chronic cardiac failure	만성 심부전
	compound comminuted fracture	복합 분쇄 골절
	congestive cardiac failure	울혈성 심부전
CCG	cholecystography	담낭조영술
CCH	C-cell hyperplasia	C세포 과다형성
	chronic cholestatic hepatitis	만성 담즙울체성 간염
CCHD	cyanotic congenital heart disease	청색형 선천성 심질환
CCHF	Crimean-Congo hemorrhagic fever	크리미아-콩고 출혈열
CCHS	congenital central hypoventilation syndrome	선천성 중추성 수면무호흡 증후군
CCI	chronic coronary insufficiency	만성 관상동맥 부전증
CCK	**cholecystokinin**	**콜레시스토키닌**
CCL	costoclavicular ligament	늑골쇄골인대, 갈비빗장인대

약 어	원 어	의 미
CCLE	chronic cutaneous lupus erythematosus	만성 피부 홍반성 루푸스
CCM	congestive cardiomyopathy	울혈성 심근증
	craniocervical malformation	두경부 기형
CCMS	cerebrocostomandibular syndrome clean catch midstream	중간뇨 수집
CCMSU	clean catch midstream urine	중간뇨 수집
CCN	critical care nursing	중환자 간호
CCP	chronic calcifying pancreatitis	만성 석회성 췌장염
	critical closing pressure	임계 폐쇄압
CCPD	**continuous cycling(cyclical) peritoneal dialysis**	**지속성 순환 복막 투석**
CCPR	closed-chest cardiopulmonary resuscitation	비개흉 심폐소생술
CCR	complete continuous remission	완전관해
	creatinine clearance	크레아틴 청소율
Ccr, Ccr	**creatinine clearance**	**크레아틴 청소율**
CCRC	continuing care retirement community	지속적보호 은퇴주거단지
CCRT	computer-controlled conformal radiotherapy	컴퓨터제어 입체조형 방사선치료
CCS	case-control study	환자-대조군 연구
	cholecystosonography	담낭 초음파 검사술
	chronic compartment syndrome	만성 구획 증후군
	clear cell sarcoma	투명 세포 육종
	concentration camp syndrome	강제 수용소 증후군
	costoclavicular syndrome	늑쇄 증후군
CCCSC	central cervical spinal cord syndrome	중심성 척수 증후군
CCSK	clear cell sarcoma of the kidney	신장의 투명세포육종
CCT	cortical collecting tubule	피질 집합관
	cranial computerized tomography	두부 전산화 단층 촬영
CC-TGA	congenitally corrected transposition	선천성 수정형 대혈관 전위

약 어	원 어	의 미
	of great vessels	
CCU	**cardiac care unit[coronary care unit]**	**심장질환 집중 치료실**
CCUA	clean catch urinalysis	중간뇨(깨끗한 뇨)분석
CCUP	colpocystourethropexy	질방광요도 고정술
CCVD	chronic cerebrovascular disease	만성 뇌혈관 질환
CCVM	congenital cardiovascular malformation	선천성 심혈관 기형
CD	cadaver donor	사체 공여자
	cardiac disease	심질환
	cardiac dullness	심장 둔탁음
	cardiac dysrhythmia	심장 리듬장애(부정맥)
	Castleman disease	캐슬만병
	celiac disease	셀리악병, 만성소화장애증
	cell dissociation	세포 해리
	cesarean delivery	제왕절개분만
	cervical dystonia	경부근육긴장이상
	chemical dependency	(화학)약물 의존
	chronic diarrhea	만성 설사
	cluster of differentiation	분화 집단
	combination drug	약물 복합(요법)
	communicable disease	감염성, 전염성
	communication disorders	의사소통 장애
	conduct disorder	**품행 장애**
	contact dermatitis	접촉성 피부염
	contagious disease	전염성 질환
	control diet	조절 식이
	convulsive disorder	경련성 질환
	corneal dystrophy	각막 이영양증
	cortical dysplasia	뇌피질 이형성증
	Crohn disease	**크론병**

약어	원어	의미
	cystic duct	쓸개관
C/D	cigarettes per day	1일 흡연개피 수
	cup to disc ratio	시신경유두 함몰비
C&D	cystoscopy and dilatation	방광경검사와 확장
Cd	cadmium	카드뮴
	caudal, coccygeal	꼬리의, 꼬리뼈의
	condylion	턱뼈머리맨바깥점, 콘딜리온
CDA	chenodeoxycholic acid	케노데옥시콜산(담석용해제)
	complement-dependent antibody	보체-의존성 항체
	congenital dyserythropoietic anemia	선천성 이형 적혈구성 빈혈
CDAD	Clostridium difficile-associated disease	클로스트리듐 디피실리균 관련 질환
CDAI	Crohn disease activity index	크론병 활성도 평가
CDAP	continuous distending airway pressure	지속성 확장 기도압력
C&DB	cough and deep breath	기침과 심호흡
CDC	**calculated date of confinement**	**분만예정일**
	cancer diagnosis center	암진단 센터
	capillary diffusion capacity	모세혈관 확산능
	cell division control	세포 분열 조절
	cell division cycle	세포 분열 주기
	complement-dependent cytotoxicity	보체-의존적 독성
CDCA	chenodeoxycholic acid	케노데옥시콜산(담석용해제)
CDD	choledochoduodenostomy	총담관 십이지장문합술
	chronic degenerative disease	만성 퇴행성 질환
	craniodiaphyseal dysplasia	두개골간 이형성증
CDE	common duct exploration	총담관 탐색술
CDF	cell division factor	세포분열 인자
	chondrodystrophia foetalis	태자성 연골이영양증
CDGS	carbohydrate-deficient glycoprotein syndrome	탄수화물결핍 당단백 증후군
CDH	congenital diaphragmatic hernia	선천성 횡격막 탈장

약어	원어	의미
	congenital dislocation of hip	**선천성 고관절 탈구**
	congenital dysplasia of hip	선천성 고관절 이형성증
CDI	central or chronic diabetes insipidus	중추성 또는 만성 요붕증
	Children's Depression Inventory	아동·청소년 우울 척도
CDILD	chronic diffuse interstitial lung disease	만성 미만성 간질성 폐질환
CDK	climatic droplet keratopathy	기후성 각막증
CDLE	chronic discoid lupus erythematosus	만성 원판상 홍반성 루푸스
CdLS	Cornelia de Lange Syndrome	코넬리아 디 란지 증후군
CDP	Child Development Program	아동개발사업
	chondrodysplasia punctata	점상 연골형성장애
	continuous distending pressure	지속적 양압
CDR	calcium-dependent regulator	칼슘의존성 조절인자
	clinical dementia rating	임상 치매 척도
	complementary determining region	상보적 결정 부위
CDRS	Children's Depression Rating Scale	소아·청소년 우울증 평정 척도
CDT	carbon dioxide therapy	카복시 테라피
	color discrimination test	색각 검사
CDU	color doppler ultrasonography	컬러도플러 초음파
CDZ	chlordiazepoxide	클로르디아제폭시드(정신 안정제)
CE	California encephalitis	캘리포니아 뇌염
	cardiac enlargement	심장 확장증
	carotid endarterectomy	경동맥 내막절제술
	catamenial epilepsy	월경성 간질
	cataract extraction	백내장 적출술
	central episiotomy	중앙 회음절개술
	chorioepithelioma	융모막상피종
	ciliated epithelium	섬모상피
	columnar epithelium	단층 원주상피
	conjugated estrogens	복합 에스트로겐

약 어	원 어	의 미
	contrast-enhancement[imaging]	조영 증강 효과
	converting enzyme	전환 효소
C&E	cough and exercise	기침과 운동
CEA	**carcinoembryonic antigen**	**태아성암항원, 위장관암 종양표지자**
	carotid endarterectomy	경동맥 내막 절제술
	continuous epidural anesthesia	**지속적 경막외 마취**
	cultured epithelial autograft	자가배양 상피세포 이식
CEAT	chronic ectopic atrial tachycardia	만성 이소성 심방빈맥
CEC	ciliated epithelial cell	섬모상피세포
CECT	contrast-enhanced computed tomography	조영 증강 전산화 단층촬영
CED	chondroectodermal dysplasia	연골외배엽성 이형성증 (Ellis-van Creveld syndrome)
CEG	cardiac electrogram	심전도
	chronic erosive gastritis	만성 미란성 위염
CEI	converting enzyme inhibitor	전환효소 억제제
CEID	crossed electroimmunodiffusion	교차 전기면역확산
CEM	central excitatory mechanism	중추 흥분 기전
	clinical event monitor	임상 사건 감시(모니터링)
CE-MRA	contrast-enhanced magnetic resonance angiography	조영 증강 자기 공명 혈관조영술
CE-MRI	contrast-enhanced magnetic resonance imaging	조영 증강 자기 공명 영상
CEN	continuous enteral nutrition	지속적 경장영양
cen, cent	central	중앙의, 중심의
cent	centigrade	100분도의
CEOT	calcifying epithelial odontogenic tumor	석회화 상피성 치성 종양
CEP	chronic eosinophilic pneumonia	만성 호산구성 폐렴
	chronic erythropoietic porphyria	만성 적혈구 조혈성 포르피린증
	clinical evaluation protocol	임상 평가 프로토콜
	cognitive evoked potential	인식 유발 전위

약어	원어	의미
	congenital erythropoietic porphyria	선천성 적혈구 조혈성 포르피린증
	continuing education program	지속 교육 프로그램
	cortical evoked potential	피질 유발 전위
CEPH	cephalic	머리의, 두부의
	cephalosporin	세팔로스포린
CER	conditioned emotional response	조건화된 정서반응
	cortical evoked potential	피질 유발 반응
CERD	chronic end-stage renal disease	만성 말기 신질환
Cert, cert	certified, certificate	증명된, 보증된; 증명서
cerv	cervix, cervical	경부, 경부의
CES	**cauda equina syndrome**	**마미 증후군, 말총 증후군**
	cat's eye syndrome	묘안 증후군
	central excitatory state	중추 흥분 상태
	chronic ethmoid sinusitis	만성 사골 부비동염
	conditioned escape response	조건 회피 반응
CETP	cholesteryl ester transfer protein	콜레스테롤-에스테르 전이단백
CEU	congenital ectropion uveae	선천성 포도막외번, 포도막겉말림
CF	**cardiac failure**	**심부전**
	cardiac fibroblast	심장 섬유아세포
	carotid foramen	경동맥공
	chemotactic facto	주화성 인자, 쏠림 인자
	Chiari-Frommel[syndrome]	키아리-프롬멜 증후군
	Christmas factor	크리스마스 인자(혈액 응고 인자 중 하나)
	citrovorum factor	시트로보룸 인자
	clotting factor	혈액 응고 인자, 응혈 인자
	colonization factor	정착 인자
	colony forming	집락 형성
	complementary feeding	보충 식이
	contractile force	수축력

약 어	원 어	의 미
	coronary flow	관상동맥 혈류
	cough frequency	기침 빈도
	count fingers, counting finger	안전수지
	cystic fibrosis	**낭성 섬유증**
CFA	colonization factor antigen	정착 인자 항원
	common femoral artery	총 대퇴동맥
	complement-fixing antibody	보체 결합 항체
	cryptogenic fibrosing alveolitis	특발성 섬유성 폐포염
CFAG	cystic fibrosis antigen	낭성 섬유종 항원
CFC	capillary filtration coefficient	모세혈관 여과계수
	cardiofaciocutaneous[syndrome]	심장-얼굴-피부 증후군
	colony-forming capacity	집락형성능
	colony-forming cell	집락형성세포
	continuous flow centrifugation	지속적 유속 원심분리법
CFD	craniofacial dysostosis [Crouzon's disease]	두개안면골 기형, 형성부전
CFDU	color-flow Doppler ultrasonography	컬러-혈류 도플러 초음파검사
CFF	critical fusion frequency	임계 융합 주파스
	cystic fibrosis factor	낭성 섬유종 인자
CFI	complement fixation inhibition	보체 결합 억제
CFM	cerebral function monitor	대뇌 기능 감시
	close-fitting mask	밀폐(적응)
	craniofacial microsomia	두개안면 소체증
CFND	craniofrontonasal dysostosis or dysplasia	두개전두비부 이형성
CFNS	chills, fever, night sweats	오한, 열, 야간 발한
	craniofrontonasal syndrome	두개전부비부 증후군
CFP	cystic fibrosis of pancreas	췌장 낭포성 섬유증
	cystic fibrosis protein	낭포성 성유증 단백
CFR	case-fatality ratio	치명률
	complement-fixation reaction	보체 결합 반응

약 어	원 어	의 미
	coronary flow reserve	관상동맥 예비혈량
CFS	cancer family syndrome	가족성 암 증후군
	Chiari-Frommel syndrome	키아리-프롬멜 증후군
	chronic fatigue syndrome	만성 피로 증후군
CFT	complement-fixation test	보체-결합 반응
CFU	colony-forming unit	집락 형성 단위
CFX	circumflex coronary artery	회선동맥
CG	cardiography	심장도검사
	cholecystogram	담낭조영상
	cholecystography	담낭조영법
	chorionic gonadotropin	융모성 생식선자극 호르몬
	chronic glomerulonephritis	만성 사구체신염
	cingulate gyrus	대상회
CGA	comprehensive geriatric assessment	포괄적 노인 평가
CGAS	Children's Global Assessment Scale	소아용 전반적 평가척도
CGD	chronic granulomatous disease	만성육아종증
CGH	**chorionic gonadotropic hormone**	**융모막 생식선자극 호르몬**
	comparative genome hybridization	비교 유전체 교잡
	congenital generalized hypertrichosis	선천성 전신성 다모증
CGI	chronic granulomatous inflammation	만성 육아종성 염증
	Clinical Global Impression(Scale)	전반적 임상 인상(척도)
CGL	chronic granulocytic leukemia	만성 과립구성 백혈병
CGM	central gray matter	중심 회질
CGN	chronic glomerulonephritis	만성 사구체신염
CGNB	composite ganglioneuroblastoma	혼성 신경절모세포종
CGP	circulating granulocyte pool	순환 과립구 수
CGS	cardiogenic shock	심장성, 심인성 쇼크
CGT	chorionic gonadotropin	융모성 생식선 자극호르몬
CGTT	cortisone glucose tolerance test	코르티존 당부하 검사

약 어	원 어	의 미
CH	case history	병력, 사례사
	Chediak-Higashi[syndrome]	체디악-히가시 증후군
	cholesterol	콜레스테롤
	chronic hepatitis	만성 간염
	chronic hypertension	만성 고혈압
	communicating hydrocele	교통성 음낭수종
	community health	지역사회 보건
	congenital hypothyroidism	선천성 갑상선 기능저하증
	continuous heparin[infusion]	지속적 헤파린[주입]
	crown-heel[length]	두정부-종부간 거리
	cystic hygroma	낭성 수종
CHA	chronic hemolytic anemia	만성 용혈성 빈혈
	common hepatic artery	총간동맥
	congenital hypoplasia of adrenal glands	선천성 부신 저형성증
	congenital hypoplastic anemia	선천성 저형성 빈혈
CHAD	cold hemagglutinin disease	한랭 혈구 응집 질환
CHAP	child health assessment program	소아 건강 평가 프로그램
CHARGE	coloboma, heart disease, atresia choanae, retarded growth and retarded development and/or CNS anomalies, genital hypoplasia, and ear anomalies and/or deafness [syndrome]	청력결손, 후비공폐쇄, 성장지연, 생식기 결손과 심내막 완충결손
CHB	**chronic hepatitis B**	**만성 B형 간염**
	complete heart block	완전 심차단
	congenital heart block	선천성 심차단
CHBHA	congenital Heinz body hemolytic anemia	선천성 하인쯔소체 용혈성 빈형
CHC	community health center	지역사회 건강 센터; 보건소
CHD	childhood disease	소아기 질환
	chronic hemodialysis	만성 혈액투석

약 어	원 어	의 미
	common hepatic duct	총간관, 주간관
	congenital or congestive heart disease	선천성/울혈성 심질환
	congenital hip dislocation	선천성 고관절 탈구
	constitutional hepatic dysfunction	체질성 간기능 부전
	coronary heart disease	**관동맥성 심장병, 관상동맥 심질환**
	cyanotic heart disease	청색증 심장병, 심질환
ChE	cholinesterase	콜린에스테라제
CHED	congenital hereditary endothelial dystrophy	선천성 유전상 각막내피 이영양증
Chemo	**chemotherapy**	**화학요법**
CHF	**chronic heart failure**	**만성 심부전**
	congenital hepatic fibrosis	선천성 간섬유증
	congestive heart failure	**울혈성 심부전**
CHFV	combined high-frequency ventilation	복합 고주파 환기
CHH	cartilage-hair hypoplasia	연골-모발형성 부전증
CHI	closed head injury	폐쇄적 두부 손상
	creatinine height index	크레아티닌-신장 지수
CHL	creatinine height index	전도성 청력손실, 전음성 난청
CHLD	chronic hypoxic lung disease	만성 저산소성 폐질환
CHN	child health nurse	소아 건강 간호사
	community health nurse	지역사회 건강 간호사
CHO	carbohydrate	탄수화물
CHOL, chol	**cholesterol**	**콜레스테롤**
CHP	capillary hydrostatic pressure	모세혈관 정수압
	charcoal hemoperfusion	활성탄 혈액관류
	child psychiatry	소아(아동)정신의학
	community health plan	지역사회 건강 계획
	cutaneous hepatic porphyria	피부 간성 포르피린증
CHR	cerebrohepatorenal[syndrome]	뇌-간-신장 증후군(Zellweger syndrome)
	chronic hypertrophic rhinitis	만성 비후성 비염

약 어	원 어	의 미
chr, chron	chronic	만성의
CHS	central hypoventilation syndrome	중추성 무호흡(저환기) 증후군
	Chediak-Higashi syndrome	키아리-프롬멜 증후군
	compression hip screw	압박 고관절 나사
	congenital hypoventilation syndrome	선천성 무호흡(저환기) 증후군
	contact hypersensitivity	접촉 과민증
CHT	chemotherapy	화학요법
	closed head trauma	폐쇄성 두부 외상
	combined hormone therapy	복합 호르몬요법
CI	cardiac index	심장 지수
	cardiac insufficiency	**심부전**
	cell immunity	세포 면역
	cephalic index	두개(골) 지수
	cerebral infarction	뇌경색
	cervical incompetence	자궁경관 무력증
	chemo-immunotherapy	화학-면역요법
	chronic infection	만성 감염
	chronic inflammation	만성 염증
	continuous infusion	지속적 주입
	convergence insufficiency	폭주부족(수렴부족)
	coronary insufficiency	관상동맥 부전증
	crystalline insulin	결정 인슐린
CIA	chronic idiopathic anhidrosis	만성 특발성 무한증
	common iliac artery	총장골동맥
	congenital intestinal aganglionosis	선천성 거대결장증
CIBD	chronic inflammatory bowel disease	만성 염증성 장질환
CIBP	chronic intractable benign pain	만성 난치성 통증
CIC	cardioinhibitor center	심기능 억제 중추
	circulating immune complex	순환 면역 복합체

약 어	원 어	의 미
	clean intermittent catheterization	**청결 간헐적 도뇨**
CICU	cardiac intensive care unit	순환기 중환자실
CID	cellular immunodeficiency	세포 면역결핍
	combined immunodeficiency disease	복합 면역 부전증
	cytomegalic inclusion disease	거대세포성 봉입체증
CIDP	chronic idiopathic polyradiculopathy	만성 특발성 다발성 신경근병증
	chronic inflammatory demyelinating polyradiculoneuropathy	**만성 염증성 탈수질화 다발성 신경병증**
CIDS	cellular immunity deficiency syndrome	세포 면역결핍 증후군
CIE	congenital ichthyosiform erythroderma	선천성 어린선형(비늘모양) 홍피증
CIF	cartilage induction factor	연골 유도 인자
	cloning inhibitory factor	균집락 억제 인자
	congenital infantile fibrosarcoma	선천성 영아 섬유육종
CIFD	congenital intrinsic factor deficiency	선천성 내인자 결핍
CIG	cold-insoluble globulin	냉불용성 글로불린
CIHD	chronic ischemic heart disease	만성 허혈성 심질환
CII	continuous intravenous infusion	지속적 정맥 주입
CIIA	common internal iliac artery	총 내장골동맥
CIIP	chronic idiopathic intestinal pseudoobstruction	만성 특발성 가성 장폐색
CIN	**cervical intraepithelial neoplasia**	**자궁경부 상피내 종양**
	chronic interstitial nephritis	만성 간질성 신염
CINCA	chronic infantile neurological cutaneous and articular	만성 유아 신경-피부-관절 증후군
CIP	chronic idiopathic polyradiculoneuropathy	만성 특발성 다발성 신경근병증
	chronic intestinal pseudo-obstruction	만성 가성 장폐색
C/IPD	continuous/intermittent peritoneal dialysis	지속적/간헐적 복막 투석
CIPN	chronic inflammatory polyneuropathy	만성 염증성 다발성 신경병증
circ	circuit	순환(로)

약 어	원 어	의 미
	circular	순회하는, 순환적인
	circumcision	환상 절제술(포경 수술)
	circumference	둘레
CIS	**carcinoma in situ**	**상피내암**
	central inhibitory state	중추 억제 상태
CIT	combined intermittent therapy	복합 간헐적 치료
CIVI	continuous intravenous infusion	지속적 정맥내주입
CJ	conjunctivitis	결막염
CJA	Creutzfeldt-Jakob agent	크로이츠펠트-야곱 항원
CJD	Creutzfeldt-Jakob disease	크로이츠펠트-야곱 질환
CJS	Creutzfeldt-Jakob syndrome	크로이츠펠트-야곱 증후군
CK	**cholecystokinin**	**콜레시스토키닌**
	creatine kinase	크레아틴 키나아제
CKC	cold-knife conization	원추 절제술
CKG	cardiokymography	심장동태기록법
CL	chest and left arm	흉좌완
	childhood leukemia	소아 백혈병
	cholelithiasis	담석증
	chronic leukemia	만성 백혈병
	cirrhosis of liver	간경변
	cleft lip	구순열
	composite lymphoma	복합 림프종
	corpus luteum	황체
	cricoid lamina	윤상 연골판
	cutaneous leishmaniasis	피부 리슈마니아증
	cutis laxa	피부 이완증
	cytotoxic lymphocyte	세포독성 림프구
Cl	chloride	클로라이드
	clavicle	쇄골

약 어	원 어	의 미
	clear	확실한, 분명한
	clearance	청소율
	closure	폐쇄
cl	centiliter	센티리터, 10ml
	clarified	정제된
	clean	깨끗한, 깔끔한
	clear	명확한, 분명한
	cleft	갈라진 틈
	clinic	의원, 클리닉
	clinical	임상의
	clonus	간대성 경련
	clotting	혈액 응고
CLA	cerebellar ataxia	소뇌성 운동실조증
	contralateral local anesthesia	대측성 국소마취
	cutaneous lichen amyloidosis	피부 태선 아밀로이드증
	cutaneous lymphocyte antigen	피부 림프구 항원
CLAH	congenital lipoid adrenal hyperplasia	선천 지질 부신 과다형성
CLAS	circulating lupus anticoagulant syndrome	순환성 루프스 항응고 증후군
class, classif	classification	분류, 유형, 범주
clav	clavicle	쇄골, 빗장뼈
CLB	chlorambucil	클로로암부실
CLBBB	complete left bundle branch block	완전 좌각차단
CLBP	chronic low back pain	만성 요통
CLCD	cleidocranial dysostosis	쇄골두개 형성부전증
CL/CP	cleft lip/cleft palate	구순/구개열
CLD	central lung distance	중심폐거리
	chronic liver disease	만성 간질환
	chronic lung disease	**만성 폐질환**
	congenital limb deficiency	선천적 사지 결손

약 어	원 어	의 미
CLE	centrilobular emphysema	소엽중심 폐기종
	congenital lobar emphysema	선천성 엽기종
	continuous lumbar epidural[anesthesia]	지속적 요부 경막외[마취]
CLF	cholesterol-lecithin flocculation	콜레스테롤-레시틴 면상반응
CLH	chronic lobular hepatitis	만성 엽성 간염
	corpus luteum hormone	황체 호르몬
	cutaneous lymphoid hyperplasia	피부 림포이드 과형성
CLI	corpus luteum insufficiency	황체 기능부전
CLL	**chronic lymphocytic leukemia**	**만성 림프구성 백혈병**
CLM	capillary-lymphatic malformation	모세혈관림프 기형
CLMF	cytotoxic lymphocyte maturation factor	세포독성림프구 성숙인자
CLP	cecal ligation and puncture	맹장 결찰과 천자(천공)
	common lymphocyte progenitor	림프계 전구 세포
CL/P	cleft lip with or without cleft palate	구개열을 동반한(또는 동반하지 않는) 구순열
CLS	cafe-au-lait spot	밀크커피 반점
	capillary leak syndrome	모세혈관 누출 증후군
	Coffin-Lowry syndrome	코핀-로우리 증후군
CLSH	corpus luteum stimulating hormone	황체 자극 호르몬
CLSL	chronic lymphosarcoma(cell) leukemia	만성 림프육종 세포 백혈병
CLT	chronic lymphocytic thyroiditis	만성 림프성 갑상선염
	clot lysis time	전혈응괴 용해 시험
CLZ	clozapine	클로자핀
CM	**cardiac monitoring**	**심장 감시(모니터링)**
	cardiac murmur	심장 잡음
	cardiac muscle	심장 근육
	cardiomyopathy	심근증
	cavernous malformation	해면상 혈관종
	cerebral malaria	대뇌 말라리아
	cervical mucosa or mucus	경관 점액

약 어	원 어	의 미
	cervical mediastinoscopy	경부 종격동경검사
	chondromalacia	연골 연화증
	chronic meningitis	만성 뇌막염
	circular muscle	환상근
	circulating monocyte	순환 단핵구
	clinical medicine	임상 의학
	common migraine	비전형 편두통
	congenital malformation	선천성 기형
	congestive myocardiopathy	울혈성 심근증
	costal margin	늑골연
	cystic mesothelioma	낭성 중피종
C/M	counts per minute	분당 개수
C&M	cocaine and morphine	코카인과 모르핀
C_m	maximum clearance	최대 청소율
cM	centimorgan	센티모건
CMA	chronic metabolic acidosis	만성 대사성 산증
	cingulate motor area	대상회 운동 영역
	compound myopic astigmatism	복합 근시 난시
CMAC	cerebellar model articulation controller	두뇌모델 신경망 제어기
CMAP	compound muscle action potential	복합 근육 활동 전위
Cmax, Cmax	maximum concentration	최대 농도
CMC	**carpometacarpal(joint)**	**수근중수(관절)**
	cell-mediated cytolysis or cytotoxicity	세포 매개 세포독성
	chronic mucocutaneous candidiasis	**만성 점막피부 칸디다증**
CMCJ	carpometacarpal joint	수근중수관절
CMCT	central motor conduction time	중추운동 전도시간
CMD	camptomelic dwarfism	굴지 왜소증
	camptomelic dysplasia	굴지 형성이상
	cerebromacular degeneration	뇌황반부 변성

약 어	원 어	의 미
	childhood muscular dystrophy	소아기 근이영양증
	common mental disorder	주요 정신 질환
	congenital muscular dystrophy	선천성 근이영양증
	craniomandibular disorder	두개하악장애
CME	cervical mediastinal exploration	경부종격 진단검사(종격동경검사)
	cystoid macular edema	**낭포 황반 부종**
CMF	chondromyxoid fibroma	연골점액유사섬유종
	cyclophosphamide, methotrexate, and fluorouracil	복합적 항암제 투약요법
CMFV	cyclophosphamide, methotrexate fluorouracil, and vincristine	복합적 항암제 투약요법
CMG	congenital myasthenia gravis	선천성 중증 근무력증
	cystometrography, cystometrogram	**방광내압 측정(법)**
CMGN	chronic membranous glomerulonephritis	만성 (점)막성 사구체신염
CMH	cardiomyopathy, hypertrophic	비후성 심근증
	community mental health[program]	지역사회 정신건강[프로그램]
	congenital malformation of the heart	선천성 심장기형
CMHC	community mental health center	지역사회 정신건강센터
CMI	cell-mediated immunity	세포 매개성 면역
	cell multiplication inhibition	세포 성장 억제
	chronic mesenteric ischemia	만성 장간막 허혈
CMID	cytomegalic inclusion disease	거대세포성 봉입체증
CMIR	cell-mediated immune response	세포 매개 면역 반응
C_{min}	minimum concentration	최소 농도
CMIR	cell-mediated immune response	세포 매개성 면역 반응
CMJ	carpometacarpal joint	수근중수관절
CMK	congenital multicystic kidney	선천성 다낭종 신
CML	cell-mediated lymphocytotoxicity	세포 매개성 림프구독성
	cell-mediated lympholysis	세포 매개성 림프구용해
	chronic myelocytic leukemia	만성 골수세포 백혈병

약 어	원 어	의 미
	chronic myelogenous leukemia	**만성 골수성 백혈병**
CMM	cell-mediated mutagenesis	세포 매개성 돌연변이생성
	coordinate measuring machine [orthopedic surgery]	좌표 측정기[정형외과]
	cutaneous malignant melanoma	피부 악성 흑색종
cMMC	cervical myelomeningocele	경추부 척수수막류
CMML	chronic myelomonocytic leukemia	만성 골수 대적혈구성 백혈병
CMN	cystic medial necrosis	낭포성 중층 괴사
CMN-AA	cystic medial necrosis of ascending aorta	상행 대동맥의 낭포성 중층 괴사
CMO	cardiac minute output	분당 심박출량
	Chief Medical Officer	최고의료책임자
CMOL	chronic monocytic leukemia	만성 단핵구성 백혈병
CMP	**cardiomyopathy**	**심근증**
	cartilage matrix protein	연골 기질 단백
	chondromalacia patellae	무릎 연골 연화증
	comprehensive medical plan	종합 의료 계획(대책)
CMPD	chronic myeloproliferative disorder	만성 골수증식성 질환
cmpd	compound, compounded	복합물, 복합체(~의), 화합물(~의)
CMPGN	chronic membranoproliferative glomerulonephritis	만성 막성증식성 신염
CMR	cerebral metabolic rate	뇌 대사율
	child mortality rate	유·소아 사망률(5세 미만의)
	common medical record	의료 기록, 의무 기록
	congenital mitral regurgitation	선천성 승모판막 폐쇄부전증
	cross-reacting material	교차 반응 물질
CMRG, CMRGlu	cerebral metabolic rate of glucose	뇌 포도당 대사율
CMRI	cardiac magnetic resonance imaging	심장 자기공명영상
CMRO, CMRO2	cerebral metabolic rate of oxygen consumption	뇌 산소소비 대사율
CMS	children's medical services	소아 의료 서비스

약 어	원 어	의 미
	chronic maxillary sinusitis	**만성 상악동 염**
	chronic myelodysplastic syndrome	골수이형성 증후군, 골수형성이상 증후군
	circulation, motion, sensation	순환, 운동성, 감각
	complement-mediated solubility	보체 매개성 용해도
CMT	cancer multistep therapy	암 다단계 요법
	cervical motion tenderness	자궁경부 운동성 압통
	Charcot-Marie-Tooth[syndrome]	샤르코-마리-투스 증후군
	chemotherapy	화학요법
	complex motor tic	복합성 운동(근육) 틱(장애)
CMTC	cutis marmorata telangiectatica congenita	선천성 모세혈관확장성 대리석양 피부증
CMTD	Charcot-Marie-Tooth disease	샤르코-마리-투스 장애
	chronic motor tic disorder	만성 운동성 틱 장애
	chronic multiple tic disorder	만성 다발성 틱 장애
CMTS	**Charcot-Marie-Tooth syndrome**	**샤르코-마리-투스 증후군**
CMV	continuous mandatory ventilation	지속적 강제(조절) 환기
	controlled mechanical ventilation	기계 조절 환기
	conventional mechanical ventilation	전통적 기계 환기
CN	caudate nucleus	미상핵
	congenital nystagmus	선천성 안구진탕
	cranial nerve	**뇌신경**
	Crigler-Najjar[syndrome]	크리글러-나자르 증후군
C/N	carbon/nitrogen[ratio]	탄소-질소 비율
	contrast to noise[ratio]	대조 잡음 비
CN Ⅰ~Ⅻ	**cranial nerve 1~12**	**뇌신경 1~12**
CNAF	chronic nonvalvular atrial fibrillation	만성 비판막성 심방세동
CNAG	chronic narrow angle glaucoma	만성 협우각 녹내장
CNB	cutting needle biopsy	절단침 생검
CNDC	chronic nonspecific diarrhea of childhood	소아 만성 비특이성 설사

약 어	원 어	의 미
	chronic nonsuppurative destructive cholangitis	만성 비화농성 파괴성 담관염
CNDI	congenital nephrogenic diabetes insipidus	선천성 신성 요붕증
CNE(S)	chronic nervous exhaustion [syndrome]	만성 신경 쇠약
CNF	chronic nodular fibrositis congenital nephrotic syndrome of the Finnish	선천성 신 증후군, Finnish형
	cytotoxic necrotizing factor	세포독성 괴사인자
CNH	central neurogenic hyperpnea	중추신경성 과호흡증
	community nursing home	지역사회 (노인)요양시설
CN(S)HA	congenital nonspherocytic hemolytic anemia	선천성 비구상적혈구 용혈성 빈혈
CNL	**chronic neutrophilic leukemia**	**만성 호중구 백혈병**
CNM	centronuclear myopathy	중심핵성 근증
	congenital nevocytic nevus	선천성 멜라닌 세포성 모반
CNS	**central nervous system**	**중추신경계**
	congenital nephrotic syndrome	선천성 신 증후군
CNV	choroidal neovascularization	맥락막 혈관신생
	contingent negative variation	수반적 음성 변동
	cutaneous necrotizing vasculitis	피부 괴사성 맥관염
CO	carbon monoxide	일산화탄소
	cardiac output	**심박출량**
	centric occlusion	중심교합
	cervical orthosis	경추 보조기
	corneal opacity	각막 혼탁
C/O	check out	점검, 검사
	complains of	~의 호소
CO2	carbon dioxide	이산화탄소
COA	cervico-oculo-acusticus[syndrome]	경추-눈-청각 증후군 (Wildervanck syndrome)

약 어	원 어	의 미
CoA	coenzyme A	조효소(코엔자임) A
	coarctation of aorta	**대동맥 협착증, 대동맥 축착증**
COAD	chronic obstructive airway disease	만성 폐쇄성 기도질환
COAG	chronic open angle glaucoma	만성 개방각 녹내장
coag	coagulation, coagulated	응고, 응고의
coarct	coarctation	협착
COB	chronic obstructive bronchitis	만성 폐쇄성 기관지염
COBS	chronic organic brain syndrome	만성 기질성 뇌 증후군
COBT	chronic obstruction of the biliary tract	만성 담관 폐쇄
COC	combination oral contraceptive	구강 피임약 복합요법
	cumulus-oocyte complex	난구-난자 복합체
COD	cause of death	사망 원인
COEPS	cortical originating extra-pyramidal symptom	피질발추체외로계, 겉질기원피라밋바깥로 계통
COGTT	cortisone oral glucose tolerance test	코르티손경구포도당부하검사
COH	controlled ovarian hyperstimulation	과배란유도
COHb, CoHb	carboxyhemoglobin	일산화탄소헤모글로빈
COIF	congenital onychodysplasia of the index finger	선천성 인지 조갑 이형성증
COLD	chronic obstructive lung disease	만성 폐쇄성 폐질환
COLD A	cold agglutinin titer	한냉 응집소 역가
COM	**chronic otitis media**	**만성 중이염**
COME	chronic otitis media with effusion	만성 삼출성 중이염
comf	comfortable	편안한
COMP	cartilage oligomeric matrix protein	연골 올리고머 기질 단백질
	complication	합병증
comp	comparative	비교의, 상대적인
	composition	구성
	comprehension	이해, 이해력
	compress	압박

약 어	원 어	의 미
compd	compound, compounded	화합물
compl	complaint	호소
	complete, completed, completion	완전한, 완전, 완성
	complication, complicated	합병증
compr	compression	압박
con	against[Lat. contra]	~에 반대하여; 불리한
	continuation, continue	지속
conc, concentr	concentrate, concentrated, concentration	농축된; 농도
cond	condensation, condensed	응축된, 축합; 응결
	condition, conditioned	상태, 조건-
	conductivity	전도율, 전도도
	conductor	도체, 전도체
conf	conference	집담회
	confined	제한된, 한정된
	confinement	정제; 제한
	confusion	혼동, 착란, 혼란
cong	congested, congestion	울혈; 울혈된
coniz	conization	월뿔절제술
conj	conjunctiva, conjunctival	결막, 결막의
conjug	onjugated, conjugation	접합, 결합
cons	conservation, conservative	보존, 보존-
const	constant	상수; 지속적인
consult	consultant, consultation	상담
cont	against[Lat. contra]	~에 반대하여; 불리한
	bruised[Lat. contusus]	타박상
	contains, contents	내용
	continue, continuation	지속
contag	contagious	전염성의
contr	contracted, contraction	수축, 수축된

약 어	원 어	의 미
conv	convalescence, convalescent	회복, 회복기-
	convergence, convergent	수렴, 수렴-
	convulsions, convulsive	경련, 경련-
COOD	chronic obstructive outflow disease	만성 폐쇄성 유출 장애(질환)
COP	capillary osmotic pressure	모세혈관 삼투압
	colloid oncotic/osmotic pressure	교질 삼투압
	cryptogenic organizing pneumonia	잠재성 기질화 폐렴
COPD	**chronic obstructive pulmonary disease**	**만성 폐쇄성 폐질환**
COPE	chronic obstructive pulmonary emphysema	만성 폐쇄성 폐기종
CoQ	coenzyme Q	조효소 Q
COR	cardiac output recorder	심박출량 기록지
	center of rotation	회전의 중심
	conditioned orientation reflex (audiometry)	조건전색반사(청력검사)
cor	body[Lat. corpus]	몸, 체
	coronary	심장의, 관상(동맥)의
CORA	conditioned orientation reflex audiometry	조건전색반사 청력검사, 조건화된 방향정위검사
CorPP	coronary perfusion pressure	관상동맥 관류압
corr	correspondence, corresponding	대응, 상응; 대응하는
CORT	corticosterone	코르티코스테론
cort	cortex	피질, 겉질
COS	cheiro-oral syndrome	수구 증후군, 손끝입가 증후군
COT	content of thought	사고 내용
COTA	colon-ovary tumor antigen	대장-난소 종양 항원
COVESDEM	costovertebral segmentation defect with mesomelia[syndrome]	중사지증을 가진 갈비척추 분할 결합(Robinow-Silverman-Smith syndrome)
CP	capillary pressure	모세혈관압
	cardiac pacing	심박 조절기

약 어	원 어	의 미
	cardiopulmonary	심폐기의
	caudate putamen	꼬리핵
	cephalic presentation	두위
	cerebellopontine	소뇌교-
	cerebral palsy	**뇌성마비**
	chest pain	**흉통**
	child psychiatry	소아·아동 정신의학
	child psychology	소아·아동 심리학
	Chlamydia pneumoniae	폐렴클라미디아
	chondrodysplasia punctata	점상연골형성장애
	choroid plexus	맥락총
	chronic pain	만성 통증
	chronic pancreatitis	만성 췌장암
	chronic polyarthritis	만성 다발성 관절염
	chronic pyelonephritis	만성 신우신염
	cicatricial pemphigoid	반흔성유천포창
	cleft palate	**구개열**
	clinical pathology	임상 병리학
	closing pressure	임계 폐쇄압
	cochlear potential	와우 활동전위
	cold pressor(test)	한냉 혈압 감시
	congenital porphyria	선천적 포르피린증
	constrictive pericarditis	협착 심장막염, 교착성 심낭염
	cor pulmonale	폐심장증
	coracoid process	부리돌기
	creatine phosphate	크레아틴 인산
	critical pressure	임계압
C&P	cystoscopy and pyelography	방광경검사와 신우조영술
C/P	cholesterol-phospholipid[ratio]	콜레스테롤-인산 비율

약 어	원 어	의 미
CPA	cardiophrenic angle	심장가로막(횡격막)각
	cardiopulmonary arrest	심폐정지
	cerebellopontine angle	소뇌교각
	chronic pyrophosphate arthropathy	만성 피로인산 관절증(연골석회화증)
	costophrenic angle	늑골 횡격막각
CPAD	chronic peripheral arterial disease	만성 말초혈관 질환
CPAP	**continuous positive airway pressure**	**지속기도양압**
CPB	cardiopulmonary bypass	심폐측부로
CPBA	competitive protein-binding analysis	경쟁적 단백질 결합 분석
CPC	cerebellar Purkinje cell	소뇌 Purkinje 세포
	chronic passive congestion	만성 수동성 울혈
CPCL	congenital pulmonary cystic lymphangiectasia	선천성 낭성 폐 림프관 확장증
CPCR	cardiopulmonary cerebral resuscitation	심폐-뇌 소생술
CPD	calcium pyrophosphate deposition	칼슘 파이로인산염 축적(질환)
	cephalopelvic disproportion	**아두골반 불균형**
	childhood or congenital polycystic disease	소아·선천성 다낭성 질환
	chorioretinopathy and pituitary dysfunction	맥락망막증과 뇌하수체 기능부전
	chronic peritoneal dialysis	만성 복막투석
	citrate-phosphate-dextrose[soultion]	citrate-phosphate-dextrose 용액
	contagious pustular dermatitis	전염성 농포성 피부염
cpd	cigarettes per day	1일 흡연량
	compound	화합물, 복합
CPDA	citrate-phosphate-dextrose-adenine	항응고 보존액
CPDD	calcium pyrophosphate deposition disease	칼슘 파이로인산염 축적(질환)
CPE	cardiopulmonary edema	심폐부종
	chronic pulmonary emphysema	만성 폐기종
	complete physical examination	정밀 신체 검진

약 어	원 어	의 미
	complicated pleural effusion	합병성 흉막 삼출
	cryptogenic partial epilepsy	잠인성 부분 간질
CPEO	chronic progressive external ophthalmoplegia	만성 진행성 외안근 질환
CPF	clot-promoting factor	응고 촉진 인자
CPG	capillary blood gases	모세혈 가스
	clinical practice guidelines	임상 진료수행 지침
CPGN	chronic proliferative glomerulonephritis	만성 증식성 사구체신염
CPH	chronic paroxysmal hemicrania	만성 발작성 편두통
	chronic persistent hepatitis	만성 지속성 간염
	chronic primary headache	만성 일차성(원발성) 두통
CPI	congenital palatopharyngeal incompetence	선천성 구개인두 부전증(과비성)
	constitutional psychopathic inferiority	기질적 정신병적 열등감
CPID	chronic pelvic inflammatory disease	만성 골반 염증 질환
CPK	**creatine phosphokinase**	**크레아틴 인산효소**
CPKD	childhood polycystic kidney disease	소아 다낭성 신질환
CPL	congenital pulmonary lymphangiectasia	선천성 폐 림프관 확장증
CPLS	cleft palate-lateral synechia syndrome	구개열 측유착 증후군
CPM	central pontine myelinosis	중심성 뇌교 수초용해증
	confined placental mosaicism	태반 국한성 혼재현상(모자이크현상)
	continuous passive motion	지속적 수동 운동
CPMS	chronic progressive multiple sclerosis	만성 진행성 다발성 경화성
CPN	celiac plexus neurolysis	복강 신경총 박리술
	central parenteral nutrition	**중심 정맥 영양**
	chronic pyelonephritis	만성 신우신염
CPP	cerebral perfusion pressure	뇌관류압
	chronic pelvic pain	만성 골반통
	coronary perfusion pressure	관상동맥 관류압
CPPB	continuous positive pressure breathing	지속적 양압 호흡

약 어	원 어	의 미
CPPD	calcium pyrophosphate dihydrate deposition[syndrome]	칼슘피로인산 결정침착[증후군]
CPPV	**continuous positive pressure ventilation**	**지속적 양압 환기**
CPR	**cardiopulmonary resuscitation**	**심폐소생술**
	cumulative patency rate	누적 개통률
CPRAM	controlled partial rebreathing anesthesia method	조절식 부분 재호흡 마취법
CPRCA	constitutional pure red cell aplasia	체질성(기질성) 순적혈구빈혈
CPRS	Children's Psychiatric Rating Scale	소아·정신 평정 척도
CPS	cardiopulmonary support	심폐 보조(지지)
	cervical pain syndrome	경부 통증 증후군
	chest pain syndrome	흉부 통증 증후군
	Child Protective Services	아동 보호 서비스
	chronic prostatitis syndrome	만성 전립선염 증후군
	complex partial seizures	**복합성 부분 발작**
cps	counts per second	1초당 개수 또는 양
	cycles per second	1초당 사이클 수
CPSD	carbamyl phosphate synthetase deficiency	carbamyl phosphate synthetase 결핍(선천성 요소회로 대사이상증 중 하나)
CPSE	complex partial status epilepticus	복합성 부분 간질 지속상태
CPSP	central poststroke pain	뇌졸중 후 중추성 통증
CPT	**chest physiotherapy**	**흉부 물리 요법**
	cold pressor test	한냉 혈압 감시
	complex physical therapy	복합적 물리치료
	continuous performance test	지속적 수행 검사
CPTH	chronic post-traumatic headache	만성 외상후 두통
CPu	caudate putamen	미상핵-피각
CPX	clinical practice examination	임상 실기 시험
	complete physical examination	정밀 신체 검진

약 어	원 어	의 미
CQI	continuous quality improvement	지속적 질 향상
CR	cardiac rehabilitation	심장 재활
	cardiac resuscitation	심장 소생
	cardiac rhythm	심폐 리듬
	cardiorespiratory	심장과 호흡기의
	cardiorrhexis	심장 파열
	central ray	중심 방사선
	centric relation	중심위
	chest roentgenography	흉부 단순X선 촬영(술)
	chronic rejection	만성 거부반응
	clinical record	임상 기록
	clinical remission	임상 완화
	clot retraction	응혈(혈병) 수축
	colon resection	대장 절제(술)
	colorectal	결장의, 결장과 직장에 관한
	computed radiography	컴퓨터 방사선 투과시험
	conditioned reflex, conditioned response	조건반사, 조건반응
	controlled respiration	조절 호흡
	conversion rate	전환율
	cremaster reflex	고환올림근 반사
CR 1~5	complement receptor	보체수용체 1~5
Cr	chromium	크롬
	cranium, cranial	두개골, 두개-
	creatinine	크레아틴
	crown	치아머리, 관
CRA	central retinal artery	망막중심동맥
	chronic rheumatoid arthritis	만성 류마티즘성 관절염
cran	cranium, cranial	두개골, 두 개-
CRAO	central retinal artery occlusion	망막중심동맥 폐쇄

약 어	원 어	의 미
CRBBB	complete right bundle branch block	완전 우각 차단
CRBC	concentrated red blood cells	농축 적혈구
CRBP	cellular retinol-binding protein	세포 레티놀 결합 단백질
CRC	colorectal cancer, colorectal carcinoma	대장암
	corrected reticulocyte count	교정망상적혈구
CRD	childhood rheumatic disease	소아 류마티스성 질환
	chorioretinal degeneration	맥락막 변성
	chronic renal disease	**만성 신장 질환**
	chronic respiratory disease	**만성 호흡기 질환**
	complex repetitive discharge	복합 반복 방전
	congenital rubella deafness	선천성 풍진 난청
CR-IDP	chronic relapsing inflammatory demyelinating polyneuropathy	만성 재발성 염증성 탈수질화 다발성 신경병증
CRE	creatinine	크레아틴
CRF	cardiorespiratory function	심폐기계 기능
	chronic renal failure	**만성 신부전**
	chronic respiratory failure	만성 호흡기계 부전
	corticotropin-releasing factor	부신피질자극호르몬 방출인자
CRFR	corticotropin-releasing factor receptor	부신피질자극호르몬 방출인자 수용체
CRH	corticotropin-releasing hormone	부신피질자극호르몬 방출호르몬
CRI	Cardiac Risk Index	심장 위험 지수
	chronic renal insufficiency	**만성 신부전**
	chronic respiratory insufficiency	만성 호흡기계 부전
	congenital rubella infection	선천성 풍진 감염
	corneal relaxing incision	각막 이완 절개
CRL	crown-rump length	두정-둔부 길이
CRM	cross-reacting material	교차 반응 물질
CRM+	cross-reacting material-positive	교차 반응 물질 양성
CRMO	chronic recurrent multifocal osteomyelitis	만성 재발성 다발성 골수염

약 어	원 어	의 미
Cr Nn, cr nn	cranial nerves	뇌신경
CRO	centric relation occlusion	중심위 교합
CROM	cervical range of motion	경부 관절 가동 범위
CRP	chronic relapsing pancreatitis	만성 재발성 췌장염
CRPD	chronic restrictive pulmonary disease	만성 억제성 폐질환
CR&PI	closed reduction and percutaneous fixation	비관혈적 정복과 경피적 고정술
CRPS	complex regional pain syndrome	복합 부위 통증 증후군
CRRT	**continuous renal replacement therapy**	**지속적 신대체 요법**
CRS	catheter-related sepsis	카테터 관련 패혈증
	caudal regression syndrome	미단부 퇴행 증후군
	chinese restaurant syndrome	중화요리 증후군
	colon and rectum surgery	결장 및 직장 외과
	congenital rubella syndrome	선천성 풍진 증후군
	craniosynostosis	두개골유합증
CRT	cadaver renal transplantation	사체 신장이식
	chemo-radiation therapy	화학-방사능 요법
	conformal radiation therapy	입체조형 방사선치료
	cranial radiation therapy	두개 방사능 요법
crt	**hematocrit**	**헤마토크릿**
CRT	cranial radiation therapy	망막중심정맥
CRVF	congestive right ventricular failure	울혈성 우심부전
CRVO	central retinal vein occlusion	망막중심정맥 폐색
cryo	cryogenic	냉동의, 한랭의
	cryoglobulin	한랭글로불린, 저온글로불린
	cryoprecipitate	한랭침전줄
	cryosurgery	냉동 외과 수술
	cryotherapktod	냉동요법
crys, cryst	crystal	결정체

약 어	원 어	의 미
CS	campomelic syndrome	태아 굴지 증후군
	Capgras syndrome	Capgras(카그라스) 증후군
	carcinoid syndrome	carcinoid(카르시노이드) 증후군
	cardiogenic shock	**심인성 쇼크**
	carotid sheath	경동맥초, 목혈관신경집
	carotid sinus	경동맥동, 목동맥팽대
	celiac sprue	복강스프루(흡수 장애 질환 일종)
	cesarean section	제왕절개, 제왕절개술
	cholesterol stone	콜레스테롤 결석
	chondroitin sulfate	콘드로이틴 황산(염)
	chorionic somatomammotropin	융모체유선발육 호르몬, 융모몸젖샘 자극 호르몬
	chronic schizophrenia	만성 정신분열병
	climacteric syndrome	갱년기 증후군
	clinical stage	임상단계, 임상병기
	Cockayne syndrome	코케인 증후군
	compartment syndrome	구획 증후군
	compression syndrome	압박 증후군
	conditioned stimulus	조건 자극
	congenital syphilis	선천성 매독
	conscious, consciousness	의식, 의식있는
	conscious sedation	얕은 진정
	conservative surgery	보존적 수술
	contact sensitivity	접촉 민감성
	contrast sensitivity	대비 민감도
	coronary sclerosis	관상동맥 경화증
	coronary sinus	관상정맥동
	corpus striatum	선조체, 줄무늬체
	countershock	카운터쇼크
	crush syndrome	압궤 증후군

약 어	원 어	의 미
	Cushing syndrome	쿠싱 증후군
C/S	**cesarean section**	**제왕절개, 제왕절개술**
C&S	calvarium and scalp	머리덮개뼈와 머리덮개(두개관과 두피)
	conjunctiva and sclera	결막과 공막
	cough and sneeze	기침과 재채기
CSA	cell surface antigen	세포 표면 항원
	chondroitin sulfate A	콘드로이틴 황산(염) A
	chorionic somatomammotropin A	융모체유선발육 호르몬 A
	compressed spectral array	압축 스펙트럼 정렬
	computerized spectral analysis	전산화(컴퓨터화) 스펙트럼 분석
CsA	cyclosporin A	사이클로스포린 A(면역억제제)
CSVP	cerebral subarachnoid venous pressure	대뇌 지주막하 정맥압
CSB	cheyne stokes breathing	체인-스톡스 호흡
CSC	chondroitin sulfate C	콘드로이틴 황산(염) C
	cigarette smoke condensate	담배연기 응축물
	collagen sponge contraceptive	콜라겐 피임 스펀지
	cutaneous squamous cell carcinoma	피부편평 세포암
CSD	cat scratch disease	고양이 할퀸병, 묘소병
	combined system disease	복합계통병
	conduction system disease	전도계 질환
	craniospinal defect	뇌척수 결함
CSDH	chronic subdural hematoma	만성 경막하 혈종
CSE	cone-shaped epiphysis	원뿔모양 골단
	cross-sectional echocardiography	횡단면 심장 초음파
C sect, C-section	cesarean section	제왕절개(술)
CSER	cortical somatosensory evoked response	피질 체성감각 유발 반응
CSF	cancer family syndrome	암 가계 증후군
	cerebrospinal fluid	**뇌척수액**
	coronary sinus flow	관상정맥동 혈류

약 어	원 어	의 미
CSFP	cerebrospinal fluid pressure	뇌척수액 압
CSFV	cerebrospinal fluid volume	뇌척수액 양
CSG	cell surface glycoprotein	세포표면 당단백질
	chronic superficial gastritis	**만성 표재성 위염**
CSH	carotid sinus hypersensitivity	경동맥강 과민증
	chronic subdural hematoma	만성 경막하 혈종
CSI	cavernous sinus infiltration	해면정맥동 침윤
	cervical spine injury	경추 손상
	cholesterol saturation index	콜레스테롤 포화지수
	continuous subcutaneous infusion	지속적 피하 주입
	cranio-spinal irradiation	두개척수 방사선조사
CSII	continuous subcutaneous insulin infusion	지속적 피하 인슐린 주입
CSLP	cervical spine locking plate	경추용 고정 금속판
CSLU	chronic stasis leg ulcer	만성 다리 궤양
CSM	carotid sinus massage	경동맥동 마사지
	cerebrospinal meningitis	**뇌척수막염**
	circulation, sensation, motion	순환, 감각, 운동
CSMA	chronic spinal muscular atrophy	만성 척수 근위축증
CSME	clinically significant macular edema	임상적으로 의미있는 황반부종
CSN	carotid sinus nerve	경동맥동 신경
CSNA	congenital sensory neuropathy with anhidrosis	선천성 감각신경병 무한증
CSNB	congenital stationary night blindness	선천성 비진행성 야맹증
CSNS	carotid sinus nerve stimulation	경동맥동 신경자극
CSNU	cystinuria	시스틴뇨증
CSO	coronary sinus ostium	관상동맥동공
CSOM	chronic suppurative otitis media	만성 화농성 중이염
CSP	carotid sinus pressure	경동맥동 압박
	cavum septi pellucidi	투명 중격
	cell surface protein	세포 표면 단백

약 어	원 어	의 미
	cerebrospinal protein	뇌척수단백
	chondroitin sulfate protein	콘드로이틴 황산(염) 단백
	Csp, C-spine cervical spine	경추
CSR	central supply room	중앙공급실
	Cheyne-Stokes respiration	**체인-스트로크 호흡**
	corrected(erythrocyte) sedimentation rate	조정 적혈구 침강속도
CSS	carotid sinus stimulation	경동맥동 자극
	carotid sinus syndrome	경동맥동 증후군
	cavernous sinus syndrome	해면정맥동(외벽) 증후군
	chewing, sucking, swallowing	씹기(저작), 빨기(흡인), 삼키기(연하)
	chronic subclinical scurvy	만성 잠복성 괴혈병
	Churg-Strauss syndrome	Churg-Strauss 증후군
CST	**cardiac stress test**	**심장 스트레스 검사**
	cavernous sinus thrombosis	해면정맥동 혈전증
	Christ-Siemens-Touraine[syndrome]	Christ-Siemens-Touraine 증후군
	contraction stress test	**수축 자극 검사(자궁 수축 검사)**
	convulsive shock therapy	경련 충격 요법
	corticospinal tract	피질 척수로
	cosyntropin stimulation test	코신트로핀 자극 검사
CSU	cardiac surgery unit	심장외과 병동
	cardiac surveillance unit	심장감시 병동
	catheter specimen of urine	카테터 채취뇨
CSUF	continuous slow ultrafiltration	지속적 저속 초여과
CT	calcitonin	칼시토닌
	cardiac tamponade	심장 압전
	cardiothoracic	심흉곽(비율)
	carpal tunnel	수근관
	cerebral thrombosis	뇌혈전증
	cerebral tumor	뇌종양

약 어	원 어	의 미
	cervical traction	경추 교정
	cervicothoracic	경흉의
	chemotherapy	**화학요법(약물요법)**
	chest tube	흉관
	chronic thyroiditis	만성 갑상선염
	circulation time	순환 시간
	clinical trial	임상 시험
	closed thoracotomy	폐쇄성 흉갑삽관술
	clotting time, coagulation time	**응고 시간**
	coated tablet	피복정
	cognitive therapy	인지요법
	collecting tubule	집합관
	colon, transverse	횡행결장, 가로주름창자
	compressed tablet	압축 알약
	computed tomography	**컴퓨터 단층촬영(법)**
	connective tissue	결합조직
	contraction time	수축시간
	controlled temperature	조정 온도
	Coombs test	쿰스 검사
	corneal transplant	각막 이식
	coronary thrombosis	관상동맥 혈전증
	corrective therapy	교정 요법
	corticospinal tract	피질척수로
	crista terminalis	분계능선
	cytotoxic therapy	세포독성 요법
C/T	compression/traction[ratio]	압박/견인 비율
C&T	color and temperature	색과 온도
ct	carat	열대 백반 피부염
	chromatid	염색 분체

약어	원어	의미
CTA	computed tomographic angiography	전산화 단층 혈관조영술
	computed tomography of the abdomen	복부 전산화(컴퓨터) 단층촬영
CTAF(S)	conotruncal anomaly face[syndrome]	뿔줄기 기형 얼굴 증후군
CTAP	computed tomography in/during arterial portography	동맥-문맥조영술 중 컴퓨터 단층촬영
CTB	ceased to breathe	호흡이 멈춤
	cholera toxin B	콜레라 독소 B
CTC	computer tomographic cisternography	전산화(컴퓨터) 단층 뇌조조영술
CTCL	cutaneous T-cell lymphoma	피부 T세포 림프종
CTD	chest tube drainage	흉관 배액
	carpal tunnel decompression	수근관 감압술
	congenital thymic dysplasia	선천성 흉선이형성증
	connective tissue disease	교원성 질환
	cumulative trauma disorder	누적 외상설 질환
CTE	cytotoxic effect	세포독성 효과
CTF	Colorado tick fever	콜로라도 진드기열, 벼룩열
	cytotoxic factor	세포독성 요인
ctf	certificate	자격증, 증명서
CTFS	complete testicular feminization syndrome	완전 고환성 여성화 증후군
CTG	cardiotocography	태아심박 자궁수축곡선
	cervicothoracic ganglion	목가슴신경절, 경흉신경절
C/TG	cholesterol-triglyceride[ratio]	콜레스테롤-중성지방 비율
CTGA	complete transposition of great arteries	완전 대혈관 전위
CTGF	connective tissue growth facto	결합조직 성장 요인
CTH	chronic tension headache	만성 긴장성 두통
CTHA	computed tomographic hepatic angiography	간 컴퓨터 단층화 문맥조영상
CTL	cervico-thoraco-lumbar	경부-흉부-요부
	cytolytic T lymphocyte	세포용해성 T 림프구
	cytotoxtic T lymphocyte	세포독성 T 림프구

약 어	원 어	의 미
CTLSO	cervicothoracolumbosacral orthosis	경흉요천추 보조기
CTM	cardiotachometer	심장박동 측정기
	computed tomographic myelography	전산화 단층 척수조영술
	cricothyroid membrane	윤상갑상막
	cricothyroid muscle	윤상갑상근
CTMC	connective tissue mast cell	결합조직 비만세포
CT/MRI	computed tomography/magnetic resonance imaging	전산화 단층촬영과 자기공명영상(술)
CTN	calcitonin	칼시토닌
cTNM	clinical classification of primary tumors, regional nodes and etastases [coding]	임상진단적 암의 단계 (종양, 림프절, 전이)
CTO	cervicothoracic orthosis	경흉추 보조기
CTP	comprehensive treatment plan	포괄적 치료 계획
C-TPN	cyclic total parenteral nutrition	주기성 총정맥영양법
CTPP	cerebral tissue perfusion pressure	뇌조직 관류압
CTR	cardiothoracic ratio	심흉비
	carpal tunnel release	수근관 해리술, 유리술
ctr	central	중심의, 중추의
	center	중심, 센터; 중추
	centric	중심의
CTRS	certified therapeutic recreation specialist	치료 레크리에이션 전문가
CTS	cardiothoracic surgery	흉부외과
	carpal tunnel syndrome	**수근관 증후군**
	computed tomographic scan	전산화 단층 촬영
	conflict tactics scales	갈등 해결 척도
CTT	central tegmental tract	중심뒤판로, 중심피개로
	colonic transit time	대장 통과 시간
	computed transaxial tomography	전산화 횡축 단층 촬영
CTV	cervical and thoracic vertebrae	경흉추
	clinical target volume	임상적 목표 부피[방사선]

약어	원어	의미
CTX	cefotaxime	세포탁심
	cerebrotendinous xanthomatosi	뇌건황색종증
	ciguatoxin	시구아 톡신
	chemotaxis	주화성
CTx	cardiac transplantation	심장 이식
CTZ	cetirizine	세티리진
	chlorothiazide	클로로티아지드
CU	cause unknown or undetermined	원인 불명
	contact urticaria	접촉성 두드러기
CUAVD	congenital unilateral absence of vas deferens	선천성 일측성 정관 결손증
CUC	chronic ulcerative colitis	만성 궤양성 대장염
CUD	cause undetermined	원인 불명
	congenital urinary deformity	선천성 비뇨기 기형
CUG	cystourethrogram, cystourethrography	방광요도조영사진, 조영술
cu in	cubic inch	세제곱 인치
cult	culture	배양
CUP	carcinoma unknown primary	원발 부위 불명
cur	cure, curative	치료, 치료적인
	current	현재의
CUS	carotid ultrasound examination	경동맥 초음파 검사
	catheterized urine specimen	도뇨 검체
	contact urticaria syndrome	접촉 두드러기 증후군
CuS	copper supplement	구리 보충제
CV	cardiac volume	박출량
	cardiovascular	심혈관의
	carotenoid vesicle	카로티노이드 소포
	cell viability	세포 생존능력
	cell volume	세포 용적
	central venous	중심 정맥

약 어	원 어	의 미
	cephalic vein	요측 피정맥
	cerebrovascular	뇌혈관의
	cervical vertebra	경축
	closing volume	폐쇄 용적[호흡]
	color vision	색각, 색채시
	conjugata vera	결합선
	contrast ventriculography	조영 심실조영술
	conventional ventilation	전통적 환기법
	corpuscular volume	적혈구용적
	costovertebra	갈비척추의, 늑골척추의
	cross validation	크로스 확인
	cutaneous vasculitis	피부 혈관염
CVA	**cerebrovascular accident**	**뇌졸중**
	costovertebral angle	늑골척추각
CV-A1 to 22	human coronavirus A 1 to 22	코로나 바이러스 1~22
CVAH	congenital virilizing adrenal hyperplasia	남성형 선천성 부신 과형성증
CVAP	cerebrovascular amyloid peptide	뇌혈관 아밀로이드 단백
CVAT	**costovertebral angle tenderness**	**늑골척추각 압통**
CVB	chorionic villi biopsy	융모막 생검
CVC	calcifying vascular cell	혈관 석회화 세포
	central venous catheter	**중심 정맥 카테터**
CVD	**cardiovascular disease**	**심혈관질환**
	cerebrovascular disease	**뇌혈관질환**
	chronic venous disease	만성 정맥 질환
	collagen vascular disease	교원 혈관성 질환
	congenital vascular disorder	선천성 혈관성 질환
CVF	cardiovascular failure	심혈관 부전
	central visual field	중심 시야
	cervicovaginal fluid	지궁경부-질 분비물

약 어	원 어	의 미
CVG	composite valve graft	복합 인공 판막 도관
	cutis verticis gyrata	뇌회상 두피, 피부
	contrast ventriculography	조영 심실조영술
CVG/MR	cutis verticis gyrata/mental retardation [syndrome]	뇌회상 피부/정신 지체 증후군
CVH	cerebroventricular hemorrhage	뇌실 출혈
	combined ventricular hypertrophy	복합 심실 비대
	common variable hypogammaglobulinemia	공통 가변성 저감마글로불린혈증
CVHD	chronic valvular heart disease	만성 심장판막증
CVI	cardiovascular incident	심혈관 사고
	cardiovascular insufficiency	심혈관 부전
	cerebrovascular incident	뇌혈관 사고
	cerebrovascular insufficiency	뇌혈관 부전
	chronic venous insufficiency	만성 정맥 부전
	common variable immunodeficiency	공통 가변성 면역결핍증
CVICU	cardiovascular intensive care unit	심혈관계 집중 치료병동
CVID	common variable immunodeficiency	공통 가변성 면역결핍증
CVM	cardiovascular monitor	심혈관계 감시
	cerebral venous malformation	대뇌정맥 혈전증
	congenital vascular malformation	선천성 혈관기형
CVO	central vein occlusion	중심 정맥 폐쇄
	central venous oxygen	중심 정맥 산소
	circumventricular organ	뇌실 주위 기관
CVO2	central venous oxygen saturation	중심 정맥 산소포화도
CVOD	cerebrovascular obstructive disease	폐색성 뇌혈관 질환
CVP	**central venous pressure**	**중심 정맥압**
CVR	cardiovascular-renal	심혈관-신장(계)
	cardiovascular-respiratory	심혈관-호흡기(계)
	cerebrovascular resistance	뇌혈류 저항

약 어	원 어	의 미
CVRD	cardiovascular-renal disease	심혈관 신성 질환
CVS	cardiovascular surgery	심혈관 수술
	cardiovascular system	심혈관계
	chorionic villi sampling	융모막 추출
	current vital signs	현재 활력 징후
CVST	cerebral venous sinus thrombosis	대뇌 정맥동 혈전증
CVT	central venous temperature	중심 정맥 온도
	cerebral venous thrombosis	대뇌정맥 혈전증
	congenital vertical talus	선천성 수직 거골
CVVH	continuous veno-venous hemofiltration	지속적 정정맥 여과술
CVVHD	continuous veno-venous hemodialysis	지속적 정정맥 혈액투석
CVVHDF	continuous veno-venous hemodiafiltration	지속적 정정맥 혈액투석 여과
CW	cell wall	세포벽
	chest wall	흉벽
	children's ward	소아 병동
	clockwise	시계(바늘) 방향으로
Cw	crutch walking	목발 보행
CWC	chest wall compliance	흉벽 순응도(늘어나려는 힘)
CWD	cell wall defect	세포벽 결손
CWL	cutaneous water loss	피부 수분 손실
CWP	childbirth without pain	무통 분만
CWS	chest wall stimulation	흉벽 자극
	cotton wool spots	면모반, 면상백반
CWT	circuit weight training	순환 무게 운동
	cold water treatment	냉수 요법
CX	cervix	자궁 경부
	chest x-ray	흉부 X선
Cx	**cervix**	**경부**
	circumflex	회돌이, 회선의

약 어	원 어	의 미
	complaint	호소
	complex	복합, 복합체
	convex	볼록의
CXR, CxR	chest x-ray	흉부 X선
Cy	cyanogen	시아노젠
	cyst	낭
cy, cyan	cyanosis	청색증
CYCLO, Cyclo	cyclophosphamide	사이클로 포스파미드
	cyclopropane	사이클로 프로페인
cyl	cylinder	실린더
CYS, cysto	cystoscopy	방광내시경
Cyt	cytolytic	세포용해의
	cytoplasm	세포질
CZ	cefazolin	세파졸린
CZP	clonazepam	클로나제팜

D

약 어	원 어	의 미
d	aspartic acid	아스파르트산
	date	날짜
	day	날, 일, 낮
	dead	죽음, 사망
	dacryon	누골점(상악골, 누골, 전두골의 접합점)
	deceased	사망한, 고인
	deciduous	탈락성의, 탈락막의
	dead air space	정체공간, 사강
	decimal reduction time	1/10 감소시간
	degree	도
	density	밀도, 농도
	dental	이의, 치과의
	dermatology	피부과
	development	현상, 발달
	deviation	편위, 사위,
	dextro	오른(쪽)-, 우(측)-
	dextrose	덱스트로스
	diabetic	당뇨병의, 당뇨환자
	diagnosis	진단
	diagonal	사선, 대각선
	diameter	직경
	diarrhea	설사

약 어	원 어	의 미
	diastole	확장기, 이완기
	diathermy	투열요법
	died	죽은
	difference	차이
	dilution[rate]	희석[배수]
	diopter	굴절도
	diplomate	전문의사
	disease	질병
	dispense	조제하다
	distal	원위의, 말단의
	diuresis	이뇨
	diurnal	하루동안의
	diverticulum	게실
	doctor	의사
	donor	기증자
	dorsal	배면의, 등쪽의
	dose	용량, 투여량
	dual	이중의
	duct	관
	duration	지속, 기간
	duodenal	십이지장
	dwarf	왜소체구, 난쟁이
	vitamin D	비타민 D
	dexter or dextra right	우의, 오른쪽의
D_1, D_2	first dorsal vertebra, second dorsal vertebra	제 1흉추, 제 2흉추
D50	50% dextrose solution	50% 포도당 용액
2-D	two-dimensional	2차원의
3-D	three-dimensional	3차원의
2/d	twice a day	하루에 2회

약 어	원 어	의 미
DA	dark adaptation	암순응
	daunomycin	다우노마이신(급성 백혈병 치료용 항암성 항생 물질)
	degenerative arthritis	**퇴행성 관절염**
	delayed action	지연작용
	descending aorta	하행 대동맥
	developmental age	발달연령
	diabetic acidosis	당뇨병성 산증
	dextroamphetamine	덱스트로암페타민(각성제)
	digital angiography=DSA (digital subtract angiography)	디지털 감산 혈관조영술, 디지털 배경 감소 혈관조영술
	direct agglutination	직접 응집반응
	disability assistance	신체장애자 보조
	dissecting aneurysm	해리성 대동맥류
	dopamine	**도파민**
	drug addiction	약물 중독
	drug addict	약물 중독자
	drug administration	약물 투약
	ductus arteriosus	동맥관
D-A	donor-acceptor	공여자-수여자
da	day	낮, 일
D/A	date of accident	사고 날짜
	date of admission	승인 날짜
	discharge and advise	퇴원과 조언
D&A	drugs and allergy	약물과 알레르기
	dilatation and aspiration	확장과 흡인
DA/A	drug/alcohol addiction	약물/알코올 중독
DAA	dementia associated with	알코올성 치매
	dialysis-associated amyloidosis	투석관련 유전분증
	discharge against advice	자의퇴원

약 어	원 어	의 미
D(A-a)O2	alveolar arterial oxygen	폐동맥간 산소분압차
DAB	days after birth	출생 후 일수
	dysrhythmic aggressive behavior	비율동성 공격적 언동
DAC	Division of Ambulatory Care	외래간호과, 외래진료부
DAC	dacryon	누골점
DACCM	department of anesthesiology and critical care medicine	마취과 중환자 의학
DACL	Depression Adjective Check List	우울증 보조검사 목록
DACT	dactinomycin	닥티노마이신(항종양제)
DAD	delayed afterdepolarization	지연 후 탈분극
	diffuse alveolar damage	**미만성 폐포손상**
	dispense as directed	규정대로 투여하다
	drug administration device	투약장치
	Disability Assessment in Dementia	치매장애 평가
DAE	diving air embolism	잠수 공기색전증
	dysbaric air embolism	감압 공기색전증
DAF	delayed auditory feedback	청각피드백 지연
	decay-accelerating factor	부식촉진인자, 해리촉진인자
	drug-adulterated food	약물불량식품
DAG	diacylglycerol	디아실글리세롤
	dystrophin-associated glycoprotein	디스트로핀 관련 글라이코프로테인 (근세포막 단백질)
DAGL	diacylglycerol lipase	디아실글리세롤 리파아제
DAGT	direct antiglobulin test	직접 항글로불린 검사
DAH	diffuse alveolar hemorrhage	미만성 폐포내 출혈
	disordered action of the heart	심장활동장애
DAI	diffuse axonal injury	미만성 축삭돌기 손상
	drug attitude inventory	약물태도 척도
DAL	Drug Analysis Laboratory	약물분석 검사실
DALE	disability-adjusted life expectancy	건강수명

약 어	원 어	의 미
DALM	dysplasia associated lesion or mass	병소 관련 이형성증
DAM	degraded amyloid	퇴화 아밀로이드
	diacetylmorphine	디아세틸모르핀(통칭 헤로인)
dam	decameter	데카미터
DAMA	discharged against medical advice	자의퇴원
DAN	diabetic autonomic neuropathy	당뇨병성 말초신경병증
DAo	descending aorta	하행대동맥
DAOM	depressor anguli oris muscle	입꼬리내림근
DAP	depolarizing afterpotential	탈분극성 후전위
	diabetes-associated peptide	당뇨병 관련 펩타이드
	diastolic aortic pressure	확장기 대동맥압
	Draw-a-Person[test]	인물묘사 검사
DAPT	direct agglutination pregnancy test	직접응집 임신반응 검사
DAQ	Diagnostic Assessment Questionnaire	진단 평가 질문지
DAR	daily effective rhythm	일상 정서적 리듬
	death after resuscitation	소생 후 사망
	differential absorption ratio	흡수율 교차, 감별적 흡수율
	daily activity record	일상 활동 기록
	dual asthmatic reaction	이중 천식반응
	diacereine	다이아세린(관절염 치료제)
DA-R	dopamine receptor	도파민 수용체
DARP	drug abuse rehabilitation program	약물남용 재활 계획
	drug abuse reporting program	약물남용 보고 프로그램
D/ART	Depression/Awareness, Recognition, and Treatment	우울증에 대한 인식, 인지 및 치료
DARTS	Drug and Alcohol Rehabilitation Testing System	약물, 알코올 재활 검사 체계
DAS	delayed anovulatory syndrome	지연성 무배란 증후군
	data acquisition system	방사선 검출 시스템
	dead air space	정체공간

약 어	원 어	의 미
	Death Anxiety Scale	죽음불안척도
	dyadic adjustment scale	부부적응척도
DASA	distal articular set angle	근위지골의 근위관절면과 장축 사이의 각
DAST	drug abuse screening test	약물남용 선별검사
	drug and alcohol screening test	약물 알코올 선별검사
DAT	delayed-action tablet	지연작용정제
	dementia Alzheimer's type	**알츠하이머형 치매**
	dental aptitude test	치아 적(합)성 검사
	diet as tolerated	가능한 식이
	differential agglutination titer	감별응집역가
	Differential Aptitude Test	감별적성검사
	diphtheria antitoxin	디프테리아 항독소
	direct agglutination test	**직접응집반응**
	direct antiglobulin test	직접항글로불린검사
	divided attention	분리 주의
	dopamine transporter	도파민 운반체
DATP	deoxyadenosine triphosphate	디옥시아데노신 삼인산
DATTA	diagnostic and therapeutic technology assessment	진단 치료적 기술사정
DAU	Dental Auxiliary Utilization	치과보철구 이용
DAUs	drug abuse testing and urines	약물남용검사 뇨
DAV	disease-associated virus	질병관련 바이러스
DAVF	dural arteriovenous fistula	경막 동정맥 누공
DAVM	dural arteriovenous malformation	경막 동정맥 기형
DB	date of birth	출생일
	deep breath	심호흡
	dense body	조밀체
	diabetes	당뇨병
	diabetic	당뇨병의, 당뇨병 환자
	double-blind	이중맹검

약 어	원 어	의 미
	direct bilirubin	직접 빌리루빈
	disability	장애
	distobuccal	원심협측의
	duodenal bulb	십이지장 구부
Db	diabetes; diabetic	당뇨병; 당뇨병 환자
dB, db	decibel	데시벨
db	date of birth	출생일
	diabetes; diabetic	당뇨병; 당뇨병 환자
DBA	Diamond-Blackfan anemia	Diamond-Blackfan 빈혈
DBB	diagonal band of Broca	대각섬유줄
DBC	distal balloon catheter	원위 풍선카테터
	dye-binding capacity	색소 결합력
DB&C	deep breathing and coughing	심호흡과 기침
DBCL	dilute blood clot lysis[method]	혈전용해희석(법)
DBD	definite brain damage	명백한 뇌손상
DBDC	distal bile duct carcinoma	원위담관암
DBDG	distobuccal developmental groove	원심협측 발육구
DBE	deep breathing exercise	심호흡 운동
DBH	dopamine beta-hydroxylase	도파민 β-하이드록실라제
DBI	development at birth index	출생시 발육지수
DBil	direct bilirubin	직접빌리루빈
DBM	diabetic management	당뇨병환자 관리
	dibromomannitol	디브로모만니톨
	dobutamine	도뷰타민
DBO	distobucco-occlusal	원심협측교합면의
DBP	**diastolic blood pressure**	**확장기 혈압**
	distobuccopulpal	원심협측 수벽의
	Döhle body panmyelopathy	될레 체범골수병증
DBR	distorted breathing rate	호흡수 이상

약 어	원 어	의 미
DBPC	double-blind placebo-controlled	이중맹검 플라세보 조절시험
DBPT	dacarbazine, BCNU, cisplatin and tamoxifen	다카바진, 카르무스틴, 시스플라틴 및 타목시펜 병용요법
DBRI	dysfunctional behavior rating instrument	이상 행동 빈도 측정도구
DBS	deep brain stimulation	뇌심부자극술
	Denis Browne splint	데니스 브라운 보조기
	despeciated bovine serum	비특이화 우혈청
	despeciated bovine serum	비특이화 소혈청
	Diamond-Blackfan syndrome	Diamond-Blackfan 신드롬
	diminished breath sounds	호흡음 감소
	direct bonding system	직접 결합시스템
	double blind study	이중맹검법
DBT	dry bulb temperature	건구온도
	deep body temperature	심부체온
	dobutamine	도뷰타민
DBW	desirable body weight	이상체중
DC	daily census	일일조사
	decrease	감소
	deep compartment	심부구역(구획)
	dendritic cell	수상세포
	Dental Corps	치과의료단
	descending colon	하행결장
	diagonal conjugate	대각결합선
	diagnostic cluster	진단군
	diagnostic code	진단 코드
	diffusion capacity	확산능
	dilation catheter	확장용 카테터
	direct Coombs'[test]	직접 쿰스 검사
	discharge; discharged	퇴원; 퇴원했음
	discontinue; discontinued	중지하다; 중지된

약 어	원 어	의 미
	distal colon	원위부 대장
	distocervical	원심치경부의
	donor cells	공혈자 세포
	dorsal column	등쪽 기둥
	dressing change	드레싱 교환
	duodenal cap	십이지장 구부
	dyskeratosis congenita	선천성 이상각화증
D/C	**discontinue**	**중지하다**
D&C	**dilatation and curettage**	**경관확장 자궁소파술**
Dc	critical dilution rate	임계희석율
D/c	discontinue	중지하다
	discharge	퇴원하다
dc	decrease	감소하다
	discharge	퇴원하다
	discontinue	중지하다
DC	directional color angiography	방향성 색 혈관조영술
	directional coronary atherectomy	방향성 관상동맥죽종절제술
DCABG	double coronary artery bypass graft	이중관상동맥우회술
DCAF	dilated cardiomyopathy and atrial fibrillation	확장성 심근증과 심방세동
DCAG	double coronary artery graft	이중관상동맥이식
2D-CAG	2-dimensional coronary angiography	2차원 관상동맥 조영술
DCBE	double contrast barium enema	이중조형바륨관장
DCBF	diastolic coronary blood flow	확장기 관상혈류흐름
DCbN	deep cerebellar nucleus	소뇌 심부핵
DCC	deleted in colorectal cancer	항원결실결장암
	desquamated cornified cells	벗겨진 각질층, 각질층 박리
	dextran-coated charcoal[method]	덱스트란 코팅활성탄(혈당검사법)
	dorsal cell column	척주세포
	dysgenesis of corpus callosum	뇌량발육부전

약 어	원 어	의 미
DCCF	dural carotid cavernous fistula	경막경동맥 해면상누공
DCCT	diabetes control and complications trial	당뇨 조절, 합병증
DCCV	direct current cardioversion	심율동전환
DCD	diverticular colon disease	게실성 질환
DCE	delayed contrast enhancement	지연형 조영증강
	double-contrast barium enema	이중 조영법 바륨관장
DCF	direct centrifugal flotation	직접원심부유법
DCG	dacryocystography	누낭조영술
	dynamic electrocardiography	동적 심전도검사
DCH	delayed cutaneous hypersensitivity	지연형 피부과민증
DCh	Doctor of Surgery	외과의사
DChO	Doctor of Ophthalmic Surgery	안과 외과의사
DCI	digital cardiac imaging	디지털 심장 영상, 심장조영
	Doppler color imaging	색 도플러 영상
DCIA	deep circumflex iliac artery	깊은 엉덩 휘돌이 정맥
DCIS	ductal carcinoma in situ	도관성 상피암
DCL	dicloxacillin	디클록사실린(항생제)
	diffuse or disseminated cutaneous leishmaniasis	미만성 피부 리슈마니아증
DCM	**dilated cardiomyopathy**	**확장성 심근병증**
	dyssynergia cerebellaris myoclonica	마이오글로누스성 소뇌 근 실조
DCML	dorsal column medial lemniscus	등쪽기둥 안쪽 섬유띠
DCMP	**daunomycin, cytosine arabinoside, 6-mercaptopurine, and prednisolone**	**다우노마이신, 사이토신아라비노사이드, 6-머캅토퓨린, 프레드니솔론 (급성골수성 백혈병 약물요법)**
	Dilated Cardiomyopathy	확장형 심근병증
DCN	delayed conditioned necrosis	지연조건괴사
	deep cerebral nucleus	심대뇌핵
	dorsal cochlear nucleus	후와우핵
	dorsal column nucleus	등쪽기둥핵

약 어	원 어	의 미
	dorsal cutaneous nerve	등쪽피부신경
DCO	death certificate only	전체 암등록 환자 중 사망진단서에서만 암으로 확인
D_{CO}	diffusing capacity for carbon monoxide	일산화탄소 확산력
DCOP	distal coronary occlusion pressure	원위부 관상동맥 혈전 압력
DCP	District Community Physician	공중보건의
	dual chamber pacemaker	이중방 인공 심장박동기
	dynamic compression plate	역동적 압박판
DCPN	direction changing positional nystagmus	방향변화 체위성 안진
DCR	dacryocystorhinostomy	누낭 비강 문합술
	delayed cutaneous reaction	지연형 피부반응
	direct cortical response	직접피질반응
3DCRT	three-dimensional conformal radiotherapy	삼차원 입체조형 방사선치료
DCRV	double-chambered right ventricle	우이심실증
DCS	decompression sickness	감압질환
	dense canalicular system	조밀세관계
	diffuse cortical sclerosis	미만성 피질 경화증
	discharge summary	퇴원요약
	disease control serum	질병 대조혈청
	distal coronary sinus	원위부 심장정맥동
	dorsal column stimulation, dorsal column stimulator	후삭(등쪽기둥)자극제
	dyskinetic cilia syndrome	비운동성 섬모 증후군
DCSA	double contrast shoulder arthrography	이중조영 견관절 조영술
dcSSc	diffuse cutaneous systemic sclerosis	미만성 경피증
DCT	detached ciliary tuft	섬모 다발 분리
	deep chest therapy	심흉부 치료
	direct Coombs' test	**직접 쿰스 검사**
	distal convoluted tubule	**원위곡세뇨관**

약 어	원 어	의 미
	diurnal cortisol test	주간 코티솔 검사
DCTS	dynamic carpal tunnel syndrome	동적 수근관 증후군
DCU	daycare unit	낮 간호병동
DCx	double convex	이중 볼록면
DD	dangerous drug	극약
	Darier disease	다리어병
	day of delivery	분만일
	degenerated disk	디스크 변성(퇴행성 디스크)
	degenerative disease	**퇴행성 질환**
	delusional disorder	망상 질환
	dependent drainage	하방배액
	depth dose[x-ray]	심부선량
	detrusor dyssynergia	방광근실조
	developmental disability	발육장애
	diastrophic dysplasia	이영양성 형성이상
	died of the disease	질병에 의한 죽음
	differential diagnosis	**감별진단**
	digestive disorder	소화 장애
	Di Guglielmo disease	디구글리엘모병, 적혈병성 골수증
	disc diameter	시신경 유두 직경
	discharge diagnosis	퇴원진단
	double diffusion	이중 확산
	drug dependence	약물의존(성)
	dry dressing	건성 드레싱
	Duchenne dystrophy	뒤시엔느 영양실조
	Dupuytren disease	뒤피뜨랑병
D/D	differential diagnosis	감별 진단
D&D	diarrhea and dehydration	설사와 탈수
DDA	digital differential analysis	디지털 감별 분석

약 어	원 어	의 미
DDB	deep dermal burn	심재성 2도 화상
DDC	dangerous drug cabinet	마약(극약)장
	dideoxycytidine(zalcitabine)	AIDS 치료제
	diverticular disease of the colon	결장게실병
DDc	double concave	양 오목
ddC	dideoxycytidine	AIDS 치료제
DDD	defined daily dose	규정된 1일 용량
	degenerative disk disease	퇴행성 디스크 질환
	dense deposit disease	조밀침착병
	Denver dialysis disease	Denver 투석병
	Dowling-Degos disease	굴측부 망상색소이상(증)
DDH	developmental dysplasia of the hip	발달성 고관절 이형성증
	developmental dislocation df The hip	발달성 고관절 탈구
	dissociated double hypertropia	해리성 수직편위
DDI	dideoxyinosine	AIDS 치료제
DDM	Dyke-Davidoff-Masson[syndrome]	다비도프-디케 증후군
DDP	cisplatin	항암제 일종
DDR	diastolic descent rate	이완기 판막속도
DDS	dapsone	항생제 일종
	dental distress syndrome	치아스트레스 증후군
	dialysis disequilibrium syndrome	투석 불균형 증후군
	double decidual sac	이중탈락막낭
	drug delivery system	약물전달체계
DDST	**Denver Developmental Screening Test**	**덴버아동발육검사**
DDT	dichlorodiphenyltrichloroethane	살충제(디디티)
	ductus deferens tumor	정관암
DDTP	drug dependance treatment program	약물중독치료계획
D5%DW	5% dextrose in distilled water	5% 포도당 증류수
DDx	differential diagnosis	감별진단

약 어	원 어	의 미
DE	dialysis encephalopathy	투석 뇌증
	dose equivalent	(방사선)등가용량
	drug evaluation	약물평가
2DE	two-dimensional echocardiography	양면성 심초음파
D&E	dilatation and evacuation	경관확장자궁흡인술
DEA	Drug Enforcement Agency	약품청
DEB	dystrophic epidermolysis bullosa	영양실조성 표피박리수포증
deb	debridement	데브리망, 죽은조직제거술
DEC	decrease	감소
dec	decant	경사지게 하다
	deceased	사망
	decrease	감소
DECU	decubitus[ulcer]	욕창(궤양)
decub	decubitus=lying down	욕창
DED	date of expected delivery	분만예정일
DEF	decayed, extracted, or filled	붕괴, 추출, 충만
def	defecation	배변
	deficiency	결핍, 결함
defib	defibrillation	제세동
deform	deformity	기형
Deg, deg	degeneration; degenerative	변성, 퇴행; 퇴행적인
	degree	정도
dehyd	dehydration	탈수
DEJ	dentino enamel junction	상아법랑질 연접부
del	deletion	삭제, 결손
	delivery	분만
	delusion	망상
Delt	deltoid	삼각근
DEM, Dem	**demerol**	**데메롤**

약 어	원 어	의 미
DEN	denervation	제신경
	dengue	뎅기열
	dermatitis exfoliativa neonatorum	신생아 박리성 피부염
dep	dependent	의존성
depr	depression	우울증
	depressed	우울한
DEP ST SEG	depressed ST segment	함몰된 ST분절
dept	department	부서
DER	disulfiram-ethanol reaction	디설피람 에탄올(알코올중독 치료제)반응
Derm, derm	dermatitis	피부염
	dermatology	피부과
DES	dementia rating scale	치매평가척도
	dialysis encephalopathy syndrome	투석뇌증 증후군
	diffuse esophageal spasm	광범위 식도경련
	disequilibrium syndrome	불안정 증후군
	dry eye syndrome	안구 건조 증후군
desat	desaturated	불포화의
DEST	Denver Eye Screening Test	덴버 눈 선별검사
DET	diethyltryptamine	환각제의 일종
determ	determination; determined	결정, 측정(된)
DEV	deviant	편향
	deviation	사시, 이탈
	duck embryo vaccine	오리 배아 백신
	duck embryo virus	오리 배아 바이러스
DEVR	dominant exudative vitreoretinopathy	우성 삼출성 초자 망막질환
DEX	dexamethasone	염증 치료제
Dex	**dextrose**	**덱스트로스**
dex	dexterity	오른손잡이
	right[Lat. dexter]	오른쪽

약 어	원 어	의 미
DEXA	**dual-energy x-ray absorptiometry**	**이중 에너지 X선 흡수촬영 (골다공증 진단 X선 촬영)**
DF	decayed and filled	붕괴와 충전
	deferoxamine	데페로사민
	defibrillation	제세동
	deficiency factor	결핍인자
	dengue fever	뎅기열
	diabetic father	당뇨병을 가진 아버지
	diastolic filling	확장기 충만
	distribution factor	방해요인
	dorsiflexion	배굴
	drug-free	약물없이
	dye-free	염색없이
Df	duodenal fluid	십이지장 액
DFA	diet for age	나이에 따른 식이
	difficulty falling asleep	수면이 어려움
	direct fluorescent antibody	직접 형광항체
	dorsiflexion angle	배굴 각도
DFB	dysfunctional bleeding	기능성 출혈
DFD	defined formula diets	규정된 식이처방
DFDB	demineralized freeze-dried bone	탈염 냉동 건조골
df/dx	differential diagnosis	감별진단
DFE	distal femoral epiphysis	원위 대퇴골단
	dilated fundus exam	확장안저검사
DFG	direct forward gaze	전방주시
DFI	disease-free interval	무병기간
DFIB	defibrillation	제세동
DFM	decreased fetal movement	태아운동 감소
DFMC	daily fetal movement count	일일 태아운동 계수
DFMR	daily fetal movement record	일일 태아운동 기록

약 어	원 어	의 미
DFO, DFOM	deferoxamine	데프록사민(철분 킬레이트 요법)
DFP	diastolic filling period	확장 충만기
DFRC	deglycerolized frozen red cells	탈글리세린화 동결 적혈구
DFS	disease-free survival	무병 생존율
DFT	defibrillation threshold	제세동 역치
	diagnostic function test	진단적 기능검사
DFU	dead fetus in utero	자궁내 태아사망
DG	dentate gyrus	치아이랑
	diagnosis	진단
	diastolic gallop	이완성 갤럽음
DGA	DiGeorge anomaly	디조지 기형
dge	drainage	배액, 배농
DGE	delayed gastric emptying	위배출 지연
DGI	disseminated gonococcal infection	파종성 임균감염
DGM	ductal glandular mastectomy	선도관 유방절제술
DGN	diffuse glomerulonephritis	미만성 사구체신염
DGPG	diffuse proliferative glomerulonephritis	미만성 증식 사구체신염
DGR	duodenogastric reflux	위십이지장 역류
DGS	diabetic glomerulosclerosis	당뇨사구체 경화증
DH	daily habits	일상습관
	day hospital	낮병원
	delayed hypersensitivity	지연형 과민증
	dermatitis herpetiformis	**포진성 피부염**
	developmental history	발달, 성장력
	diaphragmatic hernia	횡격막 탈장
	disseminated histoplasmosis	파종성 히스토플라스마증
	drug history	약물 병력
DHA	dehydroacetic acid	디히드로아세트산(피부치료제)
	dehydroepiandrosterone	디하이드로에피안드로스테론 (정상뇨에 존재)

약 어	원 어	의 미
DHBV	duck hepatitis B virus	오리 B형 간염 바이러스
DHCA	deep hypothermia and circulatory arrest	심부 저체온 순환정지
DHF	dengue hemorrhagic fever	출혈성 뎅기열
DHF/DSS	dengue hemorrhagic fever/dengue shock syndrome	출혈성 뎅기열/쇼크 증후군
DHL	diffuse histiocytic lymphoma	산재성 거대식세포 림프종
DHM	dihydromorphine	디히드로몰핀
DHR	delayed hypersensitivity reaction	지연성 과민반응
DHS	delayed hypersensitivity	지연성 과민
	duration of hospital stay	입원기간
	dynamic hip screw	압박 고관절 나사
DHSM	dihydrostreptomycin	디하이드로스트렙토마이신(결핵 치료제)
DHST	deleyad hypersensitivity test	지연형 과민성 검사
DHT	dehydrotestosterone	디히드로테스토스테론 (테스토스테론 유도체)
	dihydrotachysterol	디히드로타키스테롤(테타니 치료약)
	dociated hpertropia	해리(성)수직편위
DHZ	dihydralazine	디히드랄라진
DI	date of injury	손상 날짜
	dentinogenesis imperfectatics	불완전 상아질 발생증
	depression inventory	우울증 척도
	detrusor instability	불안정성 배뇨근
	diabetes insipidus	**요붕증**
	diagnostic imaging	진단용 영상
	drug information	약품 정보
	drug injection	약물 주사
	drug interactions	약물 상호작용
	duct injection	도관 주사
	dyspnea index	호흡곤란지수
DIA	diabetes	당뇨병

약 어	원 어	의 미
	diazepam	디아제팜
dia, diath	diathermy	투열요법
diab	diabetes	당뇨병
Diag, diag	**diagnosis**	**진단**
diaph	diaphragm	횡격막
dias	diastole, diastolic	이완기, 이완성의
DIB	difficulty in breathing	호흡곤란
	disability insurance benefits	장애보험
DIC	dicarbazine	디카바진
	diffuse intravascular coagulation	범발성 혈관내 응고
	disseminated intravascular coagulation	**파종성 혈관내 응고**
	drip infusion cholangiography	정맥내 주담도 조영술
	drug information center	약물정보센터
DICC	dynamic infusion cavernosometry and-cavernosography	역동적 주입 공동계측기와 공동조영술
diclox	dicloxacillin	디클록사실린(항생제)
DID	dissociative identity disorder	해리 정체성 장애
	delayed ischemic deficits	지연성 허혈 결손
DIDMOAD	diabetes insipidus, diabetes mellitus, optic atrophy, deafness[syndrome]	요붕증, 당뇨, 시신경위축, 난청(증후군)
DIE	died in emergency department	응급실에서 사망
DIEP	deep inferior epigastric perforator	심부 하복벽 천공지
DIET	dietary intervention	식이중재
DIF	diffuse interstitial fibrosis	미만성 간질성 섬유증
	differentiation-induced(inducing) factor	감별 유도 요소
DIFF, diff	difference	감별
	diffusion	확산, 미만성
DIFP	diffuse interstitial fibrosing pneumonitis	미만간질성 섬유화 폐렴
DIG, dig	digitalis	디지털리스(강심제)

약 어	원 어	의 미
	digoxin	디곡신(강심제)
DIH	digoxin-induced hyperkalemia	디곡신 유도성 고칼륨혈증
	died in hospital	병원에서 사망
DIHE	drug-induced hepatic encephalopathy	약물로 유발된(약물성) 간성뇌병증
DIJ	distal interphalangeal joint	원위지 골간관절
DIL	dilantin	딜란틴(항경련제)
	drug-induced lupus	약물로 유발된 루푸스
dil	dilute	희석
dilat	dilatation	확장
DILD	diffuse infiltrative lung disease	범발성 폐침윤 질환
	diffuse interstitial lung disease	**미만성 간질성 폐질환**
DILE	drug-induced lupus erythematosus	약물로 유발된 전신 홍반 루푸스
	diffuse infiltrative lymphocytosis syndrome	미만성 침윤성 림프구 증가증
dim	dimension	반감(기)
	diminished	반감된
DIMS	disorder in initiating and maintaining sleep	조기질환과 수면유지
DIN	ductal intraepithelial neoplasia	관상피내 종양
DIOS	distal intestinal obstruction syndrome	원위 장폐쇄 증후군
DIP	**desquamative interstitial pneumonitis**	**박리성 간질성 폐렴**
	diffuse interstitial pneumonitis	광범위 간질성 폐렴
	diphtheria	디프테리아
	distal interphalangeal	원위수지(관절)
	drip infusion pyelogram	점적 정맥성 신우조영
	drug-induced parkinsonism	약물로 유발된 파킨슨병
DIPC	diffuse interstitial pulmonary calcification	미만성 침윤성 폐 석회화
DIPF	diffuse interstitial pulmonary fibrosis	미만성 간질성 폐 섬유증

약 어	원 어	의 미
diph	diphtheria	디프테리아
DIPJ	distal interphalangeal joint	원위지 골간관절
Dipy	dipyridamole	혈관확장제
Dir, dir	direction	방향, 지시
	director	(부서)장
DIRD	drug-induced renal disease	약물로 유발된 신장질환
DIS	Diagnostic Interview Schedule	진단적 면접 스케줄
	drug information system	약물 정보 체계
dis	disability	장애
	disease	질병
	dislocation	탈구
	distal	원위부의, 말초의
disc	discontinue	중단하다
disch	discharge	퇴원
	discharged	퇴원한
dis eval	disability evaluation	장애 정도 평가
DISH	diffuse idiopathic skeletal hyperostosis	미만성 특발성 골과다증
	disseminated idiopathic skeletal hyperostosis	파종성 특발성 골과다증
DISI	dorsal intercalated segment instability	배측 사이 분절 불안정
disinfect	disinfection	소독
disl, disloc	dislocation	탈구
dissem	dissemination	파종, 전염
dist	distal	원위부의, 말초의
	distill	증류하다
	disturbance	장애
DIT	diet-induced thermogenesis	식이 유도 열생산
	drug-induced thrombocytopenia	약물성 혈소판 감소증
DITI	digital infrared thermal imaging	적외선 체열검사
DIU	death-in-utero	자궁내 사망

약 어	원 어	의 미
div	divide	나누다
	division	분할
	double-inlet ventricle	이중입구심실
DIVA	digital intravenous angiography	말초정맥혈관 조영술
DIVBC	disseminated intravascular blood-coagulation	파종성 혈관내 혈액 응고(증)
DIVC	disseminated intravascular coagulation	파종성 혈관내 응고(증)
DJ	duodenal juice	십이지장액
DJD	**degenerative joint disease**	**퇴행성 관절질환**
DJJ	duodenojejunal junction	십이지장 공장 이음부
DJS	Dubin-Johnson syndrome	듀빈-존슨 증후군
DK	dark	어두운
	decay	붕괴, 썩음, 쇠퇴
	diabetic ketoacidosis	당뇨병성 케톤산증
	diseased kidney	신장질환
DKA	**diabetic ketoacidosis**	**당뇨병성 케톤산증**
DKC	dyskeratosis congenita	선천성 각화부전증
DKI	dextrose, potassium, insulin	덱스트로스, 칼륨, 인슐린
dkl	decaliter	데카리터(10리터)
dkm	dekameter	데카미터(10미터)
DL	danger list	위험항목
	deep lobe	심부 엽
	developmental level	발달단계
	diagnostic laparoscopy	진단적 복강경 검사
	direct laryngoscopy	직접 후두검사법
	disabled list	장애 항목
	dissimilarity level	차이 수준
	distolingual	원심설측의
	lethal dose[L. dosis lethalis]	치사용량, 치사선량
	lung diffusion[capacity]	폐 확산능

약 어	원 어	의 미
	Donath-Landsteiner[test]	도나쓰란트스타이너 검사
DL, D-L	Donath-Landsteiner[antibody]	도나쓰란트스타이너 항체
DL	diffusing capacity of the lungs	폐 확산능
dl	deciliter	데시리터(100ml)
DLA	diameter of left atrium	좌심방 직경
DL&B	direct laryngoscopy and bronchoscopy	직접 후두경 검사&기관지경 검사
DLBD	diffuse Lewy body disease	광범위 레비소체병
DLC	differential leukocyte count	백혈구 감별계수
	diffuse large cell	미만성 대세포, 광범위 큰세포
	dual-lumen catheter	이중 내강 카테터
DLCL	diffuse large cell lymphoma	미만성 대세포 림프종, 광범위큰세포 림프종
DLCO, DL_{CO}	carbon monoxide diffusion in the lung	일산화탄소의 폐 내 확산
DL_{CO2}	carbon dioxide diffusion in the lungs	이산화탄소의 폐 내 확산
DLE	dialyzable leukocyte extract	투석성 백혈병 추출물
	discoid lupus erythematosus	원판상 홍반성 루푸스
	disseminated lupus erythematosus	**파종성 홍반성 루푸스**
DLF	digitalis like factor(s)	디지탈리스 유사체
	dorsolateral funiculus	후외측 섬유단
	dose-limiting factor(s)	투여량 규제인자
DLI	donor lymphocyte infusion	공여자 림프구 주입
DLIF	digoxin-like immunoreactive factor	디곡신 유사 면역반응 요소
DLIS	digoxin-like immunoreactive substance	디곡신 유사 면역반응 물질
DLK	diffuse lamellar keratitis	광범위한 층상 각막염
DLM	dosis lethalis minima	최소 치사량
DLMD	Duchenne-like muscular dystrophy	뒤시엔느 유사 근육퇴행위축
DLMP	date of last menstrual period	마지막 월경일
DLN	draining lymph nodes	배농 림프절
DLNMP	date of last normal menstrual period	마지막 정상 월경일
DLO2	diffusing capacity of the lungs for	폐내 산소 확산능

약 어	원 어	의 미
	oxygen	
DLP	dislocation of patella	무릎뼈 탈구
DLPFC	dorsolateral prefrontal cortex	후외방 전전두엽 피질
D5LR	5% dextrose in lactated Ringer solution	덱스트로스가 5% 들어 있는 링거젖산용액
DLS	daily living skills	일상생활기술
DLT	dose-limiting toxicity	용량제한독성
	double-lumen endotracheal tube	이중관 기관내 튜브
	double lung transplantation	쌍폐이식
DLV	defective leukemia virus	결손백혈병 바이러스
DM	dermatomyositis	피부근염
	Descemet's membrane	데스메막
	dextromethorphan	진해제
	diabetes mellitus	**당뇨병**
	diabetic mother	당뇨병을 가진 어머니
	diastolic murmur	이완기(확장기) 잡음
	distal metastases	원위부 전이
	dopamine	도파민
	dorsomedial	배내측
	duodenal mucosa	십이지장 점막
	dystrophia myotonica	근긴장성 이영양증
DMARD	disease-modifying anti-rheumatic drug	질병 조정 항 류마티스 약물
DMB	diffuse microvascular bleeding	광범위 미세혈관 출혈
DMC	demeclocycline	데메클로사이클린(항생제 일종)
	duration of muscle contraction	근수축 기간
	Dyggve-Melchior-Clausen[syndrome]	다이그브-멜키올-클라우젠 증후군
DMD	disease-modifying drug	질병 조정 약물
	Duchenne muscular dystrophy	**뒤시엔느 근위축증**
	dystonia musculorum deformans	변형성 근실조증
	doctor of dental Medicine	구강내과 의사

약 어	원 어	의 미
DME	degenerative myoclonus epilepsy	퇴행성 간대성근경련 간질
	diphasic meningoencephalitis	이상성 수막뇌염
	durable medical equipment	영구적 의료장비
DMF	decayed, missing, and filled[teeth]	치아의 우식상태(우식치, 발치, 충전)
	diphasic milk fever	이상성 젖몸살
DMI	Diagnostic Medical Instruments	진단 의학 검사도구
	diaphragmatic myocardial infarction	횡격막성 심근경색
DMKA	diabetes mellitus ketoacidosis	당뇨병성 케톤산증
DMN	dorsal motor nucleus	배측핵
	dysplastic melanocytic nevus	이형성 멜라닌 세포모반
DMNL	dorsomedial hypothalamic nucleus lesion	등쪽내측시상하부핵 병소
DMNX	dorsal motor nucleus of the vagus nerve	미주신경배측핵
DMOA	diabetes mellitus-optic atrophy [syndrome]	당뇨병-시신경 위축(증후군)
DMOOC	diabetes mellitus out of control	조절이 안되는 당뇨병
DMP	diabetes mellitus program	당뇨병 프로그램
	diffuse mesangial proliferation	미만성 혈관간 증식
DMPS	dysmyelopoietic syndrome	골수형성 이상 증후군
DMR	depolarizing muscle relaxant	탈분극 근육이완제
	direct myocardial revascularization	심근혈행 재건술
DMS	delayed microembolism syndrome	지연된 미세색전 증후군
	dermatomyositis	피부근염
	diffuse mesangial sclerosis	미만성 메산지움 경화
	dysmyelopoietic syndrome	골수형성 이상 증후군
DMT	dermatophytosis	피부사상균증
	dimethyltryptamine	환각제 일종
DMV	dorsal motor nucleus of the vagus nerve	미주신경배측핵
DMX	diathermy, massage and exercise	투석요법, 마사지와 운동

약 어	원 어	의 미
DN	Deiter's nucleus	외측전정핵
	diabetic neuropathy	당뇨병성 신병증
	dibucaine number	디브케인 지수
	dicrotic notch	중복맥박패임
	Doctor of Nursing	간호사
	do not[resuscitate]	(소생)거부
	duodenum	십이지장
	dysplastic nevus	이형성 신경
D&N	distance and near	근위 원위 시야
D/N	dextrose/nitrogen[ratio]	포도당과 질소의 비(당뇨병 환자의 요중)
D5NS	5% dextrose in normal saline	덱스트로스가 5% 들어 있는 식염생리수
DNA	deoxyribonucleic acid	디옥시리보핵산
	did not answer	응답하지 않았다
	did not attend[doctor's notes]	주의하지 않았다
DNAR	do not attempt resuscitation	심폐소생술 불필요
DNC	did not come	오지 않았다
DNCB	dinitrochlorobenzene	디니트로클로로벤젠 (지연성 과민반응 검사제)
DND	died a natural death	자연사
DNET	dysembryoplastic neuroepithelial tumor	이형성 배아성 신경상피종
DNH	do not hospitalize[order]	입원시키지 마시오
DNI	do not Intubate[similar to DNR]	삽관하지 말 것
DNIC	diffuse noxious inhibitory control	분산 무산소 억제조절
DNKA	did not keep appointment	약속을 이행하지 않았음
DNLL	dorsal nucleus of lateral lemniscus	외측모대 배핵
1(2)D NMR	one(two)-dimensional nuclear magneticresonance	1(2)차원적 핵자기공명
DNP	dinitrophenol	다이니트로페놀
DNPM	dinitrophenol-morphine	다이니트로페놀 몰핀
DNR	daunorubicin	다우노루비신(항암제)

약 어	원 어	의 미
	do not resuscitate	**심폐소생술 거부(금지)**
	dorsal nerve root	배부신경근
DNS	deviated nasal septum	비중격 만곡증
	diaphragmatic nerve stimulation	횡격막 신경자극
	did not show[for appointment]	보이지 않았다
	dysplastic nevus syndrome	이형성 신경 증후군
D/NS	dextrose in normal saline[solution]	덱스트로스 생리식염수
D5NSS	5% dextrose in normal saline solution	5% 덱스트로스 생리식염수
DNT	dermonecrotic toxin	피부괴사독소
	did not test	검사하지 않았음
	dysembryoplastic neuroepithelial tumor	이형성 배아성 신경상피종
DNTM	disseminated nontuberculous -mycobacterial[infection]	파종성비결핵미코박테리아 감염
DNV	dorsal nucleus of vagus nerve	미주신경 배측핵
DO	digoxin	디곡신
	directly observed	즉시 관찰된
	dissolved oxygen	용존산소
	disto-occlusal	원심교합의
	distraction osteogenesis	신연골형성(술)
	Doctor of Ophthalmology	안과의사
	doctor's orders	의사 지시
	drugs only	약물만
DO	oxygen diffusion	산소확산
D/O	disorder	장애, 질병
DO2	oxygen delivery	산소 전달
DOA	date of admission	입원날짜
	dead on arrival	도착시 사망
	depth of anesthesia	마취 깊이
	dominant optic atrophy	우성 시신경위축병증
	duration of action	활동기간

약 어	원 어	의 미
DOB	**date of birth**	**출생일**
	doctor's order book	의사 처방전
Dob	dobutamine	도부타민
DOC	date of conception	수정일
	died of other causes	다른 사인으로 죽음
	diet of choice	식이 선택
	disorders of cornification	각화 장애
	doctor on call	의사 대기
	drug of choice	**1차 약물(가장 우선 사용되는 약물)**
doc	doctor	의사
	documentation	문서화
DOD	date of death	사망일
	dementia syndrome of depression	우울증관련 치매 증후군
	died of disease	질병사
DOE	date of examination	검사일
	direct observation evaluation	직접 관찰평가
	dyspnea on exertion	**활동 중 호흡곤란**
DOES	disorders of excessive somnolence	과다 수면 장애, 과면증
DOFOS	disturbance of function occlusion syndrome	기능적 교합장애 증후군
DOG	distraction osteogenesis	신연골형성(술)
DOI	date of injury	상해일
	died of injuries	상해사
DOL	days of life	생존일수
dol	pain[Lat. dolor]	통증
DOLV	double outlet left ventricle	양대혈관 좌심실기시(증)
DOM	department of medicine	약품부서, 의약국
	dissolved organic matter	용해된 유기물질
	dimethoxymethylamphetamine	다이메톡시메틸람페타민(각성제)
	dominant	우세한, 우성의

약 어	원 어	의 미
dom	dominant	우세한, 우성의
DON	Director of Nursing	간호 관리자
DONALD	dissection of neck arteries	경동맥 절개
DOOR	deafness	난청
	onycho-osteodystrophy	뼈손발톱형성장애
	mental retardation[syndrome]	정신지체, 지적장애
DOP	dopamine	도파민
DOPC	determined osteogenic precursor cell	결정성 골원성 전구세포
DOph	Doctor of Ophthalmology	안과의사
DOPS	diffuse obstructive pulmonary syndrome	미만성 폐쇄성 폐질환(증후군)
dor, Dors	dorsal	배측의, 등쪽의
DORV	double outlet right ventricle	양대혈관 우심실기시
DORx	date of treatment	치료일
DOS	**day of surgery**	**수술일**
	dysosteosclerosis	이상골경화증
dos	dose	용량
DOSA	day of surgery admission	외과입원일
DOT	date of transfer	전동일
	died on(operating) table	(수술중)침대 위에서 죽음
	doppler ophthalmic test	도플러 눈 검사
DOX	doxepin	독세핀
	doxorubicin	독소루비신
DP	**deep pulse**	**심맥**
	degradation product	분해산물
	dementia praecox	조발성 치매
	dental prosthesis	치과보철술
	diabetic patient	당뇨병 환자
	diastolic pressure	이완기 압력
	diazepam	디아제팜

약 어	원 어	의 미
	distal pancreatectomy	원위부췌절제술
	distal phalanx	지절골, 끝마디뼈
	Doctor of Pharmacy	약사
	donor's plasma	공여자 혈장
	dorsalis pedis	**족배, 발등**
Dp	duplication	중복
	dyspnea	호흡곤란
DPA	dual photon absorptiometry	이중섬광흡수
DPAP	diastolic pulmonary arterial pressure	이완성 폐동맥압
DPB	days post-burn	화상 후 일수
	diffuse panbronchiolitis	미만성 범 세기관지염
DPC	delayed primary closure	지연성 1차 봉합
	direct patient care	직접환자간호
	discharge planning coordinator	퇴원계획 조정자
	distal palmar crease	원위 손바닥 주름
DPD	depression pure disease	순수 우울 질환
	diffuse pulmonary disease	범발성 폐질환
DPDL	diffuse poorly differentiated lymphocytic lymphoma	범발성 미분화 림프구성 림프종
DPGN	diffuse proliferative glomerulonephritis	미만증식사구체신염
DPH	diphenylhydantoin(phenytoin)	항간질약
	Doctor of Public Health	공중보건의
DPHN	Doctor of Public Health Nursing	공중보건 간호사
DPI	daily permissible intake	일일 섭취 허용량
	days post inoculation	(예방)접종 후 일수
	dietary protein intake	일일 단백 섭취량
	diphtheria-pertussis immunization	디프테리아-백일해 면역(예방주사)
	drug prescription index	약품 처방 인덱스
DPJ	dementia paralytica juvenilis	소년 마비성 치매
DPL	**diagnostic peritoneal lavage**	**진단적 복막 세척**

약 어	원 어	의 미
DPLN	diffuse proliferative lupus nephritis	미만성 증식성 루푸스 신장염
DPM	discontinue previous medication	이전 투약 중지
	Doctor of Physical Medicine	물리요법 의사
	Doctor of Podiatric Medicine	족부의학 의사
	Doctor of Preventive Medicine	예방의학 의사
	Doctor of Psychiatric Medicine	정신과 의사
	dopamine	도파민
	drops per minute	분당 방울수
dpm	disintegrations per minute	분당 분해(붕괴)지수
DPN	dermatosis papulosa nigra	흑색구진성 피부병증
	diabetic polyneuropathy	당뇨병성 말초신경병증
DPNB	dorsal penile nerve block	음경배부신경마취
Dpo	oral[per os] dose	구강 복용량
DPP	Diabetes Prevention Program	당뇨병 예방 프로그램
DpPHR	duodenum-preserving pancreatic head resection	십이지장-보존 췌장머리 절제(술)
DPS	delayed primary suture	지연성 1차 봉합
	descending perineum syndrome	회음 하강 증후군
	dysesthetic pain syndrome	이상감각 통증 증후군
DPT	Demerol, Phenergan, and Thorazine	데메롤, 페네르간 및 토라진 병용요법
	diphtheria-pertussis-tetanus[vaccine]	**디프테리아, 백일해, 파상풍 백신**
	diphtheritic pseudotabes	당뇨가성척수로
DPTI	diastolic pressure time index	확장기 압력 시간 계수
DPTPM	diphtheria-pertussis-tetanus-poliomyelitis-measles[vaccine]	디프테리아, 백일해, 파상풍, 소아마비, 홍역 백신
DPU	delayed pressure urticaria	지연 압박성 두드러기
DPUD	duodenal peptic ulcer disease	소화성 십이지장 궤양 질환
DQ	deterioration quotient	악화지수
	developmental quotient	**발달지수**
DR	delivery room	분만실

약 어	원 어	의 미
	diabetic retinopathy	**당뇨 망막병증**
	diagnostic radiology	진단 방사선학
	digital radiography	디지털 방사선 촬영술
	distribution ratio	분포 비율
	diurnal rhythm	일일 주기 리듬
	doctor	의사
	dopamine receptor	도파민 수용체
	dorsal raphe	배측봉선
	dorsal root	배근
	dose ratio	용량비
	drug receptor	약물 수용체
	dynamic range	운동범위, 역동영역
Dr	**doctor**	**의사**
dr	dorsal root	배근
	drain	배농, 배액
	dram	약 3.92g(액체용량 단위)
	dressing	드레싱
DRA	dextran-reactive antibody	덱스트란 반응성 항체
	distal rectal adenocarcinoma	원위부 직장 선암종
	drug-related admission	약물 관련 입원
DRAT	differential rheumatoid agglutination test	감별 류마티스 응집검사
DRB	daunorubicin	다우노루비신(항암제)
DRBC	denaturated red blood cell	변성 적혈구
DRC	daunorubicin	다우노루비신(항암제)
	dendritic reticulum cell	수지상 세망세포
	dose-response curve	용량반응곡선
DRE	**digital rectal examination**	**직장수지검사**
DRESS	depth-resolved surface-coil spectroscopy	깊이 해결 표면 코일 분광법
DREZ	dorsal root entry zone	배(후)근 진입부

약 어	원 어	의 미
DRF	dose reduction factor	약용량 감소요소
DRG	diagnosis-related group	진단 관련 환자군
	dorsal respiratory group	등쪽 호흡핵군
	dorsal root ganglion	후근 신경절
	duodenal-gastric reflux gastropathy	위십이지장 역류 위병증
drg	drainage	배농, 배액
DRI	discharge readiness inventory	퇴원 준비 목록
DRID	double radial immunodiffusion	이중 방사상 면역 확산
DRIP	delirium and drugs-restricted mobility and retention-infection, inflammation and impaction-polyuria[causes of urinary incontinence]	섬망과 약물로 인한 이동제한, 감염정체, 도뇨감염(요실금 원인)
DRL	drug-related lupus	약물 관련 루푸스
D5RL	5% dextrose in Ringer lactate[solution]	5%포도당 링거젖산 용액
DRN	dorsal raphe nucleus	배측봉선핵
DRP	dorsal root potential	후근전위
	drug-related problems	약물관련 문제
	dystrophin-related protein	디스트로핀 관련 단백질
DRQ	discomfort relief quotient	불쾌경감지수
DRR	dorsal root reflex	배근반사
DRS	**dementia rating scale**	**치매 평가척도**
	depression rating scale	우울 평가척도
	disability rating scale	장애 평가척도
	drowsiness	졸음, 기면
	Duane retraction syndrome	듀안 안구척도 증후군
	dyskinesia rating scale	운동이상 평가척도
drsg	dressing	드레싱
DRSP	drug-resistant Streptococcus pneumoniae	약물내성 폐렴연쇄상구균
3DRT	three-dimensional radiotherapy	삼차원 방사선 치료
DRUJ	distal radioulnar joint	원위 요척골관절

약 어	원 어	의 미
DRVS	daily reference values	1일 식이 권장량 규정
DS	dead air space	사강
	deep sedative	깊은(강한) 진정제
	deep sleep	숙면
	delayed sensitivity	감각 지연
	dendritic spine	수지상극
	desynchronized sleep	비동기성 수면
	Devic syndrome	데빅 증후군
	dextrose-saline	포도당 생리식염수
	diaphragm stimulation	횡격막 자극
	diastolic murmur	이완기성 심잡음
	diffuse scleroderma	광범위 피부경화증
	discharge summary	퇴원 요약 기록
	disoriented	지남력을 상실한
	disseminated sclerosis	파종 경화증
	donor's serum	공여자 혈장
	Doppler sonography	도플러 초음파촬영(술)
	Down syndrome	**다운 증후군**
	drug store	약국
	dumping syndrome	덤핑 증후군
D&S	dermatology and syphilology	피부학과 매독학
D/S	**dextrose/saline**	**포도당 생리식염수**
DSA	destructive spondyloarthropathy	파괴성 척추관절병
	digital subtraction angiography	**디지털 감쇄 혈관촬영술**
DSAP	disseminated superficial actinic porokeratosis	범발성 표재성 광선 한공 각화증
DSAS	discrete subaortic stenosis	분리성 대동맥하 협착
DSBL	disabled	장애인
DSC	Down syndrome child	다운 증후군 아이
DSD	Dejerine-Sottas disease	데제린-소타스병

약 어	원 어	의 미
	depression spectrum disease	우울 스펙트럼 질환
	discharge summary dictated	퇴원 지시 요약
	dry sterile dressing	건성 멸균드레싱
DSDB	direct self-destructive behavior	직접 자기파괴 행동
DSG	dry sterile gauze	건조 멸균 거즈
Dsg	**dressing**	**드레싱**
DSI	deep shock insulin	심재성 인슐린 쇼크
	Depression Status Inventory	우울 상태 목록
dslv	dissolve	용해하다
DSM	Diagnostic and Statistical Manual [of Mental Disorders]	정신장애진단통계매뉴얼
	dextrose solution mixture	포도당 혼합 용액
	dihydrostreptomycin	디하이드로스트렙토마이신
	drink skim milk	탈지유 복용
DSM-IV	**Diagnostic and Statistical Manual [of Mental Disorders], Fourth Edition**	**정신장애(병)진단통계편람 제4판**
DSNI	deep space neck infection	심경부감염
DSO	distal subungual onychomycosis	원위부 조갑하 조갑진균증
DSP	decreased sensory perception	감각지각 감소
	delayed sleep phase	수면위상 지연
	display	표시
	distal sensory polyneuropathy	원위부 감각 신경병증
DSPN	distal sensory polyneuropathy	원위부 감각 신경병증
	distal symmetrical polyneuropathy	원위부 대칭 신경병증
DSRS	distal splenorenal shunt	원위 비장신장 문합
DSS	Dejerine-Sottas syndrome	데제린-소타스병
	dengue shock syndrome	뎅기열 쇼크 증후군
	disability status scale	불능상태척도
	discrete subaortic stenosis	분리성 대동맥하 협착

약 어	원 어	의 미
DST	desensitization test	민감소실 검사
	dihydrostreptomycin	디하이드로스트렙토마이신
	disproportionate septal thickening	불균형 소엽간 중격 비후
	donor-specific transfusion	공여자 특수 수혈
DSUH	directed suggestion under hypnosis	최면상태에서 직접 암시
DSV	digital subtraction ventriculography	디지털 감쇄 뇌실조영술
DSWI	deep surgical wound infection	심부 수술부위 감염
DT	defibrillation threshold	제세동 역치
	delirium tremor	**진전 섬망**
	depression of transmission	우울 전이
	dietetic technician	식이요법 전문가
	digitoxin	디기톡신
	diphtheria-tetanus[toxoid]	디프테리아 파상풍(독소)
	discharge tomorrow	내일 퇴원
	dispensing tablet	조제정
	double tachycardia	이중 빈맥
	duration of tetany	강직 기간
	dye test	색소검사
Dt	duration tetany	지속성 강직
D/T	date of treatment	치료일
dt	due to	~로 인한
	dystonic	근긴장
d/t	due to	~로 인한
D&T	diagnosis and treatment	진단과 치료
DTA	decision to abort	유산 결정
	diphtheria toxin A	디프테리아 독소 A
DTBC	D-tubocurarine	D-투보쿠라린
DTC	day treatment center	낮치료 센터
	differentiated thyroid carcinoma	분화 갑상선 암종

약 어	원 어	의 미
DTD	diastrophic dysplasia	이영양성 형성이상
DTF	deep temporal fascia	깊은 관자 근막
DTH	delayed-type hypersensitivity	지연형 과민증
DTI	deep tissue injury	심부조직 손상
DTIC	dacarbazine	다카바진
DTICH	delayed traumatic intracerebral hematoma	지연형 외상성 뇌내 혈종
DTN	diphtheria toxin, normal	정상 디프테리아 독소
DTO	deodorized tincture of opium	냄새없는 탈취팅크제
DTP	Demerol, Thorazine, Phenergan [analgesic cocktail]	데메롤, 토라진, 페네르간(혼합진통제)
	diphtheria-tetanus-pertussis[vaccine]	디프테리아-파상풍-백일해(백신)
	distal tingling on percussion =Tinel's sign	
DTR	**deep tendon reflex**	**심부건반사**
DTS	dense tubular system	조밀세뇨관계
	diphtheria toxin sensitivity	디프테리아 독소 민감성
	donor transfusion, specific	공여자 특수 수혈
DT's	delirium tremens	진전성 섬망
DTT	diagnostic and therapeutic team	진단치료팀
	diphtheria tetanus toxoid	디프테리아 파상풍 독소
DTUS	diathermy, traction, and ultrasound	투열요법, 견인, 초음파
DTV	due to void	배뇨로 인한
DTX	detoxification	해독, 중독치료
DU	decubitus ulcer	욕창
	dermal ulcer	피부궤양
	diagnosis undetermined	미확정 진단
	duodenal ulcer	**십이지장 궤양**
	duroxide uptake	듀록사이드 섭취
DUA	dorsal uterine artery	배측 자궁동맥

약 어	원 어	의 미
DUB	dysfunctional uterine bleeding	기능장애 자궁출혈
DUD	duodenal ulcer disease	십이지장 궤양 질환
DUI	driving under the influence	음주운전
DUID	driving under the influence of drugs	약물(마약) 복용 후 운전
DUII	driving under the influence of intoxicants	중독된 상태에서 운전
DUIL	driving under the influence of liquor	음주운전
DUL	diffuse undifferentiated lymphoma	광범위 미분화 림프종
dulc	sweet[Lat. dulcis]	단맛이 나는
duod	duodenum; duodenal	십이지장; 십이지장의
dup	duplication	중복
DUR	drug use review	약물 사용 검토
Dur	during; duration	~동안; 기간
DURAC	duration of anticoagulation	항응고기간
DUS	diagnostic ultrasonography	진단적 초음파 촬영술
3D-US	three-dimensional ultrasonography	3차원적 초음파 촬영술
DUSN	diffuse unilateral subacute neuroretinitis	미만성 편측(단안) 아급성 시신경망막염
DV	dependent variable	종속 변수
	diagnostic variable	진단적 변수
	dilute volume	희석 용량
	domestic violence	가정 폭력
	dorsoventral	배복의
	double vision	복시
	ductus venosus	정맥관
D&V	diarrhea and vomiting	설사와 구토
dv	double vibrations	이중진동
DVA	developmental venous anomaly	발달성 정맥기형
	distance visual acuity	원거리 시력
	duration of voluntary apnea	수의적 무호흡 기간
DVC	direct visualization of vocal cords	성대의 직접관찰

약 어	원 어	의 미
DVD	dissociated vertical deviation	수직편위 분리
	double vessel visease	이중 혈관질환
DVH	dose volume histogram	선량체적표
DVI	AV sequential[pacemaker]	방실순차형박동조율기
	deep venous insufficiency	심부 정맥 기능부전
	diastolic velocity integral	확장기 속도 정수
	digital vascular imaging	디지털 혈관영상
DVIU	direct-vision internal urethrotomy	직시하 요도내 절개술
DVL	deep vastus lateralis	심부 외측광근
DVM	Doctor of Veterinary Medicine	수의학 박사
DVN	dorsal vagal nucleus	미주신경 배측핵
DVP	**deep venous pressure**	**심부정맥압**
	daunorubicin, vincristine and prednisolone	항암제 일종
DVR	digital vascular reactivity	디지털 혈관 반응성
	double valve replacement	이중 판막 치환술
	double ventricular response	이중 심실 반응
DVSA	digital venous subtraction angiography	디지털 정맥감쇄 혈관조영술
DVT, DVTS	**deep venous thrombosis**	**심부정맥 혈전증**
DVT/PE	deep venous thrombosis/pulmonary embolism	심부정맥 혈전증/폐색전증
DW	daily weight	일일 체중
	deionized water	탈이온수
	dextrose in water	포도당 수용액
	distilled water	증류수
	doing well	평안 상태
	dry weight	건조중량
D/W	**dextrose in water**	**포도당 수용액**
D5W, D5W	5% dextrose in water	5% 포도당 수용액
D10W	10% aqueous dextrose solution	10% 포도당 수용액

약 어	원 어	의 미
DWD	died with disease	질병으로 죽음
DWDL	diffuse well-differentiated lymphocytic lymphoma	범발성 분화 림프구성 림프종
DWI	driving while impaired	손상된 동안 운전
	driving while intoxicated	중독된 동안 운전
DWM	Dandy-Walker malformation	댄디-워커 기형
DWML	deep white matter lesion	영상 결과 병소에 대한 설명
DWRT	delayed work recall test	지연된 일 회상 검사
DWS	Dandy-Walker syndrome	댄디-워커 증후군
	disaster warning system	재난 경보 시스템
DX, Dx, dx	**diagnosis**	**진단**
dx cath	diagnostic catheterization	진단적 카테터 삽입
DXD	discontinued	중단
DxDx	differential diagnosis	감별 진단
DXM	dexamethasone(decadron)	덱사메타손
DXRT	deep x-ray therapy	심부 x선 치료
DXT	deep x-ray therapy	심부 x선 치료
	dextrose	덱스트로스
DY	dense parenchyma	조밀실질
Dy	dysprosium	디스프로지움
DYFS	division of youth and family services	청년 가족 분열 서비스과
dyn	dynamic	역동적인, 우세한, 우성의
DYS	dysautonomia	자율신경기능장애, 자율신경기능이상
dysp	dyspnea	호흡곤란
DZ	diazepam	디아제팜
	dizygotic	이란성
	dizziness	졸음, 기면
dz	disease	질병
	dozen	다스(12개)
DZP	diazepam	디아제팜

E

약 어	원 어	의 미
E	**edema**	**부종**
	elastance	탄력, 탄성
	emmetropia	정시안
	encephalitis	뇌염
	endoplasm	내형질, 속형질
	enema	관장
	engorged	울혈된
	Entamoeba	장아메바균
	enterococcus	장구균
	enzyme	효소
	eosinophil	호산구
	epinephrine	에피네프린
	error	오차, 오류
	erythrocyte	적혈구
	erythromycin	에리트로마이신
	esophagus	식도
	ethanol	에탄올
	examination	검사, 진찰
	exhalation	호기
	expiration	호기; 사망
	expired air	호기
	exposure	노출

약 어	원 어	의 미
	external control[pacemaker]	체외박동조율기
	extraction	추출, 적출
	extraction fraction	분획추출
	extralymphatic	림프절외 장기(병기에 대한 설명)
	eye	눈
E'	esophoria[for near]	근거리 내사위
E_1	estrone	에스트론
E_2	estradiol	에스타라디올
E_3	estriol	에스트리올
EA	early antigen	초기항원
	elbow aspiration	팔꿈치 천자
	electroanesthesia	전기마취(법)
	electrophysiological abnormality	전기생리학적 이상
	embryonic antibody	배아항체
	enteral alimentation	**장내 영양법**
	enteroanastomosis	장문합술
	episodic ataxia	간헐 실조증
	erythrocyte antibody	적혈구항체
	erythrocyte antiserum	적혈구항혈청
	esophageal atresia	식도폐쇄(증)
	estivo-autumnal[malaria]	열대열(말라리아)
E&A	evaluate and advise	평가와 충고
EAA	electroacupuncture analgesia	전침무통학
	essential amino acid	필수아미노산
	excitatory amino acid	자극성 아미노산
	extra-alveolar air	폐포외 공기
	extrinsic allergic alveolitis	외인성알레르기폐포염
EAB	**elective abortion**	**선택적 유산**
EAC	Ehrlich ascites carcinoma	에를리히 복수암

E

약 어	원 어	의 미
	electroacupuncture	전기침
	epithelioma adenoides cysticum	낭상선양 상피종
	erythema annulare centrifugum	중심원심성 윤상홍반
	erythrocyte antibody complement	적혈구항체복합체
	external auditory canal	**외이도**
EACA	epsilon-aminocaproic acid	엡실론 아미노카프론산(항플라스민제)
EACD	eczematous allergic contact dermatitis	습진성 알레르기성 접촉성 피부염
EAD	extracranial arterial disease	두개외 동맥질환
EAHF	eczema, asthma, and hay fever	습진, 천식과 건초열
EAL	Electronic Artificial Larnyx	전자식 인공후두
EAM	episodic ataxia with myokymia	섬유성 근간대 경련을 동반한 간헐 실조증
	external acoustic meatus	외이도
EANG	epidemic acute nonbacterial gastroentertis	유행성 급성 비세균성 위장염
EAP	electric acupuncture	전기침술
	Epstein-Barr associated	엡스타인-바 와 연관된
EARR	extended aortic root replacement	확대 대동맥근위부 치환술
EAS	external anal sphincter	외항문 괄약근
EAST	external rotation	외회전
	abduction stress test	외전긴장검사
EAT	Eating Attitudes Test	식욕검사
	ectopic atrial tachycardia	심방 기외성 빈맥
	Ehrlich ascites tumor	에를리히 복수종양
	epidermolysis acuta toxica	급성 중독성 표피박리증
EAVM	extramedullary arteriovenous malformation	골수외 동정맥 기형
EB	elective abortion	선택적 유산
	emotional behavior	감정적 행동
	endometrial biopsy	자궁내막 생검
	epidermolysis bullosa	수포성 표피박리증

약 어	원 어	의 미
	Epstein-Barr[virus]	엡스타인-바 바이러스
	esophageal body	식도체부
EBA	epidermolysis bullosa acquisita	후천성 수포성 표피 박리증
	epidermolysis bullosa atrophicans	위축성 수포 표피박리증
	extrahepatic biliary atresia	**간외담도폐쇄증**
EBC	**esophageal balloon catheter**	**식도풍선카테터**
EBD	epidermolysis bullosa dystrophica	이영양성 표피 수포증
EBF	erythroblastosis fetalis	태아적모구증
	exclusive breast feeding	완전모유수유
EBH	epidermolysis bullosa hereditaria	선천성 수포성 표피 박리증
EBI	erythroblastic island	적아구성 집합
EBL	erythroblastic leukemia	적혈모구성 백혈병
	endoscopic band ligation	내시경적 결찰술
	estimated blood loss	**추정 실혈량**
eBL	endemic Burkitt lymphoma	풍토성 버킷 림프종
EBL/S	estimated blood loss during surgery	수술 동안 추정 실혈량
EBM	electrophysiologic behavior modification	전기생리적 행동수정
	epidermal basement membrane	표피 기저막
	epidermolysis bullosa, macular type	황반형 수포성 표피박리증
	evidence-based medicine	근거중심 의학
	expressed breast milk	짜낸 모유
EBN	evidence-based nursing	근거중심 간호
EBNA	Epstein-Barr virus-associated nuclear antigen	엡스타인-바 바이러스 핵항원
EBP	**epidural blood patch**	**경막외 혈액 봉합술**
EBS	epidermolysis bullosa simplex	단순 수포성 표피박리증
EBV	Epstein-Barr virus	엡스타인-바 바이러스
	estimated blood volume	추정 실혈량
EBVEA	Epstein-Barr virus, early antigen	엡스타인-바 바이러스 조기항원

약 어	원 어	의 미
EBVNA	Epstein-Barr virus, nuclear antigen	엡스타인-바 바이러스 핵항원
EC	ejection click	박출 클릭(이상 심음의 한 종류)
	embryonal carcinoma	배아암종
	emergency center	응급센터
	emergency contraception	긴급피임
	endemic cretinism	풍토병성 크레틴병
	endocrine cells	내분비세포
	endothelial cell	내피세포
	enteric coating	장용피복
	entorhinal cortex	후각뇌피질
	epidermal cell	표피세포
	epithelial cell	상피세포
	epithelial component	상피복합체
	Escherichia coli	대장균
	esophageal carcinoma	식도암종
	excitation-contraction	흥분-수축
	external carotid[artery]	외경동맥
	external conjugate	외결합선
	extracellular	세포외의
	extracellular concentration	세포외 농도
	extracorporeal	체외
	extracranial	두개강외
	eye care	눈 간호
	eyes closed	감은 눈
ECA	endothelial cell antibody	내피세포 항체
	endothelial cytotoxic activity	내피세포독성 항체
	enterobacterial common antigen	장내세균 공동항원
	epidemiological catchment area	역학적 포획지역
	esophageal carcinoma	식도암종

약 어	원 어	의 미
	ethacrynic acid	이뇨제 일종
	external carotid artery	외경동맥
E-CABG	endarterectomy and coronary artery bypass graft	동맥내막절제술 및 관상동맥우회술
ECBD	exploration of common bile duct	총담관 검사
ECC	embryonal cell carcinoma	배아세포암종
	emergency cardiac care	응급심장진료
	emergency care center	응급의료센터
	endocervical cone	자궁경부추체
	endocervical curettage	자궁경관내 소파술
	estimated creatinine clearance	추정 크레아티닌청소율
	external cardiac compression	외부심장압박
	extracorporeal circulation	체외순환
ECCE	extracapsular cataract extraction	(백내장)낭외적출(술)
ECCL	encephalocraniocutaneous lipomatosis	뇌두개피부지방종증
ECD	ectrodactyly	(손발)가락결손증
	emergency call device	긴급벨장치
	endocardial cushion defect	**심(장)내막융기결손**
	Erdheim-Chester disease	에드하임-체스터병
	external cardioverter-defibrillator	체외형 제세동기
	extracranial Doppler sonography	두개외 도플러 초음파촬영술
ECDB	encourage to cough and deep breathe	기침과 심호흡 격려
ECEMG	evoked compound electromyography	유발전위 복합근전도 조영법
ECF	effective capillary flow	유효 모세혈관 혈류량
	eosinophilic chemotactic factor	호산구성 화학주성인자
	erythroid colony formation	적혈구 집락형성 (정상적 적혈구 생성기전과 상관없이)
	Escherichia coli filtrate	대장균 여과
	extracellular fluid	**세포외액**
ECFA, ECF-A	eosinophilic chemotactic factor of	아나필락시스 호산구성 화학주성인자

약 어	원 어	의 미
	anaphylaxis	
ECFV	extracellular fluid volume	세포외액량
ECG	**electrocardiogram; electrocardiography**	**심전도**
ECGF	endothelial cell growth factor	내피세포 증식인자
ECHINO	echinocyte	톱니적혈구
ECHO	**echocardiography**	**심장초음파**
	enteric cytopathic human orphan[virus]	에코바이러스
	Etoposide, cyclophosphamide, Adriamycin, and vincristine	항암제 일종
Echo-Eg	echoencephalography	뇌초음파검사
ECI	electrocerebral inactivity	뇌전파비활성
	eosinophil chemotaxis index	호산구주화성 지수
	extracorporeal irradiation	체외 방사선조사
ECIB	extracorporeal irradiation of blood	혈액 체외방사선 조사
EC/IC	extracranial/intracranial	두개외/두개내(두개내외우회로조성술)
ECIL	extracorporeal irradiation of lymph	림프 체외방사선 조사
ECK	extracellular potassium	세포외 칼슘
ECL	euglobin clot lysis	유글로불린 응고 용해
	extent of cerebral lesion	뇌병변 범위, 크기
	extracapillary lesions	모세혈관 주위병소
ECM	embryonic chick muscle	배아성 병아리 근육
	erythema chronicum migrans	만성이동홍반
	external cardiac massage	외부심장압박
	extracellular material	세포외 물질
	extracellular matrix	세포외 기질
ECML	extracellular membrane layer	세포외막층
ECMO	**extracorporeal membrane oxygenation**	**체외막 산소화장치**
ECochG	electrocochleography	전기와우청력검사

약 어	원 어	의 미
ECOG	electrocorticography	피질뇌파검사
ECoG	electrocochleography	전기와우청력검사
	electrocorticography	피질뇌파검사
E coli	**Escherichia coli**	**대장균**
ECP	ectrodactyly-cleft palate[syndrome]	가락결손증-구개열(증후군)
	endocardial potential	심내막전위
	emergency care provider	긴급치료제공자
	eosinophil cationic protein	호산구양이온단백
	erythrocyte coproporphyrin	적혈구 코프로포르피린
	Escherichia coli polypeptide	대장균 폴리펩티드
	external cardiac pressure	외심장압, 심외압
	external counterpulsation	체외반대박동
	extracorporeal photochemotherapy	체외 광화학요법
ECPD	external counter pressure device	체외 역압 장치
ECPR	external cardiopulmonary resuscitation	체외심폐소생술
ECR	electrocardiographic response	심전도반응
	emergency chemical restraint	응급 화학억제
	extensor carpi radialis	손목폄근
ECRB	extensor carpi radialis brevis	짧은노쪽손목폄근, 단요측수근신근
ECRL	extensor carpi radialis longus	긴노쪽손목폄근, 장요측수근신근
ECS	elective cosmetic surgery	선택적 성형수술
	electrocerebral silence	뇌전파 무증상
	electroconvulsive shock; electroshock	전기경련쇼크
	endocervical swab	자궁경관내 면봉법
	endothelial cells	내피세포
	extracapsular spread	관절낭외 확산
	extracellular space	세포외 공간
ECT	**electroconvulsive therapy**	**전기경련요법**
	emission computed tomography	방사형 컴퓨터 단층촬영술

약 어	원 어	의 미
	enteric coated tablet	장용피정
	euglobulin clot test	유글로불린 응고시험
ect	ectopic; ectopy	편위, 전위
ECTA	esophageal gastric tube airway	식도위관 기도기
ECTR	endoscopic carpal tunnel release	내시경적 수근관 감압술
ECU	environmental control unit	환경통제단위
	extensor carpi ulnaris	자쪽손목폄근, 척골측수근신근
ECUM	extracorporeal ultrafiltration method	체외 한외여과방법
ECV	epithelial cell vacuolization	상피세포 공포화
	extracellular volume	세포외액량
	external cephalic version	바깥태아머리회전(술)
ECVA	extracranial vertebral artery	두 개 외 척추동맥
ECW	extracellular water	세포외액
ED	early differentiation	조기분화
	ectodermal dysplasia	**외배엽형성이상**
	ectopic depolarization	탈분극 전위
	effective dose	유효용량
	Ehlers-Danlos[syndrome]	엘러스-단로스 증후군
	elbow disarticulation	팔꿈치 관절분리절단(술)
	electrodialysis	전기투석
	embryonic death	배아사망
	emergency department	응급부서
	emotional disorder; emotionally disturbed	정서장애
	end-diastole	확장(기)말기
	endocrine disruptor	내분비 교란물질, 환경호르몬
	enteric drainage	**장 배액**
	Entner-Doudoroff[pathway]	엔트너-두도로프 경로
	enzyme deficiency	효소결핍
	epidural	경막외

약 어	원 어	의 미
	epileptiform discharge	간질모양방전, 간질파
	erectile dysfunction	**발기장애**
	erythema dose	홍반선량
	evidence of disease	질환증거
	exertional dyspnea	운동성 호흡곤란
	extensive disease	진행병기
	extensor digitorum	수지신근
	external diameter	바깥앞뒤지름, 외결합경
	extra-low dispersion	저분산
ED_{50}	median effective dose	중간유효용량
ED_{99}	effective dose, 99% response	99% 유효용량
ed	edema	부종
EDA	ectodermal dysplasia, anhidrotic	무한성 외배엽 이형성
	electrodermal activity	피부전기활동
	electrodermal audiometry	전류피부반응청력검사
	electron donor acceptor	전자공여수용체
	end-diastolic area	확장(이완)말기
EDAS	encephalo-duro-arterio synangiosis	뇌경질막동맥간접문합술
EDAP	emergency department approved for pediatrics	소아응급부서
EDAX	energy dispersive x-ray analysis	엑스선 에너지 확산분석
EDB	ethylene dibromide	휘발성 첨가제(살충제)
	extensor digitorum brevis	짧은발가락폄근
EDBP	erect diastolic blood pressure	직립 이완기혈압
EDC	effective dynamic compliance	유효 동적 순응도
	electrodesiccation and curettage	전기건조 및 소파술
	end-diastolic count	확장말기 계산
	endocrine-disrupting chemical	내분비계 교란물질
	endocrine-disrupting compound	내분비계 교란복합체
	estimated date of conception	수정추정일

약 어	원 어	의 미
	estimated date of confinement	분만추정일
	expected date of confinement	**분만예정일**
	expected delivery, cesarean	제왕절개 분만예정일
	extensor digitorum communis	총지신근
EDCP	eccentric dynamic compression plate [osteosynthesis]	편측성 압박 금속판(골접합술)
EDCS	end-diastolic chamber stiffness	확장기말 심방경직도
	end-diastolic circumferential stress	확장기말 주방향응력
EDD	end-diastolic dimension	확장기말 직경
	expected date of delivery	분만예정일
EDE	effective dose equivalent	유효선량해당량
edent	edentia; edentulous	이가 없는
EDF	eosinophil differentiation factor	호산구 감별인자
	erythroid differentiation factor	적혈구 감별인자
	extradural fluid	경막외액
EDG	electrodermography	피부전기 저항도
	electrodynogram	전기압력 기록기
EDH	**epidural hematoma**	**경막외 혈종**
EDI	eating disorder inventory	섭취장애 검사
EDL	end-diastolic length	확장기말 길이
	end-diastolic load	확장기말 부하
	Essential Drug List[WHO]	필수약품목록
	estimated date of labor	분만 추정일
	extensor digitorum longus	긴발가락폄근
ED/LD	emotionally disturbed and learning disabled	정서장애와 학습불능
EDM	early diastolic murmur	조기 확장기 심잡음
	esophageal Doppler monitoring	식도 도플러 모니터링
	Essential Drugs and Medicines [WHO]	필수의약품
	extramucosal duodenal myotomy	점막외 십이지장 근절개(술)

약 어	원 어	의 미
EDMD	Emery-Dreifuss muscular dystrophy	에머리-드레이푸스 근육퇴행위축
EDN	electrodesiccation	전기건조(법)
EDNA	Emergency Department Nurses Association	응급간호사협회
EDOC	estimated date of confinement	분만 추정일
EDP	end-diastolic pressure	확장기(이완기)말 압력
EDQ	extensor digiti quinti	다섯째손가락펴짐근 힘줄집, 소지신근건초
EDR	electrodermal response	전기피부반응
	endothelium-dependent relaxation	내피 의존형 이완
	edrophonium	근무력증 진단제
EDRF	endothelium-derived relaxing factor	내피에서 유래된 이완인자
EDS	edema disease of swine	돼지부종병
	egg drop syndrome	산란저하 증후군
	Ehlers-Danlos syndrome	**엘러스-단로스 증후군**
	Emery-Dreifuss syndrome	에머리-드레이푸스 증후군
	epigastric distress syndrome	상복부 불편 증후군
	excessive daytime sleepiness	주간수면과다(증)
EDT	end-diastolic thickness	이완기말 두께
EDTA	ethylenediamine tetraacetic acid	항응고제 일종
EDV	**end-diastolic volume**	**이완기말 용량**
	epidermodysplasia verruciformis	사마귀표피형성이상
EDW	estimated dry weight	추정된 건조 중량
EDWTH	end-diastolic wall thickness	이완기말 벽 두께
EDX, EDx	electrodiagnosis	전기진단(법)
EE	embryo extract	배아추출
	end-to-end	양끝(문합술)
	end expiration	호흡 결핵호기말기
	equine encephalitis	말뇌염
	expressed emotion	표출된 감정
	external ear	바깥귀, 외이

약 어	원 어	의 미
	eye and ear	눈과 귀
E-E	erythema-edema[reaction]	홍반-부종(반응)
E&E	eye and ear	눈과 귀
EEA	electroencephalic audiometry	뇌파 청력측정
	end-to-end anastomosis	**양단 문합술**
EEC	ectrodactyly-ectodermal dysplasia-clefting[syndrome]	결지외배엽형성이상갈림 증후군
EECD	endothelial-epithelial corneal dystrophy	각막상피내피이영양(증)
EECG	electroencephalography	뇌파검사
EEE	eastern equine encephalitis	미국 동부형 말뇌염
	eastern equine encephalomyelitis	미국 동부형 말뇌척수염
	edema, erythema and exudate	부종, 홍반, 삼출액
	external eye examination	외안검진
EEEP	end-expiratory esophageal pressure	확장기말 식도압
EEG	electroencephalogram	뇌파, 뇌전도
EEGA	electroencephalographic audiometry	뇌파 청력검사
EELV	end-expiratory lung volume	확장기말 폐용량
EEM	ectodermal dysplasia, ectrodactyly, macular dystrophy[syndrome]	외배엽 형성이상, 가락결손증, 반점이상증
	erythema exudativum multiforme	다형삼출홍반
EENT	eye, ear, nose, and throat	눈, 귀, 코, 목구멍
EEP	end-expiratory pressure	확장기말 압력, 말기 호기압
EER	electroencephalographic response	뇌파 반응
EEV	encircling endocardial ventriculotomy	내원 심내막 심실절개술
EF	ectopic focus	딴곳(이소성) 초점, 이소성 병소
	edema factor	부종 인자
	ejection fraction	**박출율**
	elastic fibril	탄력섬유
	embryo-fetal	태아배아
	embryo fibroblasts	배아 섬유모세포

약 어	원 어	의 미
	emergency facility	응급시설
	encephalitogenic factor	뇌염 유발인자
	eosinophilic fasciitis	호산구성 근막염
	epithelial focus	상피성 초점
	erythroblastosis fetalis	태아적모구증
	extended field[radiotherapy]	확장된 영역(방사선 치료)
	exposure factor	노출인자
EFA	essential fatty acid	필수지방산
EFAD	essential fatty acid deficiency	필수지방산 결핍
EFE	endocardial fibroelastosis	심(장)내막탄력섬유증
eff	effect	효과
	effusion	삼출, 삼출물
EFH	explosive follicular hyperplasia	폭발적 털집과다 형성
EFHBM	eosinophilic fibrohistiocytic (lesion of) bone marrow	골수 호산성 섬유조직구병변
EFM	elderly fibromyalgia	노인 섬유근육통
	electronic fetal monitoring	전자식 태아 감시기
	external fetal monitor	외부 태아 감시기
EFP	effective filtration pressure	유효여과압
	endoneural fluid pressure	신경내막액압
EFR	effective filtration rate	유효여과율
EFV	extracellular fluid volume	세포외액량
EFW	estimated fetal weight	추정된 태아 체중
EG	enteroglucagon	창자글루카곤
	eosinophilic granuloma	호산구 육아종
	esophagogastrectomy	식도위절제(술)
	esophagogastric	식도위
	external genitalia	외부생식기
eg	for example[Lat. exempli gratia]	예를 들어
EGA	estimated gestational age	추정 재태기간

약 어	원 어	의 미
EGBUS	external genitalia, Bartholin, urethral, Skene glands	외부생식기, 바르톨린샘, 요도와 부요도선
EGC	early gastric cancer	조기위암
EGD	**esophagogastroduodenoscopy**	**상부위장관내시경, 위내시경**
EGF	early graft failure	조기 이식실패
	endothelial growth factor	내피성장인자
	epidermal growth factor	표피성장인자
EGFR, EGF-R	epidermal growth factor receptor	표피성장인자 수용체
EGF-URO	epidermal growth factor, urogastrone	유로가스트론 표피성장인자
EGG	electrogastrogram	위전도
EGJ	esophago-gastric junction	식도위 접합
EGL	eosinophilic granuloma of the lung	폐의 호산구 육아종
EGN	experimental glomerulonephritis	실험적 사구체신염
EGR	early growth response	조기 성장반응
	erythema gyratum repens	사행성 이랑 홍반
EGTA	esophageal gastric tube airway	식도위관기도
EH	educationally handicaped	교육에 장애가 있는
	enlarged heart	확대된 심장, 심장비대
	epidermal hyperplasia	표피 과대증식
	epidermolytic hyperkeratosis	표피박리과다각화증
	epidural hematoma	경막외 혈종
	esophageal hiatus	식도열공
	essential hypertension	**본태성 고혈압**
	extramedullary hematopiesis	골수외 조혈
E&H	environment and heredity	환경과 유전
EHB	elevate head of bed	침상머리를 올림
	extensor hallucis brevis(mscle)	짧은 엄지폄(근)
EHBA	extrahepatic biliary atresia	간외 담도폐쇄(증)
EHBD	extrahepatic bile duct	간외 담관
EHBF	estimated hepatic blood flow	추정 간혈류량

약어	원어	의미
	extrahepatic blood flow	간외 혈류량
EHBO	extrahepatic biliary obstruction	간외 담도폐색
EHC	enterohepatic circulation	장-간 순환
	enterohepatic clearance	장-간 청소
	essential hypercholesterolemia	본태성 고콜레스테롤혈증
	extrahepatic cholestasis	간외 담즙정체
EHD	electrohemodynamics (electrohydrodynamic)	전기혈액역동
	epizootic hemorrhagic disease	가축유행성 출혈성 질환
	extrahepatic duct(disease)	간외 관
EHDP	etidronate disodium	칼슘대사 조절제
EHE	epithelioid hemangioendothelioma	상피모양혈관내피종
EHEC	**enterohemorrhagic Escherichia coli**	**장출혈성 대장균**
EHF	epidemic hemorrhagic fever	유행출혈열
EHG	electrohysterogram, electrohysterography	전자자궁수축기록
EHH	esophageal hiatal hernia	식도열공탈장
EHIV	exposure to human immunodeficiency virus	HIV에 노출
EHK	epidermolytic hyperkeratosis	표피박리과다각화증
EHL	effective half-life	유효반감기
	electrohydraulic lithotripsy	전기수압쇄석(술)
	endogenous hyperlipidemia	내인성 고지질혈증
	essential hyperlipemia	본태성 고지질혈증
	extensor hallucis longus	긴엄지(발가락)폄근, 장족무지신근
EHM	extrahepatic metastases	간외 전이
EHO	extrahepatic obstruction	간외 폐색
EHPH	extrahepatic portal hypertension	간외 문맥고혈압
EHT	essential hypertension	본태성 고혈압
EI	electrical injury	전기손상

약 어	원 어	의 미
	electrolyte imbalance	전해질불균형
	emotionally impaired	정서장애
	eosinophilic index	호산성 지수
E/I	expiration/inspiration[ratio]	호기/흡기(비율)
EIA	electroimmunoassay	전기면역측정
	enzyme immunoassay	**효소면역검정법**
	equine infectious anemia	**말전염성빈혈**
	excessive inappropriate aggression	부적절하게 과도한 공격성
	exercise-induced anaphylaxis	운동유발 아나필락시스
	exercise-induced asthma	운동유발 천식
	external iliac artery	바깥엉덩동맥, 외장골동맥
EIAB	extracranial-intracranial arterial bypass	두 개강 내외동맥 측부회로
EIB	exercise-induced bronchospasm	운동유발 기관지연축
EIC	enzyme inhibition complex	효소억제 복합체
	extensive intraductal carcinoma	광범위 관내암종
EID	electroimmunodiffusion	전기 면역확산
	electronic infusion device(s)	전자주입장치
	emergency infusion device	응급주입장치
EIEC	enteroinvasive Escherichia coli	장침입성대장균
EIEE	early infantile epileptic encephalopathy	조기소아간질성뇌병증
EIF	erythrocyte initiation factor	적혈구 시작인자
EIP	elective interruption of pregnancy	선택적 임신중절
	end-expiratory pause	확장기말 휴지기
	extensor indicis proprius	고유 집게(손가락)펴짐근, 고유시지신근
EIS	endoscopic injection sclerosis	내시경적 경화요법
EIV	external iliac vein	바깥엉덩정맥, 외장골정맥
EJ	elbow jerk	팔꿈치 반사
	external jugular	바깥목정맥, 외경정맥
EJM	epilepsy juvenile myoclonic	소아 간대성 근경련 간질

약 어	원 어	의 미
EJV	external jugular vein	바깥목정맥, 외경정맥
EKC	epidemic keratoconjunctivitis	유행성 각결막염
EKG	**electrocardiogram; electrocardiography**	**심전도; 심전도 검사**
EKS	epidemic Kaposi sarcoma	유행성 카포시육종
EKV	erythrokeratodermia variabilis	가변홍색각질피부증
EKY	electrokymogram	심파동 촬영법
EL	elbow	팔꿈치
	erythroleukemia	적백혈병
	external lamina	바깥 섬유판
ELA	elastase	엘라스타아제
ELAD	extracorporeal liver assist device	체외간보조장치
ELAM	endothelial leukocyte adhesion molecule	내피백혈구부착분자
ELAS	extended lymphadenopathy syndrome	확대림프절병(증) 증후군
elb	elbow	팔꿈치
ELBW	extremely low birth weight	극소저체중아
ELEM	equine leukoencephalomalacia	뇌백질연화증
elev	elevation	융기, 올림
ELF	elective low forceps	선택적 하위겸자
ELH	endolymphatic hydrops	내림프성 수종
ELI	endomyocardial lymphocytic infiltrates	심내막 림프구 침윤물
ELISA	**enzyme-linked immunosorbent assay**	**효소결합면역흡착측정(법)**
elix	elixir	조제용 감미제
ELLIP	elliptocyte	타원적혈구
ELM	external limiting membrane	외경계막, 바깥경계층
ELND	elective lymph node dissection	선택적 림프절 절제(술)
ELOS	estimated length of stay	예정된 체류기간
ELP	elastase-like protein	엘라스타제 유사 단백질
	electrophoresis	**전기영동법**
	exogenous lipoid pneumonia	외인성 유지질폐렴

약 어	원 어	의 미
ELPS	excessive lateral pressure syndrome	외측 과잉압박 증후군
ELS	Eaton-Lambert syndrome	람버트-이튼 근무력증 증후군
	extralobar sequestration	엽외 폐분리증
ELSI	**ethical, legal, and social issues**	**윤리적, 법적, 사회적 논란**
ELSS	emergency life support system	응급생명지지체계
ELT	euglobulin lysis time	유글로불린 용해시간
EM	early memory	초기기억
	ejection murmur	수축기 잡음
	Embden-Meyerhof[pathway]	엠덴-마이어로프 경로
	emergency medicine	응급 의약품
	emmetropia	정시안
	emotional disorder	정서장애
	ergonovine maleate	자궁수축제 일종
	erythema migrans	유주성(이동) 홍반
	erythema multiforme	다형 홍반
	erythromycin	에리트로마이신(항생물질)
	esophageal manometry	식도내압검사
	esophageal motility	식도 운동
	extensive metabolizers	광범위 대사
	extracellular matrix	세포외기질
EMA	early morning awakening	이른 아침 눈뜨다
	emergency medical assistance	응급의료보조
	epithelial membrane antigen	상피막항원
EmA	endomysial antibody	근내막항체
EMB	endometrial biopsy	자궁내막생검
	endomyocardial biopsy	심내막심근생검
	Ethambutol(Myambutol)	**결핵약 일종**
emb	embolism	색전증
EMC	emergency medical care	응급치료

약 어	원 어	의 미
	emergency medical condition	응급상태
	encephalomyocarditis	뇌심근염
	essential mixed cryoglobulinemia	본태성 혼합 저온글로불린혈증
EMD	electromechanical dissociation	전기기계해리
	emergency medical doctor	응급의료의사
	Emery-Dreifuss muscular dystrophy	에머리-드레이푸스 근 이영양(증)
	esophageal mobility disorder	식도운동장애
EMDR	eye movement desensitization and reprocessing	안구운동 둔감법과 재처리 과정
emer	emergency	응급
EMF	electromotive force	기전력
	endomyocardial fibrosis	심근내막 섬유증
	erythrocyte maturation factor	적혈구 성숙인자
	evaporated milk formula	무당연유 처방
EMG	**electromyogram; electromyography**	**근전도(검사)**
	essential monoclonal gammopathy	본태성 단세포군(단일클론) 감마글로불린병증
	eye movement gauge	안구운동 측정계
	exomphalos-macroglossia-gigantism [syndrome]	배꼽탈장, 대설증, 거인증 증후군 (Beckwith-Wiedemann Syndrome)
EMGN	**extramembranous glomerulonephritis**	**막외 사구체신염**
EMIC	emergency maternal and infant care	응급 모아간호
EMIT	enzyme multiplied immunoassay technique	다원 효소 면역측정 기술
EML	erythema nodosum leprosum	나병결절홍반
EMLA	eutectic mixture of local anesthetics	국소마취제 공정화합물
EMLB	erythromycin lactobionate	항생제 일종
EMM	erythema multiforme major	중증형 다형 홍반 (Stevens Johnson syndrome)
EMLD	external muscle damaged	외근(층) 손상

약 어	원 어	의 미
EMMA	eye movement measuring apparatus	안구운동 측정 장치
EMO	exophthalmos, myxedema circumscriptum praetibiale, and osteoarthropathia hypertrophicans [syndrome]	안구돌출, 국한성 경골전점액부종, 골관절병증 증후군
emot	emotion; emotional	정서, 감정
EMP	Embden-Meyerhof pathway	엠덴-마이어로프 경로
	extramedullary plasmacytoma	골수외 형질세포종
	malignant proliferation of eosinophils	호산구 악성증식
EMPS	exertional muscle pain syndrome	운동성 근육통 증후군
EMR	educable mentally retarded	교육가능한 정신지체
	electronic medical record	**전자의무기록**
	emergency mechanical restraint	응급 기계적 억제
	emergency medicine resident	응급의학 전공의
	endoscopic mucosal resection	내시경 점막 절제술
	essential metabolism ratio	필수대사율, 기초대사율
	eye movement record	안구운동 기록
EMRS	electronic medical record system	전자의무기록 체계
EMS	early morning specimen	이른 아침 검체, 검사물
	early morning stiffness	이른 아침 강직
	electrical muscle stimulation	전기 근육 자극
	emergency management of stroke	응급 발작 관리
	emergency medical services	응급의료 서비스
	endometriosis	자궁내막증
	environmental management system	환경관리체계
	eosinophilia myalgia syndrome	호산구증가근(육)통증 증후군
EMT	emergency medical team	응급의료팀
	emergency medical technician	응급구조사
EMTD	estimated maximum tolerated dose	추정 최대내성용량
EMU	early morning urine	이른 아침 소변

약 어	원 어	의 미
emul	emulsion	유탁액
EMV	**eye, motor, voice [Glasgow coma scale]**	**개안, 통증자극으로 인한 사지의 반응 및 언어기능(글래스고혼수척도)**
EMVC	early mitral valve closure	조기 승모판 폐쇄
EMW	electromagnetic waves	전자기파
EN	**endoscopy**	**내시경검사(술)**
	enrolled nurse	준 간호사
	enteral nutrition	**경장영양**
	epidemic nephritis	유행 사구체신염
	erythema nodosum	결절성 홍반
En, en	enema	관장
ENA	Emergency Nurses' Association	응급간호사 협회
	extractable nuclear antigen	추출 핵항원
ENC	encounter	충돌
	environmental control	환경통제
END	early neonatal death	출생 후 첫 7일내 사망
	elective neck dissection	예방적 경부청소술
	endorphin	엔돌핀
	endurance	인내하다
Endo	**endocardial; endocardium**	**심장내막(의)**
	endocrine	내분비
	endodontics	근관치료학
	endotracheal	기관내
endo	endoscopy	내시경검사(술)
enem	enema	관장
ENG	electroneurogram; electroneurography	신경전도; 신경전도검사
	electronystagmogram, electronystagmography	전기안진(눈떨림); 전기안진검사
ENI	elective neck irradiation	예방적 경부 방사선조사
	elective nodal irradiation	예방적 결절 방사선조사

약 어	원 어	의 미
ENL	erythema nodosum leprosum	나병결절홍반
ENMG	electroneuromyography	신경근전도검사(법)
ENN	environmental noise	환경소음
ENOG, ENoG	electroneurography; electroneuronography	신경전도검사(법)
ENP	enalapril	고혈압, 심부전 치료제 일종
	excellence for nursing practice	탁월한 간호수행
	extractable nucleoprotein	추출 핵단백질
ENR	eosinophilic nonallergic rhinitis	호산구성 비알레르기성 비염
	extrathyroid neck radioactivity	갑상선외 경부 방사능
ENS	enteral nutritional support	장관영양보충
	enteric nervous system	장관신경계
	epidermal nevus syndrome	표피모반 증후군
ENT	**Ear, Nose, and Throat**	**이비인후과(귀, 코, 인후)**
	enzootic nasal tumor	동물토착 비강종양
env, environ	environment; nvironmental	환경; 환경의
enz	enzyme	효소
EO	early-onset	조기발병
	eosinophil	호산구
	eyes open	개안
EOA	effective orifice area	(심장판막의)개구부 크기
	erosive osteoarthritis	미란성 골관절염
	examination, opinion, and advice	검사, 의견과 조언
	esophageal obturator airway	식도폐쇄기도유지기
EOAD	early-onset Alzheimer disease	60세 이전에 발생하는 조발성 알츠하이머
	external oblique aponeurosis	외측 사건막
EOB	edge of bed	침대 가장자리
	emergency observation bed	응급 관찰 침대
	explanation of benefits	이점에 대한 설명
EOC	episode of care	진료 에피소드(단위)

약 어	원 어	의 미
	epithelial ovarian cancer	상피성 난소암
	emergency observation center	응급 관찰 센터
EOCA	early-onset cerebellar ataxia	조기발병 소뇌성 운동실조
EOD	every other day	이틀에 한번
	early-onset depression	조발성 우울증
	early-onset disease	조기발병 질환
EOG	electro-oculography	눈전위도검사(법)
	electro-olfactography	전기후각도검사(법)
	eosinophilic gastroenteritis	호산구성 위장염
	ethylene oxide gas	EO가스
EOJ	extrahepatic obstructive jaundice	간외폐쇄성 황달
EOL	end of life	노심말기, 호스피스
EOM	electro-optic modulator	전기광학 변조기
	end of message	유언
	equal ocular movement	동등 안구운동
	external otitis media	외측 중이염
	extraocular movement	**외안근 운동**
	extraocular muscle	외안근
EOMA	emergency oxygen mask assembly	응급 산소마스크 부속장치
EOMI	extraocular muscles intact	손상없는 외안근
EOP	efficiency of plating	평판증식효율
EORA	elderly-onset rheumatoid arthritis	60세 이상에서 발생한 류마티스 관절염
EOS	eosinophil	호산구
EOSM	effective osmolarity	유효삼투질농도
EP	**ectopic pregnancy**	**자궁외임신**
	electronic palpation	전자촉진
	electrophoresis	전기이동
	elopement precaution	가출 조심
	emergency physician	응급의학과 전문의

약 어	원 어	의 미
	endocochlear potential	와우내 전위
	endogenous pyrogen	내인 발열원
	endorphin	엔도르핀
	eosinophilic pneumonia	호산구성 폐렴
	erythrocyte protoporphyrin	적혈구 프로토포르피린
	erythrophagocytosis	적혈구포식
	erythropoietic porphyria	적혈구조혈포르피린증
	erythropoietin	적혈구형성인자, 에리트로포이에틴
	esophageal pressure	식도압
	evoked potential	유발전위
	exophytic papilloma	외성장유두종
E&P	estrogen and progesterone	에스트로겐과 프로게스테론
EPA	erect posterior-anterior	직립 전후(방향)
	erythroid potentiating activity	적혈구 촉진활성
	extrinsic plasminogen activator	외인성 플라스미노겐활성제
EPAP	**expiratory positive airway pressure**	**호기기도양압**
EPB	extensor pol`licis brevis	단무지신근, 짧은엄지폄근
EPBF	effective pulmonary blood flow	유효 폐혈류량
EPC	endothelial progenitor cell	혈관내피모세포
	epilepsia partialis continua	지속부분간질
	erosive prepyloric changes	미란성 유문앞 변화
	evidence-based practice center	근거중심실무센터
	external pneumatic compression	외부공기압박
EPCG	endoscopic pancreatocholangiography	내시경적 췌담관 조영
EPD	embolic protection device	색전 예방 장치
EPF	early pregnancy factor	초기임신인자
	endocarditis parietalis fibroplastica	섬유형성성 심내막염
	exophthalmos-producing factor	안구돌출 유발인자
EPH	edema-proteinuria-hypertension	부종-단백뇨-고혈압

약 어	원 어	의 미
	episodic paroxysmal hemicrania	반복성 발작성 편두통
	extrahepatic portal hypertension	간외 문맥고혈압
EPI	**epilepsy**	**간질**
	epinephrine	**에피네프린**
	epithelium; epithelial	상피; 상피성
	exocrine pancreatic insufficiency	**외인성췌장기능부전증**
	extrapyramidal involvement	추체외로 침범
	extrinsic pathway inhibitor	외인성 경로 억제제
epi	epinephrine	에피네프린
epid	epidemic	유행
epil	epilepsy; epileptic	간질
epis	episiotomy	회음절개(술)
epith	epithelium	상피
EPL	essential phospholipid	필수인지질
	extensor pollicis longus	긴엄지(손가락)폄근, 장수무지신근
	extracorporeal piezoelectric lithotriptor	체외 압전 요로쇄석기
EPM	electron probe microanalysis	전자 탐침 미세 분석
	electronic pacemaker	전자심장박동기
	electrophoretic mobility	전기영동이동도
EPN	emphysematous pyelonephritis	기종성신우신염
EPMR	progressive epilepsy with mental retardation	정신지체를 동반한 진행성 간질
EPN	emphysematous pyelonephritis	기종성신우신염
EPO	eosinophil peroxidase	호산구 과산화효소
	erythropoiesis	적혈구형성
	erythropoietin	적혈구형성인자
	exclusive provider organization	전용제공자조직
	expiratory port occlusion	호기관 폐쇄
EPP	end-plate potential	종판전위
	equal pressure point	등압점

약 어	원 어	의 미
	erythropoietic protoporphyria	적혈구형성프로토포르피린증
EPPB	end positive-pressure breathing	말단양압호흡
EPR	early phase reaction	초반기 반응
	early progressive resistance	조기 점진적 저항
	electronic patient record	전자환자기록
	electrophrenic respiration	전기횡격막호흡
	emergency physical restraint	응급 물리적 억제
	extraparenchymal resistance	실질외저항
	extrapyramidal reaction	추체외로 반응
EPS	elastosis perforans serpiginosa	사행상 관통성 탄력섬유증
	electrophysiologic study	전기생리학적 검사
	endoscopic pancreatic sphincterectomy	내시경적 췌장 괄약근 절개술
	enzyme pancreatic secretion	췌장효소분비
	exophthalmos-producing substance	안구돌출 유발물질
	expressed prostatic secretions	전립선액 분비
	extrapyramidal side effects	**추체외로계 부작용**
	extrapyramidal symptom	추체외로계 증상
	extrapyramidal syndrome	추체외로 증후군
EPSDT	early and periodic screening diagnosis and treatment	정기적 조기선별진단과 치료
EPSE	extrapyramidal side effects	추체외로계 부작용
EPSS	E point to septal separation	E점 중격분리
EPT	early pregnancy test	조기 임신검사
EPTS	existed prior to service	의료서비스이전 생존
EQ	educational quotient	교육지수
	encephalization quotient	대뇌화 지수(체중과 뇌중량과의 관계 지수)
	equal to	~와 동등한, 등가의
ER	epigastric region	명치부위
	ejection rate	박출율, 분출율
	electroresection	전기절제(술)

약 어	원 어	의 미
	emergency room	**응급실**
	endoplasmic reticulum	**세포질세망**
	erythrocyte receptor	적혈구 수용체
	estradiol receptor	에스트라디올 수용체
	estrogen receptor	에스트로겐 수용체
	etretinate	건선 치료제 일종
	evoked response	유발 반응
	expiratory reserve	예비 호기
	external rotation	외회전
ER+	increased estrogen receptor	에스트로겐 수용체 증가
E&R	equal and reactive	동등 반응하는
ERA	electrical response activity	전기적 반응활동
	electroencephalic response audiometry	뇌파반응성 청력검사
	estrogen receptor assay	에스트로겐 수용체 측정(법)
	evoked response audiometry	유발반응 청력검사
ERBD	endoscopic retrograde biliary drainage	내시경적 역행성 담관배액
ERBF	effective renal blood flow	유효 신혈류량
ERC	endoscopic retrograde cholangiography	내시경 역행성 담관 조영(술)
	erythropoietin-responsive cell	적혈구 반응성 세포
	ethical review committee	윤리적 심의 위원회
ERCP	**endoscopic retrograde cholangiopancreatography**	**내시경적 역행성 췌담관 조영(술)**
ERE	external rotation in extension	신전내 외회전
ERF	esophago-respiratory fistula	식도-기도루
	external rotation in flexion	굴곡내 외회전
ERFC	erhtyrocyte rosetteforming cell	적혈구 로제트 형성세포
ERG	electron radiography	전자 방사선촬영(술)
	electroretinogram; electroretinography	망막 전위도 검사(법)
ERL	effective refractory length	유효 불응성 기간
ERNA	early return to normal activities	급성 심근경색 후 정상상태로 곧 돌아옴

약 어	원 어	의 미
	[after acute myocardial infarction]	
	equilibrium radionuclide angiocardiography	평형 방사선핵종심장혈관조영술
ERO	effective regurgitant orifice [tricuspid regurgitation]	유효역류구멍(삼첨판 폐쇄부전)
ERP	early receptor potential	초기수용기전위
	effective refractory period	유효불응기
	endocardial resection procedure	심내막 절제 시술
	endoscopic retrograde pancreatography	내시경역행췌관조영(술)
	estrogen receptor protein	에스트로겐 단백수용체
	event-related potential	사건관련전위
ERPF	effective renal plasma flow	유효신혈장 유량
ERPLV	effective refractory period of left ventricle	좌심실 유효불응기
ERS	endoscopic retrograde sphincterectomy	내시경적 역행성 괄약근 절제(술)
ERT	emergency room thoracotomy, emergent resuscitative thoracotomy esophageal radionuclide transit	식도 동위원소 통과
	estrogen replacement therapy	에스트로겐 대체요법
	external radiation therapy	외부 방사선 요법
ERU	endorectal ultrasound	직장내 초음파(검사)
ERV	expiratory reserve volume	호기예비량
ES	ejection sound	박출음
	elastic stocking	탄력(압박)스타킹
	electrical stimulus; electrical stimulation	**전기적 자극**
	electroshock	전기적 쇼크
	emergency service	응급서비스
	emission spectrometry	방출 분광법
	end of systole	수축기 말

약 어	원 어	의 미
	endometritis-salpingitis	자궁내막염-난관염
	endoscopic sclerosis	내시경적 경화(술)
	endoscopic sclerotherapy	**내시경적 경화요법**
	endoscopic sphincterotomy	내시경괄약근절개(술)
	end stage[disease]	말기(질병)
	end-systole	수축기말
	epileptic seizures	**간질성 발작**
	epileptic syndrome	간질 증후군
	esophageal; esophagus	식도
	esophageal scintigraphy	식도 섬광조영(술)
	esterase	에스테르 분해효소
	Ewing sarcoma	유잉육종
	extrasystole	기외수축
ESA	endocardial surface area	심내막 표면적
	epidermal surface antigen	표피표면항원
	epididymal sperm aneuploidy	부고환 정자 이수배수체
	end to side anastomosis	단측 문합술
	esterase	에스테르 분해효소
ESAP	evoked sensory(nerve) action potential	유발감각신경활동전위
ESB	electrical stimulation of the brain	전기 뇌자극
ESC	endosystolic count	수축말기 계수
	epidural spinal cord	경막외 척수
ESCC	epidural spinal cord compression	경막외 척수압박
	esophageal squamous cell carcinoma	식도 편평세포암종
ESCS	epidural spinal cord stimulation	경막외 척수 자극
ESD	end-systolic dimension	수축기말 크기
	exoskeletal device	외골격 장치
ESE	exercise stress echocardiography	운동부하 심장초음파 검사
ESF	electrosurgical filter	전기용 외과여과기

약 어	원 어	의 미
	erythropoietic stimulating factor	적혈구 생성 자극인자
ESG	electrospinogram	척수전위도
	endovascular stent graft	혈관내 스텐트 이식(술)
	estrogen	에스트로겐
	exfoliation syndrome glaucoma	박탈증후군성 녹내장
ESI	elastase-specific inhibitor	엘라스타아제 특이억제제
	emergency severity index	응급중증도 지수
	enzyme substrate inhibitor	효소기질 저해물질
	epidural steroid injection	**경막 외 부신피질 호르몬 주사**
ESIC	electrical stimulation-induced contractions	전기자극으로 유도된 수축
ESIMV	expiratory synchronized intermittent mandatory ventilation	호기 동시성 간헐적 강제환기
ESIN	elastic stable intramedullary nailing	탄력안정 골수 내 고정술
ESL	end-systolic length	수축기 말 길이
	extracorporeal shockwave lithotripsy	**체외충격파쇄석술**
ESLD	end-stage liver disease	말기 간질환
ESLF	end-stage liver failure	말기 간부전
ESM	ejection systolic murmur	수축기 방출 심잡음
	endolymphatic stromal myosis	림프관내 간질성 근종
	endoscopic specular microscope	내시경적 거울현미경
ESN	estrogen-stimulated neurophysin	에스트로겐 자극 뉴로피신
ESO	electrospinal orthosis	전기척추 정형술
	embolic signal onset	색전 징후 발현
	esophagus	식도
eso	esophagoscopy	식도경검사(법)
	esophagus	식도
ESP	early systolic paradox	초기수축모순
	effective systolic pressure	유효수축기압
	endometritis-salpingitis-peritonitis	자궁내막염-난관염-복막염

약 어	원 어	의 미
	end-systolic pressure	**수축기 말기압**
	eosinophil stimulation promoter	호산구 자극 촉진인자
	especially	특히
	evoked synaptic potential	유발 시냅스 전위
	extrasensory perception	초감각인지
ESPA	electrical stimulation-produced analgesia	전기자극으로 인한 무통증
ESPVR	end-systolic pressure-volume relationship	수축기말기 압력-용량 관계
ESR	electric skin resistance	피부전기저항
	erythrocyte sedimentation rate	**적혈구 침강속도**
	estrogen receptor	에스트로겐 수용체
	extracytoplasmic stress response	세포질외 스트레스반응
ESRD	end-stage renal disease	말기신장병
ESRF	end-stage renal failure	말기신부전
ESS	empty sella syndrome	빈안장 증후군, 공터키안 증후군
	endoscopic sinus surgery	내시경 부비동 수술
	endostreptosin	엔도스트렙토신
	erythrocyte-sensitizing substance	적혈구감작물질
	euthyroid sick syndrome	갑상선 기능정상 질환증
	excited skin syndrome	흥분성 피부 증후군
ess	essential	필수-, 본태-
ESSF	external spinal skeletal fixation	외부척수골격고정(술)
EST	**electroshock therapy**	**전기충격요법**
	endodermal sinus tumor	내배엽굴종양, 내배엽동종양
	endoscopic sphincterectomy	내시경적 괄약근절제(술)
	esterase	에스테르 분해효소
	exercise stress test	운동부하검사
Est,l	elastance, lung	폐 탄성(률)
Est,rs	elastance, respiratory system	호흡기계 탄성(률)
Est,w	elastance, chest wall	흉벽 탄성(률)

약 어	원 어	의 미
ESV	end-systolic volume	수축기말 용량
	esophageal valve	식도판
ESVH	endoscopic saphenous vein harvesting	내시경 두렁정맥 채취
ESVS	endoscopic vascular surgery	내시경적 혈관 수술
ESWL	extracorporeal shock wave lithotripsy	체외충격파 결석파쇄법
ESWS	end-systolic wall stress	수축기말(심실)벽 스트레스
E(T)	intermittent esotropia	간헐적 내사위
ET	educational therapy	교육요법
	effective temperature	감각온도, 유효온도
	ejection time	박출시간
	embryo transfer	**배아이식**
	endotoxin	내독소
	endotracheal	기관내
	endotracheal tube	**기관내관**
	end-tidal	호흡종기
	endurance time	지속시간
	enterotoxin	장독소
	epidermolytic toxin	표피용해독소
	epithelial tumor	상피성 종양
	esophageal temperature	식도온도
	esotropia	내사시
	essential thrombocythemia	**본태성 고혈소판증**
	essential tremor	본태떨림
	ethanol	에탄올
	etiology	병인
	eustachian tube	유스타키오관
	exchange transfusion	교환수혈
	exercise test	운동검사
	exercise treadmill	답차운동

약 어	원 어	의 미
	exfoliative toxin	표피탈락독소
	expiration time	호기시간
	exploratory thoracoscopy	진단적 흉강경검사
et	and[Lat. et]	그리고
ETA	endotracheal airways	기관내 기도
	endotracheal aspiration	기관내 흡인
	ethionamide	에티오나미드
	exfoliative toxin A	표피탈락독소 A
ETAB	extrathoracic assisted breathing	흉부외 보조호흡
et al	and others[Lat. et alii]	나머지
ETC	and so on(Latin: et cetera)	기타 등등
	emergency trauma care	응급외상치료
	enterotoxigenic Escherichia coli	장독소생성대장균
	estimated time of conception	수정추정시간
$ETCO_2$, $_{et}CO_2$	end-tidal carbon dioxide[concentration]	호기 말 이산화탄소 농도
ETD	**eustachian tube dysfunction**	**유스타키오관 기능 장애**
ETE	end-to-end[anastomosis]	양단(말단에서 말단; 문합술)
ETEC	**enterotoxic or enterotoxigenic Escherichia coli**	**장독소 대장균**
ETF	eustachian tube function	유스타키오관 기능
ETH	ethanol	에탄올
ETI	endotracheal intubation	기관내 삽관
etiol	etiology	병인
ETM	erythromycin	에리트로마이신
ETO	estimated time of ovulation	배란예정시기
	eustachian tube obstruction	유스타키오관 폐쇄
ETOH, EtOH	ethyl alcohol	알코올
ETP	entire treatment period	총 치료기간
	ephedrine, theophylline, phenobarbital	에페드린, 테오필린, 페노바르비탈
	eustachian tube pressure	유스타키오관(이관) 압력

약 어	원 어	의 미
ETR	effective thyroxine ratio	유리 티록신 지표 일종
ETS	electrical transcranial stimulation	전기경두개자극
	electrosleep therapy	전기수면요법
	endoscopic transthoracic sympathectomy	내시경적 경흉부(가슴통과) 교감신경 절제술
	endotracheal suction	기관내 흡인
	end to side(anastomosis)	단측(연결)
	extracellular transport system	세포외 전달체계
ETT	**endotracheal tube**	**기관내관**
	exercise tolerance test	운동내성검사
	exercise treadmill test	답차운동검사
	extrathyroidal thyroxine	외갑상선 티록신
ETU	emergency and trauma unit	응급과 외상병동
	emergency treatment unit	응급처치병동
ETX	etiology	병인
EU	emergency unit	응급실
	equivalent unit	당량 단위
	esophageal ulcer	식도궤양
	etiology unknown	알려지지 않은 병인
	excretory urography	배설요로조영(술)
EUA	examination under anesthesia	마취하 검진
EUCD	emotionally unstable character disorder	정서불안인격장애
EUM	external urethral meatus	외요도구
EUP	extrauterine pregnancy	자궁외 임신
EUS	endorectal ultrasonography	직장내 초음파검사
	endoscopic ultrasonography	내시경 초음파검사
	external urethral sphincter	외요도 괄약근
EV	eczema vaccinatum	종두 습진
	ejected volume	박출량
	emergency vehicle	응급차량

약 어	원 어	의 미
	encephalitis or encephalomyelitis virus	뇌염/뇌척수염 바이러스
	enteritis virus	장염 바이러스
	enterovirus	장바이러스
	epidermodysplasia verruciformis	사마귀표피형성이상
	esophageal varices	식도 정맥류
	eustachian valve	유스타키오 판
	evoked potential[response]	유발전위반응
	excessive ventilation	과다환기
	extravascular	혈관외
Ev, ev	eversion	외번
evac	evacuate; evacuated; evacuation	배출하다; 배출한; 배출
eval	evaluate; evaluated; evaluation	평가하다; 평가한; 평가
evap	evaporation, evaporated	증발, 증발한
EVAR	endovascular aneurysm repair	혈관내 동맥류 복원술
EVB	esophageal variceal bleeding	식도 정맥류 출혈
EVD	external ventricular drain	체외뇌실배액
eve	evening	저녁
ever	eversion, everted	외번, 뒤집힌
EVG	electroventriculography	심실 전위도 검사
EVL	**endoscopic variceal ligation**	**식도정맥류 결찰**
EVLW	extravascular lung water	혈관외 수폐
EVM	extravascular mass	혈관외 종괴
EVP	episcleral venous pressure	상공막정맥압
EVR	exudative vitreoretinopathy	삼출유리체망막변증
EVRS	early ventricular repolarization syndrome	조기 심실재분극 증후군
EVS	**endoscopic variceal sclerosis**	**내시경적 정맥류 경화**
	endovaginal sonography	질내 초음파검사
EVT	endovascular treatment	혈관내 치료
EW	emergency ward	응급병동

약 어	원 어	의 미
	estrogen withdrawal	에스트로겐 중지
EWB	estrogen withdrawal bleeding	에스트로겐 쇠퇴성출혈
EWHO	elbow-wrist-hand orthosis	팔꿈치-손목-손 보조기
EWL	excess weight loss	과도한 체중감소
EWS	Ewing sarcoma	유잉육종
EWT	erupted wisdom teeth	사랑니 발치
	esophageal wall thickness	식도벽두께
EX	exfoliation	박탈
	exsmoker	흡연 유경험자
ex	exacerbation	악화
	examination	진찰, 검사
	example	예, 보기
	excision	절제(술), 적출(술)
	exercise	운동
	exophthalmos	안구돌출(증)
	exposure	노출
	extraction	적출, 추출, 분만, 발치
exac	exacerbation	악화
exam	examination	진찰, 검사
exc	excision	절제(술), 적출(술)
exch	exchange	교환
excr	excretion	배설(물)
ExEF	ejection fraction during exercise	운동시 박출률
exer	exercise	운동
exg	exogenous	외인성
EXO	exonuclease	핵산말단분해효소, 엑소뉴클레아제
	exophoria	외사위
exoph	exophthalmia	안구돌출증
exos	exostosis	뼈돌출증

약 어	원 어	의 미
EXP	expiration	호기, 사망
exp	expansion	확대, 팽창
	expectorant	가래약, 거담제
	experiment, experimental	실험
	expiration; expired	호기, 호기의
	exposure	노출
exp lap	exploratory laparotomy	탐색개복술, 진단적 개복술
EXT	exercise testing	운동검사
ext	extension	신전
	extensive	과도한, 광범위의
	extensor	신전근
	exterior	바깥-, 외-
	external	바깥-, 외-
	extract	**추출, 추출물**
	extreme	극단의, 최후의
ext rot	external rotation	외회전
extub	extubation	관제거, 발관
EXU	excretory urogram	요로배출 조영사진
exud	exudate	삼출물

F

약 어	원 어	의 미
F	facies	얼굴, 표정
	factor	요인, 요소
	failure	실패, 부전
	false	거짓, 가(성)-
	family	가족
	fascia	근막
	fasting	공복
	fat	지방
	feces	대변
	female	**여성**
	fermentation	발효
	fertility	**생식능력, 출산력**
	fetal	태아
	fibroblast	섬유모세포
	fibrous	섬유-
	field of vision	시야
	finger	손가락
	flexion	굽힘, 굴곡
	flow	흐름, 유량
	focal[spot]	초점, 병소
	fontanel	대천문
	foramen	구멍, 공

약 어	원 어	의 미
	formula	처방
	fornix	천장, 원개
	fossa	오목
	fraction	분율, 분획
	fracture	골절
	fragment	조각, 편
	free	자유, 유리
	frequency	빈도
	frontal	이마, 전두-
	function	기능
	fundus	바닥, 기저
F1, F2, etc.	first, second, etc., filial generation	제1세대, 제2세대(자식세대)
FⅠ～FXⅢ	**factors Ⅰ～XⅢ etc.**	**제1～13인자**
FA	factor analysis	요인분석
	false aneurysm	가성동맥류
	Fanconi anemia	판코니빈혈
	far advanced	중증의
	fatty acid	지방산
	femoral artery	대퇴동맥
	fetal age	재태연령
	fibrinolytic activity	섬유소용해능
	fibroadenoma	섬유선종
	fibrosing alveolitis	섬유화 폐포염
	first aid	일차응급처치
	fluorescent antibody	형광항체
	folic acid	엽산
	food allergy	음식 알레르기
	forearm	아래팔, 전완
	Friedreich ataxia	프리이드라이히 운동실조(증)

약 어	원 어	의 미
	functional activity	기능성 활성도
	functional administration	기능성 투여
FAA	folic acid antagonist	엽산 길항제
FAB	fragment, antigen-binding [of immunoglobulins]	(면역글로불린)항원결합편
	French-American-British [leukemia staging]	급성백혈병 분류법(FAB분류)
	functional arm brace	기능적 상완 보조기
FABER	flexion in abduction and external rotation	외전시 굴곡과 외회전
FABF	**femoral artery blood flow**	**대퇴동맥 혈류**
FAC	familial adenomatosis coli	가족성 샘종 대장염
	femoral arterial cannulation	대퇴동맥관삽입(술)
	fetal abdominal circumference	태아 복부둘레
	5-fluorouracil, Adriamycin, and cyclophosphamide	3가지성분의 항암제
	functional aerobic capacity	기능적 유산소능력
FACES	Family Adaptability and Cohesion Evaluation Scale	가족응집(결속) 및 적응 평가척도
	unique facies, anorexia, cachexia, and eye and skin lesions[syndrome]	독특한 얼굴, 식욕부진, 악액질, 눈과 피부 병변(증후군)
FACH	forceps to after-coming head	머리가 나온 후 겸자분만
FACS	fluorescence-activated cell sorter	형광 활성세포 분류기
FACT	functional assessment of cancer therapy	암치료의 기능적 사정
FACWA	familial amyotrophic chorea with acanthocytosis	가족 근위축성 무도병-유극적혈구증가증
FAD	familial Alzheimer dementia	가족성 알츠하이머 치매
	familial autonomic dysfunction	가족성 자율신경계 기능부전
	fetal abdominal diameter	태아복부직경
	fetal activity-acceleration	태아 활동증가에 따른 심장박동률 평가

약 어	원 어	의 미
	determination	
	flavin adenine dinucleotide	플라빈 아데닌 디뉴클레오티드
FAE	fetal alcohol effect	태아 알코올 영향
FAG	fluorescein angiography	형광 안저 조영술
FAGA	full-term appropriate for gestational stage	재태연령에 적당한 만삭
FAI	functional aerobic impairment	기능성 호흡장애
	functional assessment inventory	기능적 사정조사
FALS	familial amyotrophic lateral sclerosis	가족성 근위축측삭경화(증)
Fam, fam	family	가족
FAMA	fluorescent antibody to membrane antigen	형광항체 대 막항원
fam hist	family history	가족력
FANA	fluorescent antinuclear antibody	형광 항핵항체(검사)
FAO_2	fractional alveolar oxygen	분획 폐포산소
FAP	**familial adenomatous polyposis**	**가족성샘종폴립증**
	familial amyloid polyneuropathy	가족성 아밀로이드 다발신경병증
	femoral artery pressure	대퇴동맥압
	fibrillating action potential	섬유성 연축활동전위
	functional ambulation profile	기능적 보행지수
FAS	Family Attitude Scale	가족태도 척도
	fetal alcohol syndrome	태아 알코올 증후군
FAST	fluorescent antibody staining technique	형광항체 염색기법
	fluoro-allergosorbent test	형광 알레르기 흡착술
	focused abdominal sonography for trauma	복부외상 초음파검사
	Frenchay Aphasia Screening Test	프렌차이 실어증 선별검사
	functional assessment stages	기능적 사정단계
FAT	family attitudes test	가족태도 검사
	fluorescent antibody test	형광항체 검사

F

약 어	원 어	의 미
FAV	floppy aortic valve	늘어진 대동맥 판막
FAZ	foveal avascular zone	중심와 무혈관 부위
FB	fascicular block	섬유속 차단
	fasting blood[test]	**공복시 혈액검사**
	feedback	피드백
	fiberoptic bronchoscopy	굴곡 기관지경술
	fingerbreadth	손가락폭(너비)
	flexible bronchoscope, flexible bronchoscopy	굴곡자유형 기관지(내시)경술
	foreign body	이물질
F/B	forward bending	전방굴곡
f/b	followed by	뒤이어 일어나는
FBAO	foreign-body airway obstruction	이물질에 의한 기도폐쇄
FBC	full blood count	전혈 측정, 혈액 총량 수
FBCOD	foreign body of the cornea, oculus dexter(right eye)	오른쪽 눈 각막이물
FBCOS	foreign body of the cornea, oculus sinister(left eye)	왼쪽 눈 각막이물
FBCP	familial benign chronic pemphigus	가족성 양성만성 천포창
FBD	fibrocystic breast disease	유방 섬유낭성 질환
	forward/backward bending	전방/후방굴곡
	functional bowel disorder	기능성 장 장애
FBE	full blood examination	전혈 검사
FBEC	fetal bovine endothelial cell	소(牛)태아 내피세포
FBF	forearm blood flow	전완(아래 팔) 혈류
	full breast feeding	완전 모유수유
FBG	**fasting blood glucose**	**공복 혈당**
	fibrinogen	피브리노겐
	foreign body granulomatosis	이물형 육아종증
fbg	fibrinogen	피브리노겐

약 어	원 어	의 미
FBH	familial benign hypercalcemia	가족성 양성 고칼슘혈증
FBHH	familial benign hypocalciuric hypercalcemia	가족성 저칼슘뇨고칼슘혈증
FBI	flossing, brushing, and irrigation	플로싱(견사로 치아청소), 잇솔질, 세척
FBL	fecal blood loss	대변(으로인한) 실혈
	follicular basal lamina	난포 기저판
FBM	felbamate	항경련제 일종
	fetal breathing movements	태아 호흡 운동
	fresh bone marrow	신선골수
FBP	femoral blood pressure	대퇴혈압
	fibrin breakdown product	섬유소 분해산물
FBR	fetal breathing rate	태아 호흡률
	foreign body reaction	이물반응
FBRCM	fingerbreadth below right costal margin	우측 늑골연에서 손가락너비만큼 아래
FBS	**fasting blood sugar**	**공복 혈당**
	feedback system	피드백 체계
	fetal bovine serum	소(牛)태아 혈청
FBSS	failed back surgery syndrome	척추수술 후 증후군
FBU	fingers below umbilicus	배꼽에서 손가락 만큼 아래
FBW	fasting blood work	공복 혈액검사
FC	family coping	가족대처
	fasciculus cuneatus	설상속
	febrile convulsions	**열성경련**
	feline conjunctivitis	고양이 결막염
	fever and chills	**열과 오한**
	fibrocyte	섬유세포
	finger clubbing	곤봉형 손가락
	finger counting	손가락 세기, 안전수지
	Foley catheter	**도뇨관**
	foster care	양육 간호

약 어	원 어	의 미
	frontal cortex	전두 피질
	functional castration	기능적 거세
5-FC	flucytosine	항진균제
F+C	flare and cells	발적과 세포
FCA	functional capacity assessment	기능적 용적평가
F cath	**Foley catheter**	**도뇨관**
FCC	**familial colonic cancer**	**가족성 대장암**
	femoral cerebral catheter	대퇴 대뇌 카테터
	follicular center cells	여포성 중심세포
FCCA	familial congenital cardiac abnormality	가족 선천성 심장기형
FCCL	follicular center cell lymphoma	여포성 중심세포 림프종
FCD	fibrocystic disease	섬유낭포성 질환
	fibrocystic dysplasia	섬유낭포성 이형성
	focal cytoplasmic degradation	국소 세포질 분해
FCDB	fibrocystic disease of the brest	유방 섬유낭포성 질환
FCE	fibrocartilaginous embolism	섬유연골 색전증
fce	5 fluorouracil epirubicin cyclophosphamide	항암제 일종
FCH	fetal cystic hygroma	태아 낭포성 림프관종
FCHL	familial combined hyperlipidemia	가족성 복합 고지혈증
FCHO	free colesterol concentration	유리 콜레스테롤 농도
fCJD	familial Creutzfeldt-Jakob disease	가족성 크로이츠펠트-야콥병
FCL	fibrolamellar carcinoma of the liver	간 섬유층판 암
FCMC	familial chronic mucocutaneous candidiasis	가족성 만성 점막피부 칸디다증
	family centered maternity care	가족중심 모성간호
FCMD	Fukuyama congenital muscular dystrophy	후쿠야마 선천성 근위축증
FCP	florid cutaneous papillomatosis	개화상 유두종증
FCR	flexor carpi radialis	요측 수근굴근

약 어	원 어	의 미
	fractional catabolic rate	분획 대사율
FCRB	flexor carpi radialis brevis	단요측 수근굴근
FCS	faciocutaneoskeletal syndrome	코스텔로(Costello) 증후군
	feedback control system	피드백 조절체계
	fetal calf serum	소(牛)태아 혈청
	foot compartment syndrome	족부 구획 증후군
FCSNVD	fever, chills, sweating, nausea, vomiting, and diarrhea	열, 오한, 발한, 오심, 구토와 설사
FCU	flexor carpi ulnari	척측수근굴근
FCx	frontal cortex	전두엽 피질
FD	**familial dysautonomia**	**가족성자율신경이상(증)**
	family doctor	가정의
	fatal dose	**치사용량**
	fetal danger	태아 위험
	fetal demise	태아 사망
	fetal dose	태아 선량
	fibrous dysplasia	섬유형성 이상
	focal distance	초점 거리
	follicular diameter	난포 직경
	foot drop	발처짐, 족하수
	forceps delivery	겸자분만
	fracture-dislocation	골절-탈구
	freeze drying	동결건조
	full denture	총 의치
	functional dyspepsia	기능성 소화불량
fd	fundus	바닥, 기저
FDA	Food and Drug Administration	미국 식품 의약국
	right frontoanterior[fetal position]	전두 우측전위(태위)
FDBL	fecal daily blood loss	매일 대변으로 인한 실혈
FDE	fixed drug eruption(s)	고정 약물발진, 고정 약진

약 어	원 어	의 미
FDF	fast death factor	급속 치사 인자
fdg	feeding	영양(법), 영양공급
FDH	familial dysalbuminemic hyperthyroxinemia	가족성 알부민혈증이상성 과티록신혈증
	focal dermal hypoplasia	국소 진피 형성저하증
FDI	facial disability index	안면마비 지수
	first dorsal interosseous[muscle]	첫 번째 배측골간근(등쪽뼈 사이근)
	functional disability index	기능적 장애 지수
	International Dental Federation [Federation Dentaire Internationale]	국제 치과의사 연맹
FDIU	fetal death in utero	자궁내 태아사망
FDL	flexor digitorum longus	장지굴근, 길발가락 굽힘근
FDLMP	first day of last menstrual period	마지막 월경기간의 첫날
FDM	fetus of diabetic mother	당뇨병 어머니의 태아
	fibrous dysplasia of the mandible	하악골의 섬유형성 이상
FDP	**fibrin degradation product**	**피브린 용해 물질**
	fibrinogen degradation product	피브리노겐 용해 물질
	flexor digitorum profundus	심지굴근
	left frontoposterior[position of fetus]	좌전두후위(태위)
FDQB	flexor digiti quinti brevis	짧은새끼(손가락, 발가락)굽힘근, 단소지굴근
FDS	fiberoptic duodenoscope	광학섬유 십이지장경
	flexor digitorum superficialis	얕은손가락굽힘근, 표재지굴근
	for duration stay	입원기간 동안
FDT	right frontotransverse[position of fetus]	우전두횡위(태위)
FDV	first desire to void	최초의 요의
FDZ	fetal danger zone	태아 위험지대
FE	fetal erythroblastosis	태아 적아구증
	fetal erythrocyte	태아 적혈구
Fe	female	여성

약 어	원 어	의 미
	iron	철
fe	female	여성
feb	fever[Lat. febris]	열
FEB SZ	febrile seizures	열성 경련
FEC	fluorouracil, epirubicin, and cyclophosphamide	항암제의 일종
	forced expiratory capacity	**강제호기폐활량**
FECG	fetal electrocardiogram	태아심전도
FECVC	functional extracellular fluid volume	기능적 세포외액량
FeD	iron deficiency	철 결핍
FEEG	fetal electroencephalography	태아 뇌파검사
FEESST	flexible endoscopic evaluation of swallowing with sensory testing	연성 내시경하 관찰법 및 감각 검사
FEF(V)	forced expiratory flow(volume)	강제호기유량
FEH	focal epithelial hyperplasia	국소 상피 증식
FEKG	fetal electrocardiogram	태아심전도
FEL	familial erythrophagocytic lymphohistiocytosis	가족성 혈액탐식성 림프조직구 증식
FeLV	feline leukemia virus	고양이 백혈병 바이러스
FEM	female	여성
	femur, femoral	대퇴골, 대퇴의
fem	female	여성
	femur, femoral	대퇴골, 대퇴의
fem intern	at inner side of the thighs [Lat. femoribus internus]	대퇴 안쪽
FEO	familial expansile osteolysis	가족성 신장성 골 용해
FE_{O2}, F_{EO2}	fractional concentration of oxygen in expired gas	호기가스 내 산소 분획농도
FEN	fluid, electrolytes, and nutrition	체액, 전해질과 영양
FEP, FEPP	free erythrocyte protoporphyrin	유리 적혈구 프로토포르포린

약 어	원 어	의 미
FER	flexion, extension, rotation	굴곡, 신전, 회전
fert	fertility, fertilized	생식능력, 출산력, 수정한
FES	family environment scale	가족 환경 척도
	fat embolism syndrome	**지방 색전 증후군**
	forced expiratory spirogram	강제(노력성)호기 폐용량곡선
	functional electrical stimulation	기능적 전기자극
FESO4	ferrous sulfate	빈혈치료제 일종
FESS	functional endoscopic sinus surgery	기능적 내시경 부비동술
FET	forced expiratory time	강제호기시간
FETI	fluorescent energy transfer immunoassay	형광 에너지 이동면역 분석
FEUO	for external use only	외용 전용
FEV	familial exudative vitreoretinopathy	가족성 삼출 유리체망막병증
	forced expiratory volume	강제호기량
FEV1, FEV1	**forced expiratory volume in one second**	**1초 동안 강제호기량**
$FEV_{1\%}$	ratio of FEV1 to FVC	1초간 강제호기량/강제폐활량 비율
fev	fever	열
FEVR	familial exudative vitreoretinopathy	가족성 삼출 유리체망막병증
FF	fat-free	무지방
	father factor	아버지 요인
	fecal frequency	대변 횟수
	fertility factor	수정 인자
	filtration fraction	여과율
	finger-to-finger	손가락 맞대기(검사)
	flat feet	평발
	follicular fluid	난포액
	force fluids	강제 수액
	formula feeding	조제유 수유
	forward flexion	전방 굴곡
	fresh frozen	신선냉동

약 어	원 어	의 미
	fundus firm	단단한 저부
	further flexion	원위굴곡
F-F	femoro-femoral	대퇴-대퇴(동맥간)
FFA	free fatty acid	유리 지방산
FFB	flexible fiberoptic bronchoscopy	굴곡성 기관지내시경(검사)
FFC	free from chlorine	염소 없이
FFD	fat free diet	무지방 식이
FFDD	focal facial dermal dysplasia	국소 안면 진피 이형성
FFE	fecal fat excretion	변 지방배설
FFG	free fat graft	유리지방 이식술
FFI	family function index	가족기능지수
	fatal familial insomnia	치명성 가족성 불면증
	free from infection	비감염성
FFL	flexible fiberoptic laryngoscopy	굴곡성 광섬유 후두내시경
FFM	fat-free mass	지방제외 체중
	five-finger movement	손가락 운동
	fundus flavimaculatus	황색반 안저
FFP	**fresh frozen plasma**	**신선냉동혈장**
FFS	**fee for service**	**행위별 수가제**
	flexible fiberoptic sigmoidoscopy	굴곡형 광섬유 S상결장경검사
FFT	fast fourier transform	빠른 Fourier 변환
FFTP	first full-term pregnancy	첫 번째 만기임신(만삭)
FFU	femur-fibula-ulna[syndrome]	대퇴골-비골-척골
FFW	fat-free weight	지방제외 체중
FG	fasciculus gracilis	설상속
	fast-glycolytic[fiber]	속근 섬유
	fibrinogen	피브리노겐
FGD	fatal granulomatous disease	치명적 육아종 질환
FgDP	fibrinogen degradation products	피브리노겐 분해산물

약 어	원 어	의 미
FGDS	fibrogastroduodenoscopy	위십이지장 내시경검사
FGDY	faciogenital dysplasia	안면 생식기 형성장애
FGE	fluid-gas exchange	액체-가스 교환
FGF	fibroblast growth factor	섬유아세포 성장인자
	fresh gas flow	신선가스유량
FGF1(2)	fibroblast growth factor 1(2)	섬유아세포 성장인자1(2)
FGG	focal global glomerulosclerosis	국소성 전체성 사구체 경화증
FGID	functional gastrointestinal disorders	기능적 위장장애
FGL	fasting glucose level	공복혈당 수준
FGM	female genital mutilation	여성 성기 절제
FGN	fibrinogen	피브리노겐
	focal glomerulonephritis	국소성 사구체신염
FGP	fundic gland polyp	위저선 용종
FGR	familial glucocorticoid resistance	가족성 당질 코르티코이드 내성
FGS	**fibrogastroscopy**	**위내시경**
	focal glomerular sclerosis	국소 사구체경화증
FH	familial hypercholesterolemia	가족성 고콜레스테롤혈증
	familial hypertension	가족성 고혈압
	family history	**가족력**
	fasting hyperbilirubinemia	공복시 고빌리루빈혈증
	favorable histology	예후 양호군
	femoral hernia	대퇴 탈장
	femoral hypoplasia	대퇴 형성저하증
	femur head	대퇴 골두
	fetal head	태아 머리
	fetal heart	태아 심장
	fibromuscular hyperplasia	섬유근육 과다형성
	field hospital	야전 병원
	follicular hyperplasia	모낭 과다증식

약 어	원 어	의 미
	fundal height	(자궁)저부 높이
FHA	familial hypoplastic anemia	가족성 저형성 빈혈
FHC	familial hypercholesterolemia	가족성 고콜레스테롤 혈증
	familial hypertrophic cardiomyopathy	가족성 비대심근병증
FHD	familial histiocytic dermatoarthritis	가족성 조직구성 피부관절염
	family history of diabetes	당뇨병 가족력
	femoral head diameter	대퇴골두 직경
FHF	fetal heart frequency	태아심장 심박수
	fulminant hepatic failure	전격 간기능 부전
FHH	familial hypocalciuric hypercalcemia	가족성 저칼슘뇨고칼슘혈증
	fetal heart heard	태아심음 들림
FHI	Fuchs' heterochromic iridocyclitis	푸크스 이색소성 홍채모양채염
FHL	flexor hallucis longus	긴엄지(발가락)굽힘근, 장족무지굴근
	functional hearing loss	기능적 청력 손실
FHM	familial hemiplegic migraine	가족성 반신마비 편두통
FHN	family history negative	가족력이 없음
FHNH	fetal heart not heard	태아심음 안들림
FHP	family history positive	가족력이 있음
FHR	familial hypophosphatemic rickets	가족성 저인산혈성 구루병
	fetal heart rate	태아 심박동수
FHRNST	fetal heart rate nonstress test	태아 심박동수와 무자극검사
FHRV	fetal heart rate variability	태아 심박동수 변화
FHS	fetal heart sound	태아 심음
	fetal hydantoin syndrome	태아 하이단토인 증후군
	Floating Harbor syndrome	플로우팅-하버 증후군
FHT	fetal heart	태아 심장
	fetal heart tone	**태아 심음**
FHTG	familial hypertriglyceridemia	가족성 고중성지방혈증
FH-UFS	femoral hypoplasia-unusual facies syndrome	대퇴형성저하-비정상 안면 증후군

약 어	원 어	의 미
FHVP	free hepatic vein pressure	유리 간정맥압
FHx	family history	가족력
FI	fever caused by infection	감염에 의한 열
	fibrinogen	피브리노겐
	food intolerance	지방식 불내성
	forced inspiration	강제 흡기
FIA	**fluorescent immunoassay**	**형광 면역 검정법**
	focal immunoassay	국소 면역 검정법
FIB	fibrin	피브린
	fibrinogen	피브리노겐
	fibrositis	결합 조직염
	fibula	비골, 종아리뼈
fib	fiber	섬유
	fibrillation	섬유성 연축
	fibrin	피브린
	fibrinogen	피브리노겐
	fibula	비골, 종아리뼈
$FiCO_2$, $FICO_2$	fractional concentration of carbon dioxide in inspired gas	흡기 내 이산화탄소 농도
FICU	fetal intensive care unit	태아 중환자실
FID	free induction decay	자유 유도 붕괴
FIDD	fetal iodine deficiency disorder	태아 철결핍성 장애
FIF	forced inspiratory flow	최대(강제, 노력)흡기량
FIFR	fasting intestinal flow rate	공복시 장내 속도
FIGD	familial idiopathic gonadotropin deficiency	가족성 특발성 성선자극호르몬 결핍
FIH	familial isolated hypoparathyroidism	가족성 단독 부갑상선 기능저하
	fat-induced hyperglycemia	지방 유도 고혈당(증)
filt	filter, filtration	여과하다, 여과기
FIM	familial infantile myasthenia	가족성 영아 중증근무력증

약 어	원 어	의 미
	functional independence measure	기능적 독립 측정도구
FIMG	familial infantile myasthenia gravis	가족성 영아 중증근무력증
FINCC	familial idiopathic nonarteriosclerotic cerebral calcification	가족성 특발성 비동맥경화성 대뇌 석회화
FIO2, FiO2	**fractional concentration of oxygen in inspired gas**	**흡기내 산소농도**
FIP	feline infectious peritonitis	고양이 감염 복막염
FIPT	periarteriolar transudate	동맥주위 누출액
FIS	forced inspiratory spirogram	최대(노력성) 흡기 호흡곡선
fis	fission	분열
fist	fistula	루, 누공
FITC	fluorescein isothiocyanate	형광 항체법
FIUO	for internal use only	내(內)용 전용
FIV	**forced inspiratory volume**	**강제 흡기용량**
FIV1	forced inspiratory volume in one second	1초 동안 강제 흡기량
FIVC	forced inspiratory vital capacity	강제 흡기 폐활량
FIVE	familial isolated vitamin E[deficiency]	가족성 비타민 E 단독 결핍
FJN	familial juvenile nephrophthisis	가족성 유년기 폐결핵
FJRM	full joint range of movement	관절 최대 운동범위
FJS	finger joint size	지관절 크기
KFE	full knee extension	무릎 최대 신전
FL	false lumen	가성 내강
	fatty liver	**지방간**
	femur length	대퇴골 길이
	fetal length	태아 신장
	fibroblast-like	섬유모세포 같은
	filtration leukapheresis	여과 백혈구성분채집
	focal length	초점 길이
	follicular lymphoma	소포 림프종
	frontal lobe	전두엽

약 어	원 어	의 미
	full liquid[diet]	유동식
	functional length	기능적 길이
Fl	fluid	수액, 액체
	fluorescence	형광
fl	flexion, flexible	굴곡, 굴곡의
	flow	흐름
	fluid	액체, 수액
	fluorescent	형광
	flutter	조동
FLA	left frontoanterior[fetal position]	좌전두 전위(태위)
flac	flaccidity	이완
FLASH	fast low angle shot	빠른 하각 주사
FLC	family life cycle	가족 생활주기
	fatty liver cell	지방간 세포
	fetal liver cell	태아 간세포
FLD	fatty liver disease	지방간 질환
	fibrotic lung disease	섬유성 폐질환
fld	fluid	액체, 수액
FLDV	flounder lymphocystis disease	림프낭종병
flex	flexor, flexion	굴곡근, 굴곡
FLGA	full term, large for gestational age	만기, 과체중아
FLIC	functional living index-cancer	암 관련 기능성 활동지수
FLK	funny looking kid	우습게 생긴 아이
FLKS	fatty liver and kidney syndrome	지방간과 신장 증후군
FLM	fasciculus longitudinalis medialis	내측종속, 내측세로다발
floc	flocculation	응집
fl oz	fluid ounce	온스 액량(단위)
FLP	left frontoposterior[fetal position]	좌전두 후위(태위)
FLR	funny looking rash	특이한(괴상한) 모양의 발진

약 어	원 어	의 미
FLS	fatty liver syndrome	지방간 증후군
	flashing lights and or scotoma	섬광 또는 암점 시야
FLSA	follicular lymphosarcoma	난포성 림프육종
FLT	left frontotransverse[fetal position]	좌전두 횡위
FLU	flumazenil	벤조다이아제핀 길항제
	flunitrazepam	수면 안정제
flu	influenza	인플루엔자, 독감
FLUAV	Influenza A virus	인플루엔자 A 바이러스
FLUBV	Influenza B virus	인플루엔자 B 바이러스
FLUCV	Influenza C virus	인플루엔자 C 바이러스
fluor	fluorescent	형광
	fluorometry	형광 측정
	fluoroscopy	형광 투시 검사
fluoro	fluoroscope, fluoroscopy	투시기, 형광 투시 검사
FLZ	flurazepam	플루라제팜(진정제)
FM	face mask	안면 마스크
	family medicine	가정 의약품
	fat mass	지방 덩어리(종괴)
	fetal movement	**태동, 태아 운동**
	fibrin monomer	섬유소 단량체
	fibromuscular	섬유근
	fibromyalgia	섬유근육통
	foramen magnum	대공, 대후두공
	forensic medicine	법의학
	functional movement	기능적 운동
fM	full mutation	완전 변이
f-M	free metanephrine	유리 메타네프린
fm	femtometer	펨토미터(=10~15m)
FMA	fluorescent microscopy	형광 현미경법

약 어	원 어	의 미
	free of microcalcifications	미세석회화(소견) 없음
	functional motor activity	기능적 운동 능력
FMAP	feeding mean arterial pressure	평균 영양동맥압
FMAT	fetal movement acceleration test	태동 가속검사
FMC	fetal movement count	태동 측정법
FMCG	fetal magnetocardiography	태아 심자도
FMD	family medical doctor	가정의
	fibromuscular dysplasia	**섬유근성 형성이상**
	foot and mouth disease	족구병, 발과 입의 질환
	frontometaphyseal dysplasia	전두골간단 이형성증
FMDV	foot and mouth disease virus	족구병 바이러스
FME	full mouth extraction	전치아 발치
FMEG	fetal magnetoencephalography	태아 뇌자도
FMEN	familial multiple endocrine neoplasia	가족성 복합 내분비선 종양
FMF	familial Mediterranean fever	가족성 지중해열
	fetal movement felt	태동 감지
	forced midexpiratory flow	최대(강제, 노력)호기 중간유량
FMFD V	familial multiple coagulation factor deficiency V	가족성 다발성 혈액응고인자V 결핍
FMG	fine mesh gauze	미세망 거즈
FMH	family medical history	(의학적 치료의) 가족력
	fat-mobilizing hormone	지방 동원 호르몬
	fetomaternal hemorrhage	태아모체 출혈
	fibromuscular hyperplasia	섬유근육 과다형성
	first metatarsal head	제1중족골두
FMI	fat mass index	체지방량 지수
FML	flail mitral leaflet	연가양 승모첨판
	fluorometholone	외안부 염증성질환에 사용, 점안액 일종
FMN	flavin mononucleotide	플라빈 단핵산염
	first malignant neoplasm	첫 번째 악성신생물

약 어	원 어	의 미
FMP	fasting metabolic panel	공복시 대사패널
	first menstrual period	초경
FMPP	familial male precocious puberty	가족성 남성 성조숙, 성조발증
FMR	fetal movement record	태동 기록
	fragile site mental retardation[syndrome]	(유전자)취약부위 정신지체 증후군
fMRA	functional magnetic resonance angiography	기능적 자기공명 혈관조영술
FMRI	fluorine magnetic resonance imaging	플루오린 자기공명 영상검사
fMRI	functional magnetic resonance imaging	기능적 자기공명 영상검사
FMS	fat-mobilizing substance	지방 동원성 물질
	fatty meal sonogram	지방식 초음파도
	fibromyalgia syndrome	섬유근통 증후군
	full mouth series	전치아 시리즈(치과 방사선영상 용어)
FMTC	familial medullary thyroid cancer	가족성 갑상선 수질암
FMU	**first morning urine**	**아침 첫 소변**
FMX	full mouth x-ray	전치아(치아, 뼈, 주위조직 등) X-선 사진
FMZ	flumazenil	벤조다이아제핀 길항제
FN	false negative	가(거짓) 음성
	fibronectin	피브로넥틴
F-N	finger to nose	손가락으로 코 찍기(소뇌검사 일종)
fn	function	기능
FNA	**fine-needle aspiration**	**미세침(가는 바늘) 흡인**
FNAB	fine-needle aspiration biopsy	미세침 흡인 생검
FNAC	fine-needle aspiration cytology	미세침 흡인 세포검사
FNB	fine needle biopsy	미세침 생검
	food and nutrition board	식품 및 영양국
FNBMD	femoral neck bone mineral density	대퇴경부 골밀도
FNC	fatty nutritional cirrhosis	지방 영양성 간경변
FNCJ	fine needle catheter jejunostomy	세침 세관 공장루
FND	febrile neutrophilic dermatosis	유열 호중구성 피부증

약 어	원 어	의 미
	frontonasal dysplasia	이마비골 형성이상
	functional neck dissection	기능적 경부 청소술
f-NE	free norepinephrine	유리 노르에피네프린
Fneg	false negative	가(거짓) 음성
FNF	femoral neck fracture	대퇴부 경부 골절
FNH	focal nodular hyperplasia	국소 결절 과증식
FNHR	febrile nonhemolytic reaction	비용혈성 발열반응
FNHTR	febrile nonhemolytic transfusion reaction	비용혈성 발열 수혈반응
FNP	family nurse practitioner	개업 가정 간호사
FNR	false-negative rate	가음성율
	fibronectin receptor	피브로넥틴 수용체
FNS	functional neuromuscular stimulation	기능성 신경근육 자극
FNT	finger to nose test	손가락으로 코 찍기(소뇌검사 일종)
FNTC	fine-needle transhepatic cholangiography	미세침 간담관 조영(술)
FNZ	flunarizine	플루나리진(칼슘통로 차단제)
FO	fiberoptic	광섬유
	foot orthrosis	발 보조기
	foramen ovale	난원공
	foreign object	이물, 이물질
	fronto-occipital	전두 후두의
Fo	fomentation	찜질
FOAVF	failure of all vital forces	모든 활력 부전
FOB	**fecal occult blood**	**대변 잠혈**
	fiberoptic bronchoscopy	굴곡 기관지경(술)
	functional observational battery	기능 관찰 종합평가
FOBT	fecal occult blood test	대변 잠혈 검사
FOC	fronto-occipital circumference	전두후두 둘레
	fluid of choice	수액 선택
FOD	free of disease	질병 없음

약 어	원 어	의 미
FOI	flight of ideas	사고의 비약
FOL	folate	엽산
FOLR	folate receptor	엽산 수용체
FOM	floor of mouth	구강저(바닥)
FOMi	5-fluorouracil, vincristine, and mitomycin C	항암제 일종
FOOB	fell out of bed	침상 낙상
FOP	fibrodysplasia ossificans progressiva	진행성 골화성 섬유형성이상
	forensic pathology	법의병리학
FOPR	full outpatient rate	총 외래환자 비율
For	foramen	구멍, 공
	forensic	법의학적인
for	foreign	이종-
	formula	처방
form	formula	처방
FOS	fiberoptic sigmoidoscopy	굴곡 S상결장경 검사
FOV	field of view	시야
FP	false positive	가(거짓)양성
	familial porencephaly	가족성 공뇌증
	family planning	가족 계획
	family practice	가족 진료
	family practitioner	가정의사, 주치의
	Fanconi pancytopenia	판코니 범혈구 감소증
	femoropopliteal	대퇴슬와
	fibrous proliferation	섬유 증식
	filling pressure	충만압
	filter paper	여과지
	flank pain	측복부 통증
	flat plate	편평판(X선 촬영)
	fluid percussion	유압출

약 어	원 어	의 미
	food poisoning	식중독
	forearm pronated	아래팔 내전
	frontoparietal	전두 두정
	frozen plasma	냉동 혈장
FPA, FpA	fibrinopeptide A or alpha	섬유성 펩티드 A(또는 α)
FPAL	full term deliveries, premature deliveries, abortions, and living children	만삭아, 미숙아, 유산아, 생존아
FPB	femoral popliteal bypass	대퇴 슬와 우회술
	fibrino-peptide B or beta	섬유성 펩티드 B(또는 β)
	flexor pollicis brevis	짧은엄지 굽힘근, 단수무지굴근
FpB	fibrinopeptide B or beta	섬유성 펩티드 B(또는 β)
FPBC	false-positive blood culture	위양성 혈액배양
FPC	familial polyposis coli	가족성 대장폴립증
FPD	**fetopelvic disproportion**	**태아골반 불균형**
FPDM	fibrocalculous pancreatic diabetes mellitus	섬유결석형 췌장성 당뇨병
FPE	fatal pulmonary embolism	치명적 폐색전증
FPF	fibroblast pneumocyte factor	섬유모세포 폐포세포 인자
FPG	**fasting plasma glucose**	**공복시 혈당치**
	focal proliferative glomerulonephritis	초점증식성 사구체신염
FPHT	fosphenytoin	항간질약 일종
FPHx	family psychiatrist history	가족 정신병력
FPI	fluid percussion injury	유압출 손상
	formula protein intolerance	처방 단백질 불내성
FPIA	fluorescence polarization immunoassay	형광편광면역측정법
FPL	familial partial lipodystrophy	가족성 부분 지방이영양증
	fasting plasma lipids	공복시 혈중지질 농도
	flexor pollicis longus	긴엄지굽힘근, 장수무지굴근
FPM	filter paper microscopic	여과지 현미경(검사)
	full passive movements	완전 수동운동

약 어	원 어	의 미
FPNA	first-pass nuclear angiocardiography	1차 통과 핵 심혈관조영(술)
FPP	free portal pressure	자유 문맥압
FPPH	familial primary pulmonary hypertension	가족성 원발성 폐동맥 고혈압
FPR	false-positive rate	위(거짓, 가-) 양성율
	finger peripheral resistance	손가락 말초저항
FPS	fetal PCB(polychlorinated biphenyl) syndrome	태아 다염화 이중페닐 증후군
FPSTS	false-positive serologic test for syphilis	위양성 매독혈청 검사
FPVB	femoral popliteal vein bypass	대퇴 슬와 정맥 우회술
FR	failure rate	실패율
	fasciculus retroflexus	반굴속
	febrile reaction	발열 반응
	flocculation reaction	엉김 반응
	flow rate	유량 비율
	fluid restriction	수분 제한
	fluid retention	체액정체, 수분정체
	frequency of respiration	호흡수
F&R	force and rhythm[pulse]	강도와 리듬(맥박)
fR	respiratory frequency	호흡 빈도
FRA	fibrinogen-related antigen	피브리노겐 관련 항원
fra	fragile[site]	취약한(부위)
frac, frac	fracture	골절
fract	fracture	골절
FRAX	fragile[chromosome] X	취약 X염색체
fra(X)	chromosome X fragility	X염색체 취약성
	fragile X chromosome, fragile X syndrome	취약 X염색체, 취약 X 증후군
FRAX-MR	fragile X-mental retardation[syndrome]	취약 X염색체 정신지체 증후군
Fr BB	fracture of both bones	양골 골절

약 어	원 어	의 미
FRC	frozen red cells	냉동 적혈구세포
	functional reserve capacity	기능적 잔기용량
	functional residual capacity	**기능적 잔기용량**
FRD	fumarate dehydrogenase	푸마르산 탈수소효소
FRDA	Friedreich ataxia	프리이드라이히 운동실조(증)
FRE	flow-related enhancement	유동 관련 증강
frem	fremitus	진동감
freq	frequency	빈도
FRF	follicle-stimulating hormone-releasing factor	난포 자극 호르몬 방출인자
FRFC	functional renal failure of cirrhosis	경화에 따른 기능적 신부전
FRH	follicle-stimulating hormone-releasing hormone	난포 자극호르몬 방출 호르몬
frict	friction	마찰
FRJM	full range joint movement	관절운동의 최대범위
FRNS	Fryns syndrome	프린스 증후군
FRO	floor reaction orthosis	바닥 반력 보조기
FROM	full range of movements	최대 운동 범위
FRP	follicle-stimulating hormone releasing protein	난포 자극 호르몬 방출 단백
	functional refractory period	기능적 불응기간
FRS	first rank symptom	1급 증상
	furosemide	이뇨제 일종
FRT	Family Relations Test	가족 관계 검사
	full recovery time	총 회복 기간
Fru	fructose	과당
FRV	functional residual volume	기능적 잔기용적
Frx	fracture	골절
FS	Fanconi syndrome	판코니 증후군
	febrile seizures	**열성 경련**

약 어	원 어	의 미
	Felty syndrome	펠티 증후군
	fetoscopy	태아내시경 검사
	fibromyalgia syndrome	섬유근통 증후군
	fibrosarcoma	섬유육종
	finger stick	손가락
	Fisher syndrome	피셔 증후군
	flexible sigmoidoscope	굴곡 S상 결장내시경 검사
	forearm supination	전완 회외
	fracture site	골절 부위
	fractional shortening	분활 단축
	fragile site	취약 부위
	frozen section	**동결 절개술**
	full soft[diet]	전 연식
	full srength	전체 강도
	functional shortening	좌심실 단출률
	human foreskin[cells]	포피 세포
%FS	percent fractional shortening	좌심실 단출률 퍼센트
FSB	fetal scalp blood	태아 두피 혈액
	full spine blood	전 척추판
FSBP	finger systolic blood pressure	손가락 수축기 혈압
FSBM	full strength breast milk	충분한 농도의 분유
FSC	fracture, simple and complete	단순골절과 완전골절
FSCCL	follicular small cleaved cell lymphoma	여포성 소분할세포 림프종
FSD	focus-skin distance	초점 피부간 거리
FSE	fetal scalp electrode	태아 두피 전극
FSF	fibrin stabilizing factor	섬유소 안정인자
FSG	fasting serum glucose	공복시 혈청 당
	focal segmental sclerosis	국소 분절성 경화증
FSGA	full term, small for gestational age	만기, 제태연령에 비해 작은 태아

약 어	원 어	의 미
FSGHS	focal segmental glomerular hyalinosis and sclerosis	국소 분절성 사구체 유리질증 및 경화
FSGN	focal sclerosing glomerulonephritis	국소 경화성 사구체신염
FSGS	**focal segmental glomerulosclerosis**	**국소 분절성 사구체신염**
FSH	fascioscapulohumeral	안면 견갑 상완
	focal and segmental hyalinosis	국소 분절성 유리질증
	follicle-stimulating hormone	**여포자극호르몬**
FSHD	facioscapulohumeral muscular dystrophy	안면 견갑 상완 근이영양증
FSHR	follicle-stimulating hormone receptor	여포자극호르몬 수용체
FSH-RF	follicle-stimulating hormone-releasing factor	여포자극호르몬 방출인자
FSH-RH	follicle-stimulating hormone-releasing hormone	여포자극호르몬 방출호르몬
FSHSMA	facioscapulohumeral spinal muscular atrophy	안면견갑상완 척수근위축증
FSI	foam stability index	포말 안전성 지수
FSIQ	full scale intelligence quotient (in Wechsler intelligence scale for children)	(웩슬러 유아지능검사에서) 전체 지능 지수
FSL	fasting serum level	공복시 혈청수준
FSM	functional status measure	기능상태 측정
FSN	functional stimulation, neuromuscular	기능적 신경근 자극
FSP	familial spastic paraplegia	가족성 강직 하반신마비
	fibrin split products	피브린 분해산물
F-SP	special form[Lat. forma specialis]	선별 형태
FSR	film screen radiography	필름스크린 방사선 촬영
	fusiform skin revision	방추형 피부 교정술
FSS	focal segmental sclerosis	국소 분절성 경화증
	Freeman-Sheldon syndrome	프리맨-쉘던 증후군
	full scale score	전체 척도 점수

약 어	원 어	의 미
FST	foam stability test	포말 안정검사
FSU	functional spine unit	기능상 척추단위
FT	Fallot tetralogy	팔로사징후
	false transmitter	가성 신경전달물질
	family therapy	가족요법
	feeding tube	인공 영양관
	femorotibial	대퇴경골
	fibrous tissue	**섬유조직**
	fourier transform	퓨리에 변환
	free testosterone	유리 테스토스테론
	free thyroxine	유리 티록신
	full term	만기의, 만삭의
	function test	기능 검사
FT3	free triiodothyronine	유리 트리요오드티로닌
FT4	**free thyroxine**	**유리 티록신**
Ft	ferritin	페리틴
ft	foot, feet	발
FTA	femorotibial angle	대퇴경골각
	fibrin tissue adhesive	섬유조직 유착
	fluorescent treponemal antibody	트레포네마 형광 항체(매독 검사법)
FTAABS	fluorescent treponernal antibody, absorbed	형광 트레포나메 항체 흡수검사
FTAS	familial testicular agenesis syndrome	가족성 고환무발생 증후군
FTB	fingertip blood	손가락 끝 혈액
FTBD	full-term born dead	만기 사산
FTBE	focal tick-borne encephalitis	국소 진드기매개뇌염
FTC	follicular thyroid carcinoma	갑상선 여포암
FTD	failure to descend	하강부전
	frontotemporal dementia	전두측두엽 치매(이마관자엽 변성)
FTDS	familial testicular dysgenesis syndrome	가족성 고환 이상발육 증후군

약 어	원 어	의 미
FTI	**free thyroxine index**	**유리 티록신 지수**
FTF	finger to finger	손가락-손가락
FTFTN	finger-to-finger-to-nose-test	손-손-코(지지비 검사)
FTG	full-thickness graft	전층 피부이식
FTH	fracture threshold	골절 역치
FTKA	failed to keep appointment	약속을 이행하지 않음
FTLB	full-term living birth	만삭 출산아
FTLE	full-thickness local excision	전층 국소절제술
FTLFC	full term living female child	만기 출산 여아
FTLMC	full-term living male child	만기 출산 남아
FTN	finger to nose	손가락-코끝 만지기(지비 검사)
	full term nursery	만기 신생아
FTNB	full-term newborn	만삭 신생아
FTND	full-term normal delivery	만삭 정상 분만
FTNSD	full term normal spontaneous delivery	만기 정상 자연분만
FTP	failure to progress	진행 실패
FTR	fractional tubular reabsorption	관 분활 재흡수
FTS	feminizing testis syndrome	고환 여성화 증후군
	fetal tobacco syndrome	태아 흡연 증후군
	fissured tongue syndrome	혀 균열 증후군
	flexor tenosynovitis	굴곡근 건초염
FTSG	full thickness skin graft	전층 피부이식
FTT	failure to thrive	성장 장애
	fat tolerance test	지방 부하 검사
FTVD	full term vaginal delivery	만기 질 분만
FU	fecal urobilinogen	분변 우로빌리노겐
	fetal urobilinogen	태아 우로빌리노겐
	follow-up	**계속 관리, 추적 진료, 재진료**
	fractional urinalysis	분별 요검사

약 어	원 어	의 미
	fundus	저부
5FU	5 Fluorouracil	항암제 일종
F&U	flanks and upper quadrants	옆구리 상부1/4
FUB	**functional uterine bleeding**	**기능성 자궁출혈**
FUM	fumarate	푸마르산염
	fumigation	훈증 소독
FUN	follow-up note	추적 진료 노트
funct	function, functional	기능, 기능상
FUO	**fever of unknown origin**	**원인불명의 열**
FUOV	follow-up office visit	재진료소 방문
FUR	follow-up report	추적 진료 기록
FUS	first-use syndrome	첫 사용 증후군
	focused ultrasound surgery	집중 초음파 수술
	fusion	융합
FUT	fibrinogen uptake test	피브리노겐 섭취검사
FV	femoral vein	대퇴정맥
	fetal vaccinia	태아 우두증
	fever virus	열 바이러스
	flow velocity	유속
	fluid volume	유량
Fv	variable region antibody fragment	가변부 항체단편
FVC	false vocal cord	가성대
	femoral vein cannulation	대퇴정맥 관삽입(술)
	forced vital capacity	**최대(강제) 폐활량**
FVE	forced volume expiration	최대(강제) 폐활량
FVH	focal vascular headache	국소 혈관성 두통
FVL	femoral vein ligation	대퇴정맥 결찰(술)
	flow volume loop	기류-용적 곡선(폐활량 검사)
	force, velocity, length	힘, 속도, 길이

약 어	원 어	의 미
FVR	forearm vascular resistance	전완 혈관저항
FW	fragment wound	분절 상처
fw	fresh water	담수
FWB	full weight bearing	전체체중 부하
FWHM	full width at half maximum [resolution or measurement]	반치폭
FX	fluoroscopy	투시검사
	fornix	천장, 원개
	fracture	골절
	frozen section	동결 절편
Fx	**fracture**	**골절**
	fractional urine	뇨 분획
fx	fracture	골절
	friction	마찰
FxBB	fracture of both bones	양쪽 뼈 모두 골절
FXD	fexofenadine	항히스타민제 일종
Fx-dis	fracture-dislocation	골절-탈구
FXN	function	기능
FXS	fragile X syndrome	취약 X 증후군
FY	full year	만 1년
FYI	for your information	대상자의 정보에 대하여
FZ	focal zone	초점 영역
	furazolidone	세균 감염 치료제 일종

G

약 어	원 어	의 미
G	gallop	분마음, 말발굽음
	gap	틈, 사이, 간격
	gas	가스, 기체
	gastrin	가스트린
	gingiva, gingival	잇몸
	glabella	미간
	globulin	글로불린
	glucose	포도당
	glycogen	글리코겐, 당원
	good	좋은
	grade[TNM(tumor-node-metastasis) classification]	TNM 분류 등급
	gram	그램
	gravida	**임신부, 임신횟수**
	green	녹색의
	gynecology	부인과학
1G	first generation	1세대
G1	well differentiated tumor [TNM classification]	잘 분화된 종양(고분화도)
GI	primigravida	초임잘 분화된 종양(고분화도)부
2G	second generation	2세대
G2	moderately differentiated tumor	중등도 분화도

약 어	원 어	의 미
	[TNM classification]	
GII	secundigravida	두 번째(횟수) 임신부
G3	poorly differentiated tumor [TNM classification]	저분화도
GIII	tertigravida	세 번째 임신부
G4	ndifferentiated tumor [TNM classification]	미분화도
g	gender	성
	gram	그램
GA	gastric analysis	위액 분석
	gastric antrum	위 공동
	general anesthesia	전신 마취
	general angiography	전신 혈관조영술
	general appearance	일반적 외모
	gestational age	**재태기간**
	gingival	치은의
	gingivoaxial	치은축
	glucoamylase	글루코아밀라아제
	glucose	포도당
	glucose/acetone	포도당/아세톤
	Golgi apparatus	골지체
	granuloma annulare	환상 육아종
	guessed average	추정 평균치
	gyrate atrophy	뇌회형 위축
G/A	globulin/albumin[ratio]	글로불린/알부민 비율
Ga	granulocyte agglutination	과립구 응집
GABA	**gamma-aminobutyric acid**	**감마아미노부티르산**
GABHS	group A beta-hemolytic streptococcus	A군 β-용혈성 연쇄상구균
GAC	general ambulatory care	전반적 이동보호
GAD	generalized anxiety disorder	범불안장애

약 어	원 어	의 미
GADH	gastric alcohol dehydrogenase	위점막 알코올 탈수소효소
GADS	gonococcal arthritis/dermatitis syndrome	임균성 관절염/피부염 증후군
GAF	global assessment of functioning[scale]	전체기능평가
GAG	glycosaminoglycan	글리코사미노글리칸
	group-specific antigen	특정 군 항체
GAH	glyceraldehyde	글리세르 알데히드
GAHS	galactorrhea-amenorrhea hyperprolactinemia syndrome	유루증-무월경-고프로락틴혈증 증후군
GAL, gal	galactose	갈락토오스
GALC, GalC	galactocerebroside	갈락토세레브로시드
GALT	gut-associated lymphoid tissue	장관련 림프양조직
GAME	immunoglobulins G, A, M, and E	면역 글로불린 G, A, M, E
γ G	immunoglobulin G	면역 글로불린 G
GAN	giant axon neuropathy	거대 축색 신경병증
G and D	growth and development	성장과 발달
gang, gangl	ganglion, ganglionic	신경절(의)
GANS	granulomatous angiitis of the nervous system	신경계 육아종성 맥관염
GAPO	growth retardation, alopecia, pseudo-anodontia, and optic atrophy[syndrome]	성장지연, 탈모, 가성 무치, 시신경 위축 증후군
garg	gargle	가글, 함수
GAS	galactorrhea-amenorrhea syndrome	유루증 무월경 증후군
	gastric acid secretion	위산 분비
	gastrin	가스트린
	gastroenterology	위장병학
	general adaptation syndrome	일반적응 증후군
	generalized arteriosclerosis	전신성 동맥경화증
	global assessment scale	총괄평가척도
	group A Streptococcus	A군 연쇄상구균
gastroc	gastrocnemius[muscle]	비복근, 장딴지근

약 어	원 어	의 미
GAT	gelatin agglutination test	젤라틴 응집 검사
	group adjustment therapy	집단 적응요법
GATB	general aptitude test battery	적성검사 총집
GAU	geriatric assessment unit	노인 사정단위
GAW	airway conductance	기도 전도도
GB	gallbladder	담낭, 쓸개
	Guillain-Barre[syndrome]	길랭-바레 증후군(급성 염증성 탈수초성 다발성 신경병증)
GBA	ganglionic blocking agent	신경절 차단제
GBAP	glucocerebrosidase pseudogene	글루코세레브로시다아제 위유전자
GBBS	group B beta-hemolytic streptococcus	B군 베타 용혈성 연쇄구균
GBD	**gallbladder disease**	**담낭 질환**
	gender behavior disorder	성역할 장애
	granulomatous bowel disease	육아종성 장질환
GBI	globulin-binding insulin	글로불린 결합 인슐린
GBL	glomerular basal lamina	사구체 기저(치밀)판
GBM	glioblastoma multiforme	다형성아교모세포종
	glomerular basement membrane	**사구체 기저막**
GBP	gastric bypass	위우회술
	gated blood pool	게이트 혈액 풀
GBR	guided bone regeneration	골 유도 재생술
GBS	gallbladder series	담낭 조영검사
	gastric bypass surgery	위 우회술
	general biopsychosocial screening	일반적 생물심리사회적 스크리닝
	group B Streptococcus	B군 연쇄상구균
	Guillain-Barre syndrome	길랭-바레 증후군(급성 염증성 탈수초성 다발성 신경병증)
GC	ganglion cell	신경절 세포
	gas chromatography	가스 크로마토그래피
	giant cell	거대세포

약 어	원 어	의 미
	glucocerebrosidase	글루코세레브로시다아제
	glucocorticoid	당질 코르티코이드
	Golgi cell	골지 세포
	gonococcus	임균
	gonorrhea	**임질**
	granulomatous colitis	육아종성대장염
GCA	gastric cancer area	위암 부위
	giant cell arteritis	거대세포 동맥염
gCBF	global cerebral blood flow	전 뇌혈류
GCBM	glomerular capillary basement membrane	사구체 모세혈관 기저막
GCD	graft coronary disease	이식 관상동맥성 심장질환
GCDFP	gross cystic disease fluid proteine	총낭성 질환 액체단백
GCFT	gonococcal/gonorrhea complement fixation test	임균/임질 보체고정 검사
GCH	granular clinical history	과립성 병력
GCI	General Cognitive Index	일반 인지 지수
	glottal closure instant	성문폐쇄 시점
GCIIS	glucose controlled insulin infusion system	당조절 인슐린 주입체계
GCK	glomerulocystic kidney	사구체 낭성 신장
GCL	giant-cell lesion	거대세포 병변
	globoid cell leukodystrophy	글로보이드세포 백질이영양증
GCNF	glial cell-derived neurotrophic factor	신경교세포 유래 신경영양 인자
GCOP	glucocorticoid-induced osteoporosis	당질 코르티코이드 유발 골다공증
GCPS	Greig cephalopolysyndactyly syndrome	그리그 첨두합지증 증후군
GCRG	giant-cell reparative granuloma	거대 세포 육아종
GCS	Gianotti-Crosti syndrome(=papular acrodermatitis of childhood)	구진성 소아 선단 피부염
	Glasgow Coma Scale	**글라스고우 혼수척도**
	glucocorticosteroid	당질코르티코스테로이드

약 어	원 어	의 미
GCSE	generalized convulsive status epilepticus	전신발작 간질지속증
G-CSF	granulocyte colony-stimulating factor	과립구 집락 자극인자
GCST	Gibson-Cooke sweat test	깁슨-코크 발한 테스트
GCT	general care and treatment	일반적 간호와 치료
	germ-cell tumor	생식세포종
	giant cell thyroiditis	거대세포 갑상선염
	giant cell tumor	거대세포종
GC(T)A	giant cell(temporal) arteritis	거대세포(측두) 동맥염
GCTTS	giant cell tumor of tendon sheath	건초 거대세포종
GCU	gonococcal urethritis	임균요도염
GCV	ganciclovir	항바이러스제 일종
	great cardiac vein	대심정맥
GCVF	great cardiac vein flow	대심정맥 흐름
GCW	glomerular capillary wall	사구체 모세혈관벽
GCY	gastroscopy	위내시경(검사)
GD	gastroduodenal	위십이지장의
	Gaucher disease	고셔병
	general diagnostics	일반적 진단
	gestational day	임신 기간
	gonadal dysgenesis	성기 발육이상
	Graves disease	**그레이브스병**
	growth and development	성장과 발달
	growth delay	성장지연
G&D	growth and development	성장과 발달
GDA	gastroduodenal artery	위 십이지장 동맥
	general daily activity	일상생활활동
	Graves disease autoantigen	그레이브스병 자가항원
GDF	gel diffusion precipitin	겔확산 침강체
	growth differentiation factor	성장분화요인

약 어	원 어	의 미
GDH	glucose dehydrogenase	포도당 탈수소효소
	glutamate dehydrogenase	글루타민산 탈수소효소
	gonadotropin hormone	성선자극 호르몬
	growth and differentiation hormone	성장분화호르몬
GDID	genetically determined immunodeficiency disease	유전적으로 결정된 면역결핍질환
GDM	**gestational diabetes mellitus**	**임신성 당뇨병**
GDMS	glow discharge mass spectrometry	미광 방전 질량분석 측정법
GDS	geriatric depression scale	노인 우울증 척도
	global deterioration scale	전반적 퇴화 척도
	Gordon Diagnostic System [for attention disorders]	고든 진단 검사
GDU	gastroduodenal ulcer	위십이지장 궤양
GDXY	XY gonadal dysgenesis	XY 성선 발육부전
GE	gastric empyting	위 공복
	gastroenteritis	위장염
	gastroenterology	위장병학
	gastroenterostomy	위장 문합술
	gastroesophageal	**위식도의**
	gastrointestinal endoscopy	위장관 내시경
	gel electrophoresis	겔 전기영동
	generalized epilepsy	전신성 간질
	genetic enhancement	유전적 강화
	glandular epithelium	선 상피
GEB	gum elastic bougie	탄성고부부지
GEC	glomerular epithelial cell	사구체 상피세포
GEF	galactose elimination capacity	갈락토스 제거능
	gastroesophageal fundoplication	위식도 추벽형성술
	glossoepiglottic fold	혀후두개 주름
	gonadotropin enhancing factor	성선자극호르몬 강화인자

약 어	원 어	의 미
GEJ	gastroesophageal junction	위식도 접합(부)
GEN	gender	성
	generation	세대
Gen	genetic	유전의
	genus	속
gen	general	일반적인
	genital	생식(기)-
genit	genitalia, genital	생식기, 생식(기)-
GENPS	genital neoplasm-papilloma syndrome	생식기 신생물-유두종 증후군
GEP	gastroenteropancreatic	위장관췌장의
GEPG	gastroesophageal pressure gradient	위식도 압력차
GER	gastroesophageal reflux	위식도 역류
	geriatrics	노인병학
	granular endoplasmic reticulum	과립세포질그물, 과립세포질세망
GERD	**gastroesophageal reflux disease**	**위식도 역류질환**
geriat	geriatrics, geriatric	노인학, 노인의학
GES	gastroesophageal sphincter	위식도 괄약근
	glucose-electrolyte solution	포도당 전해질 용액
GEST, gest	gestational	임신나이, 임신주수
GET	gastric emptying time	위배출시간
	general endotracheal[anesthesia]	전신 마취
	graded treadmill exercise test	운동부하검사
GETA	general endotracheal anesthesia	전신 마취
GEX	gas exchange	가스교환
GF	gastric fistula	위누공, 위루
	gastric fluid	위액
	germ-free	무균
	glomerular filtration	사구체 여과
	growth factor	성장 인자

약 어	원 어	의 미
	growth failure	성장 실패
Gf	gastric fluid	위액
GFD	gingival fibromatosis-progressive deafness[syndrome]	잇몸 섬유종증-진행성 난청 증후군
	gluten-free diet	글루텐 제거 식이
GFFS	glycogen and fat-free solid	글리코겐, 지방 무함유 고체
GFI	glucagon-free insulin	글루카곤 무함유 인슐린
GFL	giant follicular lymphoma	거대여포성 림프종
GFP	gamma-fetoprotein	감마-태아단백질
GFR	**glomerular filtration rate**	**사구체 여과율**
	grunting, flaring and retracting	그렁거림, 발적과 수축
GFRP	growth factor response protein	성장인자 반응 단백질
GG	gamma globulin	감마 글로불린
	genioglossus	이설근
GGE	generalized glandular enlargement	전신성 분비성 종창
GGM	glucose-galactose malabsorption	포도당- 갈락토오스 흡수장애
GGO	ground glass opacification	젖빛 유리음영
GG or S	glands, goiter or stiffness[of neck]	선, 갑상선종 또는 강직
GGT	gamma-glutamyl transferase	감마 글루타밀 전이효소
GGTP	gamma-glutamyl transpeptidase	감마 글루타밀 펩티드 전이효소
GH	genetic hypertension	유전성 고혈압
	growth hormone	**성장 호르몬**
GHb	glycated hemoglobin	당화 혈색소
GHBP	growth hormone binding protein	성장호르몬 결합 단백질
GHCH	giant hepatic cavernous hemangioma	거대 간 혈관종
GHD	growth hormone deficiency	성장호르몬 결핍
GHDD	Ghosal hematodiaphyseal dysplasia	Ghosal 헤마토 골간형성이상
GHF	growth hormone factor	성장 호르몬 인자
GHL	growth hormone-like	성장 호르몬 유사
GHR	granulomatous hypersensitivity reaction	육아종성 과민성 반응

약 어	원 어	의 미
	growth hormone receptor	성장 호르몬 수용체
GHRF	growth hormone-releasing factor	성장 호르몬 방출인자
GH-RH	growth hormone-releasing hormone	성장 호르몬 방출 호르몬
GH-RIF	growth hormone-release inhibiting factor	성장 호르몬 방출 억제인자
GH-RIH	growth hormone-release inhibiting hormone	성장 호르몬 방출 억제 호르몬
GI	**gastrointestinal**	**위장의**
	gingival index	치은지수
	globin insulin	글로빈인슐린
	glucose intolerance	당불내성
	granuloma inguinale	서혜부 육아종
	growth inhibition	성장 억제
GIA	**gastrointestinal anastomosis**	**위장관 문합술**
GIB	gastrointestinal bleeding	위장관 출혈
	gastric ileal bypass	위회장 우회술
GIC	general immunocompetence	전신 면역능력
GICA	gastrointestinal cancer	위장암
GID	gender identity disorder	성정체성 장애
GIF	gastric intrinsic factor	위 내인자
	gonadotropin-inhibiting factor	성선자극호르몬 억제인자
	growth hormone-inhibiting factor	성장호르몬 억제인자
GIFB	growth hormone inhibitory factor, brain	뇌 성장호르몬 억제인자
GIFT	gamete intrafallopian transfer	생식세포 자궁관내 이식(인공수정)
	granulocyte immunofluorescence test	과립구 면역형광 검사
GIH	gastrointestinal hemorrhage	위장 출혈
	growth-inhibiting hormone	성장 억제 호르몬
GII	gastrointestinal infection	위장 감염
GIK	**glucose-insulin-potassium[solution]**	**포도당-인슐린-칼륨 용액**
Ging, ging	gingiva, gingival	잇몸(의)

약 어	원 어	의 미
GIP	gastric inhibitory polypeptide	가스트린 억제 폴리펩티드
	giant cell interstitial pneumonia	거대세포 장 폐렴
	glucose-dependent insulinotropic peptide	포도당 의존 인슐린 분비 펩타이드
	gonorrheal invasive peritonitis	임질 침습성 복막염
GIPR	gastric inhibitory polypeptide receptor	가스트린 억제 폴리펩티드 수용체
GIS	gas in stomach	위내 가스
	gastrointestinal series	위장관 검사
GIST	gastrointestinal stromal tumor	위장관 기질종양
GIT	gastrointestinal tract	위장관
GITS	gastrointestinal therapeutic system	위장관 치료체계
GITT	gastrointestinal transit time	위장관 통과시간
	glucose insulin tolerance test	당 인슐린 내성검사
GJ	gap junction	틈새이음, 간극연결
	gastric juice	위액
	gastrojejunostomy	**위공장 문합술**
GJA-S	gastric juice aspiration syndrome	위액 흡인 증후군
GK	glomerulocystic kidney	사구체 낭성 신장
GKD	glycerol kinase deficiency	글리세롤 키나제 결핍
GKI	glucose potassium insulin	포도당 칼슘 인슐린
GKRS	gamma knife radiosurgery	감마나이프 방사선 외과
GL	gland	선
	glomerular layer	사구체 층
	glomerulus	사구체
	glycolipid	당지질
	gustatory lacrimation	미각눈물 증후군
Gl	glabella	미간
gl	gland	선
GLA	galactosidase A	갈락토시다아제A
	gingivolinguoaxial	치육설면측의

약 어	원 어	의 미
gland	glandular	선의
Glc	glucose	포도당
glc	glaucoma	녹내장
GlcN	glucosamine	글루코사민
GLD	globoid-cell leukodystrophy	글로보이드 백질이영양증
	glutamate dehydrogenase	글루탐산 탈수소효소
GLDH	glutamic dehydrogenase	글루탐산 탈수소효소
GLH	germinal layer hemorrhage	배아층 출혈
	giant lymph node hyperplasia	거대 림프절 과다형성
GLI	glioblastoma	교모세포종
	glucagon-like immunoreactivity	글루카곤 유사 면역반응성
GLN	glutamine	글루타민
Gln	glucagon	글루카곤
	glutamine	글루타민
gln	glutamine	글루타민
GLNH	giant lymph node hyperplasia	거대 림프절 과다형성
glob	globular	구형의
	globulin	글로불린
GLOM	glenoid labrum ovoid mass	관절순 타원 덩어리
GLP	glucagon-like peptide	글루카곤 유사 펩타이드
	glycolipoprotein	당지질 단백질
GLPR	glucagon-like peptide receptor	글루카곤 유사 펩티드 수용체
GLS	generalized lymphadenopathy syndrome	전신 림프절병 증후군
GLTN	glomerulotubulonephritis	사구체 세뇨관신염
GLU	glucose	포도당
	glutamic acid	글루타민산
GLU-5	five-hour glucose tolerance test	5시간 당부하검사
Glu	glutamic acid	글루타민산
glu	glucose	포도당

약 어	원 어	의 미
	glutamic acid	글루타민산
GLUC	glucosidase	글루코시다아제
gluc	glucose	포도당
GLUD	glutamate dehydrogenase	글루탐산 탈수소효소
GLUR, GluR	glutamate receptor	글루탐산 수용체
GLUS	granulomatous lesion of unknown significance	의의를 알 수 없는 육아종성 병소
GLUT	glucose transporter	포도당 수송체
Glx	glucose	포도당
	glutamic acid	글루타민산
GLY, Gly, gly	glycine	글리신
GM	gastric mucosa	위점막
	gastrocnemius[muscle]	비장근
	giant melanosome	거대 멜라닌소체
	grand mal[epilepsy]	대발작
	grand multiparity	5회 이상 경산
	granulocyte-macrophage	과립구 대식세포
	growth medium	성장배지
GM+	**gram-positive**	**그람양성의**
GM−	**gram-negative**	**그람음성의**
gm	gram	그램
GMB	gastric mucosal barrier	위점막 장벽
GMBF	gastric mucosa blood flow	위점막 혈류
GMC	general medical clinic	일반내과 진료소
	general medical condition	일반 건강 상태
GMCD	grand mal convulsive disorder	대발작 경련성 질환
GM-CFC	granulocyte-macrophage colony forming cell	과립구-포식세포 집락형성세포
GMCSF	granulocyte macrophage colony stimulating factor	과립대식세포집락자극인자

약 어	원 어	의 미
GMF	glial maturation factor	신경교 섬유질 단백질, 신경교 성숙인자
GMH	germinal matrix hemorrhage	배기질 출혈
GML	gut mucosa lymphocyte	장점막 림프구
GMR	gallops, murmurs, rubs	분마성 심음, 심잡음, 마찰음
GMRH	germinal matrix related hemorrhage	모모세포 관련 출혈
GMS	geriatric mental state	노인 정신진단검사
	Gilbert-Meulengracht syndrome	길버트-모일렌그라 증후군
	goniodysgenesis-mental retardation-short stature[syndrome]	우각발생부전-정신지체-저신장 증후군
GN	gaze nystagmus	응시 안진
	glomerulonephritis	**사구체 신염**
	gram-negative	그람 음성의
G/N	glucose/nitrogen ratio	포도당/질소 비율
Gn	gonadotropin	성선 자극호르몬
GNB	ganglioneuroblastoma	신경절아세포종
	gram-negative bacillus	**그람음성 간균**
GNBM	gram-negative bacillary meningitis	그람음성 간균 뇌막염
GND	gram-negative diplococci	그람음성 쌍구균
GNDF	giant cell-derived neurotropic factor	거대세포 유래 신경영양인자
GNG	gluconeogenesis	포도당 신생
GNID	gram-negative intracellular diplococci	그람음성 세포내 쌍구균
GNP	geriatric nurse practitioner	노인 간호수행자
GNR	gram-negative rods	그람음성 간상체
GnRF	gonadotropin-releasing factor	성선자극호르몬 방출인자
GnRH	gonadotropin-releasing hormone	성선자극호르몬 방출호르몬
GnRHR	gonadotropin-releasing hormone receptor	성선자극호르몬 방출호르몬 수용체
G/NS	glucose in normal saline[solution]	포도당 생리식염수
GO	gastro-[o]esophageal	위-식도
	gonorrhea	임균

약 어	원 어	의 미
	glucose oxidase	포도당 산화효소
G&O	gas and oxygen	가스와 산소
GOA	generalized osteoarthritis	전신성 골관절염
GOMBO	growth retardation-ocular abnormalities-microcephaly-brachy cephaly-oligophrenia[syndrome]	성장지연-눈 이상-소두증-단두증-정신 박약 증후군
GON	gonococcal ophthalmia neonatorum	임균성 신생아 안염
	greater occipital nerve	대후두신경
GOND	glaucomatous optic nerve damage	녹내장성 시신경손상
GOQ	glucose oxidation quotient	포도당 산화지수
GOS	Glasgow outcome score	글라스고우 결과점수
GOT	glucose oxidase test	포도당 산화효소 검사
	glutamate oxalacetate transaminase	**글루타민 옥살로아세트 트랜스아미나제**
	goal of treatment	치료목표
GP	gangliocytic paraganglioma	신경절세포 부신경절종
	gastroplasty	위 형성술
	general paralysis	전신마비
	general paresis	진행성 마비
	genetic prediabetes	유전성 당뇨병전기
	globus pallidus	담창구
	glycoprotein	당단백질
	Goodpasture syndrome	굿파스처 증후군
	gram-positive	그람 양성의
G/P	gravida/para	임신력/출산력
Gp	glycoprotein	당단백질
GPB	glossopharyngeal breathing	혀인두 호흡
GPC	gastric parietal cell	위벽세포
	giant papillary conjunctivitis	거대 유두 결막염
	granular progenitor cell	과립성 간세포
GPF	glomerular plasma flow	사구체 혈류량

약 어	원 어	의 미
	greater palatine foramen	큰 입천장 구멍, 대구개공
	granulocytosis-promoting factor	과립구 증가 촉진인자
GPI	general paralysis of the insane	마비성 치매
	globus pallidus internus	내담창구
	guinea pig ileum	기니 픽 회장
GPIMH	guinea pig intestinal mucosal homogenate	기니 픽 장 점막 균질액
GPKA	guinea pig kidney absorption[test]	기니 픽 신장흡수 검사
Gply	gingivoplasty	치은 성형술
GPM	giant pigmented melanosome	거대 색소성 멜라닌소체
GPm	medial globus pallidus	내담창구
GPMAL	gravida, para, multiple births, abortions, and live births	임신, 경부, 쌍생아, 유산, 생존아
GPN	glossopharyngeal nerve	설인 신경
GPOA	primary open angle glaucoma	원발성 광우각형 녹내장
GPRBC	guinea pig red blood cell	기니 픽 적혈구 세포
GPS	Goodpasture syndrome	굿패스쳐 증후군
GPT	**glutamic pyruvic transaminase**	**글루타민 피루빅 트랜스아미나제**
GR	gastric resection	위절제술
	generalized rash	전신성 발진
	glucocorticoid receptor	당질코르티코이드 수용체
	gravid	임신한
	growth rate	성장률
gr	grade	등급
	graft	이식술
gr+	gram-positive	그람 양성의
gr−	gram-negative	그람 음성의
GRA	gated radionuclide angiography	동기 방사선핵종 심혈관조영술
GRABS	group A beta-hemolytic streptococcal pharyngitis	A군 베타 용혈성 연쇄상구균 인두염
grad	gradient	기울기, 경사

약 어	원 어	의 미
	gradually	서서히, 차차
GRAE	generally regarded as effective	일반적으로 효과가 인정된
gran	granule, granulated	과립의
GRANDDAD	growth delay-aged facies-normal development-deficiency of subcutaneous fat[syndrome]	성장지연-노안-정상발달-피하지방 결핍 증후군
GRAS	generally recognized as safe	일반적으로 안전하다고 인정된
grav	gravid	임신-
grav I	pregnancy one, primigravida	초임부
grav II	pregnancy two, secundagravida	두 번째 임신부
GRD	gastroesophageal reflux disease	위식도 역류질환
	gender role definition	성역할 정의
GRF	gastrin-releasing factor	위액 방출 인자
	gonadotropin-releasing factor	성선자극호르몬 방출 인자
	growth hormone-releasing factor	**성장호르몬 방출 인자**
GRH	growth hormone-releasing hormone	성장호르몬 방출호르몬 수용체
GRHR	gonadotropic-releasing hormone receptor	성선자극호르몬 방출호르몬 수용체
GRID	gay-related immunodeficiency [syndrome]	동성애자 관련 면역결핍증
GRIF	growth hormone release-inhibiting factor	성장호르몬 방출 억제 인자
GRN	granules	과립제
GrN	gram-negative	그람음성의
Grn	green	녹색의
GRP	gastrin-releasing peptide	위액 방출 펩타이드
GrP	gram-positive	그람양성의
GRT	gastric residence time	위 잔류시간
GS	gallstone	담석
	Gardner syndrome	가드너 증후군

약 어	원 어	의 미
	gastrocnemius	비복근, 장딴지근
	general surgery	**외과**
	generalized seizure	전신 발작
	gestational sac	태낭
	Gilbert syndrome	길버트 증후군
	Gitelman syndrome	지틀만 증후군
	glomerular sclerosis	사구체 경화증
	glucagon secretion	글루카곤 분비
	glucosamine	글루코사민
	glutamine synthetase	글루타민 합성효소
	glycogen synthase	글리코겐 합성효소
	Goldenhar syndrome	골덴하르 증후군
	Goodpasture syndrome	굿패스쳐 증후군
	graft survival	이식 생존율
	gram stain	그람 염색
	granulocytic sarcoma	과립구성 육종
	grip strength	악력
G/S	glucose and saline	포도당 식염수
GSA	general somatic afferent	신체감각섬유
GSBG	gonadal steroid-binding globulin	생식선 스테로이드 결합 글로불린
GSC	germline stem cell	생식 줄기세포
GSD	Gerstmann-Sträussler disease	게르스트만 슈투로이슬러병
	glutathione synthetase deficiency	글루타티온 합성효소 결핍증
	glycogen storage disease	당원 축적병
GSE	general somatic efferent	체성 원심성 신경
	genital-self examination	생식기 자가 검진
	gluten-sensitive enteropathy	글루텐 과민성 장질환
GSF	galactosemic fibroblast	갈락토오스 혈증 섬유아세포
	genital skin fibroblast	생식기 피부 섬유아세포

약 어	원 어	의 미
GSFR	granulocyte colony-stimulating factor receptor	과립구집락 자극인자 수용체
GSH	glomerulus-stimulating hormone	사구체 자극호르몬
GSI	global severity index	전체심도지수
	genuine stress incontinence	진성 복압성 요실금
GSR	galvanic skin response	피층 전기반응
	generalized Shwartzman reaction	전신 슈발츠만 반응
GSSD	Gerstmann-Sträussler-Scheinker disease	게르스트만-슈트라우슬러-샤인커 증후군
GSV	gestational sac volume	임신낭(태낭) 용적
	greater saphenous vein	대복재정맥
GSVT	greater saphenous vein thrombophlebitis	대복재정맥 혈전정맥염
GSW	gunshot wound	총상
GSWA	gunshot wound, abdominal	복부 총상
GT	gait training	보행 훈련
	gastrostomy	위절개술
	gastrotomy tube	위 절개관
	gingiva treatment	잇몸 치료
	Glanzmann thrombasthenia	글란츠만 혈소판 기능저하증
	glucose therapy	포도당 요법
	glucose tolerance(test)	내당능
	granulation tissue	육아조직
	great toe	엄지발가락
	greater trochanter	대전자
	group therapy	집단요법
g/t	granulation time	과립 형성시간
	granulation tissue	육아조직
GTA	Glanzmann thrombasthenia	글란츠만병(혈소판 무력증)
GTB	gastrointestinal tract bleeding	위장관 출혈
GTCS	generalized tonic-clonic seizures	강직간대발작

약 어	원 어	의 미
GTD	gestational trophoblastic disease	임신성 융모성 질환
GTF	glucose tolerance factor	내당 인자
	gastrostomy tube feeding	위절개관 영양
GTH	**gonadotropic hormone**	**성선자극호르몬**
GTHR	generalized thyroid hormone resistance	갑상선 호르몬 내성(증후군)
GTN	gestational trophoblastic neoplasia	임신 융모막 종양
	glomerulotubulonephritis	사구체 세뇨관 신염
GTO	Golgi tendon organ	골지건 기관
GTP	glutanyl transpeptidase	글루타밀 단백전이효소
GTR	galvanic tetanus ratio	평류 강축비
	granulocyte turnover rate	과립구 교체율
	guided tissue regeneration	조직유도재생
GTT	gelatin-tellurite-taurocholate[agar]	젤라틴 델루라이트 타우로콜레이트 한천
	glucose tolerance test	**당부하 검사**
Gtt, gtts	drops(Lat. guttae)	점적수, 방울수
GTV	gross tumor volume	육안적 종양체적
GTX	gonyautoxin	고니아톡신, 마비성 패독
GU	**gastric ulcer**	**위궤양**
	genitourinary	비뇨생식기의
	gonococcal urethritis	임균성 요도염
	guanethidine	구아네티딘(혈압강하제 일종)
GUD	genitourinary dysplasia	비뇨생식기 이형성증
GUM	genitourinary medicine	비뇨생식기 의학
Guo	guanosine	구아노신
GUS	genitourinary sphincter	비뇨생식기 괄약근
	genitourinary system	비뇨생식기계
GUSTO	global utilization of streptokinase and tPA(Tissue Plasminogen Activator) for occluded arteries	동맥 폐색치료를 위한 스트렙토키나제와 TPA 총량
GV	gastric volume	위 용량

약 어	원 어	의 미
	gas ventilation	가스 환기
	gentian violet	항진균제 일종
	generalized vaccinia	전신성 종두증(우두)
GVA	general visceral afferent[nerve]	일반 내장 구심성 신경
GVBD	germinal vesicle breakdown	난핵포 붕괴
GVE	general visceral efferent[nerve]	일반 내장 원심성 신경
GVF	good visual fields	정상 시야
GVH	**graft-versus-host**	**이식편대 숙주**
GVHD, GvHD	graft-versus-host disease	이식편대 숙주 질환
GVHR, GvH	graft-versus-host reaction	이식편대 숙주 반응
GVL	graft versus leukemia	이식편대 백혈병
GVTY	gingivectomy	치은 절제술
GW	gradual withdrawal	점차적으로 감소
G/W	glucose in water	포도당액
GWAFD	Genee-Wiedemann acrofacial dysostosis	Genee-Wiedep형 얼굴말단뼈발생이상
GWE	glycerol and water enema	글리세롤 수액 관장
GWG	generalized Wegener granulomatosis	전신성 Wegener 육아종증
GX	histopathologic grade of tumor cannot be assessed[TNM(tumor-node-metastasis) classification]	평가될 수 없는 종양의 조직병리학적 병기
GXT	graded exercise test	점증 부하운동 검사
Gy	gray	회색
GYN, Gyn, gyn	gynecologic, gynecology	부인과의학(의)

H

약 어	원 어	의 미
H	bacterial antigen in serologic classification of bacteria	세균항원 H항원
	dose equivalent	선량당량
	enthalpy	엔타르피, 엔탈피
	heart	심장
	heavy	무거운, 중-
	height	높이, 키
	hemagglutination	적혈구응집
	hemisphere	반구
	hemolysis	용혈작용
	Hemophilus	호혈 균속질염
	heparin	헤파린
	heroin	헤로인
	high	높은
	hippocampus	해마
	histidine	히스티딘
	homosexual	동성애의
	horizontal	수평의
	hormone	호르몬
	hospital	병원
	hour	시간
	human	사람

약 어	원 어	의 미
	hydrogen	수소
	hydrolysis	가수 분해
	hygiene	위생
	hypermetropia, hyperopia	원시(of eye)
	hypodermic	피부밑의, 피하의
	hypothalamus	시상하부
H0	null hypothesis	귀무가설
H1	first[heart] sound	제 1심음
^{1}II, II^{1}	protium	경수소
H_2	second[heart] sound	제 2심음
^{2}H, H^{2}	deuterium	중수소
H3, ^{3}H, H^{3}	tritium	삼중 수소
[H+]	hydrogen ion concentration	수소 이온 농도
h	heat transfer coefficient	열전도 계수
	hecto	100배
	height	높이, 키
	hour	시간
	human	사람, 사람의
	hundred	100, 100의
	hypodermic	피하주사기
HA	H antigen	H 항원
	Hakim-Adams syndrom	하킴-애덤스 증후군
	headache	두통
	hemagglutinating antibody	적혈구 응집반응 항체
	hemagglutination	적혈구 응집반응
	hemolytic anemia	**용혈성 빈혈**
	hemophiliac with adenopathy	선병 동반 혈우병
	hepatic adenoma	간 샘종
	hepatic artery	간 동맥

약 어	원 어	의 미
	hepatitis A	A형 간염
	heterophil antibody	이종 친화 항체
	high anxiety	심한 불안
	hippocampal asymmetry	해마 비대칭
	hippuric acid	히푸르산, 마뇨산
	histocompatibility antigen	조직적합성 항원
	hospital admission	병원 입원
	human albumin	인간 알부민
	hyaluronic acid	히알루론 산
	hyperalimentation	과영양, 과섭취, 고영양 공급
	hyperandrogenism	안드로겐 과잉증
	hypersensitivity alveolitis	과민감성 폐포염
	hypo-thalamic amenorrhea	시상하부성 무월경
H/A	head to abdomen	머리-복부 비율
	headache	두통
HAA	hearing aid amplifier	보청기
	hemolytic anemia antigen	용혈성 빈혈 항원
	hepatitis-associated antigen	간염 관련 항원
	hepatitis-associated aplastic anemia	간염 관련 재생불량성 빈혈
hAAT	human α1-antitrypsin	사람 알파-1-안티트립신
HABF	hepatic artery blood flow	간동맥 혈류
HACCP	hazard analysis and critical control point system[food safety]	위해요소 중점관리기준
HACE	high-altitude cerebral edema	고산 뇌수종
HACS	hyperactive child syndrome	소아 과다·과잉행동 증후군
HAD	hemadsorption	혈구흡착
	HIV-associated dementia	HIV관련 치매
HADS	hospital anxiety and depression scale	병원 불안과 우울 척도
HAdV 1~51	human adenoviruses 1 to 51	사람 아데노바이러스 1~51
HAdV A~F	human adenoviruses A to F	사람 아데노바이러스 A~F

약 어	원 어	의 미
HAE	hearing aid evaluation	보청기 평가
	hepatic artery embolism	**간동맥 색전술**
	hereditary angioneurotic edema	유전성 혈관신경성 부종
HAEC	human aortic endothelial cell	인간 대동맥 내피 세포
HAF	hyperalimentation fluid	고영양액
HAFP	human alpha-fetoprotein	인간 알파-페토 단백
HAG	heat-aggregated globulin	열 응집 글로불린
HAGG	hyperimmune antivariola gammaglobulin	고도 면역 항천연두 감마-글로불린
HAGL	humeral avulsion of glenohumeral ligament	상완골 부착부위에서 부분 파열된 상완관절 인대
HAI	hemagglutination inhibition	적혈구응집 억제
	hepatic arterial infusion	간동맥 주입
	hospital-acquired infection	병원 획득 감염
HAL	hepatic artery ligation	간동맥 결찰
	hybrid artificial liver	혼합형 인공 간
	hypoplastic acute leukemia	저충실성 급성백혈병
hal	halogen	할로겐
halluc	hallucinations	환각
HALP	hyperalphalipoproteinemia	고알파지질 단백혈증
HAM	human alveolar macrophage	사람 폐포 대식세포
HAMA	Hamilton anxiety[scale]	해밀턴 불안척도
HAMD	Hamilton depression[scale]	해밀턴 우울척도
HAN	heroin-associated nephropathy	헤로인관련 신경병증
	hyperplastic alveolar nodule	과형성 폐포 결절
HANE	hereditary angioneurotic edema	유전성 혈관신경성 부종
hANF	human atrial natriuretic factor	인간 심방성 나트륨 이뇨인자
HAP	Handicapped Aid Program	장애인 보조(지원) 프로그램
	hepatic arterial phase	간동맥기
	heredopathia atactica polyneuritiformis [Refsum's disease]	유전성 다발신경염성 실조증 [Refsum's병]

약 어	원 어	의 미
	hospital-acquired pneumonia	**병원 획득 폐렴**
HAPC	high-amplitude peristaltic contraction	고진폭 연동(운동) 수축
HAPE	high-altitude pulmonary edema	고지성, 고산성 폐부종
HAPS	hepatic arterial perfusion scintigraphy	간동맥 관류 신티그라피
HAPVC	hemi-anomalous pulmonary venous connection	반쪽 폐정맥 이상연결증
HAPVD	hemi-anomalous pulmonary venous drainage	반쪽 폐정맥 이상배액
HAPVR	hemi-anomalous pulmonary venous return	반쪽 폐정맥 이상환류
HAQ	health assessment questionnaire	건강 평가 질문지
HAR	high-altitude retinopathy	고산, 고소 망막병증
HARH	high-altitude retinal hemorrhage	고소 망막 출혈
HART	hyperfractionated accelerated radiation therapy	가속 과분할 방사선 치료
HAS	Hamilton Anxiety Scale	해밀턴 불안 평가 척도
	health-assessment system	건강 사정-평가 체계
	human albumin solution	인간 알부민 용액
	hyperalimentation solution	고영양 용액
HASCVD	hypertensive arteriosclerotic cardiovascular disease	고혈압성 동맥경화성 심혈관계 질환
HASHD	hypertensive arteriosclerotic heart disease	고혈압성 동맥경화성 심질환
HASM	human airway smooth muscle	인간 기도 평활근
HASMC	human aortic smooth muscle cell	인간 대동맥 평활근 세포
HAstV 1~8	human astroviruses 1 to 8	인간 아스트로 바이러스 1~8
HAT	heparin-associated thrombocytopenia	헤파린 관련 혈소판 감소증
	heterophil antibody titer	이종 친화 항체 역가
	human African trypanosomiasis	아프리카 수면병
HATT	heparin-associated thrombocytopenia and thrombosis	헤파린 관련 혈소팜 감소증과 혈전증

약 어	원 어	의 미
HAVS	hand-arm vibration syndrome	손-팔 진동 증후군
HB	heart block	심장 차단
	hemoglobin	헤모글로빈
	hepatitis B	B형 간염
	His bundle	히스 다발
Hb	**hemoglobin**	**헤모글로빈**
HbA	hemoglobin A, adult hemoglobin	헤모글로빈 A, 사람 헤모글로빈
HBAb	hepatitis B antibody	B형 간염 항체
HbA1c	glycosylated hemoglobin	당화혈색소
HBAg	hepatitis B antigen	B형 간염 항원
HBB	hemoglobin beta-chain	헤모글로빈 베타 체인
HbBC	hemoglobin binding capacity	헤모글로빈 결합 능력
HBC	hereditary breast cancer	유전성 유방암
HBC, HBc	hepatitis B core[antigen]	B형 간염 핵항원
HbC	hemoglobin C	헤모글로빈 C
HbCO	carboxyhemoglobin	일산화탄소 혈색소
HBD	hydroxybutyric dehydrogenase	수산기 낙산탈수소효소(심근경색시 증가)
	hypophosphatemic bone disease	저인산혈성 골질환
hBDNF	human brain derived neurotrophic factor	인간 뇌유래 신경 영양 인자
HBDT	human basophil degranulation test	인간 호염기구 탈과립 시험
HBE	His bundle electrogram	히스속 전기 곡선도
HBeAb/Ag	hepatitis B e antibody/antigen	B형 간염 e항체/항원
HBEGF	heparin-binding epidermal growth factor	헤파린 결합 상피세포 증식 인자
HBF	**hepatic blood flow**	**간혈류량**
HbF	fetal hemoglobin	태아 헤모글로빈
HBGF	heparin-binding growth factor	헤파린 결합 성장 인자
HBI	hemibody irradiation	반신 방사선 조사
HBIG, HBIg	hepatitis B immunoglobulin	B형 간염 면역글로불린
HBL	hepatoblastoma	간모세포종
HBLA	human B-cell lymphocyte antigen	사람 B 림프구 항원

약 어	원 어	의 미
H2 blockers	histamine blockers	히스타민 차단제
HBLV	human B-cell lymphotropic virus	인간 B 림프영양성 바이러스
HBM	health belief model	건강 신념 모델
HbMet	methemoglobin	메트 헤모글로빈
hBNP	human brain natriuretic peptide	사람뇌성 나트륨이뇨 펩타이드
HBO	hyperbaric oxygen, oxygenation	고압 산소(요법)
HbO	oxyhemoglobin	산소 헤모글로빈
HBOC	hereditary breast-ovarian cancer	유전성 유방-난소암
HBOT	hyperbaric oxygen therapy	고압 산소 요법
HBP	**high blood pressure**	**고혈압**
HbR	reduced hemoglobin	환원 혈색소
HBS	hepatitis B surface[antigen]	B형 간염 s(표면) 항원
	hyperkinetic behavior syndrome	과다운동 행동 증후군
HbS	**hemoglobin S, sickle-cell hemoglobin**	**겸상 적혈구**
HBsAb/Ag	**hepatitis B surface antibody/antigen**	**B형 간염 s(표면) 항체/항원**
HBSC	hematopoietic blood stem cell	조혈모세포, 조혈간세포
HBT	human breast tumor	사람 유방 종양
HBV	hepatitis B vaccine	B형 간염 백신
	hepatitis B virus	**B형 간염 바이러스**
HBV-MN	membranous nephropathy associated with hepatitis B virus	B형 간염 바이러스와 연관된 막성 신증
HC	hair cell	모세포
	handicapped	장애가 있는, 불구의
	head circumference	**머리 둘레**
	head compression	두부 압박
	health care	건강관리, 보건
	heart catheterization	심도자술
	heart cycle	심장 주기
	heat conservation	보온

약 어	원 어	의 미
	heavy chain[disease]	중쇄, 무거운 사슬
	hematochromatosis	혈색소증
	hemicholinium	헤미콜리늄
	hemoglobin concentration	헤모글로빈 농도
	hemorrhagic colitis	출혈성 대장염
	heparin cofactor	헤파린 보조인자
	hepatitis C	C형 간염
	hepatocellular	간세포의
	hepatocellular cancer	간(세포)암
	hereditary coproporphyria	유전성 코프로 포르피린증
	Hickman catheter	히크만 카테터
	high-calorie[diet]	고열량[식이]
	hippocampus	해마
	homocystinuria	호모 시스틴 뇨증
	Huntington chorea	헌팅턴 무도병
	hyaline casts	초자원주
	hydrocarbon	탄화수소
	hydrocortisone	히드로, 하이드로 코르디손
	hypercholesterolemia	고 콜레스테롤 혈증
	hypertrophic cardiomyopathy	비후형 심근증
	hot and cold	덥고 추운
HCA	hepatocellular adenoma	간(세포) 종양
	home care aide	가정 간호서비스 보조
	hybrid capture assay	하이브리드 포획 검사법
	hypothermic circulatory arrest	저체온 순환 정지(법)
HCa	high calcium[diet]	고칼슘[식이]
HC/AC	head circumference/abdominal circumference ratio	머리 둘레-복부 둘레 비율
HCAEC	human coronary artery endothelial cell	사람 관상동맥 내피 세포
HCAP	handicapped	장애가 있는

약 어	원 어	의 미
HCC	hepatitis contagiosa canis	견전염성 간염, 개전염성 간염
	hepatocellular carcinoma	**간(세포성)암**
	history of chief complaint	**주 호소력**
HCCAA	hereditary cysteine C amyloid angiopathy	유전성 시스테인 C 아밀로이드 혈관병증
HCD	health care delivery	보건 의료 전달
	heavy-chain disease	중쇄병, H쇄병
	herniated cervical[lumbar] disc	경추[요추]간판 헤르니아
	high-calorie diet	고열량 식이
	high-carbohydrate diet	고탄수화물 식이
	human Chagas disease	사람 샤가스병
HCF	[fetal] head-to-cervix force	태아 머리-산모 자궁목 간 힘(압력)
	heparin cofactor	헤파린 보조인자
	hereditary capillary fragility	유전성 모세관 취약 검사, 저항검사
hCFSH	human chorionic follicle-stimulating hormone	사람 융모막-여포 자극호르몬
HCG, hCG	**human chorionic gonadotropin**	**인간 융모성 성선 자극호르몬**
HCH	hemochromatosis	혈색소 침착증
	hemichorea, hemiballismus	반쪽 무도증, 편무도병
	hereditary cerebral hemorrhage	유전성 뇌출혈
	hexachlorocyclohexane	국소 항감염제 및 세척제
HCIN	high-grade cervical intraepithelial neoplasia	고등급 자궁경부 상피내 종양
HCK	hematopoietic cell kinase	조혈 세포 키나아제
HCL	hairy-cell leukemia	털세포 백혈병, 모발상 세포 백혈병
HCl	hydrogen chloride	염화수소, 염산
HCLF	high carbohydrate, low fiber[diet]	고탄수화물, 저섬유소[식이]
HCM	health care management	보건 의료 경영
	hypertrophic cardiomyopathy	비후성 심근증
HCMM	hereditary cutaneous malignant	유전성 피부 악성 흑색종

약 어	원 어	의 미
	melanoma	
HCN	hereditary chronic nephritis	유전성 만성 신염
HCoV	human coronavirus	사람 코로나바이러스
HCP	hematopoietic cell phosphatase	조혈 포스파타아제(인산화효소)
	hereditary coproporphyria	유전성 코프로프르피린증
HCR	host-cell reactivation	숙주세포 회복
	hysterical conversion reaction	히스테리성 전환 장애
hCRH	human corticotropin-releasing hormone	사람 부신피질자극호르몬 방출호르몬
HCS	Hajdu-Cheney syndrome	Hajdu-Cheney 증후군
	human chorionic somatotropin	인간 융모성 성장호르몬
	human cord serum	신생아 제대혈청
hCS	human chorionic somatomammotropin	사람 융모성 성장촉진 유선자극호르몬
HCSS	hypersensitive carotid sinus syndrome	과민성 경동맥동 증후군
Hcrit	hematocrit	헤마토크릿
HCT	helical computed tomography	나선식 전산화 단층촬영술
Hct	**hematocrit**	**헤마토크릿**
hCT	human chorionic thyrotropin	융모성(태반성) 갑상샘 자극호르몬
HCTZ	hydrochlorothiazide	하이드로클로로사이어자이드 (고혈압 치료제)
HCU	homocystinuria	호모시스틴뇨증
HCV	hepatitis C virus	C형 간염 바이러스
HCVD	**hypertensive cardiovascular disease**	**고혈압성 심혈관계 질환**
HD	Hansen disease	한센병
	heart disease	심질환
	hemidesmosome	반결합체
	hemidiaphragm	반가로막
	hemodialysis	**혈액 투석**
	hemolytic disease	용혈성 질환
	hemorrhagic dengue	뎅기 출혈
	herniated disk	추간판 탈출

약어	원어	의미
	high density	고밀도
	high dose	고용량
	hip disarticulation	고관절 이단(술), 관절분리절단(술)
	Hirschsprung disease	히르슈스프룽병(선천성 거대결장증)
	histopathologic damage	병리조직학적 손상
	Hodgkin disease	호지킨병
	Huntington disease	**헌팅턴병**
	hydatid disease	포충병, 포충증
HD-AF	hemidesmosome-anchoring filament	반교소체-고정 세섬유
HDAg	hepatitis delta antigen	간염 델타 항원
HDC	high-dose chemotherapy	고용량 화학요법
	hypodermoclysis	피하주입
HDCT	high-dose chemotherapy	고용량 화학요법
HDF	**hemodiafiltration**	**혈액투과여과**
	human diploid fibroblast	인간 이배체 섬유모세포
HDH	heart disease history	심질환력
HDI	Hamilton depression inventory	해밀턴 우울 척도
	hemorrhagic disease of infants	유아 출혈성 질환
	hospital discharge index	병원 퇴원 지수
HDIC	hepatodiaphragmatic interposition of colon	간-횡격막간 결장감입증 (킬레이디티 증후군)
HDIVIG	high-dose intravenous immunoglobulin	고용량 면역글로불린 정맥주사
HDL	**high-density lipoprotein**	**고밀도 지단백질**
HDLBP	high-density lipoprotein binding protein	고밀도 지단백질 결합 단백
HDL-C	high-density lipoprotein-cholesterol complex	고밀도 지단백-콜레스테롤 복합체
HDLS	hereditary diffuse leukoencephalopathy with pheroids	회전 타원체 동반 유전성 미만성 백질 뇌병
HDM	house dust mite	집먼지 진드기
HDN	hemolytic disease of the newborn	신생아 용혈성 질환

약 어	원 어	의 미
HDPAA	heparin-dependent platelet-associated antibody	헤파린 의존성 혈소판 관련 항체
HDR	high dose radiation	고용량 방사선조사
HDRS	Hamilton Depression Rating Scale	해밀턴 우울 평정 척도
HDS	Hamilton Depression Scale	해밀턴 우울 척도
	herniated disk syndrome	추간판 탈출 증후군
HDU	hemodialysis unit	혈액 투석 병동
HDV	hemorrhagic disease virus	출혈병 바이러스
	hepatitis D virus	D형 간염 바이러스
HDZ	hydralazine	하이드랄라진(고혈압 제제)
HE	hard exudate	경성 삼출물
	hemagglutinating encephalomyelitis	혈구응집성 뇌척수염
	hemoglobin electrophoresis	혈색소 전기영동
	hepatic encephalopathy	**간성 뇌증**
	hereditary elliptocytosis	유전성 타원구증
	hyperextension	과신전
	hypertensive encephalopathy	고혈압성 뇌증
	hypogonadotropic eunuchoidism	성선 자극 호르몬 결핍성 유환관증
H&E	hematoxylin and eosin	헤마톡실린과 에오신
	hemorrhage and exudate	출혈과 삼출
	heredity and environment	유전과 환경
HEA	human erythrocyte antigen	인간 적혈구 항원
HEAT	human erythrocyte agglutination test	인간 적혈구 응집 검사
HEB	hemato-encephalic barrier	혈액-뇌장벽
HEC	human endothelial cell	인간 내피세포
HED	hereditary ectodermal dysplasia	유전성 외배엽 이형성증
	hypohidrotic ectodermal dysplasia	발한 저하성 외배엽 이형성증
HEENT	**head, ears, eyes, nose, and throat**	**머리, 귀, 눈, 코와 목**
HEF	human embryo fibroblast	인간 배아 섬유모세포
HEG	hemorrhagic erosive gastritis	출혈성 미란성 위염

약 어	원 어	의 미
HEI	homogeneous enzyme immunoassay	균질효소 면역측정법
	human embryonic intestine	인간 배아형 창자
HEIR	high-energy ionizing radiation	고준위(고에너지) 이온화 방사선
HEK	human embryonic kidney	인간 배아형 신장
HEL	human embryonic lung	인간 배아형 폐
	human erythroleukemia	인간 적백혈병
HeLa	human cervical carcinoma cells	인간 자궁경부암 세포
Heliox	helium and oxygen	헬륨과 산소
HELF	human embryo lung fibroblast	인간 배아 폐 섬유모세포
HELLP	**hemolysis, elevated liver enzymes, and low platelet count[syndrome]**	**용혈, 간효소치 상승, 낮은 혈소판수 (임신 후기 자간전증 증상들)**
HELP	heat escape lessening posture	열방출 최소자세
HEM	hematology, hematologist	혈액학, 혈액학자
	hematuric, hematuria	혈뇨증의, 혈뇨
	hemophilia	혈우병
	hemorrhage	출혈
	hemorrhoids	치질, 치핵
hemat	hematology, hematologist	혈액학, 혈액학자
HEMO, hemo	hemodialysis	혈액 투석
HEP	heparin	헤파린
	hepatic	간의
	hepatoerythropoietic porphyria	간적혈구조혈 포르피린증
	human epithelial cell	인체 상피세포
Hep	hepatic	간의
	hepatitis	간염
hEP	human endorphin	인간 엔돌핀
HEP A~D, Hep A~D	hepatitis A~D	A~D형 간염
hep cap	heparin cap	헤파린 캡
HER	human epidermal growth factor receptor	인간 상피세포 성장인자 수용체

약 어	원 어	의 미
Her-2	human epidermal growth factor receptor-2	인간 상피세포 성장인자 수용체 2
hern	hernia, herniated	탈장, 탈출된
HES	hematoxylin-eosin stain	헤마톡실린-에오진염색
	human embryonic skin	인간 배아 피부
	human embryonic spleen	인간 배아 비장
	hydroxyethyl starch	히드록시에틸 전분
	hypereosinophilic syndrome	과다호산구 증후군
het	heterozygous	이형접합의
HEV	hemagglutinating encephalomyelitis virus	혈구응집성 뇌척수염 바이러스
	hemorrhagic enteritis virus	출혈성 장염 바이러스
	hepatitis E virus	E형 간염 바이러스
HEV-A~D	human enteroviruses A, B, C and D	인간 장내바이러스 A~D
HF	Hageman factor	하게만 인자, 제12인자
	hair follicle	모공
	hay fever	고초열, 건초열
	head of fetus	태아 머리
	heart failure	**심부전**
	hemofiltration	혈액 여과
	hemorrhagic factor	출혈 인자
	hemorrhagic fever	출혈열
	high fat[diet]	고지방 식이
	hippocampal formation	해마형성체
	human fibroblast	인간 모세포
	hyperflexion	과굴곡
hf	half	반의
	high frequency	고주파의
HFA	high-functioning autism	고기능 자폐
HFD	high-fiber diet	고섬유소 식이

약 어	원 어	의 미
	high-flux dialysis	고유량 투석
	high forceps delivery	고위 겸자 분만
HFE	hemochromatosis	혈색소(침착)증
HFEC	human foreskin epithelial cell	인간 포피 상피세포
HFF	human foreskin fibroblast	인간 포피 섬유모세포
HFGC	human fetal glial cell	인간 태아 신경아교세포
HFH	hemifacial hyperplasia	반안면 비대증
HFI	hereditary fructose intolerance	유전성 과당불내증
HFIF	human fibroblast interferon	인간 섬유모세포 인터페론
HFJV	high-frequency jet ventilation	고빈도 제트환기
HFM	hemifacial microsomia	반안면 왜소증
HFOV	high-frequency oscillatory[ventilation]	고빈도 진동성 환기
HFPPV	high-frequency positive pressure ventilation	고빈도 양압 환기
HFPV	high-frequency percussive ventilation	고빈도 타진 환기
HFRS	**hemorrhagic fever with renal syndrome**	**신증후군 출혈열**
HFS	hemifacial spasm	반안면 연축, 경련증
hFSH, HFSH	human follicle-stimulating hormone	인간 여포 자극호르몬
HFV	high-frequency ventilation	고빈도 환기
HG	herpes gestationis	임신헤르페서, 임신포진
	Heschl's gyrus	헤쉘 회(뇌의 측두엽 부분)
	human gonadotropin	인간 생식샘 자극호르몬
	hypoglycemia	저혈당증
Hgb	**hemoglobin**	**헤모글로빈**
HGD	high grade dysplasia	고분화도 이형성
HGDB	Human Genome Database	인간 유전자 데이터베이스
Hge	hemorrhage	출혈
HGF	hematopoietic growth factor	혈액형성 성장인자, 조혈성장인자
	hepatocyte growth factor	간세포 성장인자

약 어	원 어	의 미
	human gingival fibroblast	인간 치은 섬유모세포
HGG	human gammaglobulin	인간 감마글로불린
	hypogammaglobulinemia	저감마글로불린혈증
HGH, hGH	**human growth hormone**	**인간 성장 호르몬**
HGHRF	human growth hormone releasing factor	인간 성장 호르몬 방출 인자
HGM	heterotopic gastric mucosa	이소성 위장 점막
	human gene mapping	인간 유전자 지도
HGO	hepatic glucose output	간 포도당 생성
	hip guidance orthosis	고관절 유도(지도) 보조기
HGP	hepatic glucose production	간 포도당 생성
	Human Genome Project	인간 게놈 프로젝트
HGPS	hereditary giant platelet syndrome	유전성 거대 혈소판 증후군
	Hutchinson-Gilford progeria syndrome	허친슨-길포드 조로 증후군
hGR	human glucocorticoid receptor	인간 글루코코르티코이드 수용체
hGRH	human growth hormone releasing hormone	인간 성장 호르몬 방출 호르몬
HH	halothane hepatitis	할로탄 간염
	hard-of-hearing	난청
	Henderson-Hasselbalch equation	헨더슨-하셀발히 식
	hiatal hernia	**식도열공 탈장**
	Hodgkin-Huxley equation	호지킨-헉슬리 식
	holistic health	전인적 건강
	hypogonadotropic hypogonadism	저생식샘자극호르몬성 생식샘저하증
	hyporeninemic hypoaldosteronism	저레닌성 저알도스테론증
H&H	hematocrit and hemoglobin	헤마토크릿과 헤모글로빈
HHA	hereditary hemolytic anemia	유전성 용혈성 빈혈
	home health agency	가정 보건 제공기관
	home health aid	가정 간병인
HHC	home health care	가정 간호
HHD	**hypertensive heart disease**	**고혈압성 심질환**

약 어	원 어	의 미
HHE	health hazard evaluation	건강 유해도 평가
	hemiconvulsion-hemiplegia-epilepsy [syndrome]	반경련-반마비-간질 증후군
HHHO	hypotonia, hypomentia, hypogonadism, obesity[syndrome]	근긴장저하(저장성), 정신발육장애, 성선부전증, 비만증 증후군
HHI	hereditary hearing impairment	유전성 난청
HHIE	Hearing Handicap Inventory for the Elderly	노인 청각장애지수
HHIE-S	Hearing Handicap Inventory for the Elderly-Screening Version	노인 청각장애지수 선별검사
HHM	high humidity mask	고습도 마스크
	humoral hypercalcemia of malignancy	악성/암성 고칼슘혈증
HHNS	hyperosmolar hyperglycemic nonketotic syndrome	고삼투성 고혈당 비케톤성 증후군
HHRH	hereditary hypophosphatemic rickets with hypercalciuria	유전성 고칼슘혈증 동반 저인산혈성 구루병
	hypothalamic hypophysiotropic releasing hormone	시상하부 뇌하수체자극 방출호르몬
HHS	Hearing Handicap Scale	청각 장애 지수
	hereditary hemolytic syndrome	유전성 용혈 증후군
	hyperglycemic hyperosmolar syndrome	고혈당성 고삼투압 증후군
	hyperkinetic heart syndrome	과운동성 심증후군
HHT	head halter traction	두부 홀터 견인
	hereditary hemorrhagic telangiectasia	유전성 출혈 모세혈관 확장증
	heterotopic heart transplantation	이소성 심장 이식
HHV	human herpesvirus	인간 헤르페스 바이러스
HI	hazard index	위험 지수
	head injury	두부 손상
	health insurance	건강 보험
	hearing impaired	청력 손상, 청각 장애

약 어	원 어	의 미
	heart infusion	심장즙, 심장침출액
	hemagglutination inhibition	적혈구응집 억제
	histamine	히스타민
	histidine	히스티딘
	hormone-independent	호르몬 비의존성
	humoral immunity	체액성 면역
	hyperglycemic index	고혈당 지수
HIA	hemagglutination inhibition antibody	적혈구응집 억제 항체
HIB	Haemophilus influenzae type B	인플루엔자 간균 B군
HICH	hypertensive intracranial hemorrhage	고혈압성 뇌출혈
HID	**herniated intervertebral disk**	**추간판 탈출증**
	hyperkinetic impulse disorder	과운동성 충동장애
	hypertension in diabetes	당뇨에서의 고혈압
HIE	hyperimmunoglobulin E	과면역글로불린 E
	hypoxic-ischemic encephalopathy	저산소성-허혈성 뇌손상
HIES	hyper-immunoglobulin E[IgE] syndrome	과면역글로불린 E 증후군 (Job's syndrome)
HIF	hypoxia-inducible factor	저산소증 유도 인자
HIFU	high-intensity focused ultrasound	집속 초음파 치료
HIG, hIG	**human immunoglobulin**	**인간 면역글로불린**
HIg	hyperimmunoglobulin	과면역글로불린
HIH	hypertensive intracerebral hemorrhage	고혈압성 뇌출혈
HIM	health information management	보건(의료) 정보 관리, 경영
HIP	health insurance plan or program	건강 보험 프로그램
	hypertension in pregnancy	임신성 고혈압
HIPA	heparin-induced platelet activation	헤파린유도 혈소판활성화[분석법]
HIS	health information system	보건 정보 체계
His, his	histidine	히스티딘
hist	histamine	히스타민
	history	과거력

약 어	원 어	의 미
histol	histological, histologist, histology	조직학, 조직학의, 조직학자
HIT	hemagglutination inhibition test	적혈구응집 억제 검사
	heparin-induced thrombocytopenia	헤파린 유도 혈소판 감소증
	histamine inhalation test	히스타민 흡입 검사
HITT	heparin-induced thrombocytopenia and thrombosis[syndrome]	헤파린 유도 혈소판 감소증-혈전증 [증후군]
HIV	**human immunodeficiency virus**	**인간 면역결핍 바이러스**
HIV Ag	human immunodeficiency virus antigen	인간 면역결핍 바이러스 항원
HIV/AIDS	human immunodeficiency virus/ acquired immunodeficiency syndrome	인간 면역결핍 바이러스/후천성 면역결핍 증후군
HIVAN	human immunodeficiency virus -associated nephropathy	인간 면역결핍 바이러스 연관 신증
HIV-G	human immunodeficiency virus-associated gingivitis	인간 면역결핍 바이러스 연관 치은염
HJ	Howell-Jolly[bodies]	하웰-졸리 소체
HJB	high jugular bulb	고경정맥구
HJR	hepatojugular reflex	간경정맥 반사
HK	hand to knee	손-무릎
	heel-to-knee	발꿈치-무릎
HKAFO	hip-knee-ankle-foot orthosis	엉덩이-무릎-발목-발 보조기
HKAO	hip-knee-ankle orthosis	엉덩이-무릎-발목 보조기
HL	hairy leukoplakia	모상 백반증
	half life	반감기
	hallux limitus	무지 제한증
	hearing level	청력 수준, 청력 역치
	hearing loss	청력 손실
	heparin lock	헤파린 락
	hepatic lipase	간성 지질분해효소
	histiocytic lymphoma	조직구성 림프종
	Hodgkin lymphoma	호지킨 림프종

약 어	원 어	의 미
	hyperlipidemia	고지혈증
	hypermetropia, latent	잠행성 원시
	hypertrichosis lanuginosa	배냇털 과다증, 취모다모증
H/L	hydrophil/lipophil[ratio]	친수성-친유성 비율
HLA	**histocompatibility leukocyte antigen**	**조직적합성 백혈구 항원**
	histocompatibility locus antigen	조직적합성 자리 항원
	human leukocyte antigen	**사람 백혈구 항원**
	human lymphocyte antigen	사람 림프구 항원
HLA A~D	human leukocyte antigen A~D	사람 백혈구 항원 A~D
HLB	hydrophilic-lipophilic balance	친수-친유 균형
HLBI	human lymphoblastoid interferon	사람 림프모구성 인터페론
HLD	hepatolenticular degeneration	간렌즈 핵변성
	herniated lumbar disk	**요추간판 탈출증**
	Hippel-Lindau disease	히펠-린다우병
	hypersensitivity lung disease	과민성 폐질환
HLF	hepatic leukemia factor	간성 백혈병 인자
HLH	helix-loop-helix	나선-고리-나선 구조
	hemophagocytic lymphohistiocytosis	혈구포식성 림프조직구증식증, 혈구 탐식 증후군
hLH	human luteinizing hormone	인간 황체형성호르몬
HLHS	hypoplastic left heart syndrome	좌심형성부전 증후군
HLI	human leukocyte interferon	사람 백혈구 인터페론
H-L-K	heart, liver, and kidneys	심장, 간, 신장
HLL	hypoplastic left lung	좌폐형성부전
HLM	heart-lung machine	인공 심폐 장치
HLN	hilar lymph node	폐문림프절
	hyperplastic liver nodules	과형성 간 결절
HLP	hepatic lipoperoxidation	간성 지질산화
	holoprosencephaly	전전뇌증
	hyperlipoproteinemia	과지단백혈증

약 어	원 어	의 미
HLR	heart-lung resuscitation	심폐소생술
	heart-to-lung ratio	심폐비율
HLS	Hippel-Lindau syndrome	히펠-린다우 증후군
HLT	heart-lung transplantation	심폐 이식술
	human lymphocyte transformation	사람 림프구 전환
HLVS	hypoplastic left ventricle syndrome	좌심실 형성부전 증후군
HM	health maintenance	건강 유지
	heart murmur	심잡음
	hemifacial microsomia	반안면 왜소증
	hemiplegic migraine	반신마비성 편두통
	hemodynamic monitoring	혈행동태(혈역동학적) 감시
	human milk	모유, 인유
	hydatidiform mole	포상기태
	hyperbaric medicine	고압의학, 고압요법
hm	hectometer	헥토미터(100미터)
HMA	human monocyte antigen	사람 단핵구 항원
HMC	hand-mirror cell	수경세포
	heroin, morphine, and cocaine	헤로인, 모르핀, 코카인
HMD	hyaline membrane disease	유리질막질환
HME	heat and moisture exchanger	열 습도 교환기
	heat, massage, and exercise	열, 마사지와 운동
	hemimegalencephaly	편측 거대뇌증
HMEC	human mammary epithelial cell	사람 유선 상피 세포
HMG, hMG	human menopausal gonadotropin	사람 폐경 생식샘 자극호르몬
HMM	human monocyte-derived macrophage	사람 단핵구 유래 거대세포
HMN	hereditary motor neuropathy	유전성 운동 신경병증
HMR	histiocytic medullary reticulosis	조직구성 속질그물증, 조직구성 수질 망상증
HMS	hypermobility syndrome	과운동성 증후군
HMSN	hereditary motor and sensory neuropathy	유전성 운동-감각 신경병증

약 어	원 어	의 미
	(Charcot Marie Tooth Disease)	
HMW	high-molecular-weight	고분자중량
HMX	heat, massage, and exercise	열, 마사지와 운동
HN	head and neck	머리와 목, 두부와 경부
	head nurse	수간호사
	hemorrhage of newborn	신생아 출혈
	hereditary nephritis	유전성 신염
	home nursing	가정 간호
	hypertrophic neuropathy	비대성 신경병증
H&N	head and neck	머리와 목, 두부와 경부
HNB	human neuroblastoma	인간 신경모세포종
HNC	hypernephroma cell	공팥세포암종 세포
	hyperosmolar nonketotic coma	고삼투압 비케톤성 혼수
HNF	hepatocyte nuclear factor	간세포 핵인자
HNKC	hyperosmolar nonketotic coma	고삼투압 비케톤성 혼수
HNKDS	hyperosmolar nonketotic diabetic state	고삼투압 비케톤성 당뇨상태
HNL	histiocytic necrotizing lymphadenitis	조직구성 괴사성 림프선염
HNP	**herniated nucleus pulposus**	**추간판 탈출증**
HNPCC	hereditary nonpolyposis colorectal cancer	유전성 비용종성 대장암
HNS	head and neck surgery	두경부 수술
HNSCC	head and neck squamous cell carcinoma	두경부 편평세포암
HNSHA	hereditary nonspherocytic hemolytic anemia	유전성 비구상 적혈구성 용혈성 빈혈
HO	hand orthosis	손 보조기
	heterotopic ossification	이소성 골화증
	hip orthosis	둔부 보조기
	Holt-Oram[syndrome]	홀트-오람 증후군
	hyperbaric oxygen	고압산소[요법]
H/O, h/o	**history of**	**~의 과거력, 병력**
HOA	hip osteoarthritis	퇴행성 고관절염

약 어	원 어	의 미
	hypertrophic osteoarthropathy	비후성 골관절증
HOC	human ovarian cancer	사람 난소암
	hypertrophic obstructive cardiomyopathy	비후 폐쇄성 심근증
HOCM	hypertrophic obstructive cardiomyopathy	비후 폐쇄성 심근증
HOF	**high of fundus**	**(자궁) 저부 높이**
HOH	hard of hearing	난청
HOI	hospital onset of infection	병원감염
HOKPP	hypokalemic periodic paralysis	저칼륨주기마비
Homeop	homeopathy	동종요법
homo	homosexual	동성애자
HONC	hyperosmolar nonketotic coma	고삼투압 비케톤성 혼수
HOOD	hereditary onycho-osteodysplasia	뼈-손발톱 형성장애
HOP	high oxygen pressure	고압 산소
HOS	Holt-Oram syndrome	홀트-오람 증후군
	human osteosarcoma	사람 골육종세포
	hypoosmotic swelling[test]	저장성 용액내 정자 팽창[검사]
Hosp, hosp	hospital	병원
HOT	hyperbaric oxygen therapy	고압 산소 요법
HP	handicapped person	장애인
	hard palate	경구개
	heel to patella	발뒤꿈치-무릎
	Helicobacter pylori	헬리코박터 파일로리균
	hemiparkinsonism	반신성 파킨슨증, 편측 진전마비
	hemipelvectomy	골반 반절제술
	hemiplegia	편측 마비
	hemoperfusion	혈액관류
	hepatic porphyria	간성 포르피린증
	high pressure	고압
	hot pack	뜨거운 물주머니

약 어	원 어	의 미
	human pituitary	사람 뇌하수체
	hydrostatic pressure	정수압
	hyperparathyroidism	부갑상선 기능항진증
	hypersensitivity pneumonitis	과민성 폐렴
	hypophoria	하사위
H&P	**history and physical examination**	**병력(과거력)과 신체사정**
HPA	human platelet alloantigen	사람 혈소판 동종항원
	human platelet antigen	사람 혈소판 항원
	hypothalamo-pituitary-adrenocortical	시상하부-뇌하수체-부신피질
HPAA	hypothalamo-pituitary-adrenal axis	시상하부-뇌하수체-부신피질 축
HPB	hepatobiliary	간담즙의
HPBL	human peripheral blood leukocyte	사람 말초혈액 백혈구
HPC	hemangiopericytoma	혈관주위세포종
	hippocampal pyramidal cell	해마-피라미드 세포
HPD	hereditary progressive dystonia	유전성 진행성 근긴장이상
	high-protein diet	고단백 식이
HPDR	hypophosphatemic D-resistant rickets	저인산혈증(비타민) D 저항성 구루병
HPE	hepatic portoenterostomy	간문맥창자연결(술)(카사이 수술법)
	history and physical examination	과거력(병력)과 신체검진
	holoprosencephaly	전전뇌증
HPFH	hereditary persistence of fetal hemoglobin	유전성 태아혈색소 지속
hPFSH	human pituitary follicle-stimulating hormone	인간 뇌하수체 여포(난포)자극 호르몬
hPG, HPG	human pituitary gonadotropin	인간 뇌하수체 성선자극 호르몬
HPI	hepatic perfusion index	간 관류 지수
	history of present illness	현 병력
HPL, hPL	human placental lactogen	사람 태반젖샘 자극호르몬
HPLC	high-performance liquid chromatography	고성능 액체 크로마토그래피

약 어	원 어	의 미
	high-pressure liquid chromatography	고압 액체 크로마토그래피
HPLE	hereditary polymorphous(-ic) light eruption	유전성 다형광 발진
HPM	hemiplegic migraine	반신마비성 편두통
HPN	home parenteral nutrition	가정 비경구 영양
HPNS	high pressure nervous syndrome	고압 신경 증후군
HPO	high-pressure oxygen	고압 산소
	hypertrophic pulmonary osteoarthropathy	비후성 폐성 골관절병증
HPOA	hypertrophic pulmonary osteoarthropathy	비후성 폐성 골관절병증
HPP	hereditary pyropoikilocytosis	유전성 열성변형(내열기형 적혈구증)
	human pancreatic polypeptide	인간 췌장(이자) 폴리펩티드
HPPO	high partial pressure of oxygen	고산소 분압
hPRL	human prolactin	사람 프로락틴
HPS	Hantavirus pulmonary syndrome	한타바이러스 폐증후군
	Hermansky-Pudlak syndrome	헤르만스키-푸드랙 증후군
	high-protein supplement	고단백 보충제제
	His-Purkinje system	히스-퍼긴지/푸르키녜 체계
	hypertrophic pyloric stenosis	비후성 유문협착증
HPT	histamine provocation test	히스타민 유발 검사
	hyperparathyroidism	**부갑상선 기능항진증**
	hypothalamo-pituitary-thyroid[system]	시상하부-뇌하수체-갑상선[체계]
HPV	hepatic portal vein	간문맥
	human papillomavirus	**인유두종 바이러스**
	hypoxic pulmonary vasoconstriction	저산소성 폐혈관수축
HPVD	hypertensive pulmonary vascular disease	고혈압성 폐혈관질환
HR	hallux rigidus	엄지발가락굽음(증), 족무지강직증
	heart rate	**심박수**
	hemorrhagic retinopathy	출혈성 망막병증
	histamine receptor	히스타민 수용체
	hypophosphatemic rickets	저인산혈성 구루병

약 어	원 어	의 미
hr	hour	시간
HRA	heart-reactive antibody	심장 반응 항체
	histamine release activity	히스타민 방출 활동/활성도
HRC	hereditary renal cancer	유전성 신장암
HRCT, HR-CT	high-resolution computed tomography	고해상도 전산화 단층촬영
HRE	hepatic reticuloendothelial[cell]	간성 세망내피[세포]
	hormone response element	호르몬 반응 요소
HRF	heart rate fluctuations	심박수 변동, 동요
	histamine-releasing factor	히스타민 방출 인자
	homologous restriction factor	동종(상동)제한인자
HRL	head rotation to the left	두부 좌회전
HRP	high-risk patient	고위험 환자
	high-risk pregnancy	고위험 임신
HRPC	hormone-resistant prostatic cancer	호르몬 비의존성 전립선암
hr-PET	high-resolution positron emission tomography	고해상도 양전자 단층촬영
mHRR	Hardy-Rand-Rittler[color vision test]	Hardy-Rand-Rittler 검사[색각 검사]
	head rotation to the right	두부 우회전
HRS	Hamman-Rich syndrome	함만-리치 증후군
	hepatorenal syndrome	간신증후군
HRSD	Hamilton Rating Scale for Depression	해밀턴 우울 평정 척도
HRT	heart rate	심박수
	hormone replacement therapy	**호르몬 대체(보충) 요법**
HRV	heart rate variability	심박 변이율
HS	**at bedtime[hora sommi]**	**취침시에**
	hamstring	넙다리뒤인대
	harmonic scalpel	하모닉 스칼펠(수술 기구)
	Hartmann solution	**하트만 용액**
	heart sounds	심음
	hemorrhagic septicemia	출혈성 패혈증

약 어	원 어	의 미
	hemorrhagic shock	출혈성 쇼크
	hereditary spherocytosis	**유전성 구형적혈구증**
	herpes simplex	단순 헤르페스
	hidradenitis suppurativa	화농성 한선염, 고름땀샘염
	homologous serum	동류혈청
	hours of sleep	수면시간
	hypereosinophilic syndrome	과다호산구 증후군
	hypertonic saline	고장성 식염수
	hypothalamic syndrome	시상하부 증후군
H&S	hysterectomy and sterilization	자궁적출술과 불임
hs	history	과거력, 병력
	hospitalization	입원
HSA	hereditary sideroblastic anemia	유전성 철적아구성 빈혈
	human serum albumin	사람 혈청 알부민
HSAN	hereditary sensory and autonomic neuropathy	유전성 감각 및 자율신경병증
HSC	health screening center	건강검진센터
	hematopoietic stem cell	조혈모세포
HSCR	Hirschsprung disease	히르쉬스프롱병
HSCT	ematopoietic stem cell transplantation	조혈모세포(조혈줄기세포) 이식
HSD	Hallervorden-Spatz disease	할러포르덴-스파츠병
HSDD	hypoactive sexual desire disorder	성욕 감퇴 장애
HSE	hemorrhagic shock and encephalopathy	출혈성 쇼크 및 뇌증
	herpes simplex encephalitis	**단순헤르페스 뇌염**
HSF	histamine sensitizing factor	히스타민 민감인자
HSG	herpes simplex genitalis	단순음부포진
	human salivary gland	사람 타액선
	hysterosalpingography	자궁난관조영술
HSIL	high-grade squamous intraepithelial lesion	고등급 편평상피내 병변

약 어	원 어	의 미
HSK	herpes simplex keratitis	단순헤르페스 각막염
HSM	hepatosplenomegaly	간비종대
	holosystolic murmur	범수축기 잡음
HSN	hereditary sensory neuropathy	유전성 감각 신경병증
HSP	Henoch-Schönlein purpura	헤노흐-쇤라인 자반증
	hereditary spastic paraparesis	유전성 강직성 대 마비
HSPN	Henoch-Schönlein purpura nephritis	헤노흐-쇤라인 자반증 신염
HSR	hypersensitivity reaction	과민반응
HSS	Hallermann-Streiff syndrome	할러만-스트라이프 증후군
	Hallervorden-Spatz syndrome	Hallervorden-Spatz 증후군
	Henoch-Schönlein syndrome	헤노흐-쇤라인 증후군
	hypertrophic subaortic stenosis	비후성 대동맥판하 협착증
HSV	**herpes simplex virus**	**단순헤르페스 바이러스**
HSVE	herpes simplex virus encephalitis	단순헤르페스 바이러스성 뇌염
HT	Hashimoto thyroiditis	하시모토 갑상샘염
	head trauma	두부 외상
	hearing test	청력 검사
	hearing threshold	청력 역치
	heart transplantation, heart transplant	심장 이식
	height	**신장, 키**
	hereditary tyrosinemia	유전성 티로신 혈증
	hydrotherapy	수치료요법
	hypermetropia, total	전(체) 원시
	hyperthyroidism	갑상선 기능항진증
	hypothalamus	시상하부
	hypothyroidism	갑상선 기능저하증
ht	heart	심장
	height	신장, 키
5-HT	**5-hydroxytryptamine[serotonin]**	**세로토닌(5-하이드록시트립타민)**

약 어	원 어	의 미
Htc	hematocrit	헤마토크릿
HTCVD	hypertensive cardiovascular disease	고혈압성 심혈관 질환
HTD	hypotonic duodenography	저긴장성 십이지장조영(술)
HTE	hypertensive encephalopathy	고혈압성 뇌증
HTG	hypertriglyceridemia	고중성지질혈증
HTHD	hypertensive heart disease	고혈압성 심질환
HTL	hearing threshold level	가성 역치 레벨
	human T-cell leukemia	사람 T세포 백혈병
HTLA	human T-lymphocyte antigen	사람 T림프구 항원
HTLV	human T-lymphotropic virus	사람 T림프구친화 바이러스
HTN	**hypertension**	**고혈압**
	hypertensive nephropathy	고혈압성 신장 질환
HTO	high tibial osteotomy	근위 경골 절골술
HTP	House-Tree-Person[test]	집-나무-사람 검사
HTR	hemolytic transfusion reaction	용혈성 수혈 부작용
HTS	head traumatic syndrome	두부 외상성 증후군
	human thyroid stimulator	인간 갑상샘 자극물질
HTSH, hTSH	human thyroid-stimulating hormone	인간 갑상샘 자극 호르몬
HTVD	hypertensive vascular disease	고혈압성 혈관 질환
HTx	heart transplantation	심장 이식
HU	hemagglutinating unit	적혈구 응집 단위
	hemolytic unit	용혈 단위
	human urine, human urinary	인체 뇨
	hydroxyurea	수산화요소
HUC	human uroepithelial cell	사람 방광상피세포
HuIFN	human interferon	인간 인터페론
Hum	humerus	상완골
HUR	hydroxyurea	수산화요소
HUS	hemolytic uremic syndrome	용혈성 요독 증후군

약 어	원 어	의 미
HuSMC	human smooth muscle cell	인간 평활근 세포
HUVEC	human umbilical vein endothelial cell	인간 제대 정맥 내피세포
HV	**hallux valgus**	**엄지발가락가쪽휨증, 무지외반증**
	heart volume	심장 용적
	hepatic vein	간정맥
	herpesvirus	포진 바이러스
	hyperventilation	과호흡, 과환기
HVA	hallux valgus angle	무지외반각
HVD	Hantavirus[HV] disease	한타 바이러스 질환
	hypertensive vascular disease	고혈압성 혈관 질환
HVDRR	hypocalcemic vitamin D-resistant rickets	저칼슘 비타민 D저항 구루병
HVGS	high-voltage galvanic stimulation	고전압 전기자극
HVL, hvl	half-value layer	반가층
HVPG	hepatic venous pressure gradient	간정맥압력경사
HVS	high vaginal swab	질내 시료 채집
	hyperventilation syndrome	과호흡 증후군
	hyperviscosity syndrome	과점성 증후군
HUVS	hypocomplementemic vasculitis urticaria syndrome	저보체혈증 두드러기성 혈관염 증후군
HVWP	hepatic vein wedge pressure	간정맥쐐기압
HW	half-width	반치폭
HWB	hot water bottle	뜨거운 물병
HWP	hot wet pack	온습팩
HX	histiocytosis X	히스토사이토시스 X, 조직구 증식증
	history	과거력, 병력
Hy	hypermetropia, hyperopia	원시
	hysteria	히스테리
HYD	hydralazine	하이드랄라진(고혈압 치료제)
	hydration, hydrated	수화

약 어	원 어	의 미
hyg	hygiene, hygienic	위생, 위생의
hyp	hypophysis	하수체
	hypophysectomy	하수체 적출
hypno	hypophysis	최면(상태)
Hypo	hypodermic, hypodermic injection	피하주사
HYPP	hyperkalemic periodic paralysis	고칼륨혈증 주기성 마비
hys, hyst	hysterectomy	자궁절제술, 자궁적출술
	hysteria, hysterical	히스테리의, 히스테리
HZ	herpes zoster	대상포진
HZO	herpes zoster ophthalmicus	대상포진 안질환
HZV	**herpes zoster virus**	**대상포진 바이러스**

I

약 어	원 어	의 미
I	carcinoma of the vaginal wall	질벽종
	ileum	회장
	immune	면역성의
	implantation	착상, 이식
	impression	압흔, 인상
	incisal, incisor	절치의, 절단의, 절치, 앞니
	induction	유도, 유발
	inertia	무력, 관성
	inhalation	흡입
	inhibition, inhibitor	억제, 억제인자, 억제제
	insoluble	불용성의
	inspiration	흡기
	insulin	인슐린
	intact(bag of waters)	무손상
	intake	섭취
	intensity	강도
	interaction	상호작용
	intermittent	간헐적인
	internal medicine	내과
	intervention	중재
	intestine	창자, 장
	iris	홍채

약 어	원 어	의 미
	ischemia	허혈
i	corneal infiltration	각막침윤
	incisor	절치, 앞니
	insoluble	불용성의
I_2	iodine	요오드
I_{131}	radioactive iodine 131	방사선요오드-131
IA	immune adherence	면역부착
	immunoassay	면역분석(법)
	imperforate anus	폐쇄 항문
	incidental appendectomy	부수적 충수절제술
	induced abortion	인공유산
	infantile apnea	소아무호흡
	infantile autism	소아자폐증
	inferior angle	하각
	inhibitory antigen	억제항원
	intra-alveolar	폐포내
	internal auditory	내이
	intra-amniotic	양막내
	intra-aortic	대동맥내
	intra-arterial	동맥내
	intra-articular	관절내
	intra-atrial, intra-auricular	심방내
I&A	**irrigation and aspiration**	**세척과 흡인**
IAA	infectious agent, arthritis	관절염
	insulin autoantibody	인슐린 자가항체
	interruption of the aortic arch	대동맥궁 단절
IAAA	inflammatory abdominal aortic aneurysm	감염성 복부동맥류
IAB	Inevitable Abortion	불가피유산
	intra-abdominal	복강내

약 어	원 어	의 미
	intra-aortic balloon	대동맥내 풍선
IABP	**intra-aortic balloon pump**	**대동맥내 풍선 펌프**
IAC	ineffective airway clearance	비효율적인 기도청결
	internal auditory canal	내이도
	intra-arterial catheter	동맥내 카테터
	intra-arterial chemotherapy	동맥내 화학요법
IACD	implantable automatic cardioverter-defibrillator	삽입형자동제세동기
IACG	intermittent angle-closure glaucoma	간헐적 폐쇄각 녹내장
IACI	idiopathic arterial calcification of infancy	소아 특발성동맥석회화
IACP	intra-aortic counterpulsation	대동맥내 반대박동
IAD	instructional advance directive	교육용 사전 지침
	internal absorbed dose	내부흡수선량
IADHS	inappropriate antidiuretic hormone syndrome	부적합항이뇨분비증후군
IADR	International Association for Dental Research	국제치과연구협회
IAds	immunoadsorption	면역흡착
IADSA	intra-arterial digital subtraction angiography	동맥내디지털감산혈관조영술
IAF	idiopathic alveolar fibrosis	특발성 폐포섬유증
IAFI	infantile amaurotic familial idiocy	소아 흑내장성 가족성 백치
IAGT	indirect antiglobulin test	간접항글로불린검사
IAH	idiopathic adrenal hyperplasia	특발성 부신과형성
	implantable artificial heart	삽입형 인공심장
IAHA	idiopathic autoimmune hemolytic anemia	특발성 자가면역용혈빈혈
	immune adherence hemagglutination	면역부착적혈구 응집반응
IAHD	idiopathic acquired hemolytic disorder	특발성 후천적 용혈성질환
IAI	intra-abdominal infection	복부내 감염
	intra-amniotic infection	양막내 감염

I

약 어	원 어	의 미
IAIS	insulin autoimmune syndrome	인슐린 자가면역 증후군
IAM	immune adhesion molecule	면역부착분자
	internal auditory meatus	내이도
i am	intra-amniotic	양막 내의
IAN	idiopathic aseptic necrosis	특발성 무균성 괴사
	inferior alveolar nerve	하치조신경
	intern admission note	인턴입원노트
IANB	inferior alveolar nerve block	하치조신경 차단
iANP	immunoreactive atrial natriuretic peptide	면역반응성 심방나트륨이뇨펩티드
IAO	immediately after onset	발병 후 즉시
	Inspiratory airway obstruction	흡기 기도폐쇄
	intermittent aortic occlusion	간헐성 동맥 폐색증
	intestinal arterial occlusion	창자 동맥 폐색
	irreversible airflow obstruction	비가역적 기도폐쇄
IAP	idiopathic acute pancreatitis	특발성 급성 췌장염
	immunosuppressive acidic protein	면역억제 산성 단백
	intermittent acute porphyria	급성간헐포르피린증
	International Academy of Pathology	국제병리학회
	intra-abdominal pressure	복강내압
	intra-arterial pressure	**동맥내압**
	intracellular action potential	세포내 활동전위
	islet-activating protein	인슐린 분비 활성 단백
IAPB	International Association for Prevention of Blindness	국제실명예방협회
IAPG	interatrial pressure gradient	심방간 압력차
IAPP	International Association for Preventive Pediatrics	국제소아병예방협회
IAPSRS	International Association of Psychosocial Rehabilitation Services	국제정신사회재활협회

약 어	원 어	의 미
IAQ	indoor air quality	실내공기 질
IAR	immediate asthma reaction	긴급천식반응
	inhibitory anal reflex	항문반사억제
	iodine-azide reaction	아지드화 요오드 반응
IARC	International Agency for Research on Cancer	국제암연구기관
IARF	ischemic acute renal failure	급성허혈성신부전
IARSA	idiopathic acquired refractory sideroblastic anemia	특발성 후천적 불응성철적모구빈혈
IART	Intra-Atrial Reentrant Tachycardia	심방내 회귀성 빈맥
IAS	infant apnea syndrome	소아 무호흡증후군
	insulin autoimmune syndrome	인슐린 자가면역 증후군
	interatrial septum	심방중격
	internal anal sphincter	내항문괄약근
IASA	interatrial septal aneurysm	심방중격동맥류
IASD	**interatrial septal defect**	**심방중격결손**
IASL	International Association for Study of the Liver	국제간연구학회
IASLC	International Association for the Study of Lung Cancer	국제폐암연구학회
IASP	International Association for Study of Pain	국제통증연구학회
IAT	instillation abortion time	점적흡수시간
IAV	intermittent assisted ventilation	간헐보조호흡
	intra-arterial vasopressin	동맥내 바소프레신
IAVB	incomplete atrioventricular block	불완전 방실블록
IAVM	intramedullary arteriovenous malformation	척수내 동정맥 기형
IB	idiopathic blepharospasm	특발성 안검연축
	ileal bypass	회장우회

약 어	원 어	의 미
	immune body	**면역체**
	index of body build	체형지수
	infectious bronchitis	감염성 기관지염
	isolation bed	격리 침상
ib	in the same place[Lat. ibidem]	같은 곳에
IBA	indolebutyric acid	인돌낙산
	infectious bursal agent	전염성 활액낭인자
IBAV	Ibaraki virus	이바라키 바이러스
IBBB	intra-blood-brain barrier	혈관-뇌 내 장벽
IBBBB	incomplete bilateral bundle branch block	불완전 양측 각차단
IBC	inflammatory breast cancer	염증성 유방암
	iodine-binding capacity	요오드 결합 능
	iron-binding capacity	철 결합 능
IBD	identical-by-descent	전수 동일
	inflammatory bowel disease	염증성 장질환
	irritable bowel disease	**과민성 장질환**
IBDV	infectious bursal disease virus	감염성 점액낭병 바이러스
IBE	immunoreactive beta-endomorphin	면역반응성 베타엔도모르핀
	International Bureau for Epilepsy	국제간질협회
IBF	immature brown fat	미성숙 갈색지방
	immunoglobulin-binding factor	면역글로불린 결합인자
	intestinal blood flow	장혈류
IBG	insoluble bone gelatin	불용성 뼈아교질
IBI	intermittent bladder irrigation	간헐적 방광세척
	ischemic brain infarction	허혈성 뇌경색
IBIDS	ichthyosis-brittle hair-impaired intelligence-decreased fertility-short stature	IBIDS 증후군
IBIS	Invasive Bacterial Infection	침습적 세균감염 감시

약 어	원 어	의 미
	Surveillance	
IBK	infectious bovine keratoconjunctivitis	유행성 우형 각결막염
IBL	immunoblastic lymphadenopathy	면역 아구성 림프절증
	immunoblastic lymphoma	면역 아구성 림프종
IBM	inclusion body myositis	봉입체 근염
IBMTR	International Bone Marrow Transplantation Registry	국제 골수이식 등록소
IBNR	incurred but not reported	발생되었으나 보고되지 않음
IB OCA	oculocutaneous albinism type IB	IB형 안구피부백색증
IBOW	intact bag of waters	양막파열없음
IBP	iron-binding protein	철결합 단백
IBPMS	indirect blood pressure measuring system	간접적 혈압측정시스템
IBPS	insall-burstein posterior stabilized	인살-부르스타인 후부안정제
IBR	infectious bovine rhinotracheitis	유행성 우성 비기관염
IBRO	International Brain Research Organization	국제뇌연구기구
IBRS	Inpatient Behaviour Rating Scale	입원환자 행동평가 척도
IBRV	infectious bovine rhinotracheitis virus	유행성 우성 비기관염 바이러스
IBS	immunoblastic sarcoma	면역 아구성 육종
	irritable bowel syndrome	과민성 대장증후군
IBSA	iodinated bovine serum albumin	요오드표식 소혈청알부민
IBSP	integrin-binding sialoprotein	인테그린 결합 시알로단백
IBT	ink blot test	잉크반점검사
	isatin-β-thiosemicarbazone	이사틴베타 티오세미카르바존
IBTR	ipsilateral breast tumor recurrence	동측유방재발
IBU	ibuprofen	이부프로펜
i-Bu	isobutyl	이소부틸
IBV	infectious bronchitis vaccine	전염성 기관지염 백신
	infectious bronchitis virus	전염성 기관지염 바이러스

약 어	원 어	의 미
IBW	ideal body weight	이상적 체중
IC	icteric, icterus	황달의, 황달
	immune complex	면역 복합체
	immunocompromised	면역능력 저하
	immunoconjugate	면역 접합체
	immunocytotoxicity	면역세포 독성
	impedance cardiogram	교류저항 심장도
	imprinting center	유전체 각인센터
	indirect calorimetry	간접열량측정법
	individual counseling	개인상담
	infection control	감염 관리
	informed consent	사전동의
	inner canthus	내안각
	inspiratory capacity	**흡기용적**
	inspiratory center	흡기중추
	institutional care	요양원 치료
	intensive care	집중 간호
	intercostal	늑간의
	intermittent catheterization	간헐도뇨
	intermittent claudication	간헐파행
	internal conjugate	내결합
	interstitial cell	간질세포
	intracapsular	관절낭내의
	intracardiac	심장내의
	intracarotid	경동맥내의
	intracellular	세포내의
	intracerebral	뇌내의
	intracoronary	관상동맥내의
	intracranial	**두개내의**

약 어	원 어	의 미
	intracutaneous	피내의
	intraoperative cholangiography	수술중 담관조영술
	intrapleural catheter	흉막내 카테터
	irritable colon	과민성 결장
	islet cells	섬세포, 소도세포
IC50	inhibitory concentration of 50%	50% 저해농도
ICA	immunocytochemical analysis	면역세포화학분석
	internal carotid artery	내경동맥
	intracranial aneurysm	두개내 동맥류
	islet cell antibody	췌도세포 항체
ICAM	intracellular adhesion molecule	세포내 유착분자
	induced endothelial cell adhesion molecule	유도 내피세포유착분자
ICAO	internal carotid artery occlusion	내경동맥폐색
ICB	intercostal nerve blocks	늑간신경차단
	intracranial bleeding	두개내 출혈
ICBDMS	International Clearinghouse for Birth Defects Monitoring Systems	국제선천성기형감시기구
ICBF	inner cortical blood flow	피질내 혈류
ICBG	idiopathic calcification of basal ganglia	기저핵의 특발성 석회화
	iliac crest bone graft	장골능 골이식
ICBP	intracellular binding protein	세포내 결합 단백
ICBR	increased chromosomal breakage rate	증가된 염색체 파손율
ICBT	intercostobronchial trunk	늑간 기관지간
ICC	immunocompetent cells	면역 담당세포
	immunocytochemistry	면역세포화학
	Indian childhood cirrhosis	인디언 소아기 간경변
	infection control committee	감염관리위원회
	intensive coronary care	관상동맥 집중치료
	interchromosomal crossing over	염색체간 교차

약 어	원 어	의 미
	intracranial cavity	두개내강
	invasive cervical cancer	침습적 자궁경부암
	islet cell carcinoma	췌장세포암
ICCE	intracapsular cataract extraction	낭내 백내장 적출술
iCCK	immunoreactive cholecystokinin	면역반응성 콜레시스토키닌
ICCM	idiopathic congestive cardiomyopathy	특발성 울혈성 심근병증
ICCU	intensive coronary care unit	관상동맥 집중치료실
	intermediate coronary care unit	중간 관상동맥 치료실
ICD	I-cell disease	I-세포병
	immune complex disease	면역복합체병
	implantable cardioverter-defibrillator	삽입형 제세동기
	impulse-control disorder	충동조절장애
	intercanthal distance	안각간거리
	International Classification of Diseases	국제질병분류
	intracardiac defibrillator	심장내 제세동기
	intracervical device	자궁경부내 장치
	intrauterine contraceptive device	자궁내삽입 피임기구
	irritant contact dermatitis	자극성 접촉성 피부염
	ischemic coronary disease	**허혈성 관상동맥 질환**
ICE	ice, compression, elevation	냉, 압박, 거상
	interleukin converting enzyme	인터루킨 전환효소
	intracardiac echocardiography	심장내 심전도
	iridocorneal endothelial[syndrome]	홍채각막내피증후군
ICECG	intracardiac electrocardiography	심장내 심전도
ICEEG	intracranial electroencephalography	두개내 뇌파검사
ICER	inducible cAMP early repressor	유도성 cAMP 초기 억제인자
ICF	immunodeficiency-centromeric instability-facial anomalies(syndrome)	ICF(증후군)
	indirect centrifugal flotation	간접적 원심부유
	intensive care facility	집중치료시설

약 어	원 어	의 미
	intermediate-care facility	중간치료시설
	International Cardiology Foundation	국제심장학재단
	intracellular fluid	세포내액
	intravascular coagulation and fibrinolysis	혈관내 응고와 섬유소용해
ICFA	induced complement-fixing antigen	유발보체결합 항원
ICF-MR	intermediate care facility-Mental Retardation	정신지체환자를 위한 중간치료시설
ICFV	intracellular fluid volume	세포내액량
ICG	impedance cardiogram	교류저항 심장도
	indocyanine green	인도시아닌 그린
	isotope cisternography	동위원소 뇌수조조영술
ICGC	indocyanine-green clearance	인도시아닌 그린 청소율
ICGN	immune-complex glomerulonephritis	면역복합체 사구체신염
ICH	idiopathic cortical hyperostosis	특발성 피질과골증
	immunocompromised host	면역기능저하 숙주
	intracerebral hematoma	뇌내 혈종
	intracerebral hemorrhage	뇌내 출혈
	intracranial hemorrhage	**두개내 출혈**
	intracranial hypertension	두개내압상승
ICI	intracardiac infection	심장내 감염
ICIT	intensified conventional insulin therapy	증강된 전통적 인슐린 치료
iCJD	iatrogenic Creutzfeldt-Jakob disease	의인성 크로이츠펠트야콥병
ICL	idiopathic CD4 T-cell lymphocytopenia	특발성 CD4 T림프구감소증
	implantable contact lens	삽입형 콘텍트렌즈
	intracorneal lens	각막내 렌즈
	intracranial lesion	두개내 병변
ICLE	intracapsular lens extraction	낭내 렌즈 적출술
ICM	idiopathic cardiomyopathy	특발성 심근증
	inner cell mass	내세포괴
	intelligent cardiovascular monitor	지능적 심혈관 모니터

약 어	원 어	의 미
	intercostal margin	늑간연
	International Confederation of Midwives	국제조산사연합
	intracellular multiplication	세포내 증식
	intracytoplasmic membrane	세포질 내막
icm	intracellular multiplication	세포내 증식
ICMA	immunochemiluminometric assay	화학발광 면역분석법
ICN	intensive care nursery	집중 간호실
	International Council of Nurses	국제 간호협의회
ICNa	intracellular concentration of sodium	세포내 소듐농도
ICNP	international classification for nursing practice	국제간호실무분류
ICO	infection control officer	감염관리실
ICP	incubation period	잠복기
	indwelling catheter program	유치카테터 프로그램
	infantile cerebral palsy	소아 뇌성마비
	intermittent catheterization protocol	간헐도뇨 프로토콜
	intracranial pressure	**두개내압**
	intrahepatic cholestasis of pregnancy	임신성 간내담즙울체
ICPP	intubated continous positive-pressure	삽관으로 계속적 양압유지
ICR	intracavitary radiotherapy	강내 방사선치료
ICRC	International Committee of the Red Cross	국제적십자위원회
I-CRF	immunoreactive corticotropin-releasing factor	면역반응성 코르티코트로핀 방출인자
ICRT	intracoronary radiation therapy	관상동맥내 방사선치료
ICS	ileocecal sphincter	회맹부 괄약근
	immotile cilia syndrome	부동섬모증후군
	impulse-conducting system	흥분파 전도계
	information and communication system	정보와 의사소통체계

약 어	원 어	의 미
	inhaled corticosteroids	흡입성 코르티코스테로이드
	intercellular space	세포간극
	intercostal space	늑간강
	irritable colon syndrome	과민성 대장 증후군
ICSA	islet cell surface antibody	췌도세포 표면항체
ICSC	idiopathic central serous choroidopathy	특발성 중심 장액성 맥락막증
ICSO	intermittent coronary sinus occlusion	간헐적 관상정맥동 폐색
ICSS	intracranial self-stimulation	두개내 자가자극
ICT	indirect Coombs test	간접 쿰스검사
	induction chemotherapy	유도 화학요법
	inflammation of connective tissue	결합조직의 염증
	insulin coma therapy	인슐린 혼수치료
	intensive conventional therapy	통상적인 집중치료
	intermittent cervical traction	간헐적 경부견인
	interstitial cell tumor	간질세포 종양
	intracardiac thrombus	심장내 혈전
	intracranial tumor	두개내 종양
Ict	icterus	황달
ICTS	idiopathic carpal tunnel syndrome	특발성 수근관증후군
ICTX	intermittent cervical traction	간헐적 경부견인
ICU	**intensive care unit**	**중환자실**
	intermediate care unit	중간 치료실
ICV	internal cerebral vein	내대뇌정맥
	intracerebroventricular	대뇌실내의
ICVH	ischemic cerebrivascular headache	허혈성뇌혈관성 두통
ICW	intercellular water	세포내수분
ID	identification	확인, 식별
	idiotype	유전형, 인자형
	iditol dehydrogenase	아이디톨데히드로게나제(탈수소효소)

약 어	원 어	의 미
	immunodeficiency	**면역결핍**
	immunodiffusion	면역확산법
	infant death	유아사망
	infectious disease	감염질환
	infective dose	감염용량
	inhibitory dose	억제량
	initial diagnosis	초기진단
	initial dose	기초용량
	injected dose	주입량
	internal diameter	내경
	intradermal	**피내의**
ID50	median infective dose	50% 감염량
I-D	intensity-duration	강도-지속시간
I&D	incision and drainage	절개와 배액
id	the same[Lat. idem]	같은
IDA	**iron deficiency anemia**	**철결핍성 빈혈**
IDBS	infantile diffuse brain sclerosis	유아 미만성 뇌괴사
IDC	idiopathic dilated cardiomyopathy	특발성 확장성 심근병증
iDC	immature dendritic cell	미성숙수지상세포
IDD	idealized dose distribution [radiotherapy]	이상적 방사선량분포
IDDM	insulin-dependent diabetes mellitus	인슐린의존성 당뇨
IDEM	intradural extramedullary	경막내수의
IDG	intermediate dose group	중간용량군
IDH	intraductal hyperplasia	관내증식
IDI	induction-delivery interval	유도분만간격
	interpersonal dependency inventory	대인 의존성 조사
IDK	internal derangement of knee	슬관절내 장애
IDL	intermediate density lipoprotein	중밀도단백
IDM	idiopathic disease of myocardium	특발성 심근질환

약 어	원 어	의 미
	immune defense mechanism	면역방어기전
	infant of diabetic mother	당뇨병 산모의 아기
IDP	inflammatory demyelinating neuropathy	염증성 탈수초성 신경병
IDPH	idiopathic pulmonary hemosiderosis	특발성 폐혈철증
IDR	intradermal reaction	피내반응
IDS	immune deficiency state	면역결핍상태
	infectious diseases service	감염질환서비스
	inhibitor of DNA synthesis	DNA 합성 억제제
IDT	immune diffusion test	면역확산검사
IDU	idoxuridine	항바이러스제
IDV	intermittent demand ventilation	간헐적 강제호흡
IDVC	indwelling venous catheter	내재 정맥 카테터
Idx	cross-reactive idiotype	교차반응성 유전인자
IE	imaging equipment	영상장비
	immunoelectrophoresis	면역전기영동법
	infective endocarditis	감염성 심내막염
	inner ear	내이
	intraepithelial	상피내
ie	**that is[Lat. id est]**	**즉, 다시말해**
I/E	inspiratory/expiratory[ratio]	흡기/호기
	internal/external	내부/외부
IEA	immunoelectroadsorption	면역전기흡착법
	inferior epigastric artery	하복벽동맥
	intravascular erythrocyte aggregation	혈관내 적혈구응집
IEC	information, education, communication	정보, 교육, 의사소통
	intestinal epithelial cell	장상피세포
	intraepithelial carcinoma	상피내암
IECG	intracardiac electrocardiography	심장내 심전도법
IED	intermittent explosive disorder	간헐적 폭발장애

약 어	원 어	의 미
IEM	immuno-electron microscopy	면역 전자현미경
	inborn error of metabolism	선천적 대사장애
IEMG	integrated electromyogram	통합 근전도
IES	**inferior esophageal sphincter**	**하부식도괄약근**
IET	intrauterine exchange transfusion	자궁내 교환수혈
IF	idiopathic fibroplasia	특발성 섬유증식
	idiopathic flushing	특발성발열
	immersion foot	침수족
	immunofluorescence	면역형광법
	infrared	적외선
	inhibiting factor	억제인자
	interferon	인터페론
	internal fixation	내부고정
	interstitial fluid	간질액
	interventional fluoroscopy	중재적 투시검사
	intrinsic factor	내인자
IFA	immunofluorescent antibody	면역형광항체
	immunofluorescence assay	면역형광측정법
	incomplete Freund's adjuvant	프로인드불완전면역보강
	indirect fluorescent antibody	간접형광항체
	indirect fluorescent assay	간접형광측정법
IFAP	ichthyosis-follicularis-atrichia-photophobia[syndrome]	IFAP 증후군
IFE	immunofixation electrophoresis	면역고정전기영동법
IFG	inferior frontal gyrus	하전두회
IFI	immune interferon	면역 인터페론
IFM	internal fetal monitor	태부태아감시
If nec	if necessary	필요하면
IFP	inflammatory fibroid polyp	염증성 섬유성 용종
IFR	infrared	적외선

약 어	원 어	의 미
	inspiratory flow rate	흡기율
IFRA	indirect fluorescent rabies antibody (test)	간접형광 광견병 항체(시험)
IFV	interstitial fluid volume	간질액량
	intracellular fluid volume	세포액량
IG	intragastric	위내의
Ig	**immunoglobulin**	**면역글로불린**
IGA	infantile genetic agranulocytosis	소아 유전성 무과립구증
IgA	immunoglobulin A	면역글로불린 A
IgAN	immunoglobulin A nephropathy	면역글로불린 A 신장병
IGC	immature germ cell	미성숙 생식세포
	intragastric cannula	위내 삽관(도관)
IGD	idiopathic growth hormone deficiency	특발성 성장호르몬 결핍
	isolated gonadotropin deficiency	성선자극호르몬 단독결핍
IgD	immunoglobulin D	면역글로불린 D
IGDE	idiopathic gait disorders of elderly	노인 특발성 보행장애
IGDM	infant of mother with gestational diabetes mellitus	당뇨임산부의 아기
IGE	idiopathic generalized epilepsy	특발성 전신간질
IgE	immunoglobulin E	면역글로불린 E
IGF	insulin-like growth factor	인슐린양 성장인자
IgG	immunoglobulin G	면역글로불린 G
IGH	immunoreactive growth hormone	면역반응성 성장호르몬
IgH	immunoglobulin heavy chain	면역글로불린 중쇄
	isolated growth hormone deficiency	성장호르몬 단독결핍
IGIV	immune globulin intravenous	정맥내 면역글로불린
IgM	immunoglobulin M	면역글로불린 M
IgMN	immunoglobulin M nephropathy	면역글로불린 M 신장병
IGR	immediate generalized reaction	즉시성 전신반응
	intrauterine growth retardation	**자궁내 성장지연**

약 어	원 어	의 미
IGS	image-guided surgery	영상유도수술
IGT	impaired glucose tolerance	내당장애
IGTT	intravenous glucose tolerance test	정맥내 내당검사
IH	idiopathic hirsutism	특발성 남성형 다모증
	indirect hemagglutination	간접 적혈구응집
	industrial hygiene	산업 위생
	infantile hydrocephalus	소아 뇌수종
	infectious hepatitis	감염성 간염
	inguinal hernia	서혜부 탈장
	inhibiting hormone	억제 호르몬
	in hospital	병원에서
	intimal hyperplasia	내막 증식증
	intracranial hematoma	뇌내 혈종
IHA	idiopathic hyperaldosteronism	특발성 고알도스테론증
	indirect hemagglutination antibody	간접 적혈구응집 항체
	infusion hepatic arteriography	주입형 간동맥 조영법
IHBD	intrahepatic bile duct	간내 담관
IHBT	incompatible hemolytic blood transfusion	부적합한 용혈성 수혈
IHC	idiopathic hemochromatosis	특발성 혈색소증
	idiopathic hypercalciuria	특발성 고칼슘뇨증
	immobilization hypercalcemia	부동성 고칼슘혈증
	inner hair cell	내유모세포
	intrahepatic cholestasis	간내 담즙정체
IHD	intermittent hemodialysis	간헐 혈액투석
	ischemic heart disease	**허혈성 심질환**
IHDI	ischemic heart disease index	허혈성 심질환 지수
IHES	idiopathic hypereosinophilic syndrome	특발성 과다호산구 증후군
IHF	Industrial Health Foundation	산업보건재단
	interhemispheric fissure	반구간열

약어	원어	의미
IHH	idiopathic hypogonadotropic hypogonadism	특발성 저성선자극호르몬성 성기능부진
IHHS	idiopathic hyperkinetic heart syndrome	특발성 과운동성 심증후군
IHIS	integrated hospital information system	통합 병원정보시스템
IHO	idiopathic hypertrophic osteo-arthropathy	특발성 비대성 골관절증
IHP	idiopathic hypoparathyroidism	특발성 부갑상선 기능저하증
	idiopathic hypopituitarism	특발성 뇌하수체 기능저하증
IHPH	intrahepatic portal hypertension	간문맥 고혈압
IHPS	infantile hypertrophic pyloric stenosis	유아 비후성 유문협착증
IHR	intrinsic heart rate	고유심박동률
IHS	idiopathic hypereosinophilic syndrome	특발성 과호산구 증후군
IHs	iris hamartomas	홍채 혈종
	International Health Society	국제보건학회
	intracranial hypotension syndrome	두개내 저혈압 증후군
IHSA	iodinated human serum albumin	요오드화 인혈청알부민
IHSS	idiopathic hypertrophic subaortic stenosis	특발성 비후성 대동맥판 하부협착증
IHT	insulin hypoglycemia test	인슐린 저혈당검사
	intravenous histamine test	정맥내 히스타민 검사
II	icterus index	황달지수
I&I	illness and injuries	질병과 상해
IIA	internal iliac artery	내장골 동맥
IICP	increased intracranial pressure	두개내압 항진
IIDM	insulin-independent diabetes mellitus	인슐린 비의존성 당뇨
IIF	immune interferon	면역인터페론
	indirect immunofluorescence	간접면역형광법
IIH	idiopathic infantile hypercalcemia	특발성 소아 고칼슘혈증
IIOC	incompetent internal os of cervix	자궁경부무력증
IIP	idiopathic interstitial pneumonia	특발성 간질성 폐

약 어	원 어	의 미
IIS	intensive immunosuppression	집중면역억제
IIT	intensive insulin therapy	강화 인슐린요법
IJ	ileojejunal	회장공장의
	internal jugular	내경정맥
	intrajejunal	공장내
	intrajugular	**경정맥내**
IJC	internal jugular catheter	내경정맥 카테터
IJD	inflammatory joint disease	염증성 관절질환
IJP	internal jugular pressure	내경정맥압
IJT	idiojunctional tachycardia	자가 접합부 빈맥
IJV	internal jugular vein	내경정맥
IK	immobilized knee	무릎고정
	immunoconglutinin	면역콘글루티닌
	interstitial keratitis	간질성 각막염
IL	ileum	회장
	immature lung	미성숙폐
	inguinal ligament	서혜부 인대
	inspiratory load	흡기 부하
	interleukin	인터루킨
	intestinal lymphocyte	장내 림프구
	intralumbar	요내의
ILA	insulin-like activity	인슐린성 작용
ILB	initial lung burden	초기 폐부하
ILBBB	incomplete left bundle branch block	불완전 좌각차단
ILBW	infant, low birth weight	저체중 출생아
ILC	ichthyosis linearis circumflex	선활모양 비늘증
ILD	**interstitial lung disease**	**간질성 폐질환**
	ischemic leg disease	허혈성 다리질환
	ischemic limb disease	허혈성 사지질환

약 어	원 어	의 미
ILE	infantile lobar emphysema	영아 대엽폐기종
ILFC	immature living female child	미성숙 출생 여아
ILGF	insulin-like growth factor	인슐린양 성장인자
ILH	immunoreactive luteinizing hormone	면역반응성 황체형성호르몬
ILM	internal limiting membrane	내경계막
ILMC	immature living male child	미성숙 출생 남아
ILMI	inferolateral myocaridial infarction	하외측 심근경색
ILo	iodine lotion	요오드로션
ILP	inadequate luteal phase	황체기부전
	interstitial lymphocytic pneumonia	간질성 림프구성 폐렴
ILR	interleukin receptor	인터루킨 수용체
ILS	idiopathic lymphadenopathy syndrome	특발성림프절병 증후군
ILUS	intraluminal ultrasound	관내초음파
ILVEN	inflamed linear verrucous epidermal nevous	염증성 선상 우종성 표피신경
IM	idiopathic myelofibrosis	특발성 골수섬유증
	infectious mononucleosis	감염성 단핵구증
	inner membrane	내막
	innocent murmur	생리적 잡음
	internal medicine	**내과**
	intramedullary	척수내, 연수내
	intramuscular	**근육주사**
I-M	incudomalleolar	침추골관절
IMA	inferior mesenteric artery	하장간막동맥
	internal mammary artery	내유선동맥
	internal maxillary artery	내상악동맥
IMAB	internal mammary artery bypass	내유선동맥 유선
IMB	intermenstrual bleeding	월경사이 출혈
IMBC	indirect maximum breathing capacity	간접 최대호흡용량
IMC	intramedullary catheter	연수내 카테터

약 어	원 어	의 미
IMCD	inner medullary collecting duct	내수질집합관
IMD	immunologically mediated disease	면역 매개 질환
IMDC	intramedullary metatarsal decompression	척수내 중족동맥 감압술
IME	independent medical examination	독립적 내과검사
IMF	idiopathic myelofibrosis	특발성 골수섬유증
	intermaxillary fixation	악골간 고정술
IMG	idiopathic membranous glomerulonephritis	특발성 막성 사구체신염
	inferior mesenteric ganglion	하장간막 신경절
IMH	idiopathic myocardial hypertrophy	특발성 심근비대증
IMHT	indirect microhemagglutination test	간접 미세혈응집 검사
IMI	impending myocardial infarction	절박성 심근경색
	inferior myocardial infarction	하부 심근경색
	intramuscular injection	근육주사
Imi	imipramine	이미프라민(항우울제)
IMIC	International Medical Information Center	국제의료정보센터
IMIG	intramuscular immunoglobin	근육내 면역글로불린
IMLC	incomplete mitral leaflet closure	불완전 승모판소엽 폐쇄
ImLy	immune lysis	면역 용해
IMMC	interdigestive migrating motor complex	공복시 이동성 위장관 복합운동
IMN	internal mammary node	내유림프절
IMO	idiopathic multicentric osteolysis	특발성 다발성 골용해
IMP	impression	인상, 진단
	incomplete male pseudohermaphroditism	불완전 남성 가성양음양
IMPA	incisal mandibular plane angle	하악 절단평면각
IMR	infant mortality rate	영아사망율
IMT	indomethacin	인도메타신
	inspiratory muscle training	흡기근단련
IMV	inferior mesenteric vein	하장간막 정맥

약 어	원 어	의 미
	intermittent mandatory ventilation	간헐적 강제호흡
	intermittent mechanical ventilation	간헐적 기계호흡
	intracellular mature virion	세포내 성숙 비리온
IMVP	idiopathic mitral valve prolapse	특발성 승모판 탈출증
IN	**icterus neonatorum**	**신생아 황달**
	impetigo neonatorum	신생아 노아진
	infundibular nucleus	누두핵, 깔때기핵
	insulin	**인슐린**
	interstitial nephritis	간질신장염
	intranasal	비강내의
INA	infectious nucleic acid	감염성 핵산
INAD	infantile neuroaxonal dystrophy	영아신경축삭퇴행위축
INB	ischemic necrosis of bone	허혈성 뼈괴사
inc	incision	절개
	incompatibility	부적합
	incontinent	실금의
	incurred	불치성
IND	indomethacin	인도메타신
	investigational new drug	실험 신약
INE	infantile necrotizing encephalomyelopathy	소아 괴사뇌척수병
INF	infant, infantile	유아
	infection	감염
	inferior	하위의
	infiltration	침윤
	infusion	주입
	interferon	인터페론
Inf	influenza	인플루엔자
INFH	ischemic necrosis of femur head	허혈성 대퇴두부 괴사
inf mono	infectious mononucleosis	감염단핵구증

약 어	원 어	의 미
ING	isotope nephrogram	동위원소 신장조영사진
ing	inguinal	서혜부의
INH	inhalation	흡입
	isonicotinic acid hydrazide	결핵치료제
inj	injection	주사
	injury, injured, injurious	상해
INK	injury not known	알려지지 않은 손상
INO	inosine	이노신
	internuclear ophthalmoplegia	핵간성 안근마비
inoc	inoculation, inoculated	접종
INP	idiopathic neutropenia	특발성 호중구 감소증
INR	international normalized ratio	국제표준화비율(프로트롬빈시간 시간)
INS	idiopathic nephrotic syndrome	특발성 신증후군
INSR	insulin receptor	인슐린 수용체
INT	intestinal	장의
	intima	내막
int trx	intermittent traction	간헐적 견인
inver	inversion	내번
IO	inferior oblique	하사위
	internal os	자궁내구
	interorbital	안와간
	intestinal obstruction	장폐색구
	intraocular	눈안의
	intraoperative	수술중
I/O	**input/output**	**섭취량과 배설량**
IOC	intern on call	인턴호출
IOCG	intraoperative cholangiogram	수술중 담관조영술
IOD	injured on duty	근무중 상해
	interorbital distance	안와간 거리

약 어	원 어	의 미
IOE	intraoperative echocardiography	수술중 심초음파술
IOERT	intraoperative electron beam radiation therapy	수술중 전자빔 방사선치료
IOF	intraocular fluid	안구내액
IOFB	intraocular foreign body	안구내 이물질
IOFNA	inraoperative fine needle aspiration	수술중 미세바늘 흡입
IOH	**idiopathic orthostatic hypotension**	**특발성 기립성 저혈압**
IOI	intraosseous infusion	골내 주입
IOL	intraocular lens	인공수정체
IOLI	intraocular lens implantation	인공수정체 삽입술
IOM	infraorbital margin	안와하연
	interosseous membrane	골간막
	intraoperative monitoring	수술중 감시
ION	ischemic optic neuropathy	허혈성 시신경증
IOP	**intraocular pressure**	**안압**
IORT	intraoperative radiotherapy	수술중 방사선 치료
IOS	infant observation scale	소아 관찰 척도
	intraoperative sonography	수술중 초음파 조영
IOT	intraocular tension	안구내 긴장
IOUS	intraoperative ultrasound	수술중 초음파술
IP	icterus praecox	조발황달
	immune precipitate	면역침강물
	inactivated pepsin	불활성 펩신
	incisoproximal	절치근위
	incontinentia pigmenti	색소 실조증
	incubation period	잠복기
	infection prevention	감염예방
	infusion pump	주입 펌프
	inhibition period	억제기
	intestinal pseudo-obstruction	장 가성폐색

약 어	원 어	의 미
	intraperitoneal	복강내의
	intrapulmonary	폐내의
	inverted papilloma	내장성 유두종
	isoproterenol	이소프로테레놀
IPA	idiopathic pulmonary arteriosclerosis	특발성 폐동맥경화증
	individual practice association	개인의사협회
	infantile papular acrodermatitis	유아성 구진상 말단피부염 (기아노티-크로스티)
	International Pediatric Association	국제소아과학회
	International Pharmaceutical Association	국제약사회
	intrapleural analgesia	흉막내 진통
	invasive pulmonary aspergillosis	침윤성 폐아스페르길루스증
	isopropyl alcohol	이소프로필 알코올
IPAP	inspiratory positive airway pressure	흡기 양압 기도압
IPB	infrapopliteal bypass	슬개하 우회
IPC	intermittent pneumatic compression	간헐적 폐압박
	interpeduncular cistern	각간조
IPCD	infantile polycystic disease	유아성 다발성 낭질환
IPCS	intrauterine progesterone contraception system	자궁내프로게스테론 피임법
IPD	idiopathic Parkinson disease	특발성 파킨슨병
	idiopathic protracted diarrhea	특발성 지연성 설사
	increase in pupillary diameter	동공직경증가
	inflammatory pelvic disease	골반내 감염
	intermittent peritoneal dialysis	간헐적 복막투석
	interpupillary distance	동공간 거리
IPE	interstitial pulmonary emphysema	간질성 폐기종
IPEH	intravascular papillary endothelial hyperplasia	혈관내유두모양내피세포증식
IPF	**idiopathic pulmonary fibrosis**	**특발성 폐섬유증**

약어	원어	의미
IPFD	intraparturn fetal distress	분만중 태아질식
IPG	impedance plethysmography	교류저항 혈량측정법
	inspiratory phase gas	흡기상 가스
iPGE	immunoreactive prostaglandin E	면역반응성 프로스타글란딘 E
IPH	idiopathic portal hypertension	특발성 문맥 고혈압
	idiopathic pulmonary hemosiderosis	특발성 폐혈철소침착증
	idiopathic pulmonary hypertension	특발성 폐고혈압
	intraparenchymal hemorrhage	실질내 출혈
	intraperitoneal hemorrhage	복강내 혈종
IPI	invasive pneumococcal infection	침습적 폐렴구균 감염
IPJ	interphalangeal joint	지절관절
IPK	intractable plantar keratosis	난치성 족저 각화증
IPKD	infantile polycystic kidney disease	소아성 다낭신장병
IPL	inner plexiform layer	내망상층
	intrapleural	흉강내
IPMI	inferoposterior myocardial infarction	하후방심근경색증
IPN	infantile polyarteritis nodosa	소아성 결절다발동맥염
	infectious pancreatic necrosis	감염성 췌장괴사
	interductal papillary neoplasm	관내유두종양
	intern progress note	인턴 경과기록지
	interpeduncular nucleus	대뇌각간핵
	interstitial pneumonitis	간질성 폐렴
IPOF	immediate postoperative fitting	즉각적 수술후 적합
IPOP	immediate postoperative prosthesis	즉각적 수술후 보장구
IPP	inflatable penile prosthesis	팽창가능한 음경 보철물
	intrahepatic partial pressure	간내 분압
IPPA	inspection, palpation, percussion, and auscultation	시진, 촉진, 타진, 청진
IPPB	intermittent positive-pressure breathing	간헐적 양압호흡
IPPI	interruption of pregnancy for	정신병으로 인한 임신중절

약 어	원 어	의 미
	psychiatric indication	
IPPR	intermittent positive-pressure respiration	간헐적 양압호흡
IPPV	**intermittent positive-pressure ventilation**	**간헐적 양압환기**
IPRT	interpersonal reaction test	인간관계 반응 검사
IPS	idiopathic pain syndrome	특발성 통증 증후군
	infundibular pulmonary stenosis	폐누두 협착
	initial prognostic score	초기예후 점수
	intermittent photic stimulation	간헐적 광자극
	intrapartum stillbirth	분만중 사산
	ischiopubic synchondrosis	좌치골 연골결합
IPSID	immunoproliferative small intestine disease	면역증식성 소장질환
IPT	immunoprecipitation	면역침전
	interpersonal psychotherapy	인간관계요법
iPTH	immunoreactive parathyroid hormone	면역반응성 부갑상선 호르몬
IPTX	intermittent pelvic traction	간헐적 골반견인
IPV	inactivated poliomyelitis vaccine or virus	불활성 소아마비바이러스 or 백신
	infectious pustular vaginitis	감염성 농포성 질염
	infectious pustular vulvovaginitis	농포성 외음질염
	intrapulmonary vein	폐내 정맥
IPW	interphalangeal width	지간폭
IPZ	insulin protamine zinc	프로타민 아연 인슐린
IQ	inhibitory quotient	억제지수
	intelligence quotient	지능지수
IQAS	internal quality assurance system	내부 질보장 체계
IR	ileal resection	회장절제
	immune response	면역반응
	inferior rectus	하직근

약 어	원 어	의 미
	inflow resistance	유입저항
	infrared ray	적외선
	insoluble residue	불용성 잔재
	insulin resistance	인슐린 저항
	internal resistance	내부저항
	internal rotation	내회전
	interventional radiology	중재적 영상의학
	intrarectal	직장내
	inversion recovery	역전회복
	isovolumic relaxation	등용성 이완
I&R	insertion & removal	삽입과 제거
IRA	ileorectal anastomosis	회장 직장 문합술
	immunoradioassay	면역방사정량법
	immunoregulatory alpha-globulin	면역억제 α-글로불린
	inactive renin activity	불활성 레닌작용
IRBBB	incomplete right bundle branch block	불완전 우각 차단
IRBC	immature red blood cell	미성숙 적혈구
IRBP	intestinal retinol-binding protein	장내망막결합단백질
IRC	indirect radionuclide cystography	간접 방사핵종 방광촬영술
	inspiratory reserve capacity	예비흡기량
IRCA	intravascular red cell aggregation	혈관내 적혈구 응집
IRCU	intensive respiratory care unit	호흡기 중환자실
IRD	infantile Refsum disease	소아성 레프숨병
IRDM	insulin-resistant diabetes mellitus	인슐린 내성 당뇨병
IRDS	**idiopathic respiratory distress syndrome**	**특발성 호흡장애 증후군**
	infant respiratory distress syndrome	신생아 호흡장애 증후군
IRED	infrared emission detection	적외선방출감지
IRF	idiopathic retroperitoneal fibrosis	특발성 후복막섬유증
	interferon regulatory factor	인터페론 조절인자

약 어	원 어	의 미
IRG	immunoreactive gastrin	면역반응성 가스트린
	immunoreactive glucagon	면역반응성 글루카곤
IRGH	immunoreactive growth hormone	면역반응성 성장호르몬
IRI	immunoreactive insulin	인슐린 면역반응 검사
IRIA	indirect radioimmunoassay	간접적 방사면역측정법
IRIg	insulin-reactive immunoglobulin	인슐린반응성 면역글로불린
IRLED	infrared light emitting diode	적외선방출 다이오드
IRMA	immunoradiometric assay	면역방사정량법
	intraretinal microvascular abnormalities	망막내 미세혈관 기형
iRNA	immune ribonucleic acid	면역원성 RNA
	informational ribonucleic acid	정보전달 RNA
IRP	immunoreactive plasma	면역반응성 혈장
	insulin-releasing polypeptide	인슐린 방출 폴리펩티드
	interstitial radiation pneumonitis	간질내 방사선 폐렴
IRPTH	immunoreactive parathyroid hormone	면역반응성 부갑상선 호르몬
IRSA	idiopathic refractory sideroblastic anemia	특발성 불응성철적모구빈혈
IRT	immunoreactive trypsin	면역반응성 트립신
	interstitial radiotherapy	간질내 방사선치료
IRV	inferior radicular vein	하근정맥
	inverse ratio ventilation	역비율 환기
IS	immune serum	면역혈청
	immunosuppression	면역억제
	impingement syndrome	충돌 증후군
	incentive spirometer	유발폐활량측정
	infantile spasms	소아경련
	infundibular septum	누두부 중격
	insertion sequence	삽입배열
	in situ	제자리
	insulin secretion	인슐린 분비

약 어	원 어	의 미
	intercostal space	늑간강, 늑간극
	interstitial space	간질강
	intracardial shunt	심장내 션트
	intraspinal	척수내의
	intraventricular septum	심실중격
I-S	incudostapedial	침등골의
ISA	intrinsic sympathomimetic activity	내인성 교감신경 흥분작용
	iodinated serum albumin	요오드표식혈청알부민
ISADH	**inappropriate secretion of antidiuretic hormone**	**항이뇨 호르몬 분비이상**
ISB	incentive spirometry breathing	유발성 폐활량측정법
ISC	immunoglobulin-secreting cells	면역글로불린 분비세포
	intensive supportive care	집중지지치료
	interstitial cell	간질세포
	International Society of Cardiology	국제심장병학회
	irreversibly sickled cell	비가역성 겸상적혈구
ISCF	interstitial cell fluid	간질세포 용액
ISD	immunosuppressive drug	면역억제약물
	inhibited sexual desire	성욕 억제
	interventricular septal defect	심실중격결손
	isosorbide dinitrate	이소소바이드 이질산염
ISE	inhibited sexual excitement	성적 흥분 억제
ISF	**interstitial fluid**	**간질액**
ISFV	interstitial fluid volume	간질액량
ISG	immune serum globulin	면역혈청 글로불린
ISH	icteric serum hepatitis	황달동반 혈청성 간염
	International Society of Hematology	국제 혈액학회
	isolated septal hypertrophy	고립성 중격비대
	isolated systolic hypertension	고립성 수축기 고혈압
ISI	infarct size index	경색크기지수

약 어	원 어	의 미
	injury severity index	손상중증 지수
	insulin sensitivity index	인슐린 감수성 지수
ISL	interspinous ligament	극간 인대
ISMA	infantile spinal muscular atrophy	소아 척추근육위축증 (베르드니히-호프만병)
iso	isotropic	등방성의
ISP	distance between iliac spines	장골극간 거리
	intraspinal	척수내
	isoproterenol	이소프로테레놀
ISR	insulin secretion rate	인슐린 분비율
ISS	idiopathic short stature	특발성 단구증
	inferior sagittal sinus	하시상정맥동
	injury severity score	상해중증도점수
	ion-scattering spectroscopy	이온산란분광법
	isotonic saline solution	등장성 식염수
ISSD	infantile sialic acid storage disease	소아성 시알산 축적증
IST	insulin sensitivity test	인슐린 감수성 검사
	insulin shock therapy	인슐린 충격요법
	isometric systolic tension	등척성 수축긴장
I-sub	inhibitor substance	억제물질
ISW	interstitial water	간질액
ISWI	incisional surgical wound infection	절개된 수술상처 감염
ISY	intrasynovial	활막내의
IT	immunological test	면역검사
	immunotherapy	면역요법
	immunotoxin	면역독소
	individual therapy	개인요법
	inferior turbinate	하비갑개
	inhalation therapy	흡입요법
	injection time	주입시간

약 어	원 어	의 미
	insulin therapy	인슐린요법
	intensive therapy	집중치료
	intentional tremor	의도진전
	intermittent traction	간헐적 견인
	interstitial tissue	간질조직
	intradermal test	피내검사
	intrathecal	척수강내
	intrathoracic	흉곽내의
	intratracheal	기관내의
	ischial tuberosity	좌골결절
	isolation transformer	격리변환기
	isomeric transition	이성전이
I/T	intensity/time	강도/시간 비
ITA	inferior temporal artery	하측두동맥
	internal thoracic artery	내흉동맥
	International Tuberculosis Association	국제결핵협회
ITAG	internal thoracic artery graft	내흉동맥이식술
ITB	iliotibial band	장경인대
ITC	imidazolyl-thioguanine chemotherapy	imidazolyl-thioguanine 화학요법
	intrathecal chemotherapy	경막내화학요법
ITCP	idiopathic thrombocytopenic purpura	특발성 혈소판 감소성 자반증
ITCU	intensive thoracic cardiovascular unit	흉곽심맥관 중환자실
ITD	idiopathic torsion dystonia	특발성 염좌근긴장이상
ITE	insufficient therapeutic effect	불충분한 치료효과
	in the ear[hearing aid]	귀안에(보청기)
	intrapulmonary interstitial emphysema	폐내간질성기종
ITEA	intermittent thoracic epidural anesthesia	흉부경막외 마취
ITFS	iliotibial tract friction syndrome	장경대 마찰 증후군
	incomplete testicular feminization syndrome	불완전 고환여성화 증후군

약 어	원 어	의 미
ITGV	intrathoracic gas volume	흉곽내 가스량
ITM	Israel turkey meningoencephalitis	이스라엘 터키 수막뇌염
ITP	**idiopathic thrombocytopenic purpura**	**특발성 혈소판 감소성 자반증**
	immune thrombocytopenia	면역성 혈소판 감소증
	islet-cell tumor of the pancreas	췌장소도세포암
ITPA	Illinois Test of Psycholinguistic Abilities	일리노이스 심리언어력 검사
ITPV	intratracheal pulmonary ventilation	기관내 폐환기
ITS	infective toxic shock	감염성 독성 쇼크
ITT	insulin tolerance test	인슐린 내성검사
	internal tibial torsion	경골내 염전
ITU	intensive therapy unit	집중 치료실
ITV	inferior temporal vein	하측두정맥
IU	immunizing unit	면역단위
	infection unit	감염단위
	international unit	국제단위
	intrauterine	자궁내
IUA	intrauterine adhesions	자궁내 유착
IUC	idiopathic ulcerative colitis	특발성 궤양성 대장염
	intrauterine catheter	자궁내 카테터
IUCD	intrauterine contraceptive device	자궁내 피임기구
IUD	intrauterine death	자궁내 사망
	intrauterine device	**자궁내 피임장치**
IUFB	intrauterine foreign body	자궁내 이물체
IUG	intrauterine growth	자궁내 성장
IUGR	**intrauterine growth retardation**	**자궁내 성장지연**
IUI	intrauterine insemination	인공수정
IUM	intrauterine[fetus] malnourished	자궁내 영양실조
IUP	intrauterine pregnancy	자궁내 임신

약 어	원 어	의 미
	intrauterine pressure	자궁내압
IUPD	intrauterine pregnancy delivered	자궁내 임신분만
IUPTB	intrauterine pregnancy term birth	만기된 자궁내 임신
IUR	intrauterine retardation	자궁내 지연
IUT	intrauterine transfusion	자궁내 수혈법
IV	ichthyosis vulgaris	보통비늘증
	immunodeficiency virus	면역결핍 바이러스
	interventricular	심실간의
	intervertebral	척추간의
	intravaginal	질내의
	intravascular	혈관내의
	intravenous	**정맥내의**
	intravertebral	추골내의
	invasive	침습성의
	iodine value	요오드가
IVA	intraoperative vascular angiography	수술중 혈관조영술
IVB	intraventricular block	심실내차단
IVBAT	intravascular bronchioalveolar tumor	혈관내 기관지폐포종양
IVBC	intravascular blood coagulation	혈관내 혈액응고
IVC	inferior vena cava	하대정맥
	inspiratory vital capacity	흡기폐활량
	intravascular coagulation	혈관내 응고
	intravenous cholangiogram	정맥내 담관조영술
	intraventricular catheter	심실내 카테터
IVCC	intravascular consumption coagulopathy	혈액내 소모성 응고장애
IVCD	intraventricular conduction defect	심실내 전도장애
IVCH	intravenous cholangiography	정맥담관조영술
IVCP	inferior vena cava pressure	하대정맥압
IVCR	inferior vena cava reconstruction	하대정맥 재건술

약 어	원 어	의 미
IVCT	inferior vena cava thrombosis	하대정맥혈전증
IVCV	inferior venacavography	하대정맥조영술
IVD	**intervertebral disc**	**추간원판**
IVDA/IVDU	intravenous drug abuse	정맥내 약물남용
IVDSA	intravenous digital subtraction angiography	정맥내 디지털감쇄 혈관조영법
IVF	interventricular foramen	뇌실간공
	intervertebral foramen	추간공
	intravenous fluid	**정맥내액**
	in vitro fertilization	체외수정
IVFA	intravenous fluorescein angiography	정맥내 형광 혈관조영법
IVFE	intravenous fat emulsion	정맥내 유제
IVF-ET	in vitro fertilization-embryo transfer	체외수정-배이식
IVFT	intravenous fetal transfusion	정맥내 태아수혈법
IVGTT	intravenous glucose tolerance test	정맥내 당내성 검사
IVH	intravenous hyperalimentation	정맥내 과영양
	intraventricular hemorrhage	심실내 출혈
IVI	intravenous infusion	정맥내 주입
IVIG	intravenous immunoglobulin	정맥내 면역글로불린
IVL	intravascular lymphomatosis	혈관내 림프종
I-VLBW	intubated very low birthweight	극저체중영아
IVM	intravascular mass, in vitro maturation	혈관내 종괴
IVN	intravenous nutrition	정맥내 영양
IVOX	intravascular oxygenator	혈관내 산소주입기
IVP	intravenous push	정맥내 압력
	intravenous pyelogram	**정맥내 신우조영술**
	intraventricular pressure	심실내압
IVR	idioventricular rhythm	심실고유리듬
IVRA	intravenous regional anesthesia	정맥내 국소마취
IVRO	intraoral vertical ramus osteotomy	구내 하악지 수직골 절단술

약 어	원 어	의 미
IVS	inappropriate vasopressin secretion	바소프레신부적절분비
	interventricular septum	**심실중격**
	intervillous space	융모간격
	irritable voiding syndrome	과민성 배뇨 증후군
IVSD	interventricular septal defect	심실중격결손
IVST	intraventricular septal thickness	심실중격두께
IVT	interventional video tomography	중재적 비디오 단층촬영술
	intravenous transfusion	정맥내 수혈
IVTTT	intravenous tolbutamide tolerance test	정맥내 톨부타마이드 내성검사
IVU	intravenous urography	경정맥 요로조영법
IVUS	intravascular ultrasound	혈관내 초음파
IVV	influenza virus vaccine	인플루엔자 바이러스 백신
	intravenous vasopressin	혈관내 바소프레신
IW	inner wall	내벽
	inpatient ward	입원 병동
IWB	index of well being	안녕지수
IWI	inferior wall infarction	하부벽 경색
	interwave interval	파간격
IWL	insensible water loss	불감성 수분손실
IWMI	inferior wall myocardial infarct	하부벽 심근경색
IWML	idiopathic white matter lesion	특발성 백색농성 병변
IZ	isolation zone	격리구역

J

약어	원어	의미
J	joint	관절
	juvenile	소아의, 청소년의
j	jaundice[rat]	황달
JA	judgment analysis	감정분석법
	juvenile atrophy	소아성 위축증
	juxta-articular	관절옆의
JAE	juvenile absence epilepsy	소아기 결신발작
JAI	juvenile amaurotic idiocy	소아성 흑내장성 백치
JAMG	juvenile autoimmune myasthenia gravis	소아성 자가면역 중증근무력증
JAS	juvenile ankylosing spondylitis	소아 강직성 척추염
JB	jugular bulb	경정맥 팽대
JBE	Japanese B encephalitis	일본뇌염 B형
JBS	Johanson-Blizzard syndrome	조한슨-블리자드 증후군
JC	joint contracture	관절구축
JCA	juvenile chronic arthritis	소아성 만성관절염
JCD	Jakob-Creutzfeldt disease	크로이츠펠트야콥병
JCF	juvenile calcaneal fracture	소아 종골골절
JCML	juvenile chronic myelogenous leukemia	소아 만성골수성백혈병
JCP	juvenile chronic polyarthritis	소아 만성 다발성관절염
JCV	Jakob-Creutzfeldt virus	크로이츠펠트야콥병 바이러스
JD	jejunal diverticulitis	공장 게실염
	juvenile delinquent	비행청소년

약 어	원 어	의 미
JDM	juvenile diabetes mellitus	소아 당뇨병
JDMS	juvenile dermatomyositis	소아 근피부염
JE	**Japanese encephalitis**	**일본뇌염**
JEB	junctional epidermolysis bullosa	연접부수포성표피박리증
	junctional escape beat	방실 접합부 이탈박동
Jej, jej	jejunum	공장
JER	junctional escape rhythm	방실접합부 이탈리듬
JET	junctional ectopic tachycardia	방실접합부 기외빈맥
JEV	Japanese encephalitis virus	일본뇌염 바이러스
JF	joint fluid	관절액
JF(S)	jugular foramen(syndrome)	경정맥공(증후군)
JG, jg	juxtaglomerular	사구체 옆의
JGA	juxtaglomerular apparatus	사구체 장치
JGC	juxtaglomerular cell	사구체 세포
JGCT	juvenile granulosa cell tumor	소아 과립층세포 종양
	juxtaglomerular cell tumor	사구체옆세포 종양
JGI	jejunogastric intussusception	공장의 위내감입
	juxtaglomerular granulation index	사구체 과립성 지수
JGP	juvenile general paresis	소아성 전신진행성마비
JH	juvenile hormone	소아 호르몬
JHR	Jarisch-Herxheimer reaction	야리쉬-헉스하이머 반응
JI	jejunoileal	공장회장의
	jejunoileostomy	공장회장연결술
JIB	jejunoileal bypass	공장회장우회
JIS	juvenile idiopathic scoliosis	소아 특발성 척추측만증
JJ	jaw jerk	하악반사
	jejunojejunostomy	공장간 연결술
J-LN	Jervell and Lange-Nielsen[syndrome]	제벨 랑쥐-닐슨 증후군
JLP	juvenile laryngeal papilloma	소아성 후두유두종

약 어	원 어	의 미
JMD	juvenile macular degeneration	소아성 황반변성
JME	juvenile myoclonic epilepsy	소아 근간대간질
JMS	Juberg-Marsidi syndrome	Juberg-Marsidi 증후군
JND	just noticeable difference	현저한 차이
JNPA	juvenile nasopharyngeal angiofibroma	소아성 비인두 혈관섬유종
jnt	joint	관절
JODM	juvenile-onset diabetes mellitus	소아당뇨병
JOS	jaw osteosarcoma	턱골육종
JP	Jackson-Pratt[drain]	배액관의 일종
	juvenile periodontitis	소아 치주염
JPA	juvenile pilocytic astrocytoma	소아 모낭 성상세포종
JPB	junctional premature beat	방실 접합부 조기박동
JPC	junctional premature contraction	접합부 조기 수축
JPD	juvenile plantar dermatosis	연소성 발바닥 피부병
JPS	joint position sense	관절 체위 지각
JR	junctional rhythm	접합부 리듬
JRA	juvenile rheumatoid arthritis	소아 류마티스성 관절염
JROM	joint range of motion	관절운동범위
JSATO2	jugular vein oxygen saturation	경정맥 산소포화도
JT	jejunostomy tube	공장누공관
	junctional tachycardia	접합부 빈맥
JTPS	juvenile tropical pancreatitis syndrome	소아성 열대췌장염 증후군
juv	juvenile	청소년, 소아
JV	**jugular vein**	**경정맥**
JVC	jugular venous catheter	경정맥 카테터
JVD	jugular venous distention	경정맥 확장
JVP	jugular vein pulse	경정맥박
	jugular venous pressure	**경적맥압**
JVPT	jugular venous pulse tracing	경정맥박 추적

약 어	원 어	의 미
JWS	Jackson-Weiss syndrome	잭슨-바이스 증후군
JXG	juvenile xanthogranuloma	연소성 황색 육아종

K

약 어	원 어	의 미
K	capsular antigen	피막항원
	coefficient	계수
	electrostatic capacity	정전 용량
	ionization constant	이온화 상수
	kanamycin	카나마이신
	kelvin(absolute zero)	캘빈(절대) O도
	kerma	커마
	kidney	신장
	kilo-	천(10^3)
	knee	무릎
	potassium[Lat. kalium]	칼륨
	vitamin K	비타민 K
KA	keratoacanthoma	각질가시세포종
	ketonic acid	케톤산
	ketoacidosis	케톤산증
KAB	knowledge, attitude and bahavior	지식, 태도, 행동
KABC	Kaufman Assessment Battery for Children	카프만 아동용 개별지능검사
KAF	conglutinogen-activating factor	교착원 활성인자
KAFO	knee-ankle-foot orthosis	무릎-발목-발 보조기
KAL	Kallmann[syndrome]	칼만 증후군
KALP	Kallmann pseudogene	칼만 위유전자

약 어	원 어	의 미
KAO	knee-ankle orthosis	무릎-발목 보조기
KAS	Katz Adjustment Scales	카츠 적응척도
kat	katal	촉매제 활동표시 단위
KB	Kashin-Bek[disease]	카신-베크병
	ketone body	**케톤체**
	knee brace	무릎 고정기
K-B	Kleihauer-Betke[test]	클라이하우어-베케 시험
KBS	Klüver-Bucy syndrome	클루버-부시 증후군
KC	keratoconus	원추각막
	keratoconjunctivitis	각막결막염
	knee-to-chest	무릎에서 가슴
	Kupffer cell	쿠퍼세포
KCC	cathodal closing contraction	음극 폐쇄 수축
	Kulchitzky cell carcinoma	쿨치스키세포종양
K cell	killer cell	살세포
KCG	**kinetocardiogram**	**운동심장검사**
KCS	Kenny-Caffey syndrome	Kenny-Caffey 증후군
	keratoconjunctivitis sicca	건성 각막결막염
KD	Kawasaki disease	가와사키병
	Kennedy disease	케네디병
	Kidney donor	신장제공자(공여자)
	knee disatirculation	슬관절 분리절단술
	Krabbe disease	크라베병
KDA	known drug allergies	알려진 약물 알레르기
KDC	kidney disease treatment center	신장질환치료센터
kdn	kidney	신장
KDS	Kaufman Developmental Scale	커프만 발달척도
	Kocher-Debre-Semelaigne[syndrome]	Kocher-Debre-Semelaigne 증후군
KDT	cathodal duration tetanus	음극지속강직

K

약 어	원 어	의 미
KE	Kendall compound E	켄달 화합물 E
	kinetic energy	운동에너지
Ke	exchangeable body potassium	교체성 체내 포타슘
KED	Kendrick extrication device	켄드릭크 구출 기구
Kera	keratitis	각막염
KF	kidney function	신장기능
	Klippel-Feil syndrome	클리펠 파일 증후군
KFAB	kidney-fixing antibody	신장고정 항체
KFAO	knee-foot-ankle orthosis	무릎, 발목, 발 정형술
KFD	Kyasanur forest disease	키야사나 삼림병
KFR	Kayser-Fleischer ring	카이져 플리처 고리
KFS	Klippel-Feil syndrome	클리펠-페일 증후군
KFSD	keratosis follicularis spinulosa decalvans	가시모양탈모털집각화증
KGF	keratocyte growth factor	각막세포 성장인자
KGS	ketogenic steroid	케톤체형성 스테로이드
K24H	potassium, urinary 24-hour	24시간 요내 칼륨
KHC	kinetic hemolysis curve	운동 용혈곡선
KHF	Korean hemorrhagic fever	한국형 출혈열
KHM	keratoderma hereditaria mutilans	유전성 절단성 피부각화증
KHS	kinky hair syndrome	킨키헤어 증후군
KI	karyopyknotic index	핵농축 지수
	Krönig's isthmus	크뢰니히 협부
KID	keratitis, ichthyosis, and deafness (syndrome)	각막염, 어린선, 귀머거리 증후군
KIMSV	Kirsten murine sarcoma virus	커스틴 마우스육종바이러스
KIN	keratinocytic intraepidermal neoplasia	각질세포 표피내 종양
KIRA	kinase receptor activation	키나아제 수용체 활성화
	saturated solution of potassium iodide	칼륨요오드 포화용액
KIU	kallikrein inactivation unit	칼리크레인 억제단위
KJ, kj	knee jerk	무릎

약 어	원 어	의 미
KKS	kallikrein-kinin system	칼리크레인-키닌 체계
KL	kidney lobe	신장 엽
	Kleine-Levin[syndrome]	클라인레빈 증후군
Klebs	Klebsiella	클레브시엘라
KLH	keyhole limpet hemocyanin	열쇠구멍삿갓조개헤모시아닌
KLS	kidneys, liver, and spleen	신장, 간, 비장
KM	kanamycin	카나마이신
KMA	Korean Medical Association	대한의학협회
KMEF	keratin, myosin, epidermin, and fibrin	케라틴, 미오신, 에피더민, 피브린
KmR	kanamycin residue	카나마이신 잔여물
KMS	kabuki make-up syndrome	가부키 증후군
KMV	killed measles virus vaccine	홍역바이러스 사백신
Kn	knee	무릎
KNA	Korean Nurses Association	대한간호협회
K nail	Küntscher nail	퀸쳐정
KNS	kinesin	키네신
KO	keep open	개방유지
	killed organism	죽은 생명체, 사균
	knee orthosis	무릎 보조기
KOC	cathodal opening contraction	음극 개방수축
KP	keratitic precipitate	각막 침전물
	keratitis punctata	점상 각막염
	kidney protein	신장단백
	Klebsiella pneumoniae	폐렴간균
KPB	ketophenylbutazone	케토페닐부타존
KPE	Kelman phacoemulsification	켈만 수정체유화술
KPI	karyopyknotic index	핵농축 지수
KPP	keratoderma palmoplantaris	손발바닥각질피부증
KPTI	Kunitz pancreatic trypsin inhibitor	쿤니츠 췌장트립신 억제인자

약 어	원 어	의 미
KPTT	kaolin partial thromboplastin time	카올린 부분 트롬보플라스틴 시간
KPV	killed parenteral vaccine	비경구사백신
	killed polio vaccine	폴리오사백신
KRB	Krebs-Ringer buffer	크렙-링거 완충액
KRP	Kolmer test with Reiter protein	라이터 단백을 이용한 콜머법
	Krebs-Ringer phosphate	크렙-링거 인산액
KS	**Kaposi sarcoma**	**카포시육종**
	Kawasaki syndrome	가와사키 증후군
	ketosteroid	케토스테로이드
	Klinefelter syndrome	클라인펠터 증후군
	Korsakoff syndrome	코르사코프 증후군
	Kveim-Siltzbach[test]	크바임-셀즈백 시험
KSS	Kearns-Sayre syndrome	컨스-세이어 증후군
KST	cathodal closing tetanus	음극성 폐쇄성 강직
KT	**kidney transplant, kidney transplantation**	**신장이식**
KTW, KTWS	Klippel-Trenaunay-Weber(syndrome)	클리펠-트레노우네이-베버(증후군)
KUB	kidneys and upper bladder	신장과 상부방광
	kidneys, ureters, and bladder	**콩팥요관방광단순촬영**
KUS	kidney, ureter, spleen	신장, 요관, 비장
KV	kanamycin and vancomycin	카나마이신과 반코마이신
	kidney vacuolating virus	신장 공포화 바이러스
	killed vaccine	사백신
KVE	Kaposi varicelliform eruption	카포시 수두모양 발진
KVO	keep vein open	정맥 주사로 확보
KW	Keith-Wagener [ophthalmoscopic finding]	키스-바게네(안저소견)
	Kugelberg-Welander(syndrome)	쿠겔버그-웰란더(증후군)
KWB	Keith-Wagener-Barker [hypertension classification]	키스-바게네-바커 분류

약 어	원 어	의 미
KWD	Kimmelstiel-Wilson disease	킴멜스틸-윌슨병
K wire	Kirschner wire	키르시너 철사
KYN	kynurenic acid	키누렌산

L

약 어	원 어	의 미
L	angular momentum	각운동량
	boundary[limes]	경계선
	Lactobacillus	유산균, 젖산균
	left	왼쪽의
	Legionella	레지오넬라
	Leishmania	리슈만편모충
	length	길이
	lidocaine	리도카인
	lingual	혀의, 말의
	low, lower	낮은, 아래쪽의
	lumbar	허리, 요추
	lymph, lymphocyte	림프, 림프구
	syphilis[lues]	매독
L1~L5	first, second, third, fourth, and fifth lumbar vertebrae	제1 요추~제5 요추
LA	lactic acid	젖산
	lactic acidemia	젖산혈증
	laser angioplasty	레이저혈관성형술
	late abortion	후기유산
	left arm	왼팔
	left atrium	**좌심방**
	left auricle	좌심방이

약 어	원 어	의 미
	levator ani	항문올림근, 항문거근
	local anesthesia	**국소마취**
	long arm, long axis	장완, 장축
L/A	liver/aorta	간/대동맥
LAA	left atrial appendage	좌심방이
LAB, lab	laboratory	실험실
LAC	lansoprazole, amoxicillin, clarithromycin	란소프라졸, 아목시실린, 클래리스로마이신
	left atrial contraction	좌심방수축
	long-arm cast	긴팔석고붕대
Lac	laceration	열상
	lactation	수유, 젖분비
Lacr	lacrimal	눈물, 누선
LAD	**left anterior descending (coronary artery)**	**좌전하행(관상동맥)**
	left axis deviation	좌축편위
	leukocyte adhesion deficiency	백혈구부착결핍
	lymphocyte-activating determinant	림프구활성결정인자
LADA	left anterior descending artery	좌전하행관상동맥
LADCA	left anterior descending coronary artery	좌전하행관상동맥
LADH	lactic acid dehydrogenase	젖산탈수소효소
	liver alcohol dehydrogenase	알코올탈수소효소
LAE	left atrial enlargement	좌심방확대
LAF	left anterior fascicle	좌전섬유속
	lymphocyte-activating factor	림프구활성인자
LAFB	left anterior fascicular block	좌전섬유속차단
LAG	labiogingival	구순치은의
	lymphangiogram	림프관조영사진
LAH	lactalbumin hydrolysate	락트알부민가수분해물
LAH	left anterior hemiblock	좌각전지차단

약 어	원 어	의 미
	left atrial hypertrophy	**좌심방비대**
LAHB	left anterior hemiblock	좌각전지차단
LAI	leukocyte adherence inhibition	백혈구점착저지
LAIT	latex agglutination inhibition test	라텍스응집저지검사
LAL	left axillary line	좌액와선
	limulus amebocyte lysate	생물학적내독소시험
LAM	laminectomy	척추후궁절제술
	left atrial myxoma	좌심방점액종
	lymphangioleiomyomatosis	림프관평활근증
LANE	lidocaine, atropine, naloxone, epinephrine	리도카인, 아트로핀, 날록손, 에피네프린
LANV	left atrial neovascularization	좌심방혈관신생
LAO	left anterior oblique	좌전사위
	left atrial overload	좌심방부하
LAP	**laparoscopy**	**복강경검사**
	laparotomy	개복술
	left atrial pressure	좌심방압
	leukocyte alkaline phosphatase	백혈구 알칼리성 포스파타제
LAPW	left atrial posterior wall	좌심방후벽
LAR	laryngology	후두학
	late asthmatic response	만기천식반응, 후기천식반응
	low anterior resection	하위전방절제술
Lar	larynx	후두
LARS	laparoscopic antireflux surgery	복강경역류성식도염수술
LAS	lateral amyotrophic sclerosis	근위축측삭경화증
	laxative abuse syndrome	완하제남용 증후군
	local adaptation syndrome	부분적응 증후군
	long arm splint	긴팔부목
	lower abdominal surgery	하복부수술
	lymphadenopathy syndrome	림프절병 증후군

약 어	원 어	의 미
L-ASP	L-asparaginase	엘-아스파라기나아제(항암제)
LAT	lactic acidosis threshold	젖산산증역치
	lateral	측면의, 외측의
	latex agglutination test	라텍스응집검사
	latissimus dorsi(muscle)	넓은등근, 광배근
	left atrial thrombus	좌심방혈전
	limbal autograft transplantation	자가윤부이식술
LATS	long-acting thyroid stimulator	지속갑상샘자극물질
LATS-P	long-acting thyroid stimulator-protector	지속갑상샘자극물질-보호물질
LAV	lymphadenopathy-associated virus	림프절증바이러스(HIV의 별종)
LAVH	laparoscopy-assisted vaginal hysterectomy	복강경보조 질식자궁적출술
LAW	left atrial wall	좌심방벽
LAX, LAx	long axis	장축
lax	laxative, laxity	완화제, 이완
LB	large bowel	대장
	left breast, left bundle, left buttock	좌측유방, 좌측다발, 좌측둔부
	leiomyoblastoma	평활근모세포종
	live birth	생존출생
	liver biopsy	**간생검**
	low back(pain)	허리통증, 요통
	lung biopsy	폐생검
L&B	left and below	좌하부
LBA	laser balloon angioplasty	레이저풍선혈관성형
LBBB	left bundle branch block	왼방실다발갈래차단, 좌각차단
LBC	lymphadenosis benigna cutis	양성 피부림프선증
LBCD	left border of cardiac dullness	좌측연 심장탁음
LBD	Lewy body dementia	레비소체치매
LBF	Lactobacillus bulgaricus factor	불가리아 젖산간균 발육인자
	limb blood flow	사지혈류량

약 어	원 어	의 미
	liver blood flow	간혈류량
LBH	length, breadth, height	길이, 폭, 높이
LBL	lymphoblastic lymphoma	림프모구림프종
LBM	last bowel movement	마지막 배변
	lean body mass	지방제외체중, 실질체중
	loose bowel movement	설사
	lung basement membrane	폐기저막
LBNP	lower body negative pressure	하체음압
LBO	large bowel obstruction	대장폐쇄
LBP	**low back pain**	**허리통증, 요통**
	low blood pressure	저혈압
LBPP	lower body positive pressure	하체양압
LBT	low back tenderness or trouble	요압통 혹은 요통
LBV	left brachial vein	왼 위팔정맥, 왼상완정맥
LBW	lean body weight	마른체중, 이상(理想)체중
	low birth weight	저체중출생
LC	Langerhans cell	랑게르한스세포
	laparoscopic cholecystectomy	복강경쓸개절제술, 복강경담낭절제술
	lateral canthotomy	외안각절개술
	lateral cortex	외측피질
	left circumflex(coronary artery)	좌회선(관상동맥)
	lethal concentration	치사농도
	liquid chromatography	액체크로마토그래피
	liver cirrhosis	**간경화**
	locus ceruleus	청색반점, 청반
	low calorie	저칼로리
	lung cancer	**폐암**
LCA	Leber congenital amaurosis	레베르선천흑암시
	left carotid artery	좌경동맥

약 어	원 어	의 미
	left circumflex artery	좌회선관상동맥
	left coronary artery	좌관상동맥
	liver cell adenoma	간세포선종
	lipoid congenital adrenal hyperplasia	선천성 지질성 부신과형성증
LCBF	local cerebral blood flow	국소뇌혈류량
LCC	left circumflex coronary(artery)	좌회선관상동맥
	left coronary cusp	좌측 관상동맥엽
	liver cell carcinoma	간세포암종
LCCA	late cortical cerebellar atrophy	만발성소뇌겉질위축증
LCCS	lower cervical cesarean section	하부자궁경부제왕절개술
LCD	lattice corneal dystrophy	격자각막이상증
	low-calcium diet	저칼슘식이
LCF	left circumflex(coronary artery)	좌회선관상동맥
LCFA, L-cFA	long-chain fatty acid	긴사슬지방산
LCG	Langerhans cell granule	랑게르한스세포과립
LCGU	local cerebral glucose utilization	국소뇌혈당이용
LCH	Langerhans cell histiocytosis	랑게르한스세포조직구증
LCIN	low-grade cervical intraepithelial neoplasia	저등급 자궁경부상피내종양
LCL	lateral collateral ligament	가쪽곁인대
	lymphoblastoid cell line	림프모구세포주
	lymphocytic lymphosarcoma	림프구성 림프육종
LCLC	large-cell lung carcinoma	대세포 폐암
LCM	left costal margin	좌측 늑골연
	lymphatic choriomeningitis	림프계 맥락수막염
LCMV	lymphocytic choriomeningitis virus	림프구성 맥락수막염 바이러스
LCOS	low cardiac output syndrome	저심박출 증후군
LCPD	Legg-Calve-Perthes disease	레그-칼베-페르테스병 (대퇴골두 허혈성괴사)
LCR	late cutaneous reaction	지연형피부반응

약 어	원 어	의 미
LCS	cerebrospinal fluid	뇌척수액
	left coronary sinus	좌측 관상정맥동
	Leydig cell stimulation	라이디히세포자극
	lichen chronicus simplex	만성단순태선
LCT	liquid crystal thermography	액정열조영술
	long-chain triglyceride	긴사슬지방산
	lymphocytotoxicity	림프구독성
LCV	leukocytoclastic vasculitis	백혈구파괴맥관염
	lymphocytic choriomeningitis virus	림프구성 맥락뇌막염바이러스
LCX	left circumflex(coronary artery)	왼쪽휘돌이(관상동맥)
LD	labor and delivery	진통 및 분만
	lactate dehydrogenase	젖산탈수소효소
	Lafora disease	라포라병
	learning disability, learning disorder	학습장애
	Legionnaires' disease	재향군인병, 리지오넬라병
	lethal dose	치사량
	linguodistal	설단의
	lipodystrophy	지방이상증
	liver disease	간질환
	living donor	생체장기제공자
	longitudinal diameter	세로지름, 종경
	low density, low dose	저밀도, 저용량
	Lyme disease	라임병
L&D	labor and delivery	진통 및 분만
Ld	Leishmania donovani	도너반리슈만편모충
LDA	left dorso-anterior	좌배전위(태위)
	left descending artery	좌하행동맥
	low density area	저밀도영역
LDB	Legionnaires' disease bacillus	리지오넬라병균

약 어	원 어	의 미
LDC	lymphoid dendritic cell	림프구성수지상세포
LDCI	low-dose continuous infusion	저용량지속주입
LDD	light-dark discrimination	명암판별
LDG	lactic dehydrogenase	락트산탈수소효소
LDH	lactate dehydrogenase	락트산탈수소효소
	low-dose heparin	저용량헤파린
LDL	**low-density lipoprotein**	**저밀도지질단백**
LDL-C	low-density lipoprotein/cholesterol complex	저밀도지질단백/콜레스테롤복합체
L-DOPA	levodopa	레보도파
LDP	left dorsoposterior	좌배후위(태위)
LDR	labor, delivery, recovery	진통, 분만, 회복
LDV	lactic dehydrogenase virus	락트산탈수소효소바이러스
LE	left ear, left eye	좌안, 좌측 눈, 좌이, 좌측 귀
	life expectancy	기대수명
	lower extremity	하지
	lupus erythematosus	홍반성루푸스
LEA	lower extremity amputation	하지절단
	lumbar epidural anesthesia	요추경막외마취
LEC	leukoencephalitis	백색질뇌염
	lower esophageal contractility	하부식도수축
LED	lupus erythematosus disseminatus	파종상 홍반성루푸스
LEEP	loop electrosurgical excision procedure	고리전기절제술
LEF	lupus erythematosus factor	홍반성 루푸스인자
LEM	lateral eye movement	측방안구운동
LEP	lipoprotein electrophoresis	지단백전기영동검사
	lower esophageal pressure	하부식도압력
LES	Lambert-Eaton syndrome	램버트-이튼 증후군
	local excitatory state	국소흥분상태
	lower esophageal sphincter	**하부식도괄약근**

약 어	원 어	의 미
	lupus erythematosus, systemic	전신성홍반성루푸스
LESP	lower esophageal sphincter pressure	하부식도괄약근압력
LET	lidocaine, epinephrine, and tetracaine	리도카인, 에피네르틴, 테트라카인
LEU	leucine	류신
	leucovorin	류코보린
Leuc	leukocyte	백혈구
LEV	levamisole	레바미솔
LF	labile factor	불안정인자, 불안정요소
	laryngofissure	후두절개술
	Lassa fever	라사열
	left foot, left forearm	왼발, 왼아래팔
	lethal factor	치사인자
	ligamentum flavum	황색인대
	low fat, low flow, low forceps	저지방, 저유량, 저위겸자
LFA	left femoral artery	좌대퇴동맥
	left fronto-anterior	좌액전위(태위)
	low-friction arthroplasty	저마찰관절성형술
	lymphocyte function-associated antigen	림프구기능관련항원
LFC	low fat and cholesterol	저지방 및 저콜레스테롤
LFD	lactose-free diet	젖당제거식품
	large for date(fetus)	주수에 비해 큰(태아)
	lateral facial dysplasia	외측안면이형성증(=반안면왜소증)
	low-fat diet, low-fiber diet	저지방식이, 저섬유소식이
	low forceps delivery	저위겸자분만
LFH	left femoral hernia	좌측 대퇴탈장
LFT	left frontolateral	좌액측위(태위)
LFN	lactoferrin	락토페린
LFP	left frontoposterior	좌액후위(태위)
LFS	Li-Fraumeni syndrome	리-프라우메니 증후군

약 어	원 어	의 미
	liver function series	간기능검사
LFT	latex fixation test	라텍스합반응
	left fronto-transverse	좌액행위(태위)
	liver function test	**간기능검사**
	lung function test	폐기능검사
LG	lactoglobulin	락토글로불린
	lamellar granule	층판과립
	laryngectomy	후두절제술
	left gluteal	좌둔근의
	linguogingival	설치은, 혀잇몸
	liver graft	간이식편
	lymphatic gland	림프샘
LGA	large for gestational age	재태연령에 비해 큰 태아, 과체중아
	left gastric artery	좌위동맥
LGB	Landry-Guillain-Barre	란드리-길랭-바레 증후군
	limb girdle dystrophy	팔다리이음근디스트로피
	low grade dysplasia	저도이형성
LGI	low gastrointestinal	하부소화관
LGIB	low gastrointestinal bleeding	하부소화관출혈
LGL	large granular leukocyte, large granular lymphocyte	대형과립백혈구, 대형과립림프구
	Lown-Ganong-Levine(syndrome)	Lown-Ganong-Levine 증후군
LGM	left gluteus medius	좌중둔근
LGN	lateral geniculate nucleus	가쪽무릎핵, 외측슬상핵
LGS	Langer-Giedion syndrome	랑거-기드온 증후군
	Lennox-Gastaut syndrome	레녹스-가스토 증후군
LGTI	lower genital tract infection	하부생식기감염
LGV	lymphogranuloma venereum	성병림프육아종
LH	lateral hypothalamic	시상하부가쪽
	left hand, left heart, left hemisphere	왼손, 좌측심장, 좌반구

약 어	원 어	의 미
	left hyperphoria	좌측상사위
	loop of Henle	헨레고리, 신원고리
	luteinizing hormone	**황체형성호르몬**
LHA	lateral hypothalamic area	시상하부외측야
	left hepatic artery	좌간동맥
LHB	long head of biceps	이두근장두
LHC	left heart catheterization	좌심도자술
	left hypochondrium	좌늑하부, 왼갈비밑부위
LHCGR	luteinizing hormone-choriogonadotropin receptor	황체형성호르몬-융모성성선자극호르몬
LHF	left heart failure	좌심부전
LHH	left homonymous hemianopsia	우측 동측성 반맹
LHL	left hepatic lobe	왼간엽, 좌엽
LHN	lateral hypothalamic nucleus	외측시상하부핵
LHON	Leber hereditary optic neuropathy	레버씨선천성시신경병증
LHR	leukocyte histamine release	백혈구히스타민분비
LHRH, LH-RH	luteinizing hormone-releasing hormone	황체형성호르몬분비호르몬
LHS	left hand side, left heart strain	왼쪽방향, 좌측, 좌심장긴장, 왼심장긴장
LHT	left hypertropia	좌상사시
LHV	left hepatic vein	좌간정맥
LI	lactose intolerance	젖당불내성
	lacunar infarct	열공경색증
	Langerhans islet	랑게르한스섬
	large intestine	대장
LIA	left iliac artery	좌장골동맥
LIC	left internal carotid(artery)	좌측내경(동맥)
	local intravascular coagulation	국소혈관내응고
LICA	left internal carotid artery	좌측내경동맥
LICM	left intercostal margin	좌늑골간연, 좌늑골간 가장자리
LIF	left iliac fossa	좌장골와, 왼장골오목

약어	원어	의미
	left index finger	왼집게손가락
	leukemia-inhibiting factor	백혈병억제인자
Lig	ligament	인대
	ligation	결찰
LIH	**left inguinal hernia**	**좌측 서혜부탈장**
LIHA	low impulsiveness, high anxiety	낮은충동성, 높은불안감
LIJ	left internal jugular(vein)	좌측내경정맥
LILA	low impulsiveness, low anxiety	낮은충동성, 낮은불안감
Lim	limit, limited	제한, 제한된
LIMA	left internal mammary artery	좌측내유동맥
LIO	left inferior oblique	좌하사위
LIP	lipase	리파제, 지질분해효소
	lipocortin	리포코르틴
	lithium-induced polydipsia	리튬유발다음증
	lymphocytic interstitial pneumonitis	림프구성간질성폐렴
LIPV	left inferior pulmonary vein	아래왼허파정맥, 좌하폐정맥
Liq	liquid[liquor]	액체
LIR	left iliac region	좌장골부
	left inferior rectus	아래왼곧은근, 좌하직근
LIS	lateral intercellular space	측부세포간극
	locked-in syndrome	감금 증후군
LISS	low-ionic-strength saline	저이온농도식염수
LIV	left innominate vein	왼쪽무명정맥
LIVC	left inferior vena cava	왼아래대정맥, 좌하대정맥
LJM	Lowenstein-Jensen medium	뢰벤스타인-엔센 배지
LK	lamellar keratoplasty	표층각막이식
	left kidney	좌측신장, 좌신
	lichenoid keratosis	태선각화증
LKS	Landau-Kleffner syndrome	랜다우-클레프너 증후군 (간질에 의한 후천성 실어증)

약 어	원 어	의 미
	liver, kidneys, spleen	**간, 신장, 비장**
LKSB	liver, kidney, spleen, bladder	간, 신장, 비장, 방광
LL	large lymphocyte	대림프구
	lateral lemniscus	가쪽섬유띠, 외측섬유대
	left lateral, left leg, left lower	좌측, 왼쪽 다리, 좌하부
	left lung	**왼쪽 폐**
	lower lid, lower limb, lower lip, lower lobe	하안검, 하지, 아랫입술, 하엽
	lymphocytic lymphoma	림프구성림프종
	lymphoid leukemia	림프구성백혈병
LLA	left lung apex	왼허파꼭대기, 좌폐첨
LLB	left lateral border	좌측연
	long-leg brace	긴다리보조기
LLBCD	left lower border of cardiac dullness	좌측하연심탁음
LLC	laparoscopic laser cholecystectomy	레이저복강경담낭절제술
	Lewis lung carcinoma	루이스폐암
	long-leg cast	긴다리석고붕대
LLD	left lateral decubitus	좌측와위
	leg length discrepancy	하지부동, 다리길이불일치
	limb length discrepancy	팔다리길이 불일치
LLE	left lower extremity	좌하지, 왼다리
LLF	left lateral femoral	좌외측대퇴, 왼가쪽넙다리
	left lateral flexion	좌외측굴곡
LLL	left lower lid, left lower leg	좌 하안검, 좌하퇴
	left liver lobe	좌 간엽
	left lower lobe	**좌하엽**
LLO	lower limb orthosis	하지보조기
LLP	late luteal phase	후기황체기
LLQ	**left lower quadrant**	**좌하상한, 왼아래배부위**
LLR	left lateral rectus	좌외직근

약 어	원 어	의 미
	left lumbar region	좌요부, 왼허리부위
LLS	lazy leukocyte syndrome	태만백혈구 증후군
	long-leg splint	긴다리부목
LLSB	left lower sternal border	좌하흉골연
LLT	left lateral thigh	좌외측대퇴
LLWC	long-leg walking cast	긴다리보행석고붕대
LLX	left lower extremity	좌하지, 왼다리
LM	labiomental	입술턱
	lactose malabsorption	젖당흡수장애
	laryngeal muscle	후두근
	lateral malleolus	가쪽복사, 외과
	legal medicine	법의학
	lemniscus medialis	내측융대
	light microscope, light microscopy	광학현미경
	longitudinal muscle	종근, 세로근육
L/m	liters per minute	분당리터
LMA	laryngeal mask airway	후두마스크
	left mentoanterior	좌악전위, 좌이전위(태위)
	liver cell membrane autoantibody	간세포막 자가항체
LMB	left main bronchus	왼기관지, 좌기관지
	leiomyoblastoma	평활근모세포종
LMBS	Laurence-Moon-Biedl syndrome	로렌스-문-비들 증후군
LMC	lateral motor column	측부운동주
LMCA	left main coronary artery	좌관상동맥, 왼심장동맥
	left middle cerebral artery	왼중간대뇌동맥, 좌중대뇌동맥
LMCAD	left main coronary artery disease	좌관상동맥질환
LMCL	left midclavicular line	좌쇄골중앙선, 왼쇄골중간선
LMD	local medical doctor	개원의
LME	left mediolateral episiotomy	좌중측방 외음절개술

약 어	원 어	의 미
LMF	left middle finger	좌측 중지, 왼 가운데손가락
LMG	lethal midline granuloma	치사중간선육아종
LMI	leukocyte migration inhibition	백혈구이동억제검사
L/min	liters per minute	분당리터
LML	left mediolateral	좌 중측방
	left middle lobe	좌중엽, 왼중간엽
LMM	lentigo maligna melanoma	악성흑자흑색종
LMN	lower motor neuron	아래운동신경세포, 하위운동신경원
LMP	**last menstrual period**	**최종월경기**
	left mentoposterior	좌악후위, 좌이후위(태위)
LMR	left medial rectus	왼안쪽곧은근, 좌내직근
LMS	lateral medullary syndrome	외측연수 증후군
LMT	left mentotransverse	좌악횡위, 좌이횡위(태위)
LN	labionasal	입술코의, 순비음의
	Lesch-Nyhan(syndrome)	레슈-니한(증후군)
	lipoid nephrosis	리포이드신증, 유지질신증
	Lisch nodule	리쉬결절
	lupus nephritis	루푸스콩팥염, 루푸스신염
	lymph node	**림프절**
LN_2	liquid nitrogen	액체질소
LNBx	lymph node biopsy	림프절생검
LNC	lymph node cell	림프절세포
LND	lymph node dissection	림프절절제술
LNE	lymph node enlargement	림프절비대
LNM	lymph node metastasis	림프절전이
LNMP	last normal menstrual period	최종정상월경기
LO	lateral oblique	측사위
	linguo-occlusal	설측교합면
	lumbar orthosis	요추보조기

약 어	원 어	의 미
LOA	leave of absence	휴가
	left occipitoanterior	**좌후두전위(태위)**
LOC	laxative of choice	완화제선택
	level of consciousness	**의식수준**
	loss of consciousness	의식상실
LOCM	low molecular contrast medium	저분자조영제
LOD	line of duty	직무, 직책
LOH	loop of Henle	헨레고리, 신원고리
	loss of heterozygosity	이형접합성소실
LOI	Leyton obsessional inventory	Leyton 강박척도
LOIH	left oblique inguinal hernia	좌측사위 서혜부탈장
LOL	left occipitolateral	좌후두측위(태위)
LOM	left otitis media	좌측 중이염
	limitation of motion	운동제한
LOMSA	left otitis media suppurativa acuta	좌측 급성 화농성 중이염
LOMSC	left otitis media suppurativa chronica	좌측 만성 화농성 중이염
Lo Na	low sodium	저나트륨, 저염
LOP	left occipitoposterior	좌후두후위(태위)
LOQ	lower outer quadrant	하외사분
LOR	lorazepam	로라제팜
Lord	lordosis, lordotic	척추전만증
LOS	length of stay	재원기간
	low cardiac output syndrome	저심박출 증후군
LOT	lateral olfactory tract	외측후삭
	left occipitotransverse	좌후두횡위(태위)
LOWBI	low-birth-weight infant	저체중출생아
LP	lamina propria	고유판
	laryngopharyngeal	인후두
	late potential	지연전위

약 어	원 어	의 미
	latent period, latency period	잠복기
	lateral posterior	후외측
	Legionella pneumophila	레지오넬라 뉴모필라
	leukocyte poor	백혈구제거
	leukocytic pyrogen	백혈구성 발열물질
	lichen planus	편평태선
	lipoprotein	**지단백**
	low potency, low pressure, low protein	저강도, 저압, 저단백
	lumbar puncture	요추천자, 허리천자
	lumboperitoneal	요추복강
	lymphomatoid papulosis	림프종모양구진증
L/P	lactate/pyruvate(ratio)	젖산/피루브산염(비율)
LPA	latex particle agglutination	라텍스고정반응검사
	left pulmonary artery	좌폐동맥, 왼허파동맥
LPAM	L-phenylalanine mustard	멜팔란(항암제)
LPC	laser photocoagulation	레이저광응고
	leukocyte-poor cell	백혈구제거세포
LPD	low-protein diet	저단백식이
	luteal phase defect	황체기결손
	lymphoproliferative disease	림프세포증식병
LPE	lipoprotein electrophoresis	지단백 전기영동법
LPF	leukocytosis-promoting factor	백혈구증가증촉진인자
	leukopenia factor	백혈구감소증인자
	lymphocytosis-promoting factor	림프구증가증촉진인자
LPFB	left posterior fascicular block	좌후섬유속차단
LPH	left posterior hemiblock	좌후섬유속차단
LPHD	lymphocyte-predominant Hodgkin disease	림프구우세 호지킨병
LPI	left posterior-inferior	좌측 후하방의
LPL	**lipoprotein lipase**	**지질단백지질분해효소**

약 어	원 어	의 미
LPM	lateral pterygoid muscle	가쪽날개근, 외측익돌근
	liver plasma membrane	간형질막
Lpm	liters per minute	분당리터
LPN	Licensed Practical Nurse	간호조무사
LPO	left posterior oblique	좌후면사위
	lipid peroxidation	지질과산화
LPP	large plaque parapsoriasis	큰판유사건선, 큰판유사마른비늘증
	lateral pterygoid plate	외측익돌판, 가쪽날개판
LPPH	late postpartum hemorrhage	후기산후출혈
LPR	late phase reaction	지연반응, 후기반응
LPS	levator palpebrae superioris	눈꺼풀올림근, 안검거근
	lipase	리파제
	lipopolysaccharide	지질다당질
Lps	liters per second	초당리터
LPV	left pulmonary veins	좌측 폐정맥
LPW	lateral pharyngeal wall	인두측벽
LQ	lower quadrant	하4분부
LR	labor room	분만실
	lactated Ringer's(solution)	유산을 가한 링거액
	lateral rectus(muscle)	외직근, 외측곧은근
	lateral retinaculum	가측지지띠, 외측인대
	light reaction, light reflex	광반응, 빛반사
	limb reduction(defect)	사지결손
L-R	left to right	왼쪽에서 오른쪽으로, 좌우로
LRA	low right atrium	우심방하부
LRC	lower rib cage	흉곽하부
LRE	lamina rara externa	바닥판, 기저판
	leukemic reticuloendotheliosis	백혈병그물내피증
LREH	low renin essential hypertension	저레닌성 본태성 고혈압

약 어	원 어	의 미
LRF	luteinizing hormone-releasing factor	황체형성호르몬분비인자
LRH	luteinizing hormone-releasing hormone	황체형성호르몬분비호르몬
LRI	lamina rara interna	바닥판, 기저판
	lower respiratory(tract) illness	하기도질환
	lower respiratory(tract) infection	하기도감염
LRM	left radical mastectomy	좌측 근치유방절제술
LRN	lateral reticular nucleus	가쪽그물핵
LRND	left radical neck dissection	좌측 근치목수술
LRP	lichen ruber planus	편평홍색태선
Lr-PET	low resolution positron emission tomography	저해상도-양전자방출 단층촬영
LRW	lower right quadrant	우하부
LRR	labyrinthine righting reflex	미로정위반사
LRS	lactated Ringer solution	유산을 가한 링거액
	lateral recess stenosis	가쪽오목협착증
	lateral recess syndrome	외측함요 증후군
LRT	local radiation therapy	국소방사선요법
	lower respiratory tract	하기도
LRTI	lower respiratory tract illness	하기도질환
	lower respiratory tract infection	**하기도감염**
LRV	left renal vein	좌신정맥
LS	left sacrum, left septum, left side	좌천골, 좌중격, 좌측
	legally separated	법적별거
	Leigh syndrome	리 증후군
	Leriche syndrome	Leriche 증후군
	light-sensitive, light sensitivity	광과민성
	lipid synthesis	지질합성
	liver and spleen	간, 비장
	Lowe syndrome	로우 증후군
	lumbar spine	요추

약어	원어	의미
	lumbosacral	요천골
	lung surfactant	폐 계면활성제
L:S	lecithin : sphingomyelin(ratio)	레시틴 : 스핑고미엘린
LSA	left sacro-anterior	좌천골전위(태위)
	left subclavian artery	좌쇄골하동맥, 왼빗장밑동맥
	lymphosarcoma	림프육종
LSA/RCS	lymphosarcoma-reticulum cell sarcoma	림프육종-그물세포육종
LSB	left sternal border	좌측흉골연
	left scapular border	좌측견갑연
	lumbar sympathetic block	요부교감신경차단
LSC	late systolic click	수축말기째깍음, 수축말기클릭
	lichen simplex chronicus	단순만성태선
	liquid-solid chromatography	액체-고체크로마토그래피
LScA	left scapulo-anterior	좌견갑전위(태위)
LSCL	lymphosarcoma cell leukemia	림프육종세포백혈병
LScP	left scapulo-posterior	좌견갑후위(태위)
LSCS	lower segment cesarean section	하부제왕절개
LSD	**low-sodium diet**	**저염식이**
	lysergic acid diethylamide	리세르그산 다이에틸아마이드(환각제)
LSF	low saturated fat	저포화지방
	lymphocyte-stimulating factor	림프구자극인자
LSH	lutein-stimulating hormone	황체자극호르몬
	lymphocyte-stimulating hormone	림프구자극호르몬
LSK	liver, spleen, kidneys	간, 비장, 신장
LSKM	liver-spleen-kidney-megaly	간-비장-신장-비대
LSL	left sacrolateral	좌천골측위(태위)
LSM	late systolic murmur	수축말기잡음
LSN	left substantia nigra	좌측 흑색질
LSO	left salpingo-oophorectomy	좌난관난소절제술

약 어	원 어	의 미
	left superior oblique	좌상사근
	lumbosacral orthosis	요천추보조기
LSP	left sacroposterior	좌천골후위(태위)
	liver-specific protein	간특이단백
LSPV	left superior pulmonary vein	위왼허파정맥
LSR	left superior rectus(muscle)	왼위곧은근, 좌상직근
LSS	liver-spleen scan	간-비장스캔
	lumbar spinal stenosis	허리척추관협착증, 요추척추관협착증
LST	lateral spinothalamic tract	가쪽척수시상로, 외측척수시상로
	left sacrotransverse	좌선골횡위, 좌천골횡위(태위)
LSTL	laparoscopic tubal ligation	복강경난관결찰술
LSV	lateral sacral vein	가쪽엉치정맥, 외측천골정맥
	left subclavian vein	좌 쇄골하 정맥, 왼 빗장밑 정맥
LSVC	left superior vena cava	왼위대정맥, 좌상대정맥
LT	left, left thigh, left thoracic	왼쪽의, 좌측의, 좌측 대퇴, 좌측 흉부
	Levin tube	레빈튜브
	levothyroxine	레보티록신(갑상선호르몬제)
	lumbar traction	요추견인
	lymphocytic thyroiditis	림프구성 갑상선염
	lymphocytotoxin	림프구독소
Lt	left	왼쪽의, 좌측의
	light	가벼운, 빛
	low tension	저압
LTA	local tracheal anesthesia	국소기관마취
LTB	laryngotracheobronchitis	후두기관기관지염
LTBI	latent tuberculosis infection	잠복결핵감염
LTC	long-term care	장기요양서비스
LTD	Laron-type dwarfism	라론왜소증
	long-term(cortical) depression	장기(피질)우울증

약 어	원 어	의 미
LTG	long-term goal	장기목표
	low-tension glaucoma	저안압녹내장
LTH	lactogenic hormone	젖분비호르몬, 유즙분비호르몬
	luteotropic hormone	황체자극호르몬
LTK	laser thermokeratoplasty	레이저 열응고각막성형술
Lt lat	left lateral	좌외측
LTM	long-term memory	장기기억
LTOT	long-term oxygen therapy	장기산소치료
LTP	laryngotracheoplasty	후두기관성형술
	long-term potentiation	장기강화작용
LTTP	lipothiamide pyrophosphate	피로인산리포티아미드
LTR	laryngotracheal reconstruction	후두기관재건술
LTS	long-term survival, long-term survivor	장기생존, 장기생존자
LTT	lactose tolerance test	락토오스내성시험
	lymphocyte transformation test	림프구전환검사
LTX	liver transplantation	간이식
LU	left upper(limb)	좌측상부의, 좌상지
L&U	lower and upper	상하
LUA	left upper arm	좌상완
LUE	left upper extremity	좌상지
LUF	luteinized unruptured follicle	황체화미파손난포
LUL	left upper eyelid, left upper limb	좌상안검, 좌상지
	left upper lobe, left upper lung	좌상엽, 좌측 상폐
LUO	left ureteral orifice	좌 요관구
LUOQ	left upper outer quadrant	좌상외측, 왼위바깥사분역
LUP	left ureteropelvic	좌측 요관신우
LUQ	**left upper quadrant**	**좌상복부**
LUS	lower uterine segment	아래자궁분절, 자궁하부
LUSB	left upper scapular border, left upper sternal border	좌상흉골연, 좌상견갑연

약 어	원 어	의 미
LUTO	lower urinary tract obstruction	하부요로폐색
LV	laryngeal vestibule	후두전정
	lateral ventricle	가쪽뇌실, 측뇌실
	left ventricle, left ventricular	**좌심실, 좌심실의**
	leucovorin	류코보린
	leukemia virus	백혈병바이러스
	leukosis virus	백혈구증바이러스
	live vaccine	생백신
	lumbar vertebra	요추, 허리뼈
	lung volume	폐용적, 허파부피
LVA	left ventricular aneurysm	좌심실류
	left vertebral artery	좌척추동맥
LVAD	left ventricular assist device	좌심실보조인공심장
LVD	left ventricular dysfunction	좌심실기능장애
LVDP	left ventricular diastolic pressure	좌심실확장기압
LVDV	left ventricular diastolic volume	좌심실확장기용적
LVE	left ventricular ejection	좌심실박출
	left ventricular enlargement	좌심실비대
LVEDP	left ventricular end-diastolic pressure	좌심실확장기말압력
LVEDV	left ventricular end-diastolic volume	좌심실확장기말용적
LVEF	left ventricular ejection fraction	좌심실박출률
LVESV	left ventricular end-systolic volume	좌심실수축기말용적
LVET	left ventricular ejection time	좌심실박출시간
LVF	**left ventricular failure**	**좌심실부전**
	left ventricular function	좌심실기능
	left visual field	좌측시야
LVG	left ventriculogram	좌뇌실조영사진
LVH	**left ventricular hypertrophy**	**좌심실비대**
LVI	left ventricular ischemia	좌심실허혈

약어	원어	의미
LVID	left ventricular internal dimension	좌심실내경
LVL	left vastus lateralis	좌외측광근, 왼가쪽넓은근
LVM	left ventricular mass	좌심실종괴
LVN	lateral vestibular nucleus	외측전정신경핵, 가쪽안뜰핵
	Licensed Visiting Nurse	면허가 있는 방문간호사
	Licensed Vocational Nurse	면허가 있는 간병전문간호사
LVOT	left ventricular outflow tract	좌심실유출로
LVOTO	left ventricular outflow tract obstruction	좌심실유출로폐쇄
LVP	left ventricular pressure	좌심실압
LVRS	lung volume reduction surgery	폐용적감축술
LVS	left ventricular strain	좌심실긴장
LVSP	left ventricular systolic pressure	좌심실수축기압
LVSV	left ventricular stroke volume	좌심실박출량
LVV	left ventricular volume	좌심실용적
	live varicella vaccine	수두생바이러스백신
LVW	left ventricular wall	좌심실벽
LVWM	left ventricular wall motion	좌심실벽운동
LW	lacerating wound	열상
LWCT	Lee-White clotting time	Lee-White 응고시간
LX	local irradiation	국소조사
	lower extremity	하지, 다리
Lx	larynx	후두
	lower extremity	하지, 다리
LXT	left exotopia	좌외사시
LYG	lymphomatoid granulomatosis	림프종모양육아종증
Lym, lymph	lymphocyte, lymphocytic	림프구, 림프구성
LYS, Lys	lysine	라이신
LZM, Lzm	lysozyme	용균효소, 라이소자임

M

약 어	원 어	의 미
M	macerate	침연
	male	남자
	malignant	악성의
	married	결혼한
	mass	종괴, 덩어리
	maternal	모성의
	mature	성숙한
	meatus	관
	median	정중
	medical, medicine	의학, 약
	medium	중간의
	membrane	막
	mental	정신의
	mesial	안쪽의, 근심의
	metabolite	대사물
	metanephrine	메타네프린
	minimum	최소의
	mitochondria	미토콘드리아
	mitosis	유사분열
	mix, mixed, mixture	혼합
	molarity	몰농도
	monocyte	단핵세포

약 어	원 어	의 미
	morphine	몰핀
	mucous	점액성의
	multipara	다산부
	murmur[cardiac]	심잡음
	muscle	근육
	Mycobacterium	미코박테리움
	Mycoplasma	미코플라즈마
	myopia	근시
M0	no tumor metastases	원격전이 없음(TNM 분류)
M1	**mitral first sound**	**승모판 제1심음**
	left mastoid	좌측 유양돌기
M1 to 10	categories of acute nonlymphoblastic leukemic	급성 비림프아구성 백혈병의 범주
M2	mitral second sound	승모판 제2심음
	right mastoid	우측 유양돌기
MA	malignant arrhythmia	악성 부정맥
	masseter	교근의
	medical assistance	의료보조
	medical authorization	의료위임
	megaloblastic anemia	거대적혈모구빈혈
	membrane antigen	막 항원
	menstrual age	월경연령
	mental age	정신연령
	mentum anterior[fetal position]	전이위(태위)
	metatarsus adductus	중족골 내전증
	microadenoma	미세선종
	microaneurysm	미세동맥류
	microscopic agglutination	현미경적 응집
	Miller-Abbott[tube]	밀러-아봇[관]
	mitochondrial antibody	미토콘드리아 항체

약 어	원 어	의 미
	mitotic apparatus	유사분열장치
	monoclonal antibody	단클론 항체
	myelinated axon	수초성 축삭
M/A	mood/affect	기분/정동
MAA	macroaggregated albumin	대응집 알부민
	melanoma-associated antigen	흑색종관련 항원
	methacrylic acid	메타크릴산
	moderate aplastic anemia	중등도 재생불량성 빈혈
	monoarticular arthritis	단일관절성 관절염
MAB, MAb, mAB	monoclonal antibody	단클론항체
MABP	**mean arterial blood pressure**	**평균동맥혈압**
MAC	macrocytic erythrocyte	거대적혈구
	macula	황반, 반점
	malignancy-associated changes	악성관련 변화
	maximum allowable concentration	최대허용농도
	maximum aerobic capacity	최대산소용량
	membrane attack complex	막침습 복합체
	microcystic adnexal carcinoma	소낭종성 부속기암
	midarm circumference	중간 팔둘레
	minimum alveolar concentration	최소 폐포 농도
	minimum antibiotic concentration	최소 항생제 농도
	mitral anular calcium	승모판륜 석회화
	modulator of adenylate cyclase	아데닐레이트 사이클레이스 조절인자
	Mycobacterium avium complex	마이코박테리움 아비움 복합체
macer	maceration	짓무름, 침연
mACR	muscarinic acetylcholine receptor	무스카린 아세틸콜린 수용체
MAD	major affective disorder	주요정동장애
	mandibulo-acral dysplasia	하악말단이형성증
	maximum allowable dose	최대허용량

약 어	원 어	의 미
	mind-altering drug	기분전환약물
	minimum average dose	최소 평균용량
	multiple autoimmune disorder	다발성 자가면역장애
MADD	multiple acyl-CoA dehydrogenase deficiency	다발성 acyl-CoA 탈수소효소 결핍
MAE	medication administration error	투약 오류
	moves all extremities	사지 움직임
	myoclonic astatic epilepsy	근간대성무정위성 간질
MAF	macrophage activation factor	대식세포 활성인자
	mouse amniotic fluid	쥐 양수
MAFAs	movement-associated fetal(heart rate) accelerations	운동관련 태아심음가속
MAFD	manic affective disorder	조증성 정동장애
MAFH	macroaggregated ferrous hydroxide	대응집 제일철 수산화물
MAG	multi-tumor aberrant growth	다발암종 이상성장
MAGE	melanoma antigen	흑색종 항원
MAggF	macrophage agglutination factor	대식세포 응집인자
MAHA	microangiopathic hemolytic anemia	미세혈관병증 용혈빈혈
MAHH	malignancy-associated humoral hypercalcemia	암과 관련된 체액성 고칼슘혈증
MAI	minor acute illness	단순 급성질환
	movement assessment of infants	영아운동사정
	Mycobacterium avium infection	조류결핵균 감염
MAKA	major karyotypic abnormality	주요 핵형 기형
MAL	midaxillary line	액와 중앙선
	motor activity log	운동능력평가도구중 하나
Mal	malfunction	기능부전
	malignancy	악성
mal	malaise	병감, 권태
	malposition	위치이상

약 어	원 어	의 미
MALT	mucosa-associated lymphoid tissue	점막연관 림프계 조직
MAM	metabolically active mass	대사활성종괴
M+Am	compound myopic astigmatism	복합성 근시
MAMC	mean arm muscle circumference	중간 팔근육 둘레
Mammo	**mammogram, mammography**	**유방촬영술**
ManBP	mannan-binding protein	만난 결합 단백
mand	mandible, mandibular	하악골, 하악의
manifest	manifestation	증상, 발현
MAO	maximal acid output	최대 산유출
	monoamine oxidase	모노아민 산화효소
MAOI	monoamine oxidase inhibitor	모노아민 산화효소 억제제
MAP	malignant atrophic papulosis	악성 위축성 구진증
	mean airway pressure	평균기도압
	mean aortic pressure	평균대동맥압
	mean arterial pressure	**평균동맥압**
	megaloblastic anemia of pregnancy	임신성 거대적아구성 빈혈
	microtubule-associated protein	미세소관 연관 단백
	minimum audible pressure	최소가청압
	mitogen-activated protein	미토겐 활성화 단백질
	muscle action potential	근활동전위
MAPA	muscle adenosine phosphoric acid	근육 아데노신 인산
MAPCA	major aorto-pulmonary collateral artery	주요 대동맥-폐측부 동맥
MAPK	mitogen-activated protein kinase	미토겐활성화단백질키나아제
MAPT	microtubule-associated protein tau	미세소관 연관 단백 타우
MAR	marasmus	소모증
	maximal aggregation ratio	최대응집율
	medication administration record	약물투여기록
	microanalysis reagent	미량분석 시약
	mixed antiglobulin reaction	혼합 항글로불린 반응

약 어	원 어	의 미
MARC	multifocal and recurrent choroidopathy	다초점성 재발성 맥락막병
MARSA	methicillin-aminoglycoside-resistant Staphylococcus aureus	메티실린-아미노글리코시드 내성 황색포도상구균
MAS	**macrophage activation syndrome**	**대식세포활성 증후군**
	malabsorption syndrome	**흡수불량 증후군**
	McCune-Albright syndrome	맥쿤-올브라이트 증후군
	meconium aspiration syndrome	**태변흡인 증후군**
	medical administrative services	투약서비스
	meiosis activation sterol	감수분열 활성화 스테롤
	milk-alkali syndrome	우유 알칼리 증후군
	mitral aortic septum	승모판 대동맥 중격
	mobile arm support	이동식 팔지지기
	monoclonal antibodies	단클론 항체
	motor assessment scale	운동사정도구
	myoclonic astatic seizures	근간대성무정위성 발작
masc	masculine	남성의, 수컷의
MAST	military antishock trousers	전투용 쇼크방지 바지
mast	mastectomy	유방절제술
	mastoid	유양돌기
MAT	manual arts therapist	수공치술요법
	mean absorption time	평균 흡수시간
	microagglutination test	미세응집검사
	multifocal atrial tachycardia	**다초점성 심방빈맥**
MATC	maximum allowable toxicant concentration	최대 허용 독물농도
MAV	minimal alveolar ventilation	최소 폐포환기
	minimum apparent viscosity	최소 겉보기 점성
MAVD	mixed aortic valve disease	혼합 대동맥판 질환
MAVR	mitral and aortic valve replacement	승모판과 대동맥판 교체
max	maxilla, maxillary	상악의

약 어	원 어	의 미
	maximum	최대
MaxEP	maximum esophageal pressure	최대식도압
MB	mammillary body	유두체
	medulloblastoma	수모세포종
	mesiobuccal	안쪽볼쪽
	methyl bromide	브롬화메틸
	methylene blue	메틸렌블루
	microbiological assay	미생물학적 정량법
	multibacillary	다균
	myocardial band	심근대
Mb	myoglobin	미오글로빈
MBA	methylbenzyl alcohol	메틸벤질 알코올
	methyl bovine albumin	소 메틸알부민
MBAR	myocardial beta adrenergic receptor	심근 β-아드레날린 수용체
MBC	male breast cancer	남성 유방암
	maximal bladder capacity	최대방광용적
	maximal breathing capacity	최대호흡용적
	memory B cell	기억 B세포
	metastatic breast cancer	전이성 유방암
	minimum bactericidal concentration	최소살균농도
MBCL	monocytoid B-cell lymphoma	단핵구양 B세포 림프종
MBD	Marchiafava-Bignami disease	마르키아파바 비나미병
	metabolic bone disease	대사성 골질환
	methylene blue dye	메틸렌 블루 염색
	minimal brain damage	최소 뇌손상
	minimal brain dysfunction	최소 뇌기능이상
	Morquio-Brailsford disease	모르기오-프레일스포드병
MBE	medium below elbow	팔꿈치 아래 중앙
MBEC	mouse brain endothelial cell	쥐뇌 내피세포

약 어	원 어	의 미
MBF	mesenteric blood flow	장간막 혈류
	muscle blood flow	근혈류
	myocardial blood flow	심근 혈류
MBFC	medial brachial fascial compartment	내측 상완부 근막 구획
MBG	Marburg[disease]	바르부르크병
MBH	medial basal hypothalamus	내측 기저 시상하부
MBK	methyl butyl ketone	메틸부틸 케톤
MBL	**menstrual blood loss**	**월경량**
	minimum bactericidal level	최소살균치
MBM	mother's breast milk	모유
MBO	mesiobucco-occlusal	근심협측 폐쇄
MBP	major basic protein	주요 기초단백질
	maltose-binding protein	말토오즈 결합 단백
	mean blood pressure	평균혈압
	mesiobuccopulpal	근심협수
	myelin basic protein	수초 염기성 단백질
Mbps	myeloblastic syndrome	골수모구 증후군
MBRT	methylene blue reduction time	메틸렌블루 환원시간
MBSA	methylated bovine serum albumin	메틸화 우형 혈청알부민
MBT	mean body temperature	평균체온
	mixed bacterial toxin	혼합균체독성
MBTI	Myers-Briggs type indicator	마이어-브릭그스 성격유형 검사
MC	**mast cell**	**비만세포**
	maximum concentration	최대 농도
	medullary cavity	골수강
	medullary cyst	수질낭
	melanoma cell	흑색종 세포
	menstrual cycle	월경 주기
	Merkel cell	메르켈 세포

약 어	원 어	의 미
	mesiocervical	근심치경
	metacarpal	중수골
	methyl cellulose	메틸 셀룰로스
	microcephaly	소두증
	microscopic colitis	현미경적 장염, 미세장염
	mineralocorticoid	광물코르티코이드
	mitomycin C	미토마이신 C
	mitotic cycle	유사분열 주기
	mitral commissurotomy	승모판연결부 절개술
	mixed cellularity	혼합 세포형
	mixed cryoglobulinemia	혼합저온글로불린혈증
	monkey cell	원숭이 세포
	mononuclear cell	단핵구
	mucous cell	점액세포
	musculocutaneous	근피의, 근육피부의
	myocarditis	심근염
M&C	morphine and cocaine	몰핀과 코카인
Mc	megacycle	메가사이클
MCA	major coronary artery	주요 관상동맥
	medical care administration	투약간호
	middle cerebral artery	중대뇌 동맥
	monoclonal antibody	단클론 항체
	multichannel analyzer	다중채널분석기
	multiple congenital anomaly	다발성 선천성 기형
MCAB	monoclonal antibody	단일클론항체
MCAO	middle cerebral artery occlusion	중대뇌동맥 폐색
MCAR	mixed cell agglutination reaction	혼합세포 응집반응
MCAS	middle cerebral artery syndrome	중대뇌동맥 증후군
MCAT	medical college admission test	의과대학 적성검사

약 어	원 어	의 미
	middle cerebral artery thrombosis	중대뇌동맥혈전증
MCB	membranous cytoplasmic body	막성 세포질체
McB	McBurney[point]	맥버니 지점
mCBF	mean cerebral blood flow	평균대뇌혈류
MCBR	minimum concentration of bilirubin	최소빌리루빈 농도
MCC	mean corpuscular hemoglobin concentration	평균적혈구 혈색소 농도
	metacarpal-carpal[joints]	중수골-수근골
	metastatic cord compression	전이성 척수 압박
	microcrystalline collagen	미정질 콜라겐
	midstream clean catch[urine]	중간뇨 청결 채취
	mucocutaneous candidiasis	피부점막 칸디다증
MCCD	minimum cumulative cardiotoxic dose	최소 누적심장독성 용량
MCCU	mobile coronary care unit	이동성 관상질환 간호병동
MCD	magnetic circular dichroism	자기 원편광이색성
	mast-cell degranulation	비만세포 탈과립
	mean corpuscular diameter	평균적혈구 직경
	mean of consecutive differences	연속차이 평균
	medullary cystic disease	수질 낭성 질환
	minimal change disease	미세변화병
	muscle carnitine deficiency	근육 카르티닌 결핍
MCDK	multicystic dysplastic kidney	다낭이형성신
MCDNP	medullary cystic disease	수질낭성질환
MCDT	mast cell degranulation test	비만세포 탈과립검사
MCE	multicystic encephalopathy	다낭성 뇌병증
	multiple cartilaginous exostosis	다발연골성외골증
MCF	macrophage chemotactic factor	대식세포 화학주성인자
	malignant catarrhal fever	**악성 카타르성 열**
	myocardial contraction force	심근 수축력
MCG	magnetocardiogram	자기심전도

약 어	원 어	의 미
	membrane cell graft	막세포 이식
	membrane coating granule	막피복과립
	monoclonal gammopathy	단세포군감마글로불린병증
MCGF	mast cell growth factor	비만세포 성장인자
MCGN	mesangiocapillary glomerulonephritis	막성증식성 사구체신염
	minimal change glomerulonephritis	최소 변성 사구체신염
	mixed cryoglobulinemia with glomerulonephritis	사구체신염을 동반한 혼합한랭글로불린혈증
MCH	Maternal and Child Health	모자보건
	mean corpuscular hemoglobin	**평균 적혈구내 혈색소량**
	mucous cell hyperplasia	점액세포 과형성
	muscle contraction headache	근수축성 두통
MCHC	**mean corpuscular hemoglobin concentration**	**평균 적혈구 혈색소농도**
MCI	mean cardiac index	평균 심박출지수
	mild cognitive impairment	경도인지장해
	mucociliary insufficiency	점액섬모 부전
MCIF	musculocutaneous island flap	근피부 도서형피판술
MCKD	multicystic kidney disease	다낭성 신질환
MCL	mantle-cell lymphoma	외투세포림프종
	medial collateral ligament	내측 측부인대
	midclavicular line	쇄골 중앙선
	midcostal line	중앙 늑골선
	modified chest lead	변형 흉부 유도
	mucocutaneous leishmaniasis	피부점막리슈만편모충증
	myeloid cell leukemia	골수세포 백혈병
MCLNS, MCLS	mucocutaneous lymph node syndrome	점막피부 림프절 증후군
MCN	minimal change nephropathy	미세변화 신증후군
MCO	multicystic ovary	다낭성 난소
MCP	metacarpophalangeal	중수지

약 어	원 어	의 미
	mitotic-control protein	유사분열 조절단백
MCPJ	metacarpophalangeal joint	중수지 관절
MCR	metabolic clearance rate	대사 청소율
MCRE	mother-child relationship evaluation	모자관계 평가
MCS	malignant carcinoid syndrome	악성카르시노이드 증후군
	massage of the carotid sinus	경동맥팽대마사지
	mesocaval shunt	대정맥간막션트
	microculture and sensitivity	마이크로(현미경관찰용)배양과 민감도
	middle coronary sinus	중간관상정맥동
	moisture-control system	수분조절체계
	multiple chemical sensitivity	화학물질 과민증
	myocardial contraction state	심근 수축상태
MCSA	Moloney cell surface antigen	Moloney 세포 표면 항원
MCSF, (M)-CSF	macrophage colony-stimulating factor	대식세포 집락자극인자
MCT	manual cervical traction	수동경부견인
	mean cell thickness	평균 세포 두께
	mean cell threshold	평균 세포 역치
	mean circulation time	평균 순환시간
	mean corpuscular thickness	평균 적혈구 후경(두께)
	medial canthal tendon	내측안각건
	medium-chain triglyceride	중쇄 중성지방
	medullary carcinoma of thyroid	**갑상선 수질암**
	microwave coagulation therapy	마이크로파 응고요법
MCTD	mixed connective tissue disease	혼합성 결체조직질환
MCU	maximum care unit	중증병동
	micturating cystourethrography	배뇨시 방광요도조영술
	motor cortex unit	운동피질단위
MCV	**mean cell volume**	**평균세포용적**
	mean clinical value	평균 임상치

약 어	원 어	의 미
	mean corpuscular volume	평균 적혈구 용적
	motor nerve conduction velocity	운동신경 전도속도
MCx	main circumflex[artery]	주요회선[동맥]
MD	Doctor of Medicine	의학박사
	magnesium deficiency	마그네슘 결핍
	maintenance dialysis	투석유지
	maintenance dose	유지량
	major depression	주요 우울증
	mammary dysplasia	유방 이형성증
	manic-depressive	**조울**
	Mantoux diameter	만토우 직경
	Marek disease	마레크병
	maternal deprivation	모성박탈
	maximum dose	최대용량
	Meckel diverticulum	메켈게실
	mediodorsal	중앙내측
	Meniere disease	메니에르병
	meningococcal disease	수막알균 질환
	mental deficiency	정신박약
	Minamata disease	미나마타병
	minimum dose	최소용량
	mitral disease	**승모판 질환**
	moderate disability	중증도 장애
	molecular diagnostics	분자 진단학
	movement disorder	운동장애
	multi-drug[therapy]	다중약물[요법]
	muscular dystrophy	**근이영양증, 근육퇴행위축**
	myelodysplasia	척수형성이상, 골수이형성증
	myocardial damage	심근손상

약 어	원 어	의 미
	myocardial disease	**심근질환**
	myotonic dystrophy	근긴장 퇴행위축
MDA	malondialdehyde	말론디알데히드
	manual dilation of anus	항문 수기이완
	Mullerian duct anomaly	뮬러관 기형
	right mentoanterior[fetal position]	우이전위(태위)
MDAD	mineral dust airway disease	광물성 분진 기도 질환
MDAP	Machover Draw-A-Person[test]	인물화[검사]
MDB	medulloblastoma	수모세포종
MDC	major diagnostic categories	주진단범주
	minimum detectable concentration	최소검출농도
MDD	**major depressive disorder**	**주요우울장애**
	mean daily dose	평균 1일 용량
MDE	major depressive episode	주요우울삽화
	minimum defibrillation energy	최소 제세동 에너지
MDF	myocardial depressant factor	심근억제인자
MDFD	map-dot-fingerprint dystrophy	문양각막이영양증
MDGF	macrophage-derived growth factor	대식세포 유도 증식인자
MDH	medullary dorsal horn	연수후각
MDI	**manic-depressive illness**	**조울증**
	metered dose inhaler	정량식 흡입기
	multiple daily injection	다회주사법
	multiple dose insulin	다회인슐린주사법
MDIA	multidimensional interaction analysis	다차원적 상호교류 분석
MDIS	medical diagnostic imaging system	의학적 영상진단 시스템
MDM	medical decision making	의학적 의사결정
	mid-diastolic murmur	확장중기잡음
	monocyte-derived macrophage	단핵구 유도 대식세포
mdn	median	정중의

약 어	원 어	의 미
MDNB	mean daily nitrogen balance	일일평균질소평형
MDP	manic-depressive psychosis	조울성 정신병
	methylene diphosphate	메틸렌이인산
	right mentoposterior[fetal position]	우이후위(태위)
MDPD	maximum daily permissible dose	일일최대허용량
MDQ	minimum detectable quantity	최소측정가능량
MDR	minimum daily requirement	일일 최소요구량
	multidrug resistance	다약제 내성
MDRE	multidrug-resistant Enterococcus	다약제내성 장구균
MDREF	multidrug-resistant enteric fever	다약제내성 장열
MDRP	multidrug resistance protein	다약제내성 단백
MDRSP	multidrug-resistant Streptococcus pneumoniae	다약제내성 폐렴연쇄구균
MDR-TB	multidrug-resistant tuberculosis	다약제내성 결핵
MDS	maternal deprivation syndrome	모성결핍 증후군
	mesonephric duct system	중신관 체계
	Miller-Dieker syndrome	밀러-디커 증후군
	myelodysplastic syndrome	**골수이형성 증후군**
	myocardial depressant substance	심근억제물질
MDSBP	mean daily supine blood pressure	일일 앙와위혈압
MDSC	muscle-derived stem cell	근육 유도 줄기세포
MDT	mast[cell] degeneration test	비만세포 변성 시험
	multidisciplinary team	다학제적 팀
	multidrug therapy	다중약물치료법
	right mentotransverse[fetal position]	우이횡위
MDTP	multidisciplinary treatment plan	다학제적 치료계획
MDTR	mean diameter-thickness ratio	평균 지름/두께 비율
MDUO	myocardial disease of unknown origin	원인불명의 심근질환
MDV	mucosal disease virus	점막 질환 바이러스
	multidose vial	다회투여용량 바이알

약 어	원 어	의 미
MDW	monophasic defibrillation waveform	단상 제세동 파형
Mdyn	megadyne	메가다인
ME	macular edema	부종반점
	malic enzyme	말산 효소
	manic episode	조증 삽화
	median eminence	정중 융기
	medical examiner	검시관
	meningoencephalitis	수막뇌염
	mercaptoethanol	머캅토에탄올
	metabolic energy	대사 에너지
	metabolism	대사
	metamyelocyte	후골수구
	microembolism	미소색전증
	middle ear	중이
	myalgic encephalomyelitis	근통 뇌척수염
	myoclonic epilepsy	근간대성 간질
	myoepithelial	근상피
MEA	mercaptoethylamine	머캅토에틸아민
	monoethanolamine	모노에탄올아민
	multiple endocrine abnormalities	다발성 내분비이상
	multiple endocrine adenomatosis	다발성 내분비 선종증
meas	measurement	측정, 계량
MeB	methylene blue	메틸렌블루
ME-BH	medial eminence of basal hypothalamus	시상하부기저의 내측융기
MEBS	muscle-eye-brain syndrome	근육-눈-뇌 증후군
MeBSA	methylated bovine serum albumin	메틸화 소혈청 알부민
MEC	mammary epithelial cell	유방상피세포
	middle ear canal	중이관
	middle ear cell	중이세포

약 어	원 어	의 미
	minimum effective concentration	최소유효농도
mec	meconium	태변
MECTA	mobile electroconvulsive therapy apparatus	이동성 전기경련요법 장치
MED	median erythrocyte diameter	적혈구 중앙직경
	medical, medication, medicine	의학의, 내과의
	minimum effective dose	최소 유효량
	minimum erythema dose	최소 홍반량
	multiple epiphyseal dysplasia	다발골단이형성증
med	medial	내측의
	median	정중의
	medication	**투약**
	medicine, medical	약
	medium	중간
MEDAC	multiple endocrine deficiency, Addison's disease, and candidiasis[syndrome]	MEDAC 증후군
MEDAS	medical emergency decision assistant system	응급의사결정원조시스템
MEDCEN	medical center	의료센터
MedDX	medical diagnosis	의학적 진단
MEDINFO	medical informatics	의료정보학
meds	medications	투약
Med Tech	medical technology	의료기술
MEE	middle ear effusion	중이 삼출물
MEF	maximal expiratory flow	최대호기량
	middle ear fluid	중이액
	migration enhancement factor	유주촉진인자
	mouse embryo fibroblast	쥐배아 섬유모세포
MEFR	maximal expiratory flow rate	최대호기속도
MEFV	maximal expiratory flow volume	최대호기용량

약 어	원 어	의 미
MEG	magnetoencephalography	자기뇌파검사
	megakaryocyte	거대 핵세포
	Megestrol	메저스트롤
	multifocal eosinophilic granuloma	다발성 호산구육아종
MeG	methylguanine	메틸구아닌
Meg-CSF	megakaryocyte colony-stimulating factor	거대핵세포 집락 자극인자
MEK	methylethylketone	메틸에틸케톤
mel	melena	흑색변
	melanoma	흑색종
MEM	middle ear muscle	중이근
	minimal Eagle medium	최소이글배지
	minimal essential medium	최소기본배지
memb	membrane	막
MEMR	multiple exostoses-mental retardation [syndrome]	다발성외골증-정신지체 증후군
MEN	meningitis	수막염
	multiple endocrine neoplasia	다발내분비샘종양
men	meningeal	수막의
	meniscus	반달
	menstruation	**월경**
ment	mental, mentality	정신
MEO	malignant external otitis	악성 외이염
MEP	maximum expiratory pressure	최대호기압
	mean effective pressure	평균 유효압
	mepiridine	메피리딘
	mitochondrial encephalopathy	미토콘드리아 뇌병증
	motor evoked potential	운동유발전위
mep	meperidine	메페리딘
6-MeP	6-mercaptopurine	6-머캅토퓨린

약 어	원 어	의 미
MER	mean ejection rate	평균박출율
	medical emergency room	응급의료실
MERRF	myoclonus epilepsy with ragged red fibers[syndrome]	MERRF 증후군
MES	maximal electroshock	최대전기충격
	maximal electroshock seizures	최대전기충격발작
	multiple endocrine syndrome	다발성 내분비선 증후군
	myoelectric signal	근전기신호
Mes	mesencephalon, mesencephalic	중뇌
MesPGN	mesangial proliferative glomerulonephritis	혈관간세포증식사구체신염
MET	maximal exercise test	최대운동검사
	multistage exercise test	다단계 운동검사
met	methionine	메티오닌
metab	metabolic, metabolism	신진대사
metas	metastasis, metastatic	전이
Meth	methedrine	메테드린
METS	metabolic equivalents [of oxygen consumption]	대사당량
METT	maximum exercise tolerance test	최대 운동내성 검사
MEV	maximum exercise ventilation	최대 운동환기
MEWD, MEWDS	multiple evanescent white dot[syndrome]	다발성소실성백반 증후군
MF	membrane filler	막 여과기
	metacarpal fusion	손허리뼈융합증
	microfibril	미세원섬유
	microfilament	미세섬유
	microscopic factor	현미경 인자
	mid frequency	중간빈도
	midcavity forceps	중간체강 겸자
	mitochondrial fragments	미토콘드리아 분획

약 어	원 어	의 미
	mitogenic factor	분열 촉진인자
	mitotic figure	유사분열상
	multifactorial	다인성의
	multiplication factor	증식인자
	mutation frequency	돌연변이 빈도
	mycosis fungoides	균상식육종
	myelin figure	미엘린상
	myelofibrosis	골수섬유증
	myocardial fibrosis	**심근섬유증**
M&F	male and female	남자와 여자
	mother and father	어머니와 아버지
M:F, M/F	male : female[ratio]	남녀비율
MFAT	multifocal atrial tachycardia	다소성심방빈맥
MFB	medial forebrain bundle	내측전뇌속, 안쪽앞뇌다발
	metallic foreign body	금속성 이물질
MFCV	muscle fiber conduction velocity	근섬유 전도속도
MFD	mandibulofacial dysostosis	하악안면골이골증
	midforceps delivery	중위겸자 분만
	milk-free diet	무유식이
	minimum fatal dose	최소치사량
MFH	**malignant fibrous histiocytoma**	**악성 섬유조직구종**
MFI	male factor infertility	남성 요인 불임
MFL	myofibril	근육원섬유
MFO	medium frequency oscillator	중파 발진기
MFP	myofascial pain	근막통
MFPR	multifetal pregnancy reduction	다태임신 감수술
MFS	Marfan syndrome	마르팡 증후군
MFT	multifocal atrial tachycardia	다소성 심방빈맥
	muscle function test	근기능검사

약 어	원 어	의 미
MG	Marcus Gunn[syndrome]	마르쿠스 군[증후군]
	membranous glomerulonephritis	막성 사구체신염
	menopausal gonadotropin	폐경여성성선자극호르몬
	mesiogingival	근심치은
	monoclonal gammopathy	단세포군감마글로불린병증
	monoglyceride	모노글리세라이드
	myasthenia gravis	**중증근무력증**
	myoglobin	미오글로빈
MGA	medical gas analyzer	의료용 가스분석기
MGB	medial geniculate body	내측 슬상체
MGC	medical genetics center	의료유전학 센터
	megacolon	거대결장
MgC	magnocellular neuroendocrine cell	대세포성 신경내분비세포
MGCN	megalocornea	거대각막
MGD	mixed gonadal dysgenesis	혼합형성선이생성증
	multiglandular disease	다선성 질환
MGF	macrophage growth factor	대식세포 성장인자
	maternal grandfather	외할아버지
MGG	May-Grnwald-Giemsa[staining]	May-Grnwald-Giemsa 염색
	multinucleated giant cell	다핵 거대세포
MGM	maternal grandmother	외할머니
	meningioma	수막종
MGN	medial geniculate nucleus	안쪽무릎핵
	membranous glomerulonephritis	**막성 사구체신염**
MGP	Marcus-Gunn Pupil	마르쿠스-군 동공
	marginal granulocyte pool	벽재과립구수
MGSA	malignant growth stimulatory activity	악성성장자극활동
MGT	multiple glomus tumors	다발성 사구종양
MH	malignant histiocytosis	악성 조직구증

약 어	원 어	의 미
	malignant hypertension	**악성 고혈압**
	malignant hyperthermia	악성 고열
	mammotropic hormone	유선친화성 호르몬
	marital history	결혼력
	medial hypothalamus	내측 시상하부
	medical history	병력
	menstrual history	월경력
	mental health	**정신건강**
	mental hygiene	정신위생
	moist heat	습열
	monosymptomatic hypochondriasis	단일증상의 건강염려증
MHA	major histocompatibility antigen	주조직적합성항원
	May-Hegglin anomaly	메이-헤글린 이상
	Mental Health Association	정신건강협회
	methemalbumin	메트헴알부민
	microangiopathic hemolytic anemia	미세혈관증 용혈빈혈
	microhemagglutination	미세혈구 응집반응
	mixed hemadsorption	혼합성 혈구흡착
MHAM	multiple hamartoma	다발성 과오종
MHb	methemoglobin	메트헤모글로빈
MHC	mental health care	정신건강 간호
	mental health center	정신건강센터
MHCU	mental health care unit	정신건강치료단위
MHD	maintenance hemodialysis	지속혈액투석
	minimum hemolytic dose	최소용혈량
MHI	malignant histiocytosis of intestine	장의 악성조직구증
	minor head injury	경증두부손상
MHL	medial hypothalamic lesion	내측 시상하부 병변
MHN	massive hepatic necrosis	광범위 간괴사

약 어	원 어	의 미
	morbus haemolyticus neonatorum	신생아 용혈병
MHP	hemiplegic migraine	편마비성 편두통
	metropolitan health plan	도시건강계획
MHPA	mild hyperphenylalaninemia	경미한 고페닐알라닌혈증
MHR	malignant hyperthermia resistance	악성 고열 내성
	maternal heart rate	모성 심방수
	maximal heart rate	최대심박수
MHS	major histocompatibility system	조직 적합 반응체계
	malignant hypothermia susceptibility	악성고열 감수성
MHT	mixed hemagglutination test	혼합 적혈구응집 검사
MHx	medical history	병력
MI	maturation index	성숙지수
	medical informatics	의료정보학
	medical inspection	검역
	membrane integrity	막 통합성
	menstruation induction	월경 유도
	mental illness	정신질환
	microinvasion	미세침윤
	migration inhibition	이동 억제
	mild irritant	경미한 자극
	mitotic index	세포분열지수
	mitral insufficiency	승모판 부전
	morphology index	균형지사
	motility index	운동지수
	myocardial infarction	**심근경색**
	myocardial ischemia	심근허혈
	myoinositol	미오이노시톨
MIAs	medically indigent adults	의학적으로 불완전한 어른
MIB	minimally invasive biopsy	최소침습생검

약 어	원 어	의 미
MIC	maternal and infant care	모자간호
	medical intensive care	내과 집중간호
	microinvasive carcinoma	미세침윤암종
	microscopy	현미경
	minimal inhibitory concentration	최소 억제 농도
	minocycline	미노사이클린
	mononuclear inflammatory cell	단핵구 염증세포
MICAB	minimally invasive coronary artery bypass surgery	최소침습 관상동맥우회로조성술
MICC	mitogen-induced cellular cytotoxicity	미토겐 유도 세포성세포독성
microbiol	microbiology	미생물학
MICU	**medical intensive care unit**	**내과 중환자실**
MID	maximum inhibiting dilution	최대억제희석
	mesioincisodistal	근심절단원심
	minimum infective dose	최소감염량
	minimum inhibitory dose	최소억제량
	minimum irradiation dose	최소방사선량
	multi-infarct dementia	다발경색치매
mid	middle	중간
MIDA	myocardial ischemia dynamic analysis	심근허혈동적분석
MIDCAB	minimally invasive direct coronary artery bypass[surgery]	최소침습 직접관상동맥우회술
MIF	macrophage inhibitory factor	대식세포 억제인자
	melanocyte[-stimulating hormone]-inhibiting factor	멜라닌세포[자극호르몬] 억제인자
	maximum inspiratory flow	최대흡기량
	microimmunofluorescence	미세면역형광법
	migration-inhibiting factor	이동억제인자
MIFR	maximal inspiratory flow rate	최고흡기유속
MIg	malaria immunoglobulin	말라리아 면역글로불린

약 어	원 어	의 미
	measles immunoglobulin	홍역면역 글로불린
MIH	migraine with interval headache	간격두통을 동반한 편두통
MIHA	minor histocompatibility antigen	부조직적합항원
MIIO	minimally invasive intraoperative osteosynthesis	최소침습 수술중 골접합술
MILP	mitogen-induced lymphocyte proliferation	미토겐 유도 림프구증식
MIN	multiple intestinal neoplasia	다발 장종양
MIO	minimum identifiable odor	식별가능한 최소냄새
MiO	microorchidism	소고환증
MIP	macrophage inflammatory protein	대식세포 염증단백
	maximum inspiratory pressure	**최대흡기압**
	maximum intensity projection	최대강도투사
	mean incubation period	평균잠복기
	mean intravascular pressure	평균혈관내압
	middle interphalangeal[joint]	중수지간[관절]
	minimally invasive procedure	최소침습절차
mIP	minimum intensity projection	최소강도투사
mip	macrophage infectivity promoter	대식세포전염력촉진물
MIR	multiple isomorphous replacement	다발성 동형대치
MIRD	medical internal radiation dose	의학적 내부 방사선량
MIRP	myocardial infarction rehabilitation program	심근경색 재활프로그램
MIRU	myocardial infarction research unit	심근경색 검사단위
MIS	management information system	관리정보시스템
	medical information service	의학정보 서비스
	medical information system	의학정보 시스템
	meiosis-inducing substance	감수분열 유도물질
	minimally invasive surgery	최소침습 수술
misc	miscarriage	유산

약 어	원 어	의 미
MISS	medical image sharing system	영상 공유 시스템
	modified injury severity scale	수정된 상해 심각성 척도
MIT	magnetic induction tomography	자기유도 단층촬영술
	male impotence test	남성불임테스트
	melodic intonation therapy	멜로디억양 치료
	metabolism inhibition test	대사 억제 검사
	miracidial immobilization test	유충 부동 검사
	mitomycin	**미토마이신**
mit	mitral	승모판의
MITT	minimally invasive thermal therapy	최소침습 열치료
mix, mixt	mixture	혼합물
MJ	Machado-Joseph[disease]	마카도-조셉병
	marijuana	대마초
MJT	Mead Johnson tube	미드존슨관
MK	megakaryocyte	거핵구
	myokinase	마이오키나아제
Mk	monkey	원숭이
MKC	monkey kidney cell	원숭이 신장세포
MKHS	Menkes kinky hair syndrome	멘케킨키모 증후군
MkK	monkey kidney	원숭이 신장
MkL	megakaryoblastic leukemia	거대모구성백혈병
MKV	killed measles vaccine	홍역사백신
ML	**malignant lymphoma**	**악성 림프종**
	medial lemniscus	내측 섬유대
	mesiolingual	근심설측
	middle lobe	중엽
	midline	중심선
	molecular layer	분자층
	motor latency	운동신경잠시

약 어	원 어	의 미
	mucolipidosis	점액지질증
	mucosal leishmaniasis	점막 리슈만편모충증
	multiple lentiginosis	다발성 흑색점증
	myeloid leukemia	골수성 백혈병
M/L	monocyte/lymphocyte[ratio]	단핵구/림프구 비
MLA	left mentoanterior[fetal position]	좌이전위
	mesiolabial	근심순면의
MLAC	minimum local anesthetic concentration	최고 국소마취제농도
MLAP	mean left atrial pressure	평균좌심방압
MLBP	mechanical low back pain	기계적 요통
MLC	minimum lethal concentration	최소 치사농도
	mixed leukocyte culture	혼합 백혈구 배양
	mixed lymphocyte concentration	혼합 림프구 농도
	mixed lymphocyte culture	혼합 림프구 배양
	morphine-like compound	몰핀양 화합물
	multileaf collimator	다엽 콜리메터
	myelomonocytic leukemia, chronic	만성 골수단핵구 백혈병
	myosin light chain	미오신 경쇄
MLCN	multilocular cystic nephroma	다방성 낭성신종
MLD	manual lymph drainage	림프마사지, 림프배출수기
	mean luminal diameter	평균 내강직경
	metachromatic leukodystrophy	이염색백색질장애
	minimum lethal dose	최소치사용량
MLD50	median lethal dose	중간치사용량
MLE	midline episiotomy	중심선 회음절개술
MLF	medial longitudinal fasciculus	내측종속
	morphine-like factor	몰핀양 인자
MLG	mesiolingual groove	근심설측구
MLGN	minimal lesion glomerulonephritis	최소병변 사구체신염

약 어	원 어	의 미
ML-H	malignant lymphoma, histiocytic	악성조직구림프종
MLL	mixed lineage leukemia	급성 직계성 백혈병
MLN	manifest latent nystagmus	현성 잠복 안구진탕증
	mesenteric lymph node	장간막 림프절
MLNS	minimal lesion nephrotic syndrome	최소병변 신증후군
	mucocutaneous lymph node syndrome	점액피부림프절 증후군
MLO	mesiolinguo-occlusal	근설심 교합
	Mycoplasma-like organism	미코플라즈마양 유기체
MLP	left mentoposterior[fetal position]	좌이후위
	mesiolinguopulpal	근설심 치수
	midlevel practitioner	중간레벨 실무자
MLR	middle latency response	중간 잠복 반응
	mineralocorticoid receptor	광물코르티코이드 수용체
	mixed lymphocyte reaction	혼합 림프구 반응
MLS	mean lifespan	평균수명
	median longitudinal section	중앙세로단면
	microphthalmia-linear skin defects [syndrome]	소안구증-선상피부결손[증후군]
	middle lobe syndrome	중엽 증후군
	mouse leukemia virus	쥐 백혈병 바이러스
	myelomonocytic leukemia, subacute	아급성 골수성단구 백혈병
MLT	left mentotransverse[fetal position]	좌이횡위
	mean latency time	평균 잠복기
	median lethal time	반치사시간
	medical laboratory technician	임상병리사
MLTC	mixed lymphocyte tumor cell	혼합 림프구 종양세포
MLU	mean length of utterance	발성평균길이
MLV	Moloney leukemia virus	몰로니 백혈병 바이러스
	Mono Lake virus	모노호수 바이러스
	multilaminar vesicle	다층성 소포

약 어	원 어	의 미
	murine leukemia virus	쥐 백혈병 바이러스
MLVDP	maximum left ventricular developed pressure	최대 좌심실 발생압
MM	**malignant melanoma**	**악성 흑색종**
	Marshall-Marchetti	마샬 마켓티
	medial malleolus	내측 망치골
	mediastinal mass	종격종
	medical management	의료 관리
	megamitochondria	거대 미토콘드리아
	melanoma metastasis	흑색종 전이
	meningococcal meningitis	수막염균 수막염
	menstrually related migraine	월경관련 편두통
	metastatic melanoma	전이성 흑색종
	methadone maintenance	메타돈 유지
	molecular mechanics	분자 역학
	morbidity and mortality	이환율과 사망률
	mucous membrane	**점막**
	multiple myeloma	**다발성 골수종**
	muscularis mucosae	점막근육
	myeloid metaplasia	골수화생
	myelomeningocele	척수수막류
mm	methylmalonyl	메틸말로닐
MMA	mastitis-metritis-agalactia[syndrome]	유방염-자궁근층염-무유증 증후군
	methylmalonic acid	메틸말론산
	middle meningeal artery	중간뇌막동맥
MMAP	mean maternal arterial blood pressure	모성평균동맥압
MMAS	modified motor assessment scale	수정된 운동사정척도
MMC	minimum medullary concentration	최소 수질농도
	mitomycin C	미토마이신 C
	mucosal mast cell	점막 비만세포

약 어	원 어	의 미
MMD	mass median diameter	종괴 정중직경
	moyamoya disease	모야모야병
	myotonic muscular dystrophy	**긴장성 근이영양증**
MME	mini mental examination	간이 정신검진
	M-mode echocardiography	M-방식 심초음파
	mobile medical equipment	이동성 의료장비
MMF	maxillomandibular fixation	상하악골 고정술
	mean maximum flow	평균최대유량
MMFR	maximum midexpiratory flow rate	최대 중간호기 유속
	maximal midflow rate	최대 중간유량
MMFV	maximum midrespiratory flow volume	최대 중간호기 유량
MMG	mean maternal glucose	모성 평균 포도당
MMI	mucous membrane irritation	점막 자극
MMIF	macrophage migration inhibitory factor	대식세포 유주저지 인자
MMIHS	megacystis-microcolon-intestinal hypoperistalsis syndrome	MMIH 증후군
MML	myelomonocytic leukemia	골수단핵구백혈병
MMM	microsome-mediated mutagenesis	마이크로솜 중개 돌연변이
	myelofibrosis with myeloid metaplasia	골수화생을 동반한 골수섬유증
	myelosclerosis with myeloid metaplasia	골수화생을 동반한 골수경화증
MMMT	malignant mixed müllerian tumor	혼합성 악성 뮐러리안 종양
MMN	morbus maculosus neonatorum	신생아자반병
	multiple mucosal neuroma	다발성 점막 신경종
MMNC	marrow mononuclear cell	골수 단핵세포
MMOA	maxillary mandibular odontectomy alveolectomy	상악하악 발치 치조골 절제술
MMoL	myelomonoblastic leukemia	골수 단구성 백혈병
MMP	maximum maintained pressure	최대유지압
MMR	mass miniature radiography	집단간접방사선촬영
	masseter muscle rigidity	교근 경축

약 어	원 어	의 미
	maternal mortality rate	모성 사망율
	measles-mumps-rubella[vaccine]	**홍역, 볼거리, 풍진**
	megalocornea-mental retardation [syndrome]	거대각막-정신지체 증후군
	mild mental retardation	경도 정신지체
	myocardial metabolic rate	심근대사율
MMRB	mouth-to-mouth rescue breathing	입대입 인공호흡법
MMSE	mini-mental status examination	간이 정신상태검사
mm st	muscle strength	근력
MMT	manual muscle test	도수 근력 검사
MMV	mandatory minute ventilation	필수 분당 환기량
MMVD	mixed mitral valve disease	혼합 승모판 질환
MMVF	man-made vitreous fiber	인조 유리체 섬유
MMVT	monomorphic ventricular tachycardia	단형성 심실성 빈맥
MN	malignant nephrosclerosis	악성신경화증
	Master of Nursing	간호학 석사
	median nerve	**정중 신경**
	melena neonatorum	신생아흑색변
	melanocytic nevus	멜라닌세포모반
	membranous nephropathy	막성신장병
	metanephrine	메타네프린
	micronucleus	소핵
	midnight	자정
	mononuclear	단핵의
	motor neuron	운동신경
	multinodular	다결절의
	myoneural	근신경의
M&N	morning and night	아침과 저녁
Mn	manganese	망간
MNB	murine neuroblastoma	쥐 신경모세포종

약 어	원 어	의 미
MNC	mononuclear cell	단핵세포
MNCV	median nerve conduction velocity	정중신경 전도속도
	motor nerve conduction velocity	운동신경 전도속도
MND	minimum necrosing dose	최소 괴사량
	motor neuron disease	운동신경원 질환
MNJ	myoneural junction	신경근접합부
MNK	Menkes syndrome	멘케 증후군
MNL	mononuclear leukocyte	단핵백혈구
MNP	mononuclear phagocyte	단핵포식세포
MNR	marrow neutrophil reserve	골수 호중구 저장
MNS	Melnick-Needles syndrome	Melnick-Needles 증후군
MNTBV	Manitoba virus	매니토바 바이러스
MNTD	maximum nontoxic dose	최대 비독성 용량
MO	macroorchidism	대고환증
	mesio-occlusal	안쪽교합면
	minute output	분당박출량
	molecular orbital	분자궤도(설)
	morbid obesity	병적 비만
Mo	molybdenum	몰리브데넘
Mo	**mitral opening**	**승모판 개방**
MoA	mechanism of action	행동기전
MoAb	monoclonal antibody	단일클론항체
mob, mobil	mobility, mobilization	이동성
MOBS	Moebius syndrome	뫼비우스 증후군
MOC	**maximum oxygen consumption**	**최대산소소비량**
MOCV	molluscum contagiosum virus	물사마귀 바이러스
MOD	mesio-occlusodistal	근심교합원위의
mod	moderate, moderation	적당한
	modification	변형

약 어	원 어	의 미
MOD	multiple organ dysfunction	다발성 장기부전
MODM	maturity-onset diabetes mellitus	성인당뇨병
MODS	multiple-organ dysfunction syndrome	다발성 장기부전 증후군
MODY	maturity-onset diabetes of the young	젊은이에게 나타나는 성인당뇨병
MOF	methotrexate, Oncovin, fluorouracil	항암제의 일종
	multiple organ failure	다발성 장기부전
MOFS	multiple organ failure syndrome	다발성 장기부전 증후군
MOI	mechanism of injury	손상 기전
	multiplicity of infection	감염 다중도
MOIVC	membranous obstruction of the inferior vena cava	하대정맥의 막폐쇄
mol	mole	몰
	molecular, molecule	분자
molfr	mole fraction	몰분율
MOM	milk of magnesia	매그네시아 유제
	mucoid otitis media	점액성 중이염
MoMLV	Moloney murine leukemia virus	몰로니 쥐 백혈병 바이러스
MOMO	macrosomia-obesity-macrocephaly-ocular abnormalities[syndrome]	MOMO 증후군
MOMP	major outer membrane protein	주외막단백질
MOP	medical outpatient	내과 외래환자
MOPV	monovalent oral poliovirus vaccine	1가 구강 폴리오바이러스백신
Mor, mor	morphine	몰핀
morphol	morphology	형태학
mort, mortal	mortality	사망률
MOS	medical outcomes study	의료결과연구
	mitral opening snap	승모판 열림음
	myelofibrosis osteosclerosis	골섬유증성 골경화증
mos	mosaic	섞임, 모자이크
MOTA	Manitoba oculo-tricho-anal[syndrome]	MOTA 증후군

약어	원어	의미
MOTT	mycobacteria other than tuberculosis	결핵균과 다른 미코박테리아
MOU	memorandum of understanding	합의서
MOV	minimal occlusive volume	최소폐쇄량
MOX	moxalactam	목살락탐
MP	macrophage	대식세포
	malignant pyoderma	농피증
	matrix protein	바탕질 단백
	mean pressure	평균압
	melting point	녹는점
	menstrual period	**월경기, 월경주기**
	mercaptopurine	머캅토퓨린
	mesiopulpal	근심치수
	Mibelli porokeratosis	미벨리 한공 각화증
	middle phalanx	중지골
	monophasic	단상의
	mucopolysaccharide	뮤코다당류
	multiparous	다산의
	mycoplasmal pneumonia	미코플라즈마 폐렴
MPA	main pulmonary artery	주폐동맥
	medial preoptic area	내측시각교차앞구역
	microscopic polyarteritis	광학현미경적 다발성동맥염
	micropipette aspiration	미세피펫 흡인
MPAP	mean pulmonary arterial pressure	평균폐동맥압
MPB	male pattern baldness	남성형 대머리
	meprobamate	메프로바메이트
MPC	marker for prostatic cancer	전립선암 표지자
	maximum permissible concentration	최대허용농도
	mean plasma concentration	평균플라즈마농도
	minimum mycoplasmacidal concentration	최저미코플라즈마살균농도

약어	원어	의미
MPCO	micropolycystic ovary syndrome	미세다낭성 난소 증후군
MPCP	**mean pulmonary capillary pressure**	**평균폐모세혈관압**
MPD	main pancreatic duct	주췌관
	maximum permissible dose	최대허용량
	minimal phototoxic dose	최소 광독량
	multiple personality disorder	다중인격장애
	myeloproliferative disease	골수증식성 질환
	myofascial pain dysfunction[syndrome]	근막통증기능장애[증후군]
MPE	malignant proliferation of eosinophils	악성 호산구증식
	maximum permissible exposure	최대허용노출
	maximum possible error	최대가능실수
MPED	minimum phototoxic erythema dose	최소광독홍반량
MPF	minimally processed foods	최소가공식품
MPGN	membranoproliferative glomerulonephritis	막증식성 사구체신염
MPH	male pseudohermaphroditism	남성가성반음양, 남성거짓남녀중간몸증
	microtiter plate hybridization	미량 역가판 부합화
	milk protein hydrolysate	유단백 가수분해물
MPHD	multiple pituitary hormone deficiencies	다발성 뇌하수체호르몬 결핍
MPHR	maximum predicted heart rate	최대예측심박수
MPI	maximum point of impulse	최대 충격점
	Multiphasic Personality Inventory	다면인성검사
	myocardial perfusion imaging	심근관류영상
MPJ	**metacarpophalangeal joint**	**중수수지관절**
MPL	maximum permissible level	최대허용치
	melphalan	멜팔란
	mesiopulpolingual	근심치수설측
	myeloproliferative leukemia	골수증식성 백혈병
MPM	malignant pleural mesothelioma	악성 가슴막중피종
	medial pterygoid muscle	내측익돌근

약 어	원 어	의 미
	mortality probability model	사망예측모형
	multipurpose meal	다목적 식사
MPNST	malignant peripheral nerve sheath tumor	악성말초신경초종양
MPO	myeloperoxidase	골수과산화효소
MPOA	medial preoptic area	내측 시각교차앞구역
MPOD	myeloperoxidase deficiency	골수과산화효소
MPP	massive peritoneal proliferation	복막내 다량증식
MPPG	microphotoelectric plethysmography	미세광전 혈량측정법
MPPN	malignant persistent positional nystagmus	악성 지속성 두위안진
MPPT	methylprednisolone pulse therapy	메틸프레드니솔론 맥박요법
	mucin-producing pancreatic tumor	뮤신생성 취장암
MPPv	mean portal vein peak velocity	평균 간문맥최고속도
MPR	marrow production rate	골수생산율
	massive preretinal retraction	증식유리체망막병증
	maximum pulse rate	최대맥박
	multiplanar reconstruction	다면재건술
	myeloproliferative reaction	골수증식성 반응
	myocardial perfusion reserve	심근관류예비력
mPRF	medial pontine reticular formation	정중교뇌망상체
MPS	hereditary giant platelet syndrome	유전성 거대혈소판 증후군
	medial premotor system	내측 전운동계
	mononuclear phagocyte system	단핵성 식세포계
	mucopolysaccharidosis	점막다당류침착증
	multidimensional pain scale	다차원 통증척도
	myocardial perfusion scintigraphy	심근관류섬광조영술
	myofascial pain syndrome	근막통 증후군
MPT	mean peak torque	평균 최고회전력
MPV	main portal vein	주간문맥
	mean platelet volume	평균 혈소판 용적

약 어	원 어	의 미
	mitral valve prolapse	**승모판탈출증**
MPVP	mean pulmonary venous pressure	평균 폐정맥압
MR	Maddox rods	매독스 소간
	magnetic resistance	자기 저항
	magnetic resonance	자기 공명
	mandibular reflex	하악 반사
	measles and rubella	홍역과 풍진
	medial rectus[muscle]	내직근
	medical record	의무 기록
	mental retardation	**정신 지체**
	metabolic rate	대사율
	methyl red	메틸레드
	mineralocorticoid receptor	광질 코르티코이드 수용체
	mitral regurgitation	승모판 역류
	mortality rate	사망률
	multicentric reticulohistiocytosis	다중심세망조직구증
	muscarinic receptor	무스카린 수용체
	myocardial revascularization	심근혈관재건술
M&R	measure and record	측정과 기록
MRA	main renal artery	주신동맥
	marrow repopulation activity	골수재증식활동
	medical records administrator	의무기록 관리
	midright atrium	우중심방
MRAP	mean right atrial pressure	평균우심방압
MRAS	main renal artery stenosis	주신동맥 협착증
MRBC	mouse red blood cell	쥐 적혈구
MRBF	mean renal blood flow	평균 신혈류량
MRC	magnetic resonance cholangiography	자기공명 담관조영술
MRCAS	medical robotics and computer-assisted surgery	로봇공학과 컴퓨터 지원 수술

약 어	원 어	의 미
MRCP	magnetic resonance cholangiopancreatography	자기공명 담췌관조영술
MRD	magnetic resonance diffusion	자기공명
	medical records department	의무기록부
	minimal renal disease	최소 신질환
	minimal residual disease	최소 후유증
MRDD	mentally retarded/developmentally disabled[person]	정신 지체/발달 불능[자]
MRE	maximal resistive exercise	최대저항운동
	maximal respiratory effectiveness	최대호흡효율
MRF	melanocyte-[stimulating hormone] -releasing factor	멜라닌세포[자극호르몬]방출인자
	mesencephalic reticular formation	중뇌망상체
	mitral regurgitant flow	승모판 역류유량
	moderate renal failure	중등도신부전
	monoclonal rheumatoid factor	단세포군류마티스인자
	muscle regulatory factor	근육조절요소
MRH	multicentric reticulohistiocytosis	다중심세망조직구증
MRHA	mannose-resistant hemagglutination	만노스 저항성 혈구응집
MRI	**magnetic resonance interferometry**	**자기공명간섭법**
M-RIA	monoclonal radioimmunoassay	단세포군방사면역측정법
MRISM	magnetic resonance imaging simulation	자기공명영상자극
MRKH	Mayer-Rokitansky-Küster-Hauser [syndrome]	MRKH 증후군
MRL	maximum residue limit	최대잔류허용기준
MRM	magnetic resonance mammography	자기공명 유방촬영술
	modified radical mastectomy	변형근치 유방절제술
MRN	magnetic resonance neurography	자기공명 신경조영술
	malignant renal neoplasm	신장의 악성신생물
mRNA	**messenger ribonucleic acid**	**메신저 RNA**

약 어	원 어	의 미
MRO	minimal recognizable odor	최소인식냄새
MRP	multidrug resistance-associated protein	다약제 내성 관련 단백
	mutual recognition process	상호인식과정
MRS	magnetic resonance spectroscopy	자기공명 분광법
	Melkersson-Rosenthal syndrome	멜커슨-로젠탈 증후군
MRSA	**methicillin-resistant Staphylococcus aureus**	**메티실린 내성 포도상구균**
MRSD	mental retardation-skeletal dysplasia [syndrome]	정신지체-골격이형성 증후군
MRT	magnetic resonance tomography	자기공명 단층촬영술
	medical radiation technology/ technologist	임상병리/임상병리사
	medical records technician	의무기록사
MRU	magnetic resonance urography	자기공명요로조영술
MRV	magnetic resonance venography	자기공명정맥조영술
	mammalian orthoreovirus	포유류 오소리오바이러스
	minute respiratory volume	분당 호흡량
MRVI	mixed virus respiratory infection	혼합바이러스 호흡기감염
MRVP	mean right ventricular pressure	평균우심실압
MRX	mental retardation, X-linked	X 염색체연관 정신지체
MS	Maffucci syndrome	마푸치 증후군
	Marfan syndrome	마르팡 증후군
	mass spectrometry	질량 분광경검사법
	maternal serum	모체 혈청
	mechanical stimulation	기계적 자극
	Meckel syndrome	APR켈 증후군
	mediastinal shift	종격동 이동
	medical staff	의료진
	medical student	의학생
	menopausal syndrome	폐경 증후군

약 어	원 어	의 미
	mental status	정신 상태
	metabolic syndrome	대사 증후군
	minimal support	최소지지
	mitral sounds	**승모판음**
	mitral stenosis	**승모판협착증**
	Mongolian spot	몽골 반점
	morning stiffness	아침 경직
	mosaic virus	모자이크바이러스
	multiple sclerosis	다발성 경화증
	muscle strength	근력
	musculoskeletal	근골격의
	myelosarcoma	골수 육종
	myoclonic seizures	**간대성근경련발작**
MSA	magnetic resonance angiography	자기공명 혈관조영술
	male-specific antigen	웅성세포 특이항원
	molecular shape analysis	분자모양분석
	muscle sympathetic activity	근육 교감신경 활성
MSAP	mean systemic arterial pressure	평균전신동맥압
MSC	marrow stromal cell	골수간질세포
	mesenchymal stem cell	중간엽 줄기세포
MSCU	medical special care unit	내과 특별간호실
MSD	midsagittal diameter	정중시상직경
	mild sickle cell disease	경미한 낫적혈구병
	multiple sulfatase deficiency	다발성 설파테이스결핍
MSE	medical screening examination	선별검사
	mental status examination	**정신상태검사**
MSER	mean systolic ejection rate	평균 수축기 박출률
MSF	macrophage spreading factor	대식세포 확산인자
	meconium-stained fluid	태변으로 오염된 양수

약 어	원 어	의 미
	Mediterranean spotted fever	지중해열
	melanocyte-stimulating factor	멜라닌세포 자극인자
MSG	monosodium L-glutamate	단나트륨 글루타민산염
MSH	melanocyte-stimulating hormone	멜라닌세포 자극호르몬
	melanophore-stimulating hormone	멜라닌보유세포 자극호르몬
MSHA	mannose-sensitive hemagglutination	만노스 민감성 적혈구응집
MSHSC	multiple self-healing squamous carcinoma	다발성 자가치유 편평세포암
MSK	medullary sponge kidney	수질해면신장
MSL	midsternal line	흉골중심선
	multiple symmetric lipomatosis	다발성 대칭성지방종증
MSLL	multifocal signal loss lesion	다초점 신호상실 병변
MSLT	multiple sleep latency test	다중 수면 잠복기 검사
MSM	medium-size molecule	중간크기 분자
	midsystolic murmur	수축중기잡음
MSN	main sensory nucleus	주감각핵
	mildly subnormal	경미한 준정상
MSP	macrophage stimulating protein	대식세포 자극단백
	median sagittal plane	정중면
msp	muscle spasm	근연축
MSPGN	mesangial proliferative glomerulonephritis	혈관간세포증식사구체신염
MSQ	mental status questionnaire	정신상태질문지
MSR	monosynaptic reflex	단일 연접반사
	muscle stretch reflex	근신전반사
MSRI	mixed serotonin reuptake inhibitor	혼합 세로토닌 재흡수 억제제
MSS	Marinesco-Sjögren syndrome	마리네스코-쇄그렌 증후군
	Marshall-Smith syndrome	마샬-스미스 증후군
	motion sickness susceptibility	멀미 감수성
	mucus-stimulating substance	점액 자극 물질

약 어	원 어	의 미
	multiple sclerosis susceptibility	다발경화증 감수성
	muscular subaortic stenosis	근성대동맥판하협착
MSSA	**methicillin-sensitive Staphylococcus aureus**	**메티실린 감수성 포도상구균**
MST	maximal stimulation test	최대자극시험
	mean survival time	평균 생존시간
	Montenegro skin test	몬테네그로 피부검사
	multiple subpial transections	다발연막밑절단술
MSTI	multiple soft tissue injuries	다발성 연조직 손상
MSU	midstream specimen of urine	중간뇨 검사물
MSUD	maple syrup urine disease	단풍시럽뇨병
MSV	Moloney sarcoma virus	몰로니 육종 바이러스
	murine sarcoma virus	쥐육종 바이러스
MSW	multiple stab wounds	다발성 자창
MT	malaria therapy	말라리아 요법
	malignant teratoma	악성 기형종
	mammary tumor	**유암**
	mastoid tip	유양돌기끝, 유돌첨
	medical technologist	의료기사
	melatonin	멜라토닌
	membrana tympani	**고막**
	mesangial thickening	혈관사이 비후
	metatarsal	중족골
	microtubule	미세관
	minimum threshold	최소 문턱값
	mitochondrial toxicity	미토콘드리아 독성
	mural thrombus or thrombosis	벽혈전
	muscles and tendons	근육과 건
	muscle test	근육검사
	music therapy	**음악요법**

약 어	원 어	의 미
	Mycobacterium tuberculosis	결핵균
MTA	malignant teratoma, anaplastic	역형성 악성기형종
	medical technical assistant	의료기술보조
	medullary type adenocarcinoma	수질형 선암종
	metatarsus adductus	중족골 내전증
MTAD	membrana tympana auris dextrae	오른쪽귀 고막
MTAS	membrana tympana auris sinistrae	왼쪽귀 고막
MTB	Michelin tire baby[syndrome]	미쉘린 타이어 베이비 증후군
MTC	maximum tolerated concentration	최대내성농도
	maximum toxic concentration	최대독성농도
	medullary thyroid carcinoma	갑상선 수질암
	mitomycin C	미토마이신 C
MTCT	mother-to-child transmission	모체에서 아이로 전파
MTD	maximum tolerated dose	최대내성용량
	mean total dose	평균총용량
	metastatic trophoblastic disease	전이성 영양막병
	multiple tic disorder	다발성 틱장애
mtDNA	mitochondrial DNA	미토콘드리아 DNA
MTET	modified treadmill exercise test	변형 트래드밀 운동검사
mTF	mitochondrial transcription factor	미토콘드리아 전사요인
MTH	mithramycin	미트라마이신
MTI	malignant teratoma, intermediate	중등도 악성기형종
MTL	mantle zone lymphoma	외투층림프종
	medial temporal lobe	내측측두엽
MTLE	mesial temporal lobe epilepsy	내측측두엽 간질
MTLP	metabolic toxemia of late pregnancy	임신후기의 대사성 임신중독증
MTM	myotubular myopathy	근세관성 근증
MT-MMP	membrane-type metalloproteinase	막형금속단백분해효소
MTMX	myotubular myopathy, X-linked	X염색체연관 근세관성 근증

약 어	원 어	의 미
MTP	metatarsophalangeal	중족지절
	microtubule protein	미세소관단백
MTPJ	metatarsophalangeal joint	중족지관절
Mt-PK	myotonin protein kinase	미오토닌-단백 키나제
MTS	mesial temporal sclerosis	측두엽 경화증
	Mohr-Tranebjaerg syndrome	Mohr-Tranebjaerg 증후군
MTT	malignant teratoma, trophoblastic	악성 영양막 기형종
	maximal treadmill test	최대답차검사
	mean transit time	평균통과시간, 평균전이시간
MTU	malignant teratoma, undifferentiated	악성 미분화 기형종
MTV	mammary tumor virus	유방종양 바이러스
	metatarsus varus	중족골 내번증
MU	megaunit	메가단위
μ	micro	마이크로(1/1000000)
	micrometer	마이크로미터
	micron	마이크론
MUA	manipulation under anesthesia	마취하 처치
	middle uterine artery	중자궁동맥
MUC	maximum urinary concentration	최대 요농축
	mucin	뮤신
	mucosal ulcerative colitis	점막 궤양성 대장염
muc	mucilage, mucous	점액, 점액의
MUD	minimum urticarial dose	최소 두드러기 용량
MUFA	monounsaturated fatty acids	단불포화지방산
multip	multiparous	다산의
MUO	myocardiopathy of unknown origin	원인불명의 심근병
MUP	major urinary protein	주요 요단백
	maximal urethral pressure	최대요도압
mUPD	maternal uniparental disomy[UPD]	모성 한부모이체성

약 어	원 어	의 미
musc	muscle, musculature, muscular	근육, 근육의
MUSIC	musculoskeletal intervention center	근골격계 중재 센터
MUT	mutagen	돌연변이원
mut	mutation	돌연변이
MV	**measles virus**	**홍역 바이러스**
	mechanical ventilation	기계적 환기
	microvascular	미세혈관
	microvillus	미세융모
	minute ventilation	분당 환기량
	mitral valve	**승모판**
	mixed venous	혼합성 정맥의
	mosaic virus	모자이크 바이러스
	myeloblastosis virus	골수아세포증바이러스
Mv	mendelevium	멘델레븀(방사성원소)
MVA	mevalonic acid	메발론 산
	mitral valve area	승모판 면적
MVB	manual ventilation bag	수동환기주머니
	microvascular bleeding	미세혈관 출혈
	multivesicular body	다소포체
MVC	maximum voluntary contraction	최대 수의수축
	multivane collimator	다엽콜리메이터
	muscle vasoconstriction	근육 혈관수축
MVD	microvascular decompression	미세혈관 감압술
	mitral valve disease	승모판질환
MVE	mitral valve echo	승모판 초음파
	mitral valve excursion	승모판 운동
	Murray Valley encephalitis	머레이계곡 뇌염
MVEC	microvascular endothelial cell	미세혈관 내피세포
MVEV	Murray Valley encephalitis virus	머레이계곡 뇌염바이러스

약 어	원 어	의 미
MVH	massive vitreous hemorrhage	다량의 유리체출혈
MVI	mitral valve insufficiency	승모판 부전
	multivitamin infusion	종합비타민 주사
MVL	mitral valve leaflet	승모판막엽
MVM	microvillose membrane	미세융모막
MVO	maximum venous outflow	최대 정맥유출
	mitral valve opening	승모판 개방
MVOA	mitral valve orifice area	승모판구면적
MVP	microvascular pressure	미세혈관압
	mitral valve prolapse	승모판 탈출증
MVR	massive vitreous retraction	증식유리체망막병증
	microvitreoretinal	미세유리체망막
	minimal vascular resistance	최소 혈관저항
	mitral valve replacement	**승모판 치환술**
MVS	**mitral valve stenosis**	**승모판 협착증**
MVT	mesenteric venous thrombosis	장간막정맥혈전증
MVV	maximal voluntary ventilation	최대수의환기량
MW	Mallory-Weiss[syndrome]	말로리-바이스 증후군
	mean weight	평균체중
	microwave	마이크로파
	Minot-von Willebrand[syndrome]	미놋-폰 빌레브란트병
	molecular weight	분자량
MWD	maximum walking distance	최대보행거리
	microwave diathermy	마이크로파 투과열요법
MWP	mean wedge pressure	평균 쐐기압
MWS	Marden-Walker syndrome	Marden-Walker 증후군
	Moersch-Woltman syndrome	Moersch-Woltman 증후군
MWT	myocardial wall thickness	심근벽 두께
6-MWT	6-minute walk test	6분 보행검사

약 어	원 어	의 미
MXIP	maximum inspiratory pressure	최대흡기압
My	myopia	근시
	myxedema	점액부종
MYBP	myosin-binding protein	미오신 결합단백
Myco	Mycobacterium	미코박테리움
Mycol	mycology, mycologist	진균학, 진균학자
MyD	myotonic dystrophy	근육긴장퇴행위축
MYEL	myelogram	척수조영상
Myel	myelocyte	골수세포
myel	myelin, myelinated	수초
MyG	myasthenia gravis	중증근무력증
MYO	myoglobin	미오글로빈
MYXV	myxoma virus	점액종 바이러스
MZ	mantle zone	외투층
	mezlocillin	메즐로실린
	monozygotic twins	일란성 쌍생아
MZM	marginal zone macrophage	변연대대식세포

N

약 어	원 어	의 미
N	asparagine	아스파라긴
	nasal	**코의**
	nasion	비근점
	nausea	오심
	negative	음성의
	nerve	**신경**
	neuraminidase	뉴라미니다제
	neurology	신경학
	neuropathy	신경증
	neutron number	중성자수
	nicotinamide	니코틴아미드
	nifedipine	니페디핀
	nitrogen	질소
	nodule	**결절**
	normal[solution]	정상의
	nucleoprotein	핵산단백질
	nucleoside	뉴클레오시드
	nucleus	핵
N1～12	first to twelfth cranial nerves	뇌신경 1～12
n	index of refraction	굴절률
	nostril[Lat. naris]	비공
n-	nano-	나노

약 어	원 어	의 미
NA	neutralizing antibody	중화항체
	nicotinic acid	니코틴산
	noradrenalin	노르아드레날린
	not admitted	허락되지 않은
	not applicable	적용할 수 없는
	not available	이용할 수 없는
	nuclear antibody	핵항체
	nucleic acid	핵산
	nucleoside analogue	뉴클레오시드 유사체
	nucleus ambiguus	의문핵
	nurse's aide	간호 조무사
	nursing assistant	간호 보조
NAA	neutron activation analysis	중성자방사화분석
	no apparent abnormalities	외견상 이상없음
NAB	neutralizing antibody	중화항체
NaC	sodium channel	나트륨통로
NaCl	**sodium chloride**	**염화나트륨**
NAD	new antigenic determinant	새항원결정인자
	no active disease	활동성 질환 없음
	no acute distress	급성장애 없음
	no apparent distress	외견상장애 없음
	no appreciable disease	분명한 질병 없음
	nothing abnormal detected	이상 검출 없음
NAF	nafcillin	나프실린
NAFD	Nager acrofacial dysostosis	나제형 얼굴말단뼈발생이상
NAG	narrow-angle glaucoma	협전방각녹내장
	nonagglutinable	비응집성
NAI	no accidental injury	사고로 인한 외상 없음
	no acute inflammation	급성염증 없음

N

약 어	원 어	의 미
NAIP	neuronal apoptosis inhibitory protein	신경세포 자멸 억제 단백
NAME	nevi, atrial myxoma, myxoid neurofibroma, ephelides[syndrome]	모반, 심방점액종, 점액성 신경섬유종, 주근깨(NAME 증후군)
NANBH	non-A, non-B hepatitis	비A, 비B형 간염
NAP	nerve action potential	신경 활동전위
	neurotoxin-associated protein	신경독 관련 단백
	neutrophil-activating peptide	호중구 활성화 펩티드
NAR	nasal airway resistance	비기도 저항
NARC	narcotic	마약의
narco	narcotic, narcotic addict	마약중독
NARES	nonallergic rhinitis-eosinophilia syndrome	비알러지비염-호산구증가증 증후군
NARP	neuropathy-ataxia-retinitis igmentosa [syndrome]	NARP 증후군
NAS	neonatal airleak syndrome	신생아 공기누출 증후군
	neurobehavioral assessment scale	신경행동사정척도
	no abnormality seen	비정상 소견 없음
	no added salt	무염의
NAT	neonatal alloimmune thrombocytopenia	신생아 동종면역 혈소판감소증
	no action taken	조치하지 않음
	nucleic acid testing	핵산 검사
Nat	natural	자연의
NB	nail bed	손발톱바닥
	needle biopsy	**바늘생검**
	neuro-Behcet[syndrome]	신경-베체트 증후군
	neuroblastoma	신경모세포종
	new Ballard[score]	신 발라드[척도]
	newborn	**신생아**
	normoblast	적혈모구
	nutrient broth	영양액체배지
NBCCS	nevoid basal cell carcinoma syndrome	모반양 기저세포암 증후군

약 어	원 어	의 미
NBCIE	nonbullous congential ichthyosiform erythroderma	선천성 비수포성 어린선양 홍피증
NBD	neurogenic bladder dysfunction	신경성 방광 기능부전
	no brain damage	뇌손상 없음
NBF	no breast feeding	모유수유 안함
NBI	no bone injury	뼈손상 없음
NBICU	newborn intensive care unit	신생아 집중 간호실
NBL	neuroblastoma	신경아세포종
NBM	no bowel movement	장운동 없음
	normal bone marrow	정상 골수
	normal bowel movement	정상 장운동
	nothing by mouth	금식
nbM	newborn mouse	신생 마우스
NBN	newborn nursery	신생아실
NBP	needle biopsy of prostate	전립선 바늘생검
	neoplastic brachial plexopathy	종양성 상완신경총병
	nonbacterial prostatitis	비세균성 전립선염
	nucleic acid binding protein	핵산결합 단백
NBS	neuroblastoma supressor	신경모세포종 억제인자
	nevoid basal cell carcinoma syndrome	모반양 기저세포암 증후군
	no bacteria seen	발견된 세균 없음
	normal blood serum	정상혈청
	normal bowel sounds	**정상장음**
	normal brain stem	정상뇌간
	nystagmus blockage syndrome	안진억제 증후군
NBT	normal breast tissue	정상유방조직
NBTE	nonbacterial thrombotic endocarditis	비세균성 혈전성 심내막염
NBTNF	newborn, term, normal, female	만삭의 정상 여자 신생아
NBTNM	newborn, term, normal, male	만삭의 정상 남자 신생아
NBW	normal birth weight	정상 출생체중

약 어	원 어	의 미
NC	**nasal cannula**	**비강 캐뉼라**
	nasal clearance	비청정
	natural cytotoxicity	자연 세포독성
	neonatal cholestasis	신생아 담즙정체
	nephrocalcinosis	신장석회증
	nerve conduction	**신경 전도**
	neurocysticercosis	신경낭미충증
	neurologic check	신경학적 검사
	nevus comedonicus	면포모반
	nitrocellulose	니트로셀룰로스
	no change	변화없음
	no complaints	(증상)호소없음
	noncirrhotic	비경화성
	normal cell	정상세포
	nose clamp	비겸
	not completed	완성되지 않음
	not cultured	배양되지 않음
	nucleocapsid	뉴클레오캡시드
	nucleo-cytoplasmic	핵-세포질
	nursing coordinator	간호 코디네이터
N:C, N/C	nuclear-cytoplasmic ratio	핵-세포질 비
NCA	neurocirculatory asthenia	신경순환 무력증
	nodulocystic acne	결절낭여드름
	nonspecific cross-reacting antigen	비특이성 교차반응 항원
NCAM	neural cell adhesion molecule	신경세포 유착분자
NC/AT	normal cephalic atraumatic	정상 두부 비외상
ncc	noncoronary cusp	비관상동맥엽
NCCU	newborn convalescent care unit	신생아 회복기 간호실
NCD	neurocirculatory dystonia	신경순환성 근긴장이상증

약 어	원 어	의 미
	noncommunicable disease	만성비감염성 질환
	normal childhood disorder	정상 아동기장애
NCE	nonconvulsive cpilepsy	비경련성 간질
	normochromatic erythrocyte	정상염색질 적혈구
NCF	neutrophil chemotactic factor	중성구화학주성인자
NCL	neuronal ceroid-lipofuscinosis	신경원 세로이드 리포푸신증
	non-coronary leaflet	비관상동맥엽
	nucleolin	누클리올린
NCM	nailfold capillary microscopy	손톱주름모세혈관 현미경검사
	nurse case manager	간호 사례관리자
NCMC	natural cell-mediated cytotoxicity	자연 세포매개 세포독성
NCP	noncollagen protein	비아교질 단백
N-CPAP	nasal continuous positive airway pressure	비강 지속성 기도양압
NCPE	noncardiac pulmonary edema	비심장성 폐부종
NCPF	noncirrhotic portal fibrosis	비경화성 문맥섬유증
NCR	neutrophil chemotactic response	호중구 화학주성반응
NCS	neocarcinostatin	네오카르시노스타틴
	neurocutaneous syndrome	신경피부 증후군
	non-coronary sinus	비관상정맥동
	noncircumferential stenosis	비환상협착증
NCSE	nonconvulsive status epilepticus	비경련성 간질지속상태
NCT	neural crest tumor	신경능선암
NCV	nerve conduction velocity	신경 전도 속도
	noncholera vibrio	비콜레라균
ND	nasal deformity	비변형
	natural death	자연사
	neonatal death	신생아 사망
	neoplastic disease	신생물병, 종양병
	neurologic deficit	**신경학적 결손**

약 어	원 어	의 미
	neuropsychological deficit	신경심리학적 결손
	neurotic depression	신경증적 우울증
	new drug	신약
	Newcastle disease	뉴캐슬병
	no data	자료 없음
	no disease	질병 없음
	nondetectable	미검출
	nondiabetic	비당뇨병성
	nondisabling	장애없는
	normal delivery	정상분만
	normal development	정상 발달
	Norrie disease	노리병
	nose drops	비점적약
	not detected, not determined	불검출
	not diagnosed	진단되지 않은
	not done	하지 않음
	nurse's diagnosis	간호진단
	nutritionally deprived	영양결핍된
N&D	nodular and diffuse	결절 미만성
Nd	neodymium	네오디뮴
NDA	no data available	활용가능 자료 없음
	no detectable antibody	검출되지 않는 항체
NDC	nondifferentiated cell	미분화 세포
NDD	no dialysis days	투석하지 않는 날
NDE	near-death experience	임사체험
	nondestructive evaluation	비파괴평가
	nondiabetic extremity	비당뇨병 사지
NDF	neutrophil diffraction factor	호중구 회절 요인
	no diagnostic findings	진단적 소견 없음

약 어	원 어	의 미
	no disease found	발견되는 질환 없음
NDI	nephrogenic diabetes insipidus	신성 요붕증
NDMR	nondepolarizing muscle relaxant	비탈분극성 근이완제
NDP	net dietary protein	총식이단백
	nucleoside diphosphate	뉴클레오시드 이인산
NDPK	nucleoside diphosphate kinase	뉴클레오시드 이인산 키나제
NDR	neonatal death rate	신생아 사망률
	normal detrusor reflex	정상 배뇨근 반사
NDS	neurologic deficit score	신경학적 결손 점수
NDT	neurodevelopmental treatment	신경발달 치료
	noise detection threshold	잡음검출 역치
	nondestructive test	비파괴적 검사
NE	nausea and emesis	구역과 구토
	necrotic enteritis	괴사성 장염
	necrotizing enterocolitis	**괴사소장대장염**
	neonatal encephalopathy	신생아 뇌병증
	nerve ending	신경말단
	nerve excitation	신경 흥분
	neuroendocrinology	신경내분비학
	neuroepithelium	신경상피
	neurological examination	**신경학적 검진**
	neutrophil elastase	호중구 엘라스타제
	no effect	효과 없음
	no excision	절제 없음
	no exposure	노출 없음
	nocturnal exacerbation	야간성 악화
	nonelastic	비탄력성
	noninvasive evaluation	비침습적 평가
	norepinephrine	**노르에피네프린**

약 어	원 어	의 미
	not elevated	상승없음
	not enlarged	확대되지 않음
	not equal	같지 않음
	not evaluated	평가되지 않음
	not examined	검진되지 않음
	nuclear extract	핵 추출물
	nutcracker esophagus	호두까기식도
NEAT	non-exercise activity thermogenesis	비운동성 활동 열 생성
NEB	neuroendocrine body	신경내분비체
	neuroepithelial body	신경상피체
NEC	**necrotizing enterocolitis**	**괴사성 장염**
	neuroendocrine cell	신경내분비 세포
	no essential changes	중요한 변화 없음
	nonesterified cholesterol	비에스테르화 콜레스테롤
	nursing ethics committee	간호윤리위원회
NECT	non-enhanced computed tomography	비증강 컴퓨터단층촬영술
NED	no-effect dose	비효과 용량
	no evidence of disease	무병상태
NEEP	negative end-expiratory pressure	음성 호기말압
NEF, NeF	nephritic factor	신염인자
NEFA	nonesterified fatty acid	비에스테르화 지방산
neg	negative	음성의
NEGF	neurite growth-promoting factor	신경돌기 성장촉진 인자
NEJ	neuroeffector junction	신경효과기접합부
NEM	nemaline	네말린
	no evidence of malignancy	악성 소견 없음
NEMD	nonspecific esophageal motor dysfunction	비특이적 기도 운동기능장애
Neo	neomycin	네오마이신
	neoplasm or neoplastic	**신생물, 종양**

약어	원어	의미
NEP	negative expiratory pressure	음성 호기압
	nephrology	신장학
	no evidence of pathology	병리학적 증거 없음
nep	nephrectomy	신장절제술
NER	no evidence of recurrence	재발 소견 없음
	nucleotide excision repair	뉴클레오티드 절제 수복
NERD	non-erosive reflux disease	비미란성 역류장애
ner	nervous	신경의
NES	night eating syndrome	야간 식이 증후군
	not elsewhere specified	**따로 분류되지 않은**
NET	nasoendotracheal tube	경비기관내관
	nerve excitability test	신경흥분검사
	neuroectodermal tumor	신경외배엽종양
	neuroendocrine tumor	신경내분비종
NETI	nasotracheal endotracheal intubation	경비기관내관 삽관
neu	neurilemma	신경초
neuropath	neuropathology	신경병리학
NF	nafcillin	나프실린
	nephritic factor	신염인자
	neurofibromatosis	신경섬유종증
	neurofilament	신경미세섬유
	normal flow	정상 흐름
	not filtered	여과되지 않은
	not found	발견되지 않은
	nuclear factor	핵 요인
NF1	neurofibromin gene	뉴로파이브로민 유전자 1
NFA	near-fatal asthma	치명적 천식(발작)
NFCE	near-fatal choking episode	치명적 기도폐색
NFD	neurofibrillary degeneration	신경섬유 퇴행

약 어	원 어	의 미
NFH	nonfamilial hematuria	비가족성 혈뇨
NFL	nerve fiber layer	신경 섬유층
NFLD	nerve fiber layer defect	신경 섬유층 결손
NFNS	neurofibromatosis-Noonan syndrome	신경섬유종증-누난 증후군
NFP	nurse-family partnership	간호사-가족 협력
NFS	neural foraminal stenosis	신경공 협착
	no fracture seen	보이는 골절 없음
NFTD	normal full term delivery	정상만삭분만
NG	nasogastric	비위의
	Neisseria gonorrhoeae	임균
	neoplastic growth	신생물 성장
	new growth	신성장
	nitroglycerin	**니트로글리세린**
	nodose ganglion	결절신경절
	no growth	성장 없음
NGC	nucleus reticularis gigantocellularis	거대세포성망상핵
NgCAM	neuron glial cell adhesion molecule	신경아교세포 부착분자
NGF	nerve growth factor	신경 성장인자
NGL	neutral glycolipid	중성당지질
NGR	nasogastric replacement	비위관 교체
NGSA	nerve growth stimulating activity	신경성장 자극활동
NGT	**nasogastric tube**	**비위관**
	normal glucose tolerance	정상 당내성
NGU	nongonococcal urethritis	비임균성 요도염
NH	natriuretic hormone	나트륨배설증가호르몬
	neonatal hemochromatosis	신생아 혈색소증
	neonatal hepatitis	신생아 간염
	neurologically handicapped	신경학적 장애가 있는
	nocturnal hypoventilation	야간성 호흡저하

약 어	원 어	의 미
	nursing home	요양원
NHA	nonspecific hepatocellular abnormality	비특이적 간세포 이상
NHBE	normal human bronchial epithelial[cell]	정상인 기관지상피(세포)
NHC	neonatal hypocalcemia	신생아 저칼슘혈증
NHCP	nonhistone chromosomal protein	비히스톤 염색체 단백질
NHD	non-Hodgkin disease	비호지킨병
NHDL	non-high-density lipoprotein	비고밀도 지질단백
NHE	nonhemolytic enterotoxin	비용혈 장독소
NHF	nonimmune hydrops fetalis	비면역성 태아수종
NHG	normal human globulin	정상인 글로불린
NHGJ	normal human gastric juice	정상인 위액
NHH	neurohypophyseal hormone	신경하수체호르몬
NHK	normal human kidney	정상인 신장
NHL	nodular histiocytic lymphoma	결절성 조직구림프종
	non-Hodgkin lymphoma	**비호지킨림프종**
NHP	nonhemoglobin protein	비혈색소 단백
	nonhistone protein	비히스톤 단백
NHS	Nance-Horan syndrome	낸스-호란 증후군
	Nasu-Hakola syndrome	Nasu-Hakola 증후군
	natural history	자연사
	normal human serum	정상인 혈청
NHT	nonpenetrating head trauma	비관통 두부외상
NHVR	normalized hepatic vascular resistance	정상화된 간혈관 저항
NI	neuraminidase inhibition	뉴라민분해효소 억제제
	no information	정보 없음
	noninducible	비유도
	not identified	확인되지 않음
	not isolated	격리되지 않음
	nursing informatics	간호정보학

약 어	원 어	의 미
	nucleus intercalatus	사이핵
NIA	neuroleptic-induced akathisia	신경이완제 유발 정좌불능증
	niacin	니아신
	no information available	활용가능 정보 없음
NIBP	noninvasive blood pressure[monitoring]	비침습적 혈압[감시]
NIC	neonatal intensive care	신생아 중환자실
	neurogenic intermittent claudication	신경성 간헐적 파행
	nursing interventions classification	간호중재분류
NICU	**neonatal intensive care unit**	**신생아 중환자실**
	neurological intensive care unit	신경계 중환자실
	neurosurgical intensive care unit	신경외과 중환자실
	nonimmunologic contact urticaria	비면역성 접촉 두드러기
NID	nonimmunological disease	비면역성 질환
	not in distress	고통 없음
NIDD	**non-insulin-dependent diabetes**	**비인슐린의존성 당뇨**
NIH	neointimal hyperplasia	신생혈관내막 과다증식
NIF	negative inspiratory force	음성 흡기력
Nig	non-immunoglobulin	비면역글로불린
NIP	negative inspiratory pressure	음성 흡기압
	nipple	유두
	no infection present	현재감염없음
	no inflammation present	현재염증없음
NIPPV	noninvasive positive pressure ventilation	비침습적 양압환기법
NIPS	neuroleptic-induced Parkinson syndrome	신경이완제 유발 파킨슨 증후군
NIPTS	noise-induced permanent threshold shift	소음유발영구청력손실
NIR	near infrared	근적외선
NIRD	nonimmune renal disease	비면역성 신질환
NIRS	near-infrared spectroscopy	근적외선 분광법
NIS	no inflammatory signs	염증징후 없음

약 어	원 어	의 미
nitro	nitroglycerin	니트로글리세린
NIV	noninvasive ventilation	비침습적 환기
NJ	nasojejunal	비공장의
NK	**natural killer[cell]**	**자연 살해 세포**
n/k	not known	알려지지 않은
NKA	no known allergies	알려진 알레르기 없음
NKC	nonketotic coma	비케톤성혼수
NKDA	no known drug allergies	알려진 약물 알레르기 없음
NKFA	no known food allergies	알려진 음식 알레르기 없음
NKH	nonketotic hyperosmotic	비케톤성 고삼투압
NKHA	nonketotic hyperosmolar acidosis	고삼투압 비케톤성 산증
NKHS	nonketotic hyperosmolar syndrome	비케톤성 고삼투압 증후군
NKN	neurokinin	뉴로키닌
NKSF	natural killer cell stimulatory factor	자연살해세포 자극인자
NL	neural lobe	신경엽
	neutral lipid	중성지방
	nodular lymphoma	결절성 림프종
NLA	neuroleptoanesthesia	신경이완마취
NLB	needle liver biopsy	바늘간생검
NLD	nasolacrimal duct	비루관
	necrobiosis lipoidica diabeticorum	당뇨병성 유지방 괴사생성
NLDL	normal low-density lipoprotein	정상 저밀도지단백
NLE	neonatal lupus erythematosus	신생아 홍반성 루푸스
Nle	norleucine	노르류신
NLF	nasolabial fold	코입술주름
NLH	nodular lymphoid hyperplasia	결절성 림프 과도증식
NLL	nonlymphoblastic leukemia	비림프모구백혈병
NLP	no light perception	광지각능 없음
	nodular liquefying panniculitis	결절성 액화지방층염

약 어	원 어	의 미
	normal luteal phase	정상 황체기
NLS	neonatal lupus syndrome	신생아 루푸스 증후군
NLT	normal lymphocyte transfer	정상 림프구 전이
NLX	naloxone	날록손
	nephrolithiasis, X-linked	X 염색체 연관 신장결석증
NM	neuromuscular	신경근의
	neutrophil migration	호중구 이동
	nictitating membrane	순막
	nitrogen mustard	질소 머스타드
	nocturnal myoclonus	야간성 근육간대경련
	nodular melanoma	결절성 흑색종
	nonmotile	운동성 없는
	not malignant	악성이 아닌
	not measurable, not measured	측정할 수 없는
	not mentioned	언급되지 않은
	not motile	운동성 없는
	nuclear medicine	**핵의학**
N&M	nerves and muscles	신경과 근육
	night and morning	밤과 아침
NMA	neurogenic muscular atrophy	신경성 근위축
NMB	neuromuscular blockade	신경근 차단
NMC	neuromuscular control	신경근 조절
	nonmotor condition	비운동 상태
	nucleus reticularis magnocellularis	거대세포 망상핵
NMCC	nasal mucociliary clearance	비 점액섬모 청소율
NMD	neuromyodysplasia	신경근이형성증
	neuronal migration disorder	신경세포 이동장애
NME	neuromyeloencephalopathy	뇌척수신경병증
NMES	neuromuscular electrical stimulation	신경근 전기자극

약 어	원 어	의 미
NMI	no mental illness	정신 질환 없음
	normal male infant	정상 남아
NMJ	neuromuscular junction	근신경 접합부
NML	nodular mixed lymphoma	결절성 혼합 림프종
NMM	nodular malignant melanoma	결절성 악성 흑색종
NMP	normal menstrual period	정상 월경기, 정상 월경일
NMR	**neonatal mortality rate**	**신생아 사망률**
	nictitating membrane response	순막반응
NMS	neuroleptic malignant syndrome	신경이완제 악성 증후군
	neuromuscular spindle	신경근 방추
NMSC	nonmelanoma skin cancer	비흑색종 피부암
NMT	neuromuscular tension	신경근 긴장
NMTD	nonmetastatic trophoblastic disease	비전이성 영양막병
NN	neonatal	신생아
	nevocellular nevus	모반세포모반
	normal nutrition	정상 영양
	nurse's notes	간호기록
NNAS	neonatal narcotic abstinence syndrome	신생아 마약금단 증후군
NND	neonatal death	신생아사망
	nonspecific nonerosive duodenitis	비특이, 비미란성 십이지장염
NNE	neonatal necrotizing enterocolitis	신생아 괴사소장결장염
NNG	nonspecific nonerosive gastritis	비특이, 비미란성 위염
NNJ	neonatal jaundice	신생아 황달
NNM	neonatal mortality	신생아사망
NNP	neonatal nurse practitioner	신생아 전문간호사
NNS	nicotine nasal spray	니코틴 비내분무
	nonneoplastic syndrome	비종양성 증후군
NNT	nuclei nervi trigemini	삼차신경핵
NO	nitric or nitrous oxide	산화/아산화질소

약 어	원 어	의 미
	nonobese	비만이 아닌
No	nobelium	노벨륨
NOD	nodular melanoma	결절성 흑색종
	nonobese diabetic	비비만성 당뇨
	notify of death	사망보고
NOE	naso-orbital-ethmoid[fracture]	코-안와-사골[골절]
	nuclear Overhauser effect	핵오버하우저효과
NOII	nonocclusive intestinal ischemia	비폐쇄성 장허혈
NOMI	nonocclusive mesenteric infarction	비폐쇄성 장간막경색증
non-REM	non-rapid eye movement[sleep]	비REM 수면
NOR-EPI	norepinephrine	노르에피네프린
NOS	not otherwise specified	달리 분류되지 않는
NOSAC	nonsteroidal anti-inflammatory compound	비스테로이드성 항염증 화합물
NOT	nocturnal oxygen therapy	야간 산소요법
NP	nasopharynx, nasopharyngeal	비인두
	natriuretic peptide	나트륨이뇨펩티드
	necrotizing pancreatitis	괴사성 췌장염
	nerve palsy	신경마비
	neuropathic pain	**신경병성 통증**
	neuropathology	신경병리학
	neuropeptide	신경펩티드
	neuropsychiatry	**신경정신의학, 신경정신과**
	new patient	신환
	Niemann-Pick[disease]	니이만-픽병
	no pain	통증 없음
	nonpalpable	촉지불가능한
	nonparalytic	비마비성
	nonpathogenic	비병원성
	no progress or progression	진행안됨

약 어	원 어	의 미
	normal plasma	정상혈장
	normal pressure	정상압
	nosocomial pneumonia	원내폐렴
	not perceptible	지각할 수 없는
	not performed	실행되지 않음
	not pregnant	임신하지 않음
	nucleoprotein	핵산단백질
	nurse practitioner	**전문 간호사**
	nursing procedure	간호절차
Np	neptunium	넵투늄
	neurophysin	뉴로피신
NPA	nasopharyngeal airway	비강인두관
	nasopharyngeal aspirate	비인두 흡인물
	near point accommodation	조절근점
NPAT	nonparoxysmal atrial tachycardia	비발작성 심방빈맥
NPB	nodal premature beat	방실결절조기박동
NPC	nasopharyngeal carcinoma	비인두 종양
	neuroparacoccidioidomycosis	신경파라콕시디오이데스진균증
	nodal premature contractions	방실결절 조기수축
	nonparenchymal[liver] cell	비실질 세포
	nonproductive cough	마른 기침
	nucleus of posterior commissure	후교핵
NPCP	non-Pneumocystis carinii pneumonia	비폐포자충폐염
NPD	narcissistic personality disorder	자기애적 인격장애
	Niemann-Pick disease	니이만-픽병
	nonpathologic diagnosis	비병리학적 진단
	normal protein diet	정상단백식이
NPDR	**nonproliferative diabetic retinopathy**	**비증식성 당뇨성 망막병증**
NPE	**neurogenic pulmonary edema**	**신경성폐부종**

약 어	원 어	의 미
	neuropsychologic examination	신경심리학적검사
	normal pelvic examination	정상골반검사, 정상골반내진
NPF	nasopharyngeal fiberscope	비인두 굴곡내시경
NPH	nephrophthisis	신결핵
	normal pressure hydrocephalus	정상압 수두증
	nucleus pulposus herniation	수핵 탈출증
NPhx	nasopharynx	코인두
NPI	no present illness	현재 질병 없음
	nucleoplasmic index	핵형질지수
NPIC	neurogenic peripheral intermittent claudication	신경원성 말초 간헐적 파행
NPJT	nonparoxysmal junctional tachycardia	비발작성 접합빈맥
NPL	neoproteolipid	신단백지질
NPN	nonprotein nitrogen	비단백질소
NPO	**nothing by mouth[Lat. nil per os]**	**경구투여 금지**
NPPE	negative pressure pulmonary edema	정상압 폐부종
NPPNG	nonpenicillinase-producing Neisseria gonorrhoeae	페니실리나아제 생산 임균
NP polio	nonparalytic poliomyelitis	비마비성 회색질척수염
NPPV	noninvasive positive-pressure ventilation	비침습성 양압 환기
NPR	net protein ratio	실단백질비
	normal pulse rate	정상 맥박수
NPS	nail-patella syndrome	손발톱 무릎뼈 증후군
	nasopharyngeal secretion	코인두 분비
NPSA	normal pilosebaceous apparatus	정상 모지기
NPT	nasal provocation test	비유발검사
	neoprecipitin test	neoprecipitin 검사
	nocturnal penile tumescence	야간음경팽창
	normal pressure and temperature	정상 혈압과 체온
NPU	net protein utilization	단백질 실이용율

약 어	원 어	의 미
NPV	negative predictive value	음성예측도
	negative pressure ventilation	음압 환기
	nucleus paraventricularis	실방핵, 뇌실옆핵
NQA	nursing quality assurance	간호질보장
NQMI	non-Q-wave myocardial infarction	비Q파 심근경색
NR	nerve root	신경근
	neural retina	감각신경망막
	noise reduction	소음제거
	no radiation	방사선 없음
	no recurrence	재발없음
	no refill	보충물 없음
	no respiration	호흡없음
	no response	**반응없음**
	no result	결과없음
	nonreactive	비반응성
	nonrebreathing	재호흡방지
	normal range	정상범위
	normal reaction	정상반응
	not recorded	기록되지 않음
	not reported	**보고되지 않음**
	not resolved	결심하지 않음
	nutrition ratio	영양비
NRBC	normal red blood cell	정상적혈구
	nucleated red blood cell	유핵적혈구
NRC	normal retinal correspondence	정상망막대응
NREH	normal renin essential hypertension	정상레닌성 본태성 고혈압
NREM	nonrapid eye movement[sleep]	비REM 수면
NRFC	nonrosette-forming cell	비로제트 형성 세포
NRGC	nucleus reticularis gigantocellularis	거대세포망상핵

약 어	원 어	의 미
NRI	nerve root irritation	신경근 자극
	nonrespiratory infection	비호흡 감염
NRL	nucleus reticularis lateralis	외측망상핵
nRNA	nuclear ribonucleic acid	핵 RNA
nRNP	nuclear ribonucleoprotein	핵리보핵산단백질
NROM	normal range of motion	정상운동범위
NRPC	nucleus reticularis pontis caudalis	미부망교핵
NRR	net reproduction rate	순재생산율
NRS	normal reference serum	정상기준혈청
	Norman-Roberts syndrome	Norman-Roberts 증후군
NRT	nicotine replacement therapy	니코틴 대체요법
	nucleus reticularis thalami	시상망상핵
NRVR	normalized renal vascular resistance	정상화된 신혈관저항
NS	nephrosclerosis	신장경화증
	nephrotic syndrome	신증후군
	nervous system	신경계
	Netherton syndrome	Netherton 증후군
	neurological surgery, neurosurgery	**신경외과**
	neurosecretion, neurosecretory	신경분비
	neurosyphilis	신경매독
	nodular sclerosis	결절경화증
	nonsmoker	비흡연자
	nonspecific	비특이적
	nonsymptomatic	무증후의
	Noonan syndrome	누난 증후군
	normal serum	정상 혈청
	no sample	견본 없음
	no sequelae	후유증 없음
	nosocomial sinusitis	병원내 부비동염

약 어	원 어	의 미
	not seen	보이지 않음
	not significant	유의하지 않음
	not sufficient	불충분한
	nuclear sclerosis	핵경화증
	nursing services	간호서비스
N/S	normal saline[solution]	생리식염수
Ns	nasospinale	비극점
NSA	normal serum albumin	정상혈청알부민
	no salt added	무염의
	no significant anomaly	유의한 기형 없음
NSAD	no signs of acute disease	급성질병의 징후 없음
NSAID	nonsteroidal anti-inflammatory drug	비스테로이드성 항염제
NSC	neurosecretory cell	신경분비세포
	no significant change	유의한 변화 없음
	non-small cell	비소세포
	nonspecific suppressor cell	비특이적 억제세포
NSCLC	**non-small-cell lung cancer**	**비소세포성 폐암**
NSD	storage disease	축적병
	Nairobi sheep disease	나이로비양질환
	neonatal staphylococcal disease	신생아 포도상구균감염증
	neurosecretory dysfunction	신경분비장애
	night sleep deprivation	야간수면박탈
	no significant defect	**유의한 결손 없음**
	no significant deficiency	유의한 결핍 없음
	no significant difference	유의한 차이 없음
	no significant disease	유의한 질병 없음
	normal spontaneous delivery	**정상자연분만**
NSE	neuron-specific enolase	신경특이에놀라제
	nonspecific esterase	비특이성 에스테라아제

약 어	원 어	의 미
NSF	nodular subepidermal fibrosis	결절성 표피하섬유증
NSFTD	normal spontaneous full-term delivery	정상 만삭자연분만
NSG	neurosecretory granule	신경분비과립
NSGCT	nonseminomatous germ cell tumor	비정상피종성 배세포종양
NSG Hx	nursing history	간호력
NSGI	nonspecific genital infection	비특이적 생식기 감염
NSHD	nodular sclerosing Hodgkin disease	결절경화성 호지킨병
NSHL	non-syndromic hearing loss	비증후군성 청력소실
NSHPT	neonatal severe hyperparathyroidism	신생아 중증부갑상선항진증
NSI	negative self-image	부정적 자아상
	neurosensory impairment	감각신경 장애
	no signs of infection/inflammation	감염/염증징후 없음
NSICU	neurosurgical intensive care unit	신경외과 중환자실
NSILA	nonsuppressible insulinlike activity	비억제인슐린양 활성
NSILP	nonsuppressible insulinlike protein	비억제인슐린양 단백
NSJ	nevus sebaceus of Jadassohn	야다스존 피지샘모반
NSM	neurosecretory material	신경분비물질
NSN	nephrotoxic serum nephritis	신독성 혈청 신장염
NSO	Neosporin ointment	네오스포린 연고
	nucleus supraopticus	시각교차위핵, 시상상핵
NSP	neuron specific protein	뉴론특이단백
	neurotoxic shellfish poisoning	신경독성 패류중독
	nonstructural protein	비구조 단백
NSR	nasal septal reconstruction	비중격재건술
	nonspecific reaction	비특이적 반응
	normal sinus rhythm	**정상동리듬**
	no sign of recurrence	재발증후 없음
NSS	normal size and shape	정상 크기와 모양
	nutrition support services	영양 지원서비스

약 어	원 어	의 미
NST	neospinothalamic[tract]	신척수시상로
	nonshivering thermogenesis	비오한열생산
	non stress test	**비자극 검사**
NSTI	necrotizing soft tissue infection	괴사성 연조직 감염
NSTT	nonseminomatous testicular tumor	비정상피종 고환종양
NSU	nonspecific urethritis	비특이성 요도염
NSV	nonspecific vaginitis/vaginosis	비특이성 질염
NSVD	normal spontaneous vaginal delivery	정상질식자연분만
NSVT	nonsustained ventricular tachycardia	비지속적 심실빈맥
nsy	nursery	신생아실
NT	nasotracheal	코기관의
	neurotensin	뉴로텐신
	neurotoxin	신경독
	neurotrophic	신경영양의
	neutralization test	중화검사
	nontumoral	비종양성
	normal temperature	정상체온
	normal tissue	정상조직
	normotensive	정상압의
	nortriptyline	노르트리프틸린
	not tested	검사되지 않은
	nucleation time	핵형성 시간
	nucleotide	뉴클레오티드
	numbness and tingling	무감각과 저림
N&T	nose and throat	코와 목
NTAB	nephrotoxic antibody	신독성 항체
NTBR	not to be resuscitated	소생시키지 않는
NTCP	noninvasive transcutaneous cardiac pacing	비침습적 경피적 심장조율
NTD	neural tube defect	신경관결손

약 어	원 어	의 미
	nitroblue tetrazolium dye	니트로블루테트라졸륨
NTE	neurotoxic esterase	신경독 에스테르분해효소
	no toxic effect level	독성 수치가 아님
	not to exceed	초과하지 않음
NTF	neurotrophic factor	신경영양 요인
	normal throat flora	정상 목 균주
NTG	nontoxic goiter	비독성 갑상선종
NTGO	nitroglycerin ointment	니트로글리세린 연고
Nth	normothermia	정상온도
NTI	nonthyroid illness	비갑상선질환
NTL	near-total laryngectomy	근전 후두절제술
	nortriptyline	노르트리프틸린
	no time limit	시간제한 없음
NTLI	neurotensin-like immunoreactivity	뉴로텐신양 면역반응성
NTM	nontuberculous mycobacteria	비결핵성 미코박테리아
NTMI	nontransmural myocardial infarction	비전층 심근경색증
NTN	nephrotoxic nephritis	신독성신장염
NTOS	neurogenic thoracic outlet syndrome	신경성 흉곽출구 증후군
NTP	narcotic treatment program	마약치료프로그램
	nitroprusside	니트로푸루시드
	normal temperature and pressure	정상체온과 혈압
NTR	negative therapeutic reaction	음성 치료반응
	nutrition	영양
NTS	nasotracheal suction	코기관흡인
	nephrotoxic serum	신독성 혈청
	neurotensin	뉴로텐신
	nontropical sprue	비열대성 스프루
	nucleus tractus solitarius	핵고립속
NTT	nearly total thyroidectomy	갑상선 근전절제술

약 어	원 어	의 미
NTV	nerve tissue vaccine	신경조직 백신
NU	name unknown	이름불명
NUC	nonspecific ulcerative colitis	비특이성 궤양성대장염
	sodium urate crystal	요산나트륨 결정
nuc	nucleated	유핵의
nucl	nucleus	핵
NUD	nonulcer dyspepsia	비궤양성 소화불량
NUG	necrotizing ulcerative gingivitis	괴사성 궤양성 치은염
nullip	nulliparous	미산부
NUMA	nuclear mitotic apparatus	핵유사분열장치
NUV	near ultraviolet	근자외선
NV	**nausea and vomiting**	**오심과 구토**
	necrosis virus	괴사 바이러스
	neovascularization	혈관신생, 신생혈관증식
	nonveteran	노련하지 않음
	not vaccinated	예방접종되지 않은
	not venereal	비성병의
	not verified	입증되지 않은
	not volatile	비휘발성의
Nv	naked vision	나안시력
NVA	near visual acuity	근거리 시력
NVB	neurovascular bundle	신경혈관다발
NVD	**nausea, vomiting, and diarrhea**	**오심, 구토, 설사**
	neck vein distention	경정맥 확장
	neovascularization of the disk	원판 혈관신생
	neurovesicle dysfunction	신경소포 기능부전
	Newcastle virus disease	뉴캐슬 바이러스 질환
	nonvalvular disease	비판막성 질환
	normal vaginal delivery	**정상 질분만**

약 어	원 어	의 미
	no venereal disease	성병없음
NVE	native valve endocarditis	자연판막심내막염
NVG	neovascular glaucoma	신생혈관성 녹내장
	night vision goggles	야간명시장치
NVL	no visible lesion	보이는 병변 없음
NVM	neovascular membrane	신생혈관막
NVS	neurologic vital signs	신경학적 활력증후
NVSS	normal variant short stature	정상변형 저신장
NW	naked weight	알몸 체중
	nasal wash	비세척
NWB	nonweightbearing	체중부하 없음
NXG	necrobiotic xanthogranuloma	생괴사황색육아종
ny, nyst	nystagmus	안구진탕증
NYD	not yet diagnosed	아직 진단되지 않은
	not yet discovered	아직 발견되지 않은
NZ	neutral zone	중성대, 항원항체평형구역
	normal zone	정상구역

O

약 어	원 어	의 미
O	blood type in the ABO blood group	혈액형 O형
	eye[Lat. oculus]	눈
	obstetrics	산과, 산과학
	occiput	후두, 뒤통수
	occlusal	교합
	opening	개방
	operator	수술자, 작동
	opium	아편
	oral, orally	**구강의**
	ortho-	정상의, 오르토
	orthopedics	정형외과학
	osteocyte	골세포
	output	배출량
	oxygen	**산소**
	respirations[anesthesia chart]	호흡
	zero	영
O_3	ozone	오존
OA	[o]esophageal atresia	식도폐쇄증
	obstructive apnea	폐쇄무호흡
	occipital artery	후두동맥
	occipito-anterior	전방후두위
	occupational asthma	직업성 천식

약 어	원 어	의 미
	octanoic acid	옥테인산
	ocular albinism	눈백색증
	old age	노령
	oleic acid	올레산
	on admission or arrival	도착시
	open appendectomy	개복 충수절제술
	opiate analgesia	아편성 진통제
	ophthalmic artery	안동맥
	opsonic activity	옵소닌 작용
	optic atrophy	시신경위축
	oral airways	구강기도
	oral alimentation	구강영양
	osteoarthritis	**골관절염**
	ovalbumin	난알부민
	ovarian antibody	난소 항체
	overall assessment	총체적 사정
	Overeaters Anonymous	과식자모임
O&A	observation and assessment	관찰과 사정
OAAD	ovarian ascorbic acid depletion	난소 아스코르빈산 감소법
OAD	obstructive airway disease	폐쇄성 기도질환
OAE	otoacoustic emission	귀음향방사
OAF	osteoclast activating factor	파골세포 활성화인자
OAG	open angle glaucoma	개방각 녹내장
OAH	ovarian androgenic hyperfunction	안드로겐성 난소기능항진
OAM	outer acrosomal membrane	바깥첨단체막
OAP	ophthalmic artery pressure	눈동맥압
	osteoarthropathy	골관절병
OAS	oral allergy syndrome	구강 알레르기 증후군
OASD	ocular albinism-sensorineural deafness [syndrome]	눈백색증-감각신경성난청 증후군

O

약 어	원 어	의 미
OAVD	oculoauriculovertebral dysplasia	눈귀척추형성이상
OAW	oral airway	구강기도
OB	obese, obesity	비만
	obliterative bronchiolitis	폐색세기관지염
	obstetrics, obstetrician	**산과, 산과의사**
	occult bacteremia	잠재세균혈증
	occult bleeding	잠재출혈
	olfactory bulb	후각망울
	oligoclonal band	올리고클론띠
OBD	organic brain disease	기질적 뇌질환
OBF	organ blood flow	기관혈류량
OBGS	obstetrical and gynecological surgery	산부인과 수술
OB-GY	**obstetrics and gynecology**	**산부인과**
OBS	**organic brain syndrome**	**기질적 뇌 증후군**
Obs	observation, observed	관찰
obst, obstr	obstruction, obstructed	폐쇄
OC	obstetrical conjugate	출산앞뒤지름, 산과적 진결합선
	occlusocervical	교합면치경부의
	oesophageal candidiasis	식도칸디다증
	on call	대기 중
	optic chiasma	시신경교차
	oral contraceptive	경구피임제
	orbicularis oculi[muscle]	안륜근
	organ culture	장기배양
	orofacial cleft	구안열
	ovarian cancer	난소암
	oxygen consumed	산소소비량
O&C	onset and course	발병 및 경과
OCA	oculocutaneous albinism	전신성 백피증

약 어	원 어	의 미
	olivopontocerebellar atrophy	올리브뇌교소뇌위축
OCAD	occlusive carotid artery disease	폐쇄성 경동맥병
OCB	obsessive-compulsive behavior	강박행동
OCC	oculocerebrocutaneous[syndrome]	눈-대뇌-피부 증후군
	oral cholecystography	경구담낭조영술
occ	occasional	때, 경우
	occiput, occipital	후두
	occlusion, occlusive	폐색
OCCPR	open chest cardiopulmonary resuscitation	개심심폐소생술
OccTh	occupational therapy, occupational therapist	작업요법, 작업요법사
OCD	**obsessive compulsive disorder**	**강박장애**
	osteochondritis dissecans	박리뼈연골염
	ovarian cholesterol depletion	난소 콜레스테롤 고갈
OCF	occipito-frontal[circumference]	후두-전두위
OCG	oral cholecystogram	경구담낭조영술
OCH	oral contraceptive hormone	구강피임호르몬
OCN	oculomotor nucleus	동안신경핵
	osteocalcin	오스테오칼신
OCP	ocular cicatricial pemphigoid	안반흔성유천포창
	oral contraceptive pill	**경구피임약**
OCPD	obsessive compulsive personality disorder	강박인격장애
OCR	oculocardiac reflex	눈심장반사
	optical character recognition	광학적 문자
OCRS	oculocerebrorenal syndrome	안뇌신위축 증후군
OCS	Ondine's curse syndrome	온딘의 저주 증후군
OCT	optimal cutting temperature	최적절삭온도
	oral cavity tumor	구강종양
	oxytocin challenge test	옥시토신부하시험
OD	occipital dysplasia	후두이형성

O

약 어	원 어	의 미
	occupational dermatitis	직업피부염
	occupational disease	**직업병**
	Ollier disease	올리에르병
	on duty	근무 중
	once a day	하루한번
	optical density	광학밀도, 흡광도
	optimal dose	적정량, 최적량
	outside diameter	외경
	overdose, overdosage	**과다복용**
	right eye[Lat. oculus dexter]	**우안**
O_2D	oxygen delivery	산소운반
ODA	overall disease assessment	총체적질병사정
	right occipitoanterior[fetal position]	우후두전위
ODD	oculodentodigital[dysplasia]	안치지이형성(眼齒指異形成)
	oppositional defiant disorder	적대적반항장애
ODM	ophthalmodynamometer, ophthalmodynamometry	눈동맥혈압계
ODOD	oculo-dento-osseous dysplasia	눈-이-뼈 이형성
Odont	odontogenic	치아형성
ODP	offspring of diabetic parents	당뇨부모의 자손
	right occipitoposterior[fetal position]	우후두후위
ODS	osmotic demyelination syndrome	삼투성 탈수초 증후군
ODT	right occipitotransverse[fetal position]	우후두횡위
ODTS	organic dust toxic syndrome	유기먼지 독성 증후군
OE	on examination	검사시
	orthopedic examination	정형외과 검진
	otitis externa	**외이도염**
O&E	observation and examination	관찰과 검사
OEE	osmotic erythrocyte enrichment	삼투성 적혈구 농축
	outer enamel epithelium	외사기질상피

약 어	원 어	의 미
OEF	oxygen extraction fraction	산소추출율
OER	oxygen enhancement ratio	산소효과 증감비
OES	oral esophageal stethoscope	구강식도청진기
OET	oral endotracheal tube	구강기관내관
	oral esophageal tube	구강식도내관
O_2Ext	oxygen extraction	산소추출
OF	occipitofrontal	후두전두의
	optical fundus	안저
	orbital fracture	안와골절
	orbitofrontal	눈확이마, 안와전두
	osmotic fragility	삼투압취약성
	osteitis fibrosa	섬유뼈염
	oxidation-fermentation	산화-발효
OFA	oncofetal antigen	종양태아성 항원
OFC	occipitofrontal circumference	후두전두둘레
	osteitis fibrosa cystica	낭성섬유뼈염
OFD	occipital frontal diameter	후두전두경
	oro-facial-digital[syndrome]	구안지 증후군
OFHA	occipitofrontal headache	후두전두통
OFM	orofacial malformation	구안기형
OG	obstetrics and gynecology	산부인과
	occlusogingival	치경부간교합면
	oligodendrocyte	핍지교세포
	optic ganglion	시신경절
	orogastric	입위의
OGC	oculogyric crisis	안구운동발작
OGD	[o]esophago-gastro-duodenoscopy	식도-위-십이지장경
OGJ	[o]esophagogastric junction	식도위 이음부
OGTT	**oral glucose tolerance test**	**경구포도당내성검사**

약 어	원 어	의 미
OH	hydroxycorticosteroid	히드록시코르티코스테로이드
	obstructive hypopnea	폐쇄성 호흡저하
	occipital horn	뒤통수뿔
	occupational history	직업력
	open heart[surgery]	개심술
	orthostatic hypotension	기립성 저혈압
O_2Hb	oxyhemoglobin	산소헤모글로빈
OHC	occupational health center	직업건강센터
	outer hair cell	외유모세포
OHCA	out-of-hospital cardiac arrest	병원밖 심장마비
OHD	hydroxylase deficiency	수산화효소 결핍
	organic heart disease	기질적 심질환
OHF	Omsk hemorrhagic fever	옴스크 출혈열
OHFA	hydroxy fatty acid	수산화지방산
OHI	oral hygiene index	구강위생지수
OHL	oral hairy leukoplakia	구강유모성 백반증
OHN	optical nerve head	시신경유두
OHP	hydroxyprogesterone	수산화프로게스테론
	oxygen under high pressure	고압하 산소
OHS	obesity hypoventilation syndrome	비만 호흡저하 증후군
	occipital horn syndrome	후두각 증후군
	ocular histoplasmosis syndrome	눈히스토플라스마증 증후군
	open heart surgery	개심술
	ovarian hyperstimulation syndrome	난소 과다자극 증후군
OHT	ocular hypertension	고안압증
	orthotopic heart transplantation	정위심장이식
OI	obturator internus	내폐쇄
	occasional insomnia	직업성 불면증
	opportunistic infection	기회감염

약 어	원 어	의 미
	opsonic index	옵소닌지수
	orgasmic impairment	극치감 장애
	osteogenesis imperfecta	불완전골형성
	oxygen intake	산소흡입
OIC	osteogenesis imperfecta congenita	선천성 불완전골형성
OID	optimal immunomodulating dose	최적면역조절양
OIF	oil immersion field	유침야
OIH	ovulation-inducing hormone	배란유발호르몬
OILD	occupational immunologic lung disease	직업성 면역폐질환
oint	ointment	연고
OIS	organ injury scale	장기손상척도
OKC	odontogenic keratocyst	치성 각화 낭종
OKN	optokinetic nystagmus	시선이동안진, 눈운동눈떨림
OL	open label(ed)	개방표지
ol	left eye[Lat. oculus laevus]	좌안
OLA	left occipitoanterior[fetal position]	좌후두전위
OLB	olfactory bulb	후각망울, 후구
	open liver biopsy	개방 간생검
	open lung biopsy	개방 폐생검
OLD	obstructive lung disease	폐쇄폐질환
olf	olfactory	후각
OLP	left occipitoposterior[fetal position]	좌후두후위(태위)
OLR	otology, laryngology, and rhinology	이비인후학
OLS	ouabain-like substance	우아바인양 물질
OLT	left occipitotransverse[fetal position]	좌후두횡위(태위)
	orthotopic liver transplantation	동소간이식
OM	obtuse marginal[artery]	둔각변연동맥
	occipitomental	뒤통수턱끝, 후두골이의
	occupational medicine	**산업의학, 직업의학**

약 어	원 어	의 미
	ocular movement	안구운동
	osteomalacia	골연화증
	osteomyelitis	골수염
	otitis media	**중이염**
	outer membrane	외막
	ovulation method	배란법
OMAC	otitis media, acute catarrhal	급성 카타르성 중이염
OMAS	occupational maladjustment syndrome	직업적 부적응 증후군
OMD	ocular muscle dystrophy	안근퇴행위축
	oculomandibulodyscephaly	눈턱머리이상
	organic mental disorder	**기질적 정신장애**
OME	**otitis media with effusions**	**삼출성 중이염**
OMI	old myocardial infarction	진구성 심근경색
OML	orbitomeatal line	안와외이도선
OMN	oculomotor nerve	동안신경
OMP	olfactory marker protein	후각표지단백
	outer membrane protein	외막단백
OMPA	otitis media, purulent, acute	급성 화농성 중이염
OMPC	otitis media, purulent, chronic	만성 화농성 중이염
OMR	oligomycin-resistant	올리고마이신내성
OMS	organic mental syndrome	기질적 정신 증후군
OMSA	otitis media, suppurative, acute	급성 화농성 중이염
OMSC	otitis media secretory(or suppurative) chronic	만성 화농성 중이염
OMT	ocular microtremor	눈미세떨림
OMV	outer membrane vesicle	외막수포
OMVC	open mitral valve commissurotomy	개심승모판연결부절개술
ON	olfactory nucleus	후각핵
	onlay	얹기, 중첩
	optic nerve	시신경

약 어	원 어	의 미
	orthopedic nurse	정형외과 간호사
	osteonecrosis	뼈괴사
	overnight	밤새도록
ONC	oncogene	종양유전자
	oncology	종양학
	over-the-needle catheter	정맥카테터, over-the-needle 카테터
OND	other neurological disorders	다른 신경질환
ONG	optic nerve glioma	시신경교종
ONNV	o'nyong-nyong virus	오뇽뇽바이러스
ONP	operating nursing procedure	수술간호절차
ONTG	oral nitroglycerin	구강 니트로글리세린
OO	oophorectomy	난소절제술
	orbicularis oculi[muscle]	안륜근
OOB	out of bed	침대 밖
OOH	out-of-hospital	병원 밖
OOH/CA	out-of-hospital cardiac arrest	병원 밖 심장마비
OOLR	ophthalmology, otology, laryngology, and rhinology	안과, 이비인후과학
OOR	out-of-room	병실 밖
OORR	orbicularis oculi reflex response	안륜근반사반응
OP	occipitoparietal	후두두정의
	occipitoposterior	후두후태위
	olfactory peduncle	후엽각, 후뇌각
	operation, operative	**수술**
	operative procedure	수술절차
	ophthalmology	안과학
	opponens pollicis	엄지맞섬, 무지대립
	optic neuritis	시신경염
	oropharynx	입인두
	orthostatic proteinuria	기립성 단백뇨

약 어	원 어	의 미
	osmotic pressure	삼투압
	osteoporosis	골다공증
	outpatient	외래환자
Op	opisthocranion	오피스토크라니온
OPA	optic atrophy	시신경위축
	oropharyngeal airway	경구기도유지기
OPC	outpatient clinic	외래환자 진료소
OPCA	olivopontocerebellar atrophy	올리브뇌교소뇌 위축
OPCD	olivopontocerebellar degeneration	올리브뇌교소뇌 퇴행
OPD	obstetric prediabetic	산과적 전당뇨
	optical path difference	광로차
	outpatient department	**외래부**
	outpatient dispensary	외래환자진료소, 외래환자약국
OPG	orthopantomogram	직립파노라마방사선촬영법
OPH	obliterative pulmonary hypertension	폐색성 폐고혈압
	ophthalmia	안염
OPH, Oph	ophthalmology	안과학
	ophthalmoscopy, ophthalmoscope	검안경검사
Oph A	ophthalmic artery	안동맥
OPI	oculoparalytic illusion	안마비성 착시
OPK	optokinetic	눈운동의
OPL	outer plexiform layer	외얼기층
OPLL	ossification of posterior longitudinal ligament	후종인대 골화
OPM	occult primary malignancy	잠재성 원발성 종양
	ophthalmoplegic migraine	안근마비편두통
OPMD	oculopharyngeal muscular dystrophy	눈인두근육퇴행위축
OPN	ophthalmic nurse	안과간호사
OPP	osmotic pressure of plasma	혈장삼투압
	oxygen partial pressure	산소부분압

약 어	원 어	의 미
opp	opposite	반대의
OPPG	oculopneumoplethysmography	안기체용적변동기록법
OPS	osteoporosis-pseudolipoma syndrome	골다공증-가성지방종 증후군
	outpatient surgery	외래수술
OPSA	ovarian papillary serous adenocarcinoma	난소유두 장액성 선암종
OPT	outpatient treatment	외래환자 치료
opt	optics, optician	광학
OPTHD	optimal hemodialysis	최적 혈액투석
OPV	oral polio vaccine	구강폴리오백신
OPWL	opiate withdrawal	아편금단
OR	odds ratio	교차비
	open reduction	개방정복술, 개방교정술
	operating room	**수술실**
	optic radiation	시방선, 시각부챗살
	oral rehydration	구강재수화
	ouabain-resistant	우아바인내성
O-R	oxidation-reduction	산화환원
Or	orbitale	눈확점, 안와점
ORA	opiate receptor agonist	아편수용체 작용제
ORC	oculo-reno-cerebellar[syndrome]	눈-신장-소뇌 증후군
orch	orchitis	고환염
ORD	optical rotatory dispersion	광회전 분산
ORE	oil retention enema	기름정체관장
OR&F	open reduction and fixation	개방교정고정술
ORFV	orf virus	양아구창 바이러스
Org, org	organic	기관의, 기질성
ORIF	open reduction/internal fixation	개방교정술/내부고정술
ORL	otorhinolaryngology	이비인후과학
ORM	orosomucoid	오로소뮤코이드

약 어	원 어	의 미
	oxygen ratio monitor	산소비율감시
ORN	olfactory receptor neuron	후각수용체뉴런
	operating room nurse	수술장 간호사
Orn	ornithine	오르니틴
ORP	operating room personnel	수술실 직원
	oxidation-reduction potential	산화-환원 전위
ORS	oral rehydration solution	구강 재수화용액
	oral surgery, oral surgeon	구강외과
	orthopedic surgeon, orthopedic surgery	정형외과 수술
ORT	oral rehydration therapy	구강재수화요법
orth, ortho	orthopedics, orthopedic	정형외과학
ORW	Osler-Rendu-Weber[syndrome]	오슬러-베버-랑뒤 증후군
OS	**left eye[Lat. oculus sinister]**	**좌안**
	occipitosacral	후두골천골의
	Omenn syndrome	Omenn 증후군
	open splenectomy	개복비장절제술
	Opitz syndrome	오피츠 증후군
	oral surgery	구강외과
	orthognathic surgery	턱교정수술
	orthopedic surgeon, orthopedic surgery	**정형외과의사, 정형외과**
	Osgood-Schlatter[disease]	오스굿-슐라터병
	osteogenic sarcoma	골육종
	osteosclerosis	골경화증
	ouabain sensitivity	우아바인 민감도
	oxygen saturation	산소포화도
OSA	**obstructive sleep apnea**	**폐색성 수면무호흡증**
osc	oscillation	진동
OSCC	oral squamous cell carcinoma	구강편평세포암종
OSF	osteoclast-stimulating factor	파골세포 자극인자

약 어	원 어	의 미
	outer spiral fiber	외나선신경섬유
	overgrowth stimulating factor	과도증식 자극인자
OSM	oxygen saturation meter	산소포화도측정기
Osm	osmosis, osmolarity	삼투
OSMED	otospondylometaphyseal dysplasia	귀척추골간단형성이상
OSRC	osteosarcoma	골육종
OSS	osseous	뼈의
osteo	osteoarthritis	골관절염
	osteomyelitis	골수염
OT	objective test	객관적 검사
	occupational therapist, occupational therapy	**작업치료사, 작업치료**
	ocular tension	안압
	old term(in anatomy)	구명칭
	old tuberculin	구 튜베르쿨린
	olfactory threshold	후각역치
	on treatment	치료시
	optic tract	시각로, 시삭
	orientation test	지남력검사
	orotracheal	입기관의
	orthopedic treatment	정형외과적 치료
	otolaryngology	이비인후과학
	otology	이과학
	oxytocin	옥시토신
OTC	ovarian tissue culture	난소 조직 배양
	oxytetracycline	옥시테트라사이클린
OTCD	ornithine carbamoyltransferase deficiency	오르니틴카르바모일전이효소 결핍
OTD	organ tolerance dose	장기내성용량
OTI	ovomucoid trypsin inhibitor	난점질 트립신 억제제

약 어	원 어	의 미
OTO	otology	이과학
OTS	occipital temporal sulcus	후두측두구
	orotracheal suction	입기관 흡인
OTT	orotracheal tube	입기관내관
OTU	olfactory tubercle	후결절
	operational taxonomic unit	조작상 분류단위
OU	**both eyes together[Lat. oculi unitas]**	**양안, 양쪽눈**
OUB	ouabain	우아바인
OUBR	ouabain resistance	우아바인 내성
OULQ	outer upper left quadrant	외측좌상사분면
OUR	oxygen uptake rate	산소흡수율
OUS	overuse syndrome	과용 증후군
OV	oculovestibular	안구전정
	oncovirus	종양바이러스
	osteoid volume	유골량
	outflow volume	유출량
	ovary	난소
	overventilation	과다호흡
	ovulation	배란
ov	ovum	난자
OVA	ovalbumin	난알부민
ova	ovariectomy	난소절제술
OVC	ovarian cancer	난소암
OVD	occlusal vertical dimension	교합고경
OvDF	ovarian dysfunction	난소 기능장애
OW	once weekly	매주한번
	outer wall	외벽
	oval window	난원창
	overweight	과체중

약 어	원 어	의 미
OWR	Osler-Weber-Rendu[syndrome]	오슬러-베버-랑뒤 증후군
	ovarian wedge resection	난소 쐐기절제술
OX	optic chiasma	시신경교차
	oxacillin	옥사실린
	oxalate	옥살산염
	oxytocin	옥시토신
Ox	oxygen	산소
ox	oxidized	산화
Ox-LDL	oxidized low-density lipoprotein	산화 저밀도지단백
OXT	oxytocin	옥시토신
OXTR	oxytocin receptor	옥시토신 수용체
OYE	old yellow enzyme	고황효소

P

약 어	원 어	의 미
P	para	출산부
	parietal	두정부의, 마루뼈의
	parity	출산경력, 출산수
	partus	분만, 출산, 출생
	pater	부, 아버지
	patient	환자
	percentile	퍼센타일, 백분위수
	percussion	타진(법)
	perforation	천공, 뚫림
	peripheral	말초의
	peritoneum	복막
	peta	페타(1015)
	phosphorous	인
	pint	파인트(액량의 단위, 0.47L)
	placebo	위약, 속임약, 헛약
	plan	계획
	plasma	혈장
	plasmid	플라스미드
	Plasmodium	열원충(속)
	plexus	총, 얼기
	plica	주름
	Pneumocystis	폐포자충(속)

약 어	원 어	의 미
	poise	포아즈(점도의 단위)
	poisoning	중독
	polarity	극성, 양극성
	pons	교뇌, 다리뇌
	population	모집단
	position	위치, 자세, 태위
	positive	양성의, 긍정적인
	post(after)	후, 후반
	posterior	뒤의, 후방의
	postpartum	분만 후
	powder	가루, 분말
	premolar	소구치, 작은 어금니
	precursor	전구물질
	prednisone	프레드니손
	probability	확률
	presbyopia	노안, 노시안
	pressire	압력
	primary	일차성, 원발성
	primipara	초산부
	probability	확률
	progesterone	프로게스테론, 황체호르몬
	prolactin	프로락틴, 젖분비호르몬
	promoter	촉진제
	properdin	(보체대체경로의) 프로페리딘
	protein	단백질
	Proteus	프로테우스(속)
	proximal	근위부의, 몸쪽
	Pseudomonas	슈도모나스(속)
	psychiatry	정신의학, 정신과

약 어	원 어	의 미
	pulmonary	폐의, 허파의
	pulse	맥박
	puncture	천자, 뚫기, 찌름술
	pupil	동공
	pyorrhea alveolaris	치조농루증, 이틀줄고름
P-	para	부수적인
/P	partial lower denture	부분적 하부의치
P/	partial upper denture	부분적 상부의치
P_1	parental generation	부모세대
	first pulmonic heart sound	폐동맥 제1음
	pilocarpine eye solution	필로카로핀 안용액
P_2	second pulmonic heart sound	폐동맥 제2음
	pregnandiol	프레그난디올
P_3	pregnantriol	프레그난트리올
$_{32}P$	radioactive phosphorus 32	방사성 인32
P/3	proximal third	근위부 1/3
P20	Ocusert P20	오큐서트 P20
P40	Ocusert P40	오큐서트 P40
P_{450}	cytochrome p-450	사이토크롬 p-450
PA	panic attack	공황발작
	paralysis agitans	진전마비
	paranoia	편집증, 편집장애
	particle agglutination	입자응집
	pathology	병리학
	patient's advocate	환자 탄원서
	per abdomen	복부로
	performance assessment	수행평가
	periapical(x-ray)	심첨주위의
	periarteritis	동맥주위염

약 어	원 어	의 미
	periodontal abscess	치주농양, 잇몸고름집
	pernicious anemia	악성 빈혈
	phenylalanine	페닐알라닌
	phenol alcohol	페놀 알코올
	phosphoargine	인산아르긴
	photoallergy	광알레르기
	physical abuse	신체학대
	physician assistant	의사보조
	plasma aldosterone	혈중 알도스테론
	plasminogen activator	플라시미노겐 활성인자
	platelet aggregation	혈소판응집
	polyarteritis	다발동맥염, 여러동맥염
	posteroanterior(x-ray)	**후전방의 뒤앞방향의**
	postoperative angina	수술 후 협심증
	postpartum amenorrhea	산후 무월경
	prealbumin	전알부민
	presenta again	다시 말하다, 다시 제출하다
	primary aldosteronism	원발성 알도스테론증
	primary amenorrhea	일차성 무월경
	prior to admission	입원하기 전
	proactivator	전활성체
	procainamide	프로카인아미드
	prolonged action	지속적 작용
	propionic acid	프로피온산
	protective antigen	방어항원, 보호항원
	pseudoaneurysm	가성동맥류, 거짓동맥자루
	Pseuomonas aeruginosa	녹농균
	pulmonary artery	**폐동맥**
	pulmonary atresia	**폐동맥협착증**

P

약 어	원 어	의 미
P-A	posteroanterior(x-ray)	후전방의 뒤앞방향의
P(A)	probability of event A	A에 대한 확률
P&A	percussion and auscultation	타진과 청진
	position and alignment	자세와 교정
Pa	pascal	파스칼
	pulmonary artery pressure	폐동맥압
	pathologist	병리학자
PA	**alveolar pressure**	**폐포압력**
$P_2 > A_2$	second pulmonic heart sound greater than second aortic heart sound	2번째 대동맥 심음소리보다 2번째 폐동맥 심음이 더 크게 들림
Pab	abdominal pressure	복압
pAb	polyclonal antibody	다클론항체
PABA, pABA	Para(ρ)-aminobenzoic acid	아미노벤조산(국소 자외선 차단제)
PAB	**premature atrial beat**	**심방조기박동**
PABP	pulmonary artery balloon pump	폐동맥 풍선 펌프
PABV	**percutaneous aortic balloon vavuloplasty**	**피부경유 풍선 대동맥판막성형술**
PAC	papular acrodermatitis	구진성 첨단피부염
	plasma aldosterone concentration	혈중 알도스테론 농도
	platelet-associated complement	혈소판 연관 보체
	premature atrial contraction	**심방조기수축**
	pulmonary artery catheter	폐동맥 카테터
P_ACO_2	partial alveloar pressure of carbon dioxide	폐포 내 탄산가스 분압
P_aCO_2	partial arterial blood pressure of carbon dioxide	동맥혈 탄산가스 분압
PACP	pulmonary alveolar capillary permeability	폐포 모세혈관 투과도
PACS	Picture archiving and communication system	팍스, 영상 저장 및 전송 체계

약 어	원 어	의 미
PACT	Papillary cancer of thyroid	갑상선 유두암
PACU	postanesthesia care unit	마취 후 회복실
PACV	cisplatin, doxorubicin and cyclophosphamide	시스플라틴, 독소루비신 및 사이클로포스파마이드
PACWP	pulmonary arterial capillary wedge pressure	폐동맥 모세혈관 쐐기압
PAD	percutaneous abscess drainage	경피적 농양 배액법
	percutaneous automated discectomy	경피적 자동화 추간판절제술
	peripheral artery disease	말초동맥질환
	primary affective disorder	일차성 정동장애
	psychoaffective disorder	정신정동장애
PADP	pulmonary artery diastolic pressure	폐동맥 확장기압
PAE	paradoxical air embolism	기이성 공기색전증
	postanoxic encephalopathy	무산소증 후 뇌증
	post-antibiotic effect	항생제 투여 후 효과
PAEDP	pulmonary artery end-diastolic pressure	폐동맥 확장기말압
PAES	popliteal artery entrapment syndrome	오금동맥 포착 증후군
PAF	paroxymal atrial fibrillation	발작적 심방세동
	platelet activating factor	혈소판 활성화 인자
	platelet aggregating factor	혈소판 응집 인자
	population attribuatable fraction	일반인구에 대한 기여분률
PA&F	percussion, ausculatation and fremitus	타진, 청진, 진탕음
PAFD	percutaneous abscess and fluid drainage	경피적 농양 및 수액 배액법
	pulmonary artery filling defect	폐동맥 충만 결손
PAFI	platelet aggregating factor inhibitor	혈소판 응집인자 억제제
PAFIB	paroxysmal atrial fibrillation	발작성 심방세동
PAG	p-aminobenzoyglucuronide	p-아미노벤조일글루쿠로나이드
	pelvic angiography	**골반 혈관조영술**
	pelvic arteriography	골반 동맥조영술
	postauricular graft	후이개부피판, 뒷귀바퀴이식편

약 어	원 어	의 미
	pregnancy associated glucoprotein	임신성 당당백
	pulmonary arteriography	폐 동맥조영술
PAGE	polyacrlamide gel electrophoresis	폴리아크릴아마이드 젤 전기영동법
PAH	phenylalanine hydroxylase	페닐알라니 수산화효소
	pulmonary arterial hypertension	폐동맥고혈압, 폐고혈압증
PAI	parathyroid activity index	부갑상선 활동지수
	partial androgen insensitivity	부분적 안드로겐 불감증
	plasminogen activator inhibitor	플라스미노겐 활성화 억제인자
PAIg	platelet associated immunoglobulin	혈소판 관련 면역글로불린
PAIS	partial androgen insensitivity syndrome	부분적 안드로겐(남성호르몬) 불감성 증후군
PAKY	pecutaneous access to kidiney	신장에 경피적 접근
PAL	pathology laboratory	병리학 실험실
	posterior axillary line	후액와선, 뒤겨드랑선
	pyogenic abscess of the liver	간의 화농성 농양
PALA	N-phosphonacetyl-L-aspartate	N-포스포아세틸-L-아스파라긴산
Pa line	pulmonary arterial line	폐동맥선
PALN	para-aortic lymph node	대동맥주위림프절
PALP	palpable	촉진할 수 있는
	palpation	촉진
	palpitation	심계항진
PAM	pancreatic acinar mass	이자의 분비세포 종양
	penicillin aluminum monostearate	페니실린 알루미늄 모노스테아레이트
	periodic acid methenamine silver stain	과요오드산 메테나민 은염색
	primary amebic meningoencephalitis	원발성 아메바성 수막뇌염
	pulmonary alveolar macrophage	폐포 내에 있는 대식세포
	pulmonary alveolar microlithiasis	폐포 미세결석증
2-PAM	pralidoxime	프랄리독심
PAMP	pulmonoary arterial mean pressure	평균 폐동맥압
PAN	periarteritis nodosa	결절성 동맥주위염

약 어	원 어	의 미
	periodic alternating nystagmus	주기적 교대성 안구진탕
	polyarteritis nodosa	결정성 다발동맥염
	positional alcohol nystagmus	두위성 알코올성 안구진탕
Panpe	panperitonitis	범복막염
PANSS	positive and negative syndrome scale	정신분열증의 양성, 음성 증상척도
PAO	peak acid output	최대 산분비
	periacetabular osteotomy	비구주위 절골술, 절구주위 뼈자름술
	pulmonary artery occulusion	폐동맥폐쇄
PAO_2	alveolar partial pressure of oxygen	폐포 내 산소분압
P_aO_2	arterial partial pressure of oxygen	동맥혈 산소분압
PAOD	peripheral arterial occlusion disease	말초 동맥 폐쇄성 질환
	peripheral arteriosclerotic occulusion disease	말초 동맥경화성 폐쇄성 질환
PAP	**papnicolaou test**	**파파니콜로 검사(자궁경부암 검진)**
	passive-aggressive peronality	능동적-공격적 성격
	patient assessment program	환자 평가 프로그램
	peak airway pressure	최대 기도압
	peroxidase antiperoxidase	과산화수소 항과산화수소효소
	primary atypical pneumonia	원발성 비전형적 폐렴
	positive airway pressure	기도양압
	pulmonary artery pressure	**폐동맥압**
Pap	papilla	유두
	papilloma	유두종
PAP smear	Papanicolaou smear	파파니콜로 도말표본
PAPVC	Partial anomalous pulmonary venous connection	폐정맥연결의 부분적 이상
PAPVR	Partial anomalous pulmonary venous return	폐정맥환류의 부분적 이상
PAR	passive avoidance reaction	능동적 회피 반응
	perennial allergic rhinitis	통년성 알레르기성 비염,

약 어	원 어	의 미
		사계절 알레르기성 코염
	platelet aggregate ratio	혈소판 응집 비율
	population attributable risk	일반인구에 대한 기여위험도
	postanesthesia recovery	마취 후 회복
	pulmonary arteriolar resistance	폐소동맥 저항
par	paraffin	파라핀
	parallel	평행의
	paralysis	마비
Para	number of pregnancies producing viable offspring	생존아를 분만한 출산횟수
para	paraplegia	하반신마비
	parathyroid	부갑상선
	parathyroidectomy	부갑상선 절제술
para 0	nullipara	미분만부
para Ⅰ	primipara	1아 경산부, 초산부
para Ⅱ	secundipara	2아 경산부
para Ⅲ	tripara	3아 경산부
para Ⅳ	quadripara	4아 경산부
PARC	perennial allergic rhinoconjunctivitis	통년성 알레르기성 비결막염
parent	parenterally	비경구적으로
PAS	aminosalicylic acid	아미노살리실산
	periodic acid Shiff stain	과요드산 쉬프염색, PAS염색
	peripheral anterior synechia	주변홍채앞유착
	pituitary adrenal system	뇌하수체 부신피질 계
	pneumatic antiembolic stocking	색전방지 공기압박스타킹
	pulmonary arterial stenosis	**폐동맥 협착**
	superior pulmonary artery	위폐동맥
PASA	aminosalicylic acid	아미노살리신산
PASE	physical activity scale for the elderly	노인들을 위한 신체활동척도(평가용)
PASG	pneumatic antishock garment	공기쇼크방지의복

약 어	원 어	의 미
PASP	Pulmonary artery systolic pressure	폐동맥 수축기 혈압
pass	passive	수동적인
Past	pasteurella	파스퇴렐라(속)
PAT	**paroxysmal atrial tachycardia**	**발작성 심방 빈맥(빠른 맥)**
	patella	슬개골, 무릎뼈
	patient	환자
	penetrating abdominal trauma	천공성 복부외상
	platelet aggregation test	혈소판 응집 검사
	postoperative atrial tachycardia	수술 후 심방 빈맥
	pregnancy at term	만기임신, 만삭
PATE	**pulmonary artery thromboembolism**	**폐동맥 색전혈전증**
PATG	patient group	환자군
PATH	pathology	병리학
	Pituitary adrenotropic hormone	뇌하수체 부신자극 호르몬
	physicians at teaching hospitals	교육병원에서 근무하는 의사
P_{atm}	atomospheric pressure	대기압
Patr	Pulmonary atresia	폐동맥 폐쇄증
PAV	**percutaneous aortic valvuloplasty**	**경피적 대동맥 판막성형술**
PAVF	pulmonary arteriovenous fistula	폐 동정맥누공, 폐 동정맥샛길
PAVM	pulmonary arteriovenous malformation	폐 동정맥기형
PAVNRT	paroxysmal atrioventricular nodal reciprocal tachycardia	발작성 방실 재귀성 빈맥
PA-VSD	pulmonary atresia with ventricular septal defect	심실중격결손이 동반된 폐동맥 폐쇄증
PAWP	**pulmonary arterial wedge pressure**	**폐동맥쐐기압**
PB	paraffin bath	파라핀욕
	perineal body	회음부
	peripheral blood	말초 혈액
	peroneus brevis muscle	단비골근, 짧은 종아리근
	phenobarbital	페노바비탈

약 어	원 어	의 미
	premature beat	조기박동
	pressure breathing	가압호흡(법)
	pudendal block	음부신경차단
	punch biopsy	펀치 생검
Pb	lead	납
pb	presbyopia	노안, 노시안
	protein bind	단백질 결합
P&B	pain and burning	동통과 화상
	phenobarbital and belladona	페노바비탈과 벨라도나
PBA	percutaneous bladder aspiration	경피적 방광흡인
	polyclonal B cell activation	다클로성 B세포 활성
	pressure breathing assist	가압호흡보조
	prune belly anomaly	말린대추배기형
PBAL	protected bronchoalveolar lavage	보호된 기관폐포 세척
PB antibody	Paul-Bunnell antibody	파울-분넬 항체
PBC	peripheral blood cell	말초 혈액 적혈구
	prep-bed care	취짐 전 간호
	primary biliary cirrhosis	원발성 담즙성 경화증
PBD	**percutaneous biliary drainage**	**경피적 담즙 배액술**
	post-burn days	화상 후 일수
	proliferative breast disease	증식성 유방 질환
PBE	Perlsucht Bacillen-emulsion tuberculin from M. tuberculosis	결핵균으로부터 얻어진 튜베르쿨린
PBF	**peripheral blood flow**	**말초혈류**
	placental blood flow	태반혈류
	pulmonary blood flow	폐혈류
PBG	porphobilinogen	포르포빌리노겐
PbI	lead intoxication	납중독
PBL	peripheral blood leukocyte	말초혈액 내 백혈구
	peripheral blood lymphocyte	말초혈액 내 림프구

약 어	원 어	의 미
	problem-based learning	문제중심학습
PBM	placental basement membrane	태반기저막, 태반바닥막
	peripheral blood monocyte	말초혈액 내 단핵구
PBMC	peripheral blood mononuclear cell	말초혈액 내 단핵세포
PBO	placebo	위약, 속임약, 헛약
PBP	**penicillin-binding protein**	**페니실린 결합 단백질**
	progressive bulbar palsy (Fazio-Lond's disease)	진행성 구마비(파지오-론데병)
PBPI	penilc-brachial pulse index	음경-상완 맥박지수
PBPV	percutaneous ballon pulmonary valvuloplasty	경피적 풍선 폐동맥 판막성형술
PBR	premature birth rate	미숙아 출생률
PBS	**peripheral blood smear**	**말초혈액도말검사**
	phosphate buffered saline	인산 완충 생리식염수
	prune belly syndrome	말린대추배 증후군
	pulmonary branch stenosis	폐분지 협착증
PBSC	peripheral blood stem cell	말초혈액 줄기세포
	post-burn scar contracture	화상 후 흉터의 구축
PBSCT	peripheral blood stem cell transplantation	말초 혈액 줄기세포 이식술
PBSP	prognostically bad sign during pregnancy	임신 중 나쁜 예후를 나타내는 징후
PBT	Paul-Bunnel test	파울-번넬 검사
	Pulmonary barotrauma	폐 압력손상
PBV	percutaneous balloon valvuloplasty	피부경유 풍선 판막성형술
	pulmonary blood volume	폐혈액양
PBZ	phenoxybenzamine	페녹시벤자민
PC	packed cell	농축 세포
	pain clininc	통증클리닉
	paper chromatography	크로마토그래피, 종이 착색조영술

약 어	원 어	의 미
	peak concentration	최고농도
	penicillin	페니실린
	peritoneal cell	복막세포
	pharmacology	약리학
	phosphatidylcholine	포스파티딜콜린
	pheochromocytoma	갈색세포종
	physician's corporation	의사의 협조
	piriform cortex	조롱박겉질
	placebo-controlled	위약 대조군
	plasma concentration	혈장농도
	plasma cortisol	혈장 코티솔
	platelet concentrate	농축 혈소판
	platelet count	혈소판 수
	poor condition	위생상태가 좋지 않은
	poor coordination	근육운동 부조화
	popliteal cyst	슬와낭
	portacaval	문맥대정맥의
	portal(liver) cirrhosis	문맥성 간경변증
	post cibul after meals	식후 후식
	post cibum(after meal)	식후의
	posterior chamber(of the ye)	후안방
	pneumotaxic center	호흡조절중추
	prenatal care	산전관리, 출생 전 관리
	primary closure	일차봉합(술)
	productive cough(=wet cough)	젖은 기침
	prostatic carcinoma	전립선암
	pulmonary capillary	폐 모세혈관
	pulmonary circulation	폐 순환
	pulmonary compliance	폐 순응도

약 어	원 어	의 미
	Purkinje cell	푸르킨예세포, 조롱박세포
Pc	penicillin	페니실린
PCA	pancreatic carcinoma	췌장암
	patient care assistant	환자 간호 보조
	patient-controlled analgesia	자가 조절 진통제
	percutaneous carotid arteriogram	피부경유 목동맥 조영술
	percutaneous coronary angioplasty	**피부경유 관상동맥 혈관성형술**
	perchloric acid	과염소산
	plasma catecholamine	혈장 카테콜라민
	polyclonal antibody	다클론성 항체
	portacaval anastomosis	문맥-대정맥 문합술
	postconceptional age	수태 후 연령
	posterior cerebral artery	뒤대뇌동맥, 후대뇌동맥
	posterior communicating aneurysm	뒤교통동맥 동맥류
	posterior communicating artery	뒤교통동맥, 후교통동맥
	prehospital cardiac arrest	병원 도착 전 심박동정지
	procainamide	프로케인아미드
	procoagulation activity	내피세포의 응고능력
PcA	prostatic adenocarcinoma	전립선 샘암종
PCAD	progression of coronary artery disease	진행 중인 관상동맥질환
PCB	pancuronium bromide	판큐로니움 브로마이드
	paracervical block	자궁경관주위차단
	portacaval bypass	문맥-대정맥 우회술
	postcoital bleeding	**성교 후 출혈**
	procarbazine	프로카바진
PCC	percutaneous cecostomy	경피적 막창자창냄술
	peripheral cholangiocarcinoma	말초 쓸개관암종
	pheochromocytoma	갈색세포종
	plasma catecholamine concentration	혈장 카테콜라민 농도

약 어	원 어	의 미
	pneumatosis cystoides coli	창자병공기낭증
PCCC	pediatric critical care center	소아 중환자실
PCCTEA	patient-controlled continuous thoracic epidural analgesia	자가 조절 지속적 흉부 경막외 진통제
PCCU	post-coronary care unit	관상동맥질환 집중치료실
PCD	papillary collecting duct	유두 집합관
	paraneoplastic cerebellar degeneration	신생물딸림소뇌변성, 부종양성 소뇌변성
	paroxysmal cerebral dysrhythmia	발작성 뇌성부정률
	percutaneous catheter drainage	경피적 도관배액술
	pervasive developmental disorder	전반적 발달장애
	polycystic disease	**다낭포성 질환**
	posterior corneal deposits	후각막침착물
	postmortem cesarean delivery	사후 제왕절개
	primary ciliary dyskinesia	원발성 섬모운동이상증
PCDD	polychlorinated dibenzodioxin	폴리염화 디벤조디옥신
PCDF	polychorinated dibenzofuran	폴리염화 디벤조푸란
PCE	physical capacity evaluation	신체능력평가
	polychromatic erythrocyte	다염성 적혈구
PCEA	patient-controlled epidural anesthesia	자가 조절 경막외 진통제
PCF	peripheral circulatory failure	말초순환부전
	pharyngoconjunctival fever	인두결막열
	posterior cranial fossa	뒤머리뼈우묵, 후두개와
PCFT	platelet complement fixation test	혈소판 보체 유착 검사
PCG	pancreaticocholangiography	이자쓸개관조영(술), 췌담관조영(술)
	paracervical ganglion	자궁경관 주위 신경절
	phonocardiogram	심장음도, 심음도
	phonocardiography	심장음기록술
	postcentral gyrus	중심뒤이랑
	pubococcygeus(muscle)	두덩꼬리근
PCH	**paroxysmal cold hemoglobinuria**	**발작성한랭혈색소뇨**

약 어	원 어	의 미
PCHE	pseudocholinesterase	거짓콜린에스테라아제
PCI	**percutaneous coronary intervention**	**피부경유 관상동맥 중재술**
	pneumatosis cystoides intestinales	창자벽공기낭증
	prophylactic cranial irradiation	예방적 두개방사선요법
	protein C inhibitor	C 단백 억제제
PCKD	**polycystic kidney disease**	**다낭포성 신장질환**
PCL	pacing cycle length	인공심박동기 주기 길이
	persistent corpus luteum	지속황체, 영구황체
	plasma cell leukemia	형질세포성 백혈병
	posterior chamber lens	후방렌즈
	posterior cruciate ligament	후방십자인대, 뒤십자인대
	proximal collateral ligament	근위부 측부 인대
PCM	paracoccidioidomycosis	파라콕시디오이데스진균증
	phase contrast microscope	위상차 현미경
	primary cutaneous melanoma	일차성 피부흑색종
	protein-calorie malnutrition	단백 결핍성 영양실조증
PCMB	p-chloromercuribenzoate	p-클로로 수은 벤조산
PC-MRA	phase contrast magnetic resonance angiography	위상차 자기공명혈관조영술
PCMX	chloroxylenol	클로로자이레놀
PCN	**penicillin**	**페니실린**
	percutaneous nephrostomy	경피적 신루 설치술
PCNA	percutaneous needle aspiration	경피적 바늘 흡인술
	proliferating cell nuclear antigen	증식성 세포핵항원
PCNB	pentachloronitrobenzene	펜타클로로니트로벤젠
PCNL	percutaneous nephrostolithotomy	피부경유 신석 쇄석술
PCNV	postchemotherapy nausea and vomiting	항암치료 후 오심구토
PCO	polycystic ovary	다낭포성 난소
	predicted cardiac output	예측된 심박출량
PCO	partial pressure of carbon monoxide	일산화탄소 분압

약 어	원 어	의 미
PCO_2, pCO_2	partial pressure of carbon dioxide	이산화탄소 분압
PCOD	polycystic ovarian disease	다낭포성 난소 질환
PCOM	posterior communicating[artery]	후교통동맥
PCOS	polycystic ovary syndrome	다낭포성 난소 증후군
PCP	patient care plan	환자 간호 계획
	pentachlorophenol poisoning	제초제 중독
	peripheral coronary pressure	말초 관상동맥압
	phencyclidine palmitate	펜사이클리딘(강력진통마취제)
	Pneumocystis jiroveci pneumonia	**폐포자충 폐렴**
	postoperative constrictive pericarditis	수술 후 협착심장막염
	primary care physician	일차진료의사
	procollagen peptide	프로콜라겐 펩티드
	pulmonary capillary pressure	폐모세혈관압
PCPA	para-chlorophenylalanine	클로로페닐알라닌
PCR	pathologically confirmed remission	병리학적으로 증명된 관해
	plasma clearance rate	혈장청소율
	polymerase chain reaction	**중합효소 연쇄반응**
P_{Cr}	plasma creatinine	혈장 크레아티닌
pcr	protein catabolic rate	단백질 이화속도
PCS	patient care system	환자 간호 체계
	patient classification system	환자 분류 체계
	pelvic congestion syndrome	골반울혈 증후군
	portacaval shunt	문맥-대정맥 션트
	post-cardiac surgery	심장수술 후
	postcardiotomy syndrome	심장절개 후 증후군
	postcholecystectomy syndrome	담낭절제술후 증후군
	postconcussion syndrome	뇌진탕 후 증후군
	proximal coronary sinus	근위부 관상정맥동
pcs	preconscious	전의식

약 어	원 어	의 미
PCT	peak concentration ime	최대농축시간
	peripheral carcinoid tumor	말초 카르시노이드 종양
	phase contrast tomography	위상차 단층촬영술
	plasma clotting time	혈장응고시간
	plasmacytoma	형질세포종
	porphyria cutanea tarda	지연피부포르피린증
	positron computed tomography	양성자 컴퓨터 단층촬영술
	postcoital test	성관계 후 검사
	progesterone challenge test	**프로게스테론 부하 검사**
	prothrombin consumption time	프로트롬빈 소모 시간
	proximal convoluted tubule	근위세뇨관
pct	percent	퍼센트
PCU	pain control unit	통증조절병동
	palliative care unit	완화치료병동
	primary care unit	1차 간호 병동
	progressive care unit	진행 간호 병동
PCV	packed cell volume	농축세포농도
	polycythemia vera	진성적혈구증가증
	pressure-control ventilation	압력조절환기
PCVC	percutaneous central venous catheter	피부경유중심 정맥 카테터
PCWP	**pulmonary capillary wedge pressure**	**폐 모세혈관 쐐기압**
PCZ	procarbazine	프로카바진
	prochlorperazine	프로클로로페라진
PD	Paget disease	파제트씨병
	pancreas divisum	분리췌장
	pancreatic duct	췌장관
	panic disorder	공황 장애
	Parkinson disease	**파킨슨병**
	parkinsonian dementia	파킨슨양 치매

약 어	원 어	의 미
	patent ductus	개존관
	pediatric	소아과의
	percutaneous discectomy	경피적 디스크 절제술
	percutaneous drainage	경피적 배액술
	peritoneal dialysis	**복막 투석**
	personality disorder	인격장애
	pharmacodynamics	약동학
	phenyldichlorarsine	페닐디클로르아르신
	photosensitivity dermatitis	광과민성 피부염
	Pick disease	픽병
	poorly differentiated	미분화된
	postnasal discharge	코뒤분비물
	postural drainage	체위배액법
	potential difference	잠재적인 차이
	present disease	현재 질병
	progression of disease	병의 진행상태
	progressive disease	진행성 질환
	proliferative disease	증식성 질환
	psychotic depression	정신병적 우울증
	pulmonary disease	폐질환
	pulse duration	맥박 지속시간
	pupil diameter	동공 지름
	pupillary distance	동공 간 거리
P_d	diastolic pressure	이완기 혈압
PDA	parental drug abuser	비경구 마약 남용자
	patent ductus arteriosus	**동맥관개존증**
	poorly differentiated adenocarcinoma	미분화 샘암종
	posterior descending artery	후하행관상동맥, 뒤내림심장동맥
PDB	Paget disease of bone	뼈에 파젯트병

약 어	원 어	의 미
	p-dichlorobenzene	p-디클로로벤젠
PDC	paroxysmal dystonic choreoathetosis	발작성 근긴장이상성 무도무정위운동
	pediatric cardiology	소아 심장학
	penta-decylcatechol	펜타데실카테콜
	plasma dioxin concentration	혈장 디옥신 농도
	preliminary diagnostic clinic	예비 진단클리닉
PdC	pediatric cardiology	소아 심장학
PDCD	primary degenerative cerebral disease	일차성 퇴행성 대뇌병변
PDD	pervasive developmental disorder	전반적 발달 장애
	primary degenerative dementia	일차성 퇴행성 치매
	primary degenerative disorder	일차성 퇴행성 장애
	pyridoxine-deficient diet	피리독심-결핍 식이
PDE	paroxysmal dyspnea on exertion	날숨시 발작성 호흡곤란
	phosphodiesterase	포스포디에스트라제
	progressive dialysis encephalopathy	진행성 투석성 뇌병증
	pulsed Doppler echocardiography	간헐파형 도플러 심장초음파검사
PdE	pediatric endocrinology	소아 내분비학
PDEA	phosphodiesterase	포스포디에스테라제
PDEC	pancreatic ductal epithelial cell	췌장관 상피세포
PD-ECGF	platelet-derived endothelial cell growth factor	혈소판 유래 내피세포 성장인자
PDF	peritoneal dialysis fluid	복막투석액
	Portable Document Format	이동가능한 문서 형식, PDF파일
	pyruvate dehydrogenase	피루브산 탈수소효소
PDG	phosphogluconate dehydrogenase	포스포글루콘산 탈수소효소
PDGF	platelet-derived growth factor	혈소판 유래 성장인자
PDGS	partial form of DiGeorge syndrome	디조지 증후군, 부분형
PDH	past dental history	과거 치과 병력
	phosphate dehydrogenase	인산 탈수소효소
	progressive disseminated histoplasmosis	진행성 범발성 히스토플라스마증

약 어	원 어	의 미
	pyruvate dehydrogenase	피루브산 탈수소효소
PdHO	pediatric hematology-oncology	소아 혈액종양학
PDI	psychomotor development index	운동발달지수
Pdi, Pdi	transdiaphragmatic pressure	가로막양쪽 압력
PDIE	phosphodiesterase	포스포디에스테라제
Pdimax	maximum transdiaphragmatic pressure	최대 가로막양쪽 압력
P-diol	pregnanediol	프레그난디올
PDL	pancreatic duct ligation	췌장관 결찰술
	periodontal ligament	치주인대
	poorly differentiated lymphocyte	미분화 림프구
	progressive diffuse leukoencephalopathy	진행성 범발성 백질뇌변증
pdl	pudendal	음부의
PDN	prednisone	프레드니솔론
PdNEO	pediatric neonatology	소아 신생아학
PdNEP	pediatric nephrology	소아 신장학
PDP	pancreatic duct pressure	췌장관 압력
	papular dermatitis of pregnancy	임신성 구진성 피부염
	peak diastolic pressure	최대 이완기 혈압
	platelet-derived plasma	혈소판 유래 혈장
	postural drainage and chest percussion	체외배액법과 흉부타진
PDPDM	protein-deficient pancreatic diabetes mellitus	단백 결핍성 췌장 당뇨병
PDPH	postdural puncture headache	경막천자 후 두통
PDR	pediatric radiology	소아 영상의학
	peripheral diabetic retinopathy	말초 당뇨망막병증
	plasma disapperance rate	혈장 소실률
	primary drug resistance	일차성 약물내성
	proliferative diabetic retinopathy	증식성 당뇨망막병증
PdR	pediatric radiology	소아 영상의학
pdr	powder	가루, 분말

약 어	원 어	의 미
PDS	pain dysfunction syndrome	통증 기능장애 증후군
	pediatric surgery	소아 외과학
	placental dysfunction syndrome	태반 기능부전 증후군
	plasma-derived serum	혈장 유래 혈청
	progressive deterioration scale	진행성 악화 척도
PdS	pediatric surgery	소아 외과학
PDSG	pigment dispersion syndrome glaucoma	녹내장에서의 색소분산 증후군
PDT	photodynamic therapy	광역학요법
PDUF	pulsed Doppler ultrasonic flowmeter	간헐파형 도플러 초음파 유량계
PDV	peak diastolic velocity	최대 이완기 혈류 속도
	plasma-derived vaccine	혈장 유래 백신
PDVT	proximal deep vein thrombosis	근위부 심부정맥혈전증
PDWA	proliferative disease without atypia	비정형성을 동반하지 않은 증식성 질환
PDWHF	platelet-derived wound-healing factor	혈소판 유래 창상치유인자
PE	pancreatic extract	췌장 추출물
	paper electrophoresis	여과지 전기영동법. 종이 전기영동법
	partial epilepsy	부분간질
	peak ejection	최대 박출
	pelvic examination	골반 검사
	penile erection	음경 발기
	pericardial effusion	심낭저류액
	peritoneal exudate	복막삼출액
	pharyngoesophageal	인두식도의
	phenylephrine	페닐에프린
	phenytoin equivalent	당량 페니토인
	photosensitive epilepsy	빛민감간질, 광민감간질
	physical examination	신체검사
	physical exercise	신체운동
	pigmented epithelium	색소상피

약 어	원 어	의 미
	pilocarpine-epinephrine	필로카르핀-에피네프린 점안액
	pitting edema	함몰부종
	placental extract	태반추출문
	plasma exchange	혈장교환
	pleural effusion	흉막삼출
	preeclampsia	자간전증, 전자가증
	prior to exposure	노출되기 전
	pulmonary edema	폐 부종
	pulmonary embolism	폐동맥 색전증
	pyrogenic exotoxin	발열 외독소
	pulmonary emphysema	폐기종
Pe	pressure on expiration	호기압, 날숨 압력
PEA	patient-controlled epidural analgesia	자가 조절 경막외 진통제
	pelvic examination under anesthesia	전신마취 하 골반검사
	phenylethyl alcohol	페닐에틸 알코올
PEAP	positive end-airway pressure	날숨끝양압, 호기말양압
PEC	pelvic cramps	골반통
	peritoneal exudate cell	복강삼출세포
	pulmonary ejection click	구출음, 박출째깍음 (폐동맥판막이 닫히면서)
	pneumoencephalogram	공기뇌조영술
PECHO	prostatic echogram	전립선 초음파
PECT	**positron emission computed tomography**	**양성자 방출 전산화단층촬영**
PED, ped	pediatrics	소아과학
PedsQL	pediatric quality of life	소아의 삶의 질
PEEP	positive end-expiratory pressure	날숨끝양압, 호기말양압
PEEP/CPAP	positive end-expiratory pressure/ continuous positive airway pressure	날숨끝양압, 호기말양압/ 지속기도양압
PEF	peak expiratory flow	최고날숨유량, 최대호기유속

약 어	원 어	의 미
	pharyngoepiglottic fold	인두후두덮개주름
	pulmonary edema fluid	폐 부종액
PEFR	peak expiratory flow rate	최고날숨류량
PEG	**percutaneous endoscopic gastrostomy**	**피부경유 내시경 위 창냄술**
	pneumoencephalogram	공기뇌조영술
	polyethylene glycol	폴리에틸렌 글리콜
PEI	percutaneous ethanol injection	피부경유에탄올주사, 경피에탄올주사
PEJ	percutaneous endoscopic jejunostomy	피부경유 내시경 빈창자 창냄술
PEK	punctate epithelial kerotopathy	점상 상피성 각막병증
PEL	peritoneal exudate lymphocyte	복막 삼출액 림프구
	permissible exposure limit	허용노출한도
PELA	peripheral excimer laser angioplasty	말초 엑시머 레이저(관상동맥) 혈관성형술
PELCA	percutaneous excimer laser coronary angioplasty	피부경유 엑시머 레이저 관상동맥 혈관성형술
PEM	pediatric emergency medicine	소아 응급의학
	precordial electrocardiographic monitoring	우흉부 유도 심전도 모니터링
	protein energy malnutrition	단백질 에너지 영양실조증
	pulmonary endothelial membrane	폐혈관 내피세포
PEmax	maximum expiratory pressure	최대호기압, 최대날숨압
PEMF	pulsed electromagnetic field therapy	박동성 전자기장 치료
Pen	penicillin	페니실린
PEO	progressive external ophthalmoplegia	진행성 바깥눈마비
PEP	patient education program	환자 교육 프로그램
	peptidase	펩티다아제
	positive(end) expiratory pressure	날숨끝양압, 호기말양압
	postencephalitic parkinsonism	뇌염후 파킨슨 증후군
	post-ERCP pancreatitis	ERCP후 췌장염
	postexposure prophylaxis	노출 후 예방
	protein electrophoresis	단백 전기영동법

약 어	원 어	의 미
	pudendal evoked potential	음부 유발전위
Pep	peptidase	펩티다아제
PEPP	positive expiratory pressure plateau	호기말 양성 고평부압
PER	peak ejection rate	최대 박출률
	periodogram	피리오도그램
	peritoneum	복막
per	perineal	회음부의
perc	percutaneous	피부경유하는, 경피의
percus	percussion	타진
perf	perforation	천공
PERG	pattern electroretinogram	패턴형 망막전위도검사
periap	periapical	심첨부 주위의
Perio	periodontics	치주병학
Peritf	peritoneal fluid	복막액
PerNET	peripheral neuroectodermal tumor	말초 신경 외배엽종
PERP	positive end-respiratory pressure	날숨끝양압, 호기말양압
PES	perceived stress scale	지각된 스트레스 척도
	photoelectron spectroscopy	광전자분광법
	postextrasystolic	기외 수축후의
	preepiglottic space	후두덮개앞공간
	preexcitation syndrome	조기흥분 증후군
	primary empty sella[syndrome]	일차성 빈안장 증후군
Pes	esophageal pressure	식도내압
Pess	pessary	페서리
PET	paraffin-embedded tissue	파라핀함몰조직
	peak ejection time	최대박출시간
	polyethylene tube	폴리에틸렌관
	poor exercise tolerance	운동 내성 불량
	positron emission tomography	**양전자 방출 단층촬영**

약 어	원 어	의 미
	preeclamptic toxemia	자간전증독증
PET-MRI	positron emission tomography-magnetic resonance imaging	양전자 방출 단층촬영-자기공명영상
PETT	pendular eye-tracking test	진자양 시표추적검사
	positron emission transverse tomography	양전자 방출 횡단면 단층촬영
PEV	peak expiratory velocity	최고호기유량
	pulmonary extravascular fluid volume	폐혈관 외액양
PEW	pulmonary extravascular water	폐혈관 외액
PEWV	pulmonary extravascular water volume	폐혈관 외액양
PEx	**physical examination**	**신체검사**
PF	pars flaccida	고막의 이완부
	patellofemoral	슬개대퇴부의, 무릎뼈-넙다리뼈의
	peak flow	최대호기유속
	pemphigus foliaceus	낙엽성 천포창
	perfusion fluid	관류액
	pericardial fluid	심장막액
	peritoneal fluid	복막 골막 섬유모세포 액
	permeability factor	혈관투과성 인자
	personality factor	성격요인
	plantar flexion	발바닥쪽굽힘
	plasma factor	혈장인자
	plasmapheresis	혈장분리술
	platelet factor	혈소판인자
	pleural fluid	흉막액
	prostatic fluid	전립선액
	pterygoid fossa	날개오목, 익돌와
	pulmonary function	폐기능
	Purkinje fiber	푸르킨예섬유
	purpura fulminans	전격자색반병, 돌발자색반병
Pf	Plasmodium falciparum	열대열원충

약 어	원 어	의 미
PFA	profunda femoris artery	대퇴심동맥
	p-fluorophenylalanine	플루오르페닐알라닌
	performic acid-Schiff[reaction]	과요드산쉬프염색
PFC	patient-focused care	환자중심적 치료
	pelvic flexion contracture	골반 굴곡 구축
	pericardial fluid culture	심낭액 미생물 배양
	persistent fetal circulation	지속성 태아 순환
	plaque-forming cell	플라크 형성 세포
PFD	polyostotic fibrous dysplasia	여러뼈섬유형성이상, 다골섬유이형성
PFE	pelvic floor exercise	골반 기저부 운동
PFFD	proximal focal femoral deficiency	근위 대퇴골 부분적 결손
PFG	pulsed-field gel electrophoresis	펄스장 겔 전기영동법
PFGE	pulsed field gel electrophoresis	펄스장 겔 전기영동법
PFIC	progressive familial intrahepatic cholestasis	진행성 가족성 간내 담즙정체증
PFJ	patellofemoral joint	슬개대퇴 관절
PFL	profibrinolysin	전피브리노리신
PFM	peak flow meter	최대호기유속 측정기
PFN	partially functional neutrophil	부분적으로 기능하는 중성구
	profilin	프로필린
PFO	patent foramen ovale	열린타원구멍증 난원공개존증
PFP	peripheral facial paralysis	말초 안면마비
	plain film pelvis[x-ray]	단순 골반 X-ray 촬영술
	platelet-free plasma	무혈소판 혈장
	pulmonary fibroproliferation	폐 섬유증식증
P-FPIA	polyclonal fluorescence polarization immunoassay	다클론성 형광편광면역분석법
PFPS	patellofemoral pain syndrome	슬개대퇴통증 증후군
PFR	parotid flow rate	이하선 분비율
	particulate filter respirator	미립필터마스크

약 어	원 어	의 미
	peak flow rate	최대호기유속
PFRC	predicted functional residual capacity	예측된 기능적 잔류용적
PFS	patellofemoral syndrome	슬개대퇴(통증) 증후군
	primary fibromyalgia syndrome	섬유근통 증후군
	pulmonary function score	폐 기능 점수
PFSH	past, family and social history	과거력, 가족력 그리고 사회력
PFT	pancreatic function test	췌장기능검사
	posterior fossa tumor	후두와종양
	prednisone, fluorouracil and tamoxifen	프레드니솔론, 플루오르유라실과 타목시펜
	pulmonary function test	폐기능검사
PFTBE	progressive form of tick-borne encephalitis	진행형 형태의 진드기 매개 뇌염
PFTL	pulmonary function test laboratory	폐기능 검사 실험실
PFU	plaque-forming unit	플라크 생성 유닛
pful	plaque-forming uni	플라크 생성 유닛
PFUO	prolonged fever of unknown origin	지속되는 불명열, 지속되는 원인 불명의 발열
PFWD	pain-free walking distance	통증없이 걸을 수 있는 거리
PG	parapsoriasis guttata	적상유건선
	parotid gland	이하선
	partial gastrectomy	부분 위절제술
	pepsinogen	펩시노겐
	peptidoglycan	펩티도글리칸
	percutaneous gastrostomy	피부경유 위창냄술, 경피적 위조루술
	phase gradient[angiography]	위상경사 혈관조영술
	phosphogluconate	포스포글루콘산
	pituitary gonadotropin	뇌하수체 생식샘자극호르몬
	plasma glucose	혈장 포도당
	plasma triglyceride	혈장 중성지방

약 어	원 어	의 미
	postprandial glucose	식후 혈당
	pregnant	임신한
	prostaglandin	프로스타글란딘
	proteoglycan	프로테오글리칸
	pyoderma gangrenosum	괴저고름피부증, 괴저화농피부증
Pg	gastric pressure	위압
	plasminogen	플라스미노겐
	pregnancy	임신
	pregnant	임신한
	pregnenolone	프레그놀론
pg	picogram	피코그램
	pregnant	임신한
PGA	pancreaticogastrostomy	이자위연결술, 췌위연결술
	phosphoglyceric acid	포스포글리세르산
	prostaglandin	프로스타글란딘
PGAS	persisting galactorrhea-amenorrhea syndrome	지속되는 유즙분비과다-무월경 증후군
	polyglandular autoimmune syndrome	자가면역성 다선 증후군
PGC	primordial germ cell	원시종자세포
PGDR	plasma glucose disappearance rate	혈장 포도당 소실률
PGE	platelet granule exract	혈소판 과립 추출물
	posterior gastroenterostomy	결장후방형 위소장문합술
PGE_1	prostaglandin E_1	프로스타글란딘 E_1
PGE_2	prostaglandin E_2	프로스타글란딘 E_2
PPGG	polyclonal gamma globulin	다클론성 감마 글로불린
PGH	pituitary growth hormone	뇌하수체 성장 호르몬
PGL	persistent generalized lymphadenopathy	지속성 전신성 림프절병증
PGLN	periglandular lymph node	샘주위 림프절
PGN	proliferative glomerulonephritis	증식성 사구체신염
PGP	progressive general paralysis	진행성 전신마비

약 어	원 어	의 미
PGR	progesterone receptor	프로제스테론 수용체
PgR	progesterone receptor	프로제스테론 수용체
PGS	persistent gross splenomegaly	지속적 육안적 비장비대
	Pettigrew syndrome	페티그루 증후군
	postsurgical gastroparesis syndrome	**수술 후 위마비 증후군**
	primary generalized seizure	일차성 전신발작
PGT	preimplantation genetic testing	착상 전 유전자 검사
PGTR	plasma glucose tolerance rate	혈장 당부하검사
PGU	peripheral glucose uptake	말초 포도당 섭취
	postgonococcal urethritis	임질후 요도염
PGV	proximal gastric vagotomy	근위부 미주신경 절단술
PGVS	postganglionic vagal stimulation	신경절 이후 미주신경 자극
PH	papillary hyperplasia	유두상 증식, 유두 증식
	parathyroid hormone	부갑상샘호르몬, 부갑상선호르몬
	partial hepatectomy	부분 간절제술
	partial hysterectomy	부분 자궁절제술
	passive hemagglutination	피동성 적혈구 응집
	past history	과거력
	persistent hepatitis	지속성 간염
	porphyria hepatica	간성 포르피린증
	posterior hypothalamus	뇌하수체 후엽
	prehospital	병원전
	previous history	이전 병력
	primary hyperoxaluria	일차성 옥살산뇨증
	primary hyperparathyroidism	일차성 부갑상샘기능항진증
	prostatic hypertrophy	전립선비대
	pseudohermaphroditism	거짓남녀한몸증, 가성반음양
	pulmonary hypertension	폐동맥고혈압, 폐고혈압증
	pulmonary hypoplasia	폐형성 저하증

약 어	원 어	의 미
Ph	**Philadelphia[chromosome]**	**필라델피아 염색체**
Ph_1	Philadelphia chromosome	필라델피아 염색체
pH	hydrogen ion concentration	수소 이온 농도
PHA	passive hemagglutination assay	피동성 적혈구 응집 검사
	peripheral hyperalimentation	말초영양수액제
	phenylalanine	페닐알라닌
	pseudohypoaldosteronism	가성저알도스테론증
pHA	arterial blood hydrogen tension	동맥혈 수소분압
pHa	arterial hydrogen ion concentration	동맥혈 수소이온 농도
phal	phalangeal	수지의, 지관절의
phar	pharynx	인두
PHASE	prehospital arrest survival evaluation	병원전 심정지환자 생존 평가
PHB	prohibitin	프로히비틴 유전자
PHC	posthospital care	병원전 처치
	premolar hypodontia	소구치 치아발육부전증
	hyperhidrosis	땀과다증, 다한증
	primary hepatic carcinoma	원발성 간암종
Ph1c	Philadelphia chromosome	필라델피아 염색체
PHCC	primary hepatocellular carcinoma	원발성 간세포암종
PHE	phenylephrine	페닐에프린
Phe	phenylalanine	페닐알라닌
PhEEM	photoemission electron microscopy	광방출 전자 현미경
Pheo	pheochromocytoma	갈색세포종
PHI	past history of illness	질병에 대한 과거력
	physiological hyaluronidase inhibitor	생리학적 히알루론산 분해효소 억제제
pHi	intracellular hydrogen ion concentration	세포 내 수소이온 농도
	intramucosal hydrogen ion concentration	점막 내 수소이온 농도
φ	Greek letter phi osmotic coefficient	삼투계수(φ)
PHK	postmortem human kidney	사후 사람 신장

약 어	원 어	의 미
PHM	posterior hyaloid membrane	후유리체막
	pulmonary hyaline membrane	허파유리질막, 폐유리질막
PhM	pharyngeal muscle	인두근
PHN	passive Heymann nephritis	능동적 하이만 신염
	postherpetic neuralgia	대상포진후신경통, 띠헤르페스후신경통
PHP	panhypopituitarism	범뇌하수체저하증
	primary hyperparathyroidism	원발성 부갑상샘 기능항진증
	pseudohypoparathyroidism	거짓부갑상샘저하증
PHPT	primary hyperparathyroidism	원발성 부갑상샘 기능항진증
	pseudohypoparathyroidism	거짓부갑상샘저하증
PHR	peak heart rate	최대심박수
	photoreactivity	광반응성
PHSC	**pleuripotent hemopoietic stem cell**	**전분화능 조혈모세포**
PHT	phenytoin	페니토인
	portal hypertension	문맥 고혈압
	primary hyperthyroidism	원발성 갑상샘 기능항진증
	pulmonary hypertension	폐동맥고혈압, 폐고혈압증
PHV	peak height velocity	신장의 최대 증가
PHX	pulmonary histiocytosis X	폐 조직구증 X
Phx	past history	과거력
	pharynx	인두
PHY	pharyngitis	인두염
	physiology	생리학
PHYS	physiology	생리학
physio	physiology	생리학
	physiotherapy	물리치료
PI	first meiotic prophase	1차 감수분열(meiosis)의 전기
	pain intensity	**통증 강도**
	pancreatic insufficiency	이자기능부전, 췌장부전

약 어	원 어	의 미
	parainfluenza	파라인플루엔자 바이러스
	pars intermedia	중간부
	perinatal injury	주산기 손상
	periodontal index	치주지수
	permeability index	투과지수
	phosphatidylinositol	포스파티딜이노시톨
	physically impaired	신체적 장애가 있는
	pineal body	솔방울샘, 송과체
	plaque index	치면세균막지수
	plasmin inhibitor	플라스민 억제제
	pneumatosis intestinalis	장관 기종
	poison ivy	덩굴옻나무, 독담쟁이
	postictal immobility	발작 후 부동
	postinfection	감염 후
	postinjury	외상 후
	postinoculation	접종 후
	premature infant	미숙아, 조산아
	prescribing information	처방내역
	present illness	현병력
	proinsulin	프로인슐린
	proximal intestine	근위부 소장
	pulmonary incompetence	폐동맥판 부전증
	pulmonary infarction	폐 경색증
	pulsatility index	박동 지수
PI	inspiratory pressure	흡기압
P&I	pneumonia and influenza	폐렴과 독감(인플루엔자)
Pi	inorganic phosphate	무기 인산염
	parental generation	부모세대
	pressure in inspiration	흡기압

약 어	원 어	의 미
Pi	inorganic phosphate	무기 인산염
pI	isoelectric point	등전점
p-I	postinspiratory	흡기 후
pi	post-injection	주사 후
Π	Greek capital letter pi	그리스 철자 대문자 파이
π	Greek lowercase letter pi	그리스 철자 소문자 파이
PIA	plasma insulin activity	혈장 인슐린의 작용
	preinfarction angina	심근경색 전 협심증
PIAF	prognosis in atrial fibrillation	심방세동의 예후
PIAVA	polydactyly-imperforate anus-vertebral anomalies[syndrome]	다지증-항문막힘증-척추 기형 증후군
PIB	periinfarction block	경색주위차단
PIC	pacing in cardiomyopathy	심근병증에서 심박조율
	peripherally-inserted indwelling central catheter	말초 삽입 중심 카테터
	pre-injury condition	외상 전 상태
	prior informed consent	**사전 인지 동의**
PICA	percutaneous transluminal coronary angioplasty	경피적 경혈관 관상동맥확장술
	posterior inferior cerebellar artery	**후하소뇌동맥**
	posterior inferior communicating artery	후하교통동맥
PICC	peripherally inserted indwelling central catheter	말초 삽입 중심 카테타
PICD	primary irritant contact dermatitis	원발성 자극성 접촉성 피부염
PICFS	postinfective chronic fatigue syndrome	감염 후 만성 피로 증후군
$PiCO_2$	partial pressure of carbon dioxide in air	공기에서의 이산화탄소 분압
PICU	pediatric intensive care unit	소아 집중치료실
	pulmonary intensive care unit	호흡기 집중치료실
PID	pelvic inflammatory disease	골반 염증성 질환
	plasma iron disappearance	혈장 철분 소실률

약 어	원 어	의 미
	preimplantation diagnosis	착상 전 진단
	prolapsed intervertebral disk	추간판 탈출증
PIDS	primary immunodeficiency syndrome	원발성 면역결핍 증후군
PIDT	plasma iron disappearance time	혈장 철분이 소실되는 시간
PIE	postinfectious encephalomyelitis	감염 후 뇌척수염
	preimplantation embryo	착상 전 배아
	prosthetic infectious endocarditis	인공 판막 감염성 심내막염
	pulmonary infiltration with eosinophilia	호산구성 폐침윤증
	pulmonary interstitial emphysema	간질성 폐기종
PIF	peak inspiratory flow	최고 흡기 유량
	prostatic interstitial fluid	전립선 간질액
PIFT	platelet immunofluorescence test	혈소판 면역형광검사
PIH	periventricular-intraventricular hemorrhage	뇌실주위-뇌실 내 출혈
	pregnancy-induced hypertension	**임신유발성 고혈압**
	prolactin-inhibiting hormone	젖분비호르몬 억제 호르몬
PIIP	portable insulin infusion pump	이동성 인슐린 주입 펌프
PIIS	**posterior inferior iliac spine**	**아래뒤장골가시, 하후장골극**
PIM	penicillamine-induced myasthenia	페니실라민 유래 근무력증
PImax	maximum inspiratory pressure at residual volume	잔기용량에서 최대흡기압
Pimax	maximum inspiratory pressure	최대흡기압
PIN	prostatic intraepithelial neoplasia	전립샘상피내종양, 전립선상피내종양
Pin	initial pressure	초기 압력
PIO_2	**partial pressure of inspired oxygen**	**흡입산소분압**
PION	posterior ischemic optic neuropathy	후허혈시신경병증
PIP	peak inspiratory pressure	최대흡기압
	piperacillin	피페라실린
	postinfusion phlebitis	정맥주입 후 정맥염
	proximal interphalangeal[joint]	**근위지간 관절**

약 어	원 어	의 미
	probable intrauterine pregnancy	가능성 있는 자궁 내 임신
PIPE	persistent interstitial pulmonary emphysema	지속적 간질성 폐기종
PIPJ	proximal interphalangeal joint	근위지간 관절
PIS	preinfarction syndrome	경색전 증후군
	primary immunodeficiency syndrome	원발성 면역결핍 증후군
PIT	pacing-induced tachycardia	박동기 유도성 빈맥
	patella inhibition test	슬개골 억제검사
	plasma iron turnover	혈장철교체
pit	pituitary	뇌하수체
PITR	plasma iron turnover rate	혈장철교체률
PIV	parainfluenza virus	파라인플루엔자 바이러스
	polydactyly-imperforate anus-vertebral anomalies[syndrome]	다지증-항문막힘증-척추 기형 증후군
PIVD	protruded intervertebral disk	추간판 탈출증
PIVH	peripheral intravenous hyperalimentation	말초 정맥 내 영양수액제
	periventricular-intraventricular hemorrhage	뇌실주위-뇌실 내 출혈
PJ	pancreatic juice	이자액
	Peutz-Jeghers[syndrome]	퓨츠-제거 증후군
PJB	premature junctional beat	접합부조기박동
PJS	peritoneojugular shunt	복막경정맥 단락
	Peutz-Jeghers syndrome	퓨츠-제거 증후군
PJT	paroxysmal junctional tachycardia	발작성 방실 접합부 빈맥
PK	penetrating keratoplasty	전체층각막이식, 온층각막이식
	pericardial knock	심장막노크음, 심낭노크음
	pharmacokinetics	약동학
	Prausnitz-Küstner[reaction]	프라우스니츠 퀴스트너 반응
PKD	**polycystic kidney disease**	**다낭신장병, 뭇주머니콩팥병**
	proliferative kidney disease	증식성 신장질환

약 어	원 어	의 미
PKN	parkinsonism	파킨슨증
PKP	penetrating keratoplasty	전체층각막이식, 온층각막이식
	Prausnitz-Küstner reaction	프라우스니츠 퀴스트너 반응
PKT	pancreas-kidney transplantation	췌장-신장 이식
	Prausnitz-Küstner test	프라우스니츠 퀴스트너 검사
PKU	**phenylketonuria**	**페닐케톤뇨증**
PKV	killed poliomyelitis vaccine	소아마비 사백신
PL	palmaris longus	긴손바닥근, 장수장근
	pancreatic lipase	췌장 지방분해효소
	perception of light	광각인식
	peroneus longus	긴종아리근, 장비골근
	phospholipid	인지질
	photoluminescence	광발광, 광찬빛
	placebo	위약의
	plantar	발바닥의
	plasmalemma	세포막
	plastic surgery	성형수술
	polarized light	편광
	posterolateral	뒤가쪽의
	preleukemia	전백혈병
	prolactin	젖분비호르몬
	prolymphocytic leukemia	전림프구성 백혈병
Pl	poiseuille	포아세유 법칙
PL	transpulmonary pressure	경폐압
pL	picoliter	피코리터
pl	picoliter	피코리터
	placenta	태반의
	plasma	혈장
	platelet	혈소판

약 어	원 어	의 미
PLA	peripheral laser angioplasty	말초 레이저 혈관형성술
	phospholipid antibody	인지질항체
	plasminogen activator	플라스미노겐 활성인자
	platelet antigen	혈소판 항원
	potentially lethal arrhythmia	잠재적으로 치명적인 부정맥
PLa, Pla	left atrial pressure	좌심방압
Plat	platelet	혈소판
PLC	pityriasis lichenoides chronica	만성 태선양 비강진
	primary liver cancer	원발성 간암
	primed lymphocyte culture	감작림프구검사
	protein-lipid complex	단백지방복합체
PLCC	primary liver cell cancer	원발성 간세포암
PLCO	postoperative low cardiac output	수술 후 낮은 심박출량
PLCx	posterolateral circumflex branch [of coronary artery]	뒤가쪽 회선 분지
PLD	platelet defect	혈소판 결함
	polycystic liver disease	**다낭성 간병변**
	posterior latissimus dorsi[muscle]	넓은등근육 뒷부분
	potentially lethal damage	잠재적인 치명적 손상
PLE	paraneoplastic limbic encephalopathy	신생물딸림 변연부뇌병증
	protein-losing enteropathy	단백소실창자병증
PLF	perilymphatic fistula	바깥림프샛길, 외림프누공
Plf	pleural fluid	흉막액
PLFD	perilunate fracture dislocation	월상골 주위 골절-탈구
PLFS	perilymphatic fistula syndrome	바깥림프샛길 증후군, 외림프누공 증후군
PLG	plasminogen	플라스미노겐
PlGF	placental growth factor	태반 성장인자
PLIF	posterior lumbar interbody fusion	후방 요추체간 유합술
PLL	posterior longitudinal ligament	뒤세로인대, 후종인대
	prolymphocytic leukemia	전림프구성 백혈병

약 어	원 어	의 미
PLM	periodic leg movement	주기성 사지 운동장애
	plasma level monitoring	혈장 수치 모니토링
	polarized light microscope	편광 현미경
PLMV	posterior leaf mitral valve	승모판막의 뒤 첨판
PLN	pelvic lymph node	골반 림프절
	peripheral lymph node	말초 림프절
PLNA	percutaneous lung needle aspiration	피부경유 침흡인 폐생검
PLND	**pelvic lymph node dissection**	**골반 림프절 절제술**
PLP	partial laryngopharyngectomy	부분적 인후두 절제술
	phospholipid	인지질
	plasma leukapheresis	혈장 백혈구성분채집술
	polypeptide	폴리펩티드
	posterior lobe of pituitary[gland]	뇌하수체 후엽
PLPH	post-lumbar puncture headache	요추천자 후 두통
PLR	pupillary light reflex	동공대광반사
PLS	preleukemic syndrome	전백혈병 증후군
	primary lateral sclerosis	원발성측삭경화증
	pulmonary leukostasis syndrome	폐 백혈구정체 증후군
Pl Surg	plastic surgeon	성형외과의사
PLT	platelet	혈소판
plumb	lead[Lat. plumbum]	납
PLV	poliomyelitis live vaccine	소아마비 생백신
	left ventricular pressure	좌심실압
PLVP	peak left ventricular pressure	최대 좌심실압력
PLW	Prader-Labhart-Willi[syndrome]	프라더-랩하트-윌리 증후군
PLWS	Prader-Labhart-Willi syndrome	프라더-랩하트-윌리 증후군
PM	after death[Lat. post mortem]	사후의
	mean pressure	평균 압력
	pacemaker	심박조율기

약 어	원 어	의 미
	pantomography	파노라마 방사선 촬영법
	papillary muscle	유두근
	papular mucinosis	구진점액증
	partial meniscectomy	부분 반월상 연골 절제술
	pectinate muscle	빗살근, 즐상근
	pectoralis major[muscle]	큰가슴근, 대흉근
	perinatal mortality	주산기 사망률
	peritoneal macrophage	복막 대식세포
	petit mal epilepsy[Fr. petit mal]	소발작
	pneumomediastinum	종격동기종, 세로칸공기종
	polymyositis	**다발성 근염**
	postmenstrual	생리 후
	postmortem	사후의
	premenstrual	생리 전
	premolar	소구치
	pretibial myxedema	정강뼈앞점액부종, 경골전점액부종
	preventive medicin	예방의학
	prophylactic mastectomy	예방적 유방절제술
	prostatic massage	전립선 마사지
	pterygoid muscle	가쪽날개근, 외측익돌근
	pubertal macromastia	사춘기 큰유방증
	pulmonary(alveolar) macrophage	폐포내에 있는 대식세포
pm	picometer	피코미터
PMA	**progressive muscular atrophy**	**진행성 근육 위축증**
PMB	polymorphonuclear basophil	다형핵 염기호성백혈구
	polymyxin B	폴리믹신 B
	postmenopausal bleeding	폐경 후 출혈
PMC	paramyotonia congenita	선천성 이상근긴장증
	premature mitral closure	조기 승모판 폐쇄

약 어	원 어	의 미
	pseudomembranous colitis	**가성막(위막성)대장염**
PMD	Pelizaeus-Merzbacher disease	펠리자에우스-메르즈박해병
	perceptual motor development	지각운동발달
	primary myocardial disease	일차성 심근질환
	progressive muscular dystrophy	**진행성 근육 이영양증**
PMDD	premenstrual dysphoric disorder	월경 전 불쾌 기분장애
PM/DM	polymyositis/dermatomyositis	다발성 근염/피부근염
PMDS	peristent müllerian duct syndrome	지속성 뮬러관 증후군
	primary myelodysplastic syndrome	일차성 골수이형성증
PME	pelvic muscle exercise	골반근육 운동
	polymorphonuclear eosinophil	다형핵 호산구
	progressive multifocal encephalopathy	진행성 다발초점성 뇌병증
	progressive myoclonus epilepsy	진행성 근간대성 간질
PMF	progressive massive fibrosis	(규폐증에서) 진행성 거대 섬유화
	pterygomaxillary fossa	돌하악와, 날개입천장오목
PMGCT	primary mediastinal germ-cell tumor	원발성 종격동 배아세포종
PMH	past medical history	과거병력
	posteromedial hypothalamus	후내측 시상하부
PMHR	predicted maximum heart rate	최대 심박수 예측
PMHx	**past medical history**	**과거병력**
PMI	past medical illness	과거력
	patient medication instruction	환자용투약설명서
	point of maximal impulse	최대박동점
	point of maximal intensity	최대강도점
	posterior myocardial infarction	심장후벽 경색증
	postmyocardial infarction	심근경색 후
	present medical illness	현병력
PMIS	postmyocardial infarction syndrome	심근경색 후 증후군
PMK	pacemaker	박동조율기, 발동기

약 어	원 어	의 미
PML	**polymorphonuclear leukocyte**	**다형핵 백혈구**
	posterior mitral leaflet	승모판후엽
	premature labor	조숙산통, 조기분만
	progressive multifocal leukoencephalopathy	**진행다초점 백질뇌병증**
	promyelocytic leukemia	전골수세포백혈병
PMMC	pectoralis major myocutaneous	큰가슴근, 대흉근
PMMF	pectoralis major myocutaneous flap	큰가슴근피판, 대흉근피판
PMN	polymorphonuclear	다형핵, 뭇모양핵
PMNL	polymorphonuclear leukocyte	다형핵 백혈구
PMNN	polymorphonuclear neutrophil	다형핵 호중구
PMNR	periadenitis mucosa necrotica recurrens	재발성 점막괴사성선주위염
PMO	**postmenopausal osteoporosis**	**폐경후 골다공증**
PMP	pain management program	통증관리프로그램
	patient management program	환자관리프로그램
	persistent mentoposterior	지속적 악하위(태위)
	previous menstrual period	직전월경기
PMPS	postmastectomy pain syndrome	유방절제술후 통증 증후군
PMR	percutaneous myocardial revascularization	경피적심근혈행재건술
	perinatal mortality rate	주산기사망률
	polymyalgia rheumatica	**류마티스성다발성근육통**
	progressive muscular relaxation	점진적 근이완법
PM&R	physical medicine and rehabilitation	물리치료 및 재활
PMS	perimenstrual syndrome	월경전후기 증후군
	periodic movements during sleep	주기성운동 증후군
	premenstrual syndrome, premenstrual symptoms	월경전 증후군, 월경전증상
	progressive multiple sclerosis	진행성 다발경화증
PMT	Porteus maze test	포테우스 미로시험

약 어	원 어	의 미
	premenstrual tension	월경전긴장
PMTS	premenstrual tension syndrome	월경전긴장 증후군
PMV	percutaneous mitral balloon valvotomy	경피적 풍선도자 승모판막확장술
	prolapse of mitral valve	승모판탈출
PN	papillary necrosis	유두괴사
	parenteral nutrition	비경구영양, 정맥영양
	periarteritis nodosa	결절동맥주위염
	peripheral nerve	말초신경
	peripheral neuropathy	**말초신경병증**
	pneumonia	폐렴
	polyarteritis nodosa	결절다발동맥염
	polyneuritis	다발신경염, 여러신경염
	polyneuropathy	다발신경병증, 여러신경병증
	positional nystagmus	머리위치눈떨림, 두위안진
	postnatal	출생후
	practical nurse	간호조무사
	psychoneurotic	정신신경증적
	pyelonephritis	신우신염, 깔때기콩팥염
P&N	psychiatry and neurology	정신의학 및 신경학
P/N	positive/negative	양성/음성
PNB	perineal needle biopsy	회음침생검
	peripheral nerve block	말초신경차단
PNC	penicillin	페니실린
Pnc	pneumococcus	폐렴균
PND	**paroxysmal nocturnal dyspnea**	**발작야간호흡곤란**
	postnasal drip	후비루, 코뒤흐름
	prenatal diagnosis	산전진단
PNDS	postnasal drip syndrome	후비루 증후군, 코뒤흐름 증후군
PNE	pneumoencephalography	공기뇌조영술

약 어	원 어	의 미
	pseudomembranous necrotizing enterocolitis	거짓막괴사소장결장염
PNET	peripheral neuroepithelioma	말초신경상피암종
	primitive neuroectodermal tumor	원시신경외배엽종양
PNEU, pneu	pneumonia	폐렴
PNH	paroxysmal nocturnal hemoglobinuria	발작성야간혈색뇨
PNI	peripheral nerve injury	말초신경손상
	postnatal infection	생후감염
PNL	**percutaneous nephrolithotomy**	**경피적 신석제거술**
	peripheral nerve lesion	말초신경병터
PNLA	percutaneous needle lung aspiration	경피침흡인폐생검
PNP	pancreatic polypeptide	췌장폴리펩티드
	pediatric nurse practitioner	소아전문간호사
	peripheral neuropathy	말초신경병증
	pneumoperitoneum	공기배증, 기복증
	psychogenic nocturnal polydipsia	심인성 야간다음증
	purine nucleoside phosphorylase	퓨린 누클레오시드 포스포릴라아제
PNPB	positive-negative pressure breathing	양-음압호흡법
PNS	paraneoplastic syndrome	신생물딸림 증후군
	parasympathetic nervous system	부교감신경계
	peripheral nerve stimulation	말초신경자극
	peripheral nervous system	말초신경계
	posterior nasal spine	뒤코가시, 후비극
Pnt	patient	환자
Pnthx	pneumothorax	기흉
PNU	protein nitrogen unit	단백질소단위
PNVX	pneumococcal vaccine	폐렴구균백신
PO	parieto-occipital	두정후두, 마루뒤통수
	parietal operculum	마루덮개
	perioperative; postoperative	수술전후; 수술후

약 어	원 어	의 미
	Per os, orally	경구로, 입으로
PO_2	**partial pressure of oxygen**	**산소분압**
POA	pancreatic oncofetal antigen	췌장종양태아성 항원
	phalangeal osteoarthritis	손가락골관절염
	primary optic atrophy	원발시신경위축
POAG	primary open-angle glaucoma	원발개방각녹내장
POB	phenoxybenzamine	페녹시벤자민
	place of birth	출생지
POBA	plain old balloon angioplasty	단순풍선확장술
POC	plan of care	간호계획
	postoperative care	수술후간호
	product of conception	수태산물
POD	place of death	사망지
	polycystic ovary disease	다낭성난소질환
	postoperative day	수술후
POD1	first postoperative day	수술후 1일째
POE	polyoxyethylene	폴리옥시에틸렌
	postoperative endophthalmitis	수술후 안내염
POF	premature ovarian failure	조기폐경
Pog	pogonion	아래턱점
POHS	presumed ocular histoplasmosis syndrome	추정 안 히스토플라스마증 증후군
POI	personal orientation inventory	개인지향검사
poik	poikilocyte, poikilocytosis	변형적혈구, 변형적혈구증가증
POL	polymerase	폴리머레이스, 중합효소
	premature onset of labor	조기분만시작
polio	**poliomyelitis**	**소아마비, 회색질척수염**
Poly	polymorphonuclear	다형핵, 뭇모양핵
polys	polymorphonuclear leukocytes	다형핵백혈구
POM	pain on motion	운동통

약 어	원 어	의 미
	prescription only medicine	처방약
	purulent otitis media	화농성중이염
POMC	proopiomelanocortin	풋아편흑색소부신겉질자극호르몬
POMR	**problem-oriented medical record**	**문제중심의무기록**
POP	pain on palpation	촉진시 통증
	persistent occipitoposterior	지속적 후방후두위(태위)
	plasma osmotic pressure	혈장삼투압
	plaster of Paris	석고붕대
Pop	popliteal	다리오금
	population	인구
POR	problem-oriented record	문제중심기록
PORH	postoperative reactive hyperemia	수술후 반응충혈
PORP	partial ossicular replacement prosthesis	귓속뼈부분대치물, 이소골부분대치물
PORT	postoperative radiation therapy	수술후 방사선요법
	postoperative respiratory therapy	수술후 호흡요법
POS	periosteal osteosarcoma	뼈막뼈육종, 골막골육종
	polycystic ovary syndrome	다낭성난소 증후군
pos	position	체위
	positive	양성
pOsm	plasma osmolality	혈장삼투압
Post, post	posterior	후방의
POST LAT	posterolateral	후측방의, 후외측의
post-op	**postoperative**	**수술후의**
POT	postoperative treatment	수술후 치료
pot	potassium	칼륨
	potential	전위
POU	placenta, ovary, and uterus	태반, 난소, 자궁
PoV	portal vein	간문맥
PP	emphysema[pink puffers]	폐공기증, 폐기종

약 어	원 어	의 미
	near point of accommodation [punctum proximum]	근점
	palmoplantar	손발바닥
	pancreatic polypeptide	**췌장폴리펩티드**
	paradoxical pulse	모순맥박, 기이맥
	parietal pericardium	벽쪽심장막
	partial pressure	분압
	perfusion pressure	관류압
	peritoneal pseudomyxoma	복강거짓점액종, 복강가성점액종
	pinprick	찌르기검사, 단자시험
	placenta previa	전치태반
	plasmapheresis	혈장분리교환술
	plaster of Paris	석고붕대
	posterior papillary	후유두의, 뒤꼭지의
	posterior pituitary	뒤하수체, 하수체후엽
	postpartum	분만후, 산후
	postprandial	식후
	proximal phalanx	첫마디뼈, 기저골
	pseudomyxoma peritonei	복강거짓점액종, 복강가성점액종
	pulse pressure	**맥박압, 맥압**
	purulent pericarditis	화농성심낭염
PPA	palpation, percussion, auscultation	촉진, 타진, 청진
	phenylpyruvic acid	페닐피루브산
	Pittsburgh pneumonia agent	피츠버그폐렴원인체
	postpartum amenorrhea	산후무월경
Ppa	pulmonary artery pressure	폐동맥압
PPAS	peripheral pulmonary artery stenosis	말초폐동맥협착증
Ppaw	pulmonary artery wedge pressure	폐동맥쐐기압, 허파동맥쐐기압
PPB	positive pressure breathing	양압호흡
PPBS	postprandial blood sugar	식후혈당

약 어	원 어	의 미
PPC	pneumopericardium	공기심장막증, 심낭기종
	progressive patient care	단계적 환자간호
PPCM	postpartum cardiomyopathy	분만후심근병, 산후심장근육병
PPD	packs per day	1일 흡연량
	percussion and postural drainage	타진 및 체위배액
	postpartum day	출산후
	purified protein derivative	정제단백질유도체
PPF	pellagra preventive factor	펠라그라예방인자
	phagocytosis promoting factor	포식작용촉진인자
	plasma protein fraction	혈장단백분획
PPH	persistent pulmonary hypertension	지속성폐동맥고혈압증
	postpartum hemorrhage	분만후출혈
	primary pulmonary hypertension	**원발성폐고혈압증**
PPHN	persistent pulmonary hypertension of the newborn	신생아의 지속성폐동맥고혈압증
PPI	permanent pacemaker insertion	영구심박동기 삽입술
	proton-pump inhibitor	프로톤펌프억제제(위산분비억제제)
PPK	palmoplantar keratosis	손발바닥각화증
	prekallikrein	프리칼리크레인
Ppl	intrapleural pressure; pleural pressure	흉막강내압, 늑막강내압; 흉막강압
PPM	permanent pacemaker	영구심박동기
	pigmented pupillary membrane	색소동공막
	posterior papillary muscle	후유두근, 뒤꼭지근
PPN	partial parenteral nutrition	부분비경구영양
	pedunculopontine nucleus	대뇌각교뇌핵
PPND	primary pigmented nodular adrenocortical disease	원발색소침착결절부신겉질병
PPNG	penicillinase-producing Neisseria gonorrhoeae	페니실린내성임균
PPP	palatopharyngoplasty	구개인두성형술

약 어	원 어	의 미
	palmoplantar pustulosis	손발바닥농포증, 손발바닥고름물집증
	pentose phosphate pathway	오탄당인산화반응
	platelet-poor plasma	혈소판결핍혈장
PPPBL	peripheral pulses palpable both legs	양다리의 촉지가능한 말초맥박
PPRF	paramedian pontine reticular formation	방정중교뇌망상체
	postpartum renal failure	분만후신부전
PPROM	preterm premature rupture of fetal membranes	만삭전조기파막
PPS	postpartum sterilization	분만후 불임수술
	postperfusion syndrome	관류후 증후군
	postpericardiotomy syndrome	심낭막절개술후 증후군
PPT	partial prothrombin time	부분프로트롬빈시간
	physical performance test	운동수행검사
	postpartum thyroiditis	산후갑상선염
ppt	precipitation, precipitate	침전, 침전물
PPTL	postpartum tubul ligation	산후난관결찰술
PPV	positive pressure ventilation	양압환기
PQ	paraquat	파라콰앗(제초제)
	pronator quadratus	네모엎침근, 방형회내근
PR	by way of the rectum[per rectum]	직장을 거쳐서, 경직장의
	far point of accommodation [punctum remotum]	원점
	palindromic rheumatism	재발류머티즘
	partial remission	부분관해
	peripheral resistance	말초저항
	pityriasis rosea	장미색잔비늘증
	postural reflex	자세반사
	pregnancy	임신
	pressure	압력
	Preyer reflex	프라이어반사, 음인지반사

약 어	원 어	의 미
	progressive relaxation	점진적이완
	pulse rate	**맥박수**
P&R	pelvic and rectal(examination)	골반직장검사
	pulse and respiration	맥박 및 호흡
Pr	in prone position	엎드린 자세의
	presbyopia	노안
pr	pair	쌍, 짝
PRA	plasma renin activity	혈장레닌활성도
prac, pract	practice, practitioner	업무, 전문직종사자(의사 등)
PRBC	packed red blood cells	농축적혈구
PRC	packed red cells	농축적혈구
	plasma renin concentration	혈장레닌농도
PRCA	pure red cell aplasia	순수적혈구무형성증
PRD	partial reaction of degeneration	부분변성
	postradiation dysplasia	방사선치료후 이형성증
	prednisolone	프레드니솔론
PRE	preliminary evaluation	예비조사
	progressive resistive exercise	점진적저항운동
	proton relaxation enhancement	양자이완증강
pre	preliminary	예비
	preparation or prepare	**준비**
	pretreatment	전처치
PRED	prednisone	프레드니손
preg, pregn	pregnancy, pregnant	임신
prem	premature, prematurity	조산
PREMIE	premature-infant	미숙아
pre-op	preoperative	수술전의
prep, prepd	prepare, prepared	준비, 준비된
press	pressure	압력

약 어	원 어	의 미
prev	prevention, preventive	예방
	previous	이전의
PRF	progressive renal failure	진행성신부전
	prolactin releasing factor	프로락틴분비인자
PRH	prolactin releasing hormone	프로락틴분비호르몬
PRI	Pain Rating Index	통증평가지수
	phosphate reabsorption index	인산염재흡수지수
PRICE	protection, relative rest, ice, compression, elevation	보호, 휴식, 냉찜질, 압박, 거상
PRIM	primase	프리메이스
primip	primipara	초산부
PRISM	pediatric risk of mortality	소아중환자 사망률 측정지표
PRIST	paper radioimmunosorbent test	혈청내 총 IgE 측정(면역글로불린검사법)
PRK	photorefractive keratectomy	굴절교정레이저각막절제술
PRL, Prl	prolactin	프로락틴
PRM	photoreceptor membrane	광수용체막
	primidone	프리미돈
	protamine	프로타민
p.r.n.	as needed[pro re nata]	필요시에
PRNT	plaque reduction neutralization test	플라크감소중화시험
PRO	pronation	회내, 엎침
	protein	단백질
Pro	proline	프롤린
	prophylactic	예방
	prothrombin	프로트롬빈
proc	proceedings, procedure	절차
	process	과정
proct, procto	proctology, proctologist	직장항문학, 직장병학자
	proctoscopy	직장경검사
PROM	**passive range of motion**	**수동관절운동범위**

약 어	원 어	의 미
	premature rupture of fetal membranes	조기양막파수
pron	pronator, pronation	회내, 엎침
pros	prostate, prostatic	전립선
prosth	prosthesis, prosthetic	보철물, 인공기구
prov	provisional	일시적인, 잠정적인
prox	proximal	근위의
PRP	pityriasis rubra pilaris	모공성홍색비강진
	platelet-rich plasma	혈소판풍부혈장
	primary Raynaud phenomenon	원발성레이노현상
	progressive rubella panencephalitis	진행성 풍진 범뇌염
PRS	Personality Rating Scale	인성평정척도
	Pierre Robin syndrome	피에르로뱅 증후군
PRT	postoperative respiratory therapy	수술후호흡요법
PRTH-C	prothrombin time control	프로트롬빈시간 조절
PRV	polycythemia rubra vera	진성적혈구증가증
	pseudorabies virus	슈도레이비스바이러스
PRX	pseudoexfoliation	거짓비늘, 가성낙설
PS	pain stimulation	통증자극
	paradoxical sleep	역설수면
	paranoid schizophrenia	편집정신분열병
	Parkinson syndrome	파킨슨 증후군
	partial seizure	부분발작
	pediatric surgery	소아외과
	physical status	신체상태
	plastic surgery	성형외과
	postmaturity syndrome	과숙 증후군
	prescription	처방전
	pressure sore	압박궤양, 욕창
	prostatic secretion	전립선분비물

약 어	원 어	의 미
	protein synthesis	단백질합성
	pulmonary stenosis	**폐동맥판협착증**
	pyloric stenosis	**날문협착, 유문협착**
P&S	paracentesis and suction	천자술 및 흡입술
PSA	parasternal short axis	흉골연 단축
	pleomorphic salivary-gland adenoma	타액선 다형성 선종
	posterior spinal artery	후척수동맥
	progressive spinal ataxia	진행성 척수성 운동실조증
	prostate specific antigen	**전립선 특이 항원**
	pseudoaneurysm	가성 동맥류
	psoriatic arthritis	건선성 관절염
PSAD	prostate-specific antigen density	전립선 특이 항원 밀도
	psychoactive substance abuse and dependence	정신활성 물질 남용 및 의존
PSAGN	poststreptococcal acute glomerulonephritis	연쇄구균감염 후 급성 사구체신염
PSAn	psychoanalysis	정신 분석
PSAP	peak systolic aortic pressure	대동맥 최고수축기압
	pulmonary surfactant apoprotein	폐 표면활성 아포단백
PSC	peripheral stem cell	말초혈액 조혈모세포
	pluripotential stem cell	다능성 줄기세포
	posterior subcapsular cataract	후낭하형 백내장
	primary sclerosing cholangitis	**원발 경화성 담관염**
PS-CF	pancreatic-sufficient cystic fibrosis	췌장 낭성 섬유증
PSCT	peripheral stem cell transplantation	말초 간세포 이식
PSD	periodic synchronous discharge	주기성 동시성 방전
	phase-sensitive detector	위상 검파기
	pilonidal sinus disease	모소동 질환
	pituitary stalk distortion	뇌하수체줄기 염좌
	posterior sagittal diameter	후시상직경

약 어	원 어	의 미
	post-stroke depression	뇌졸중 후 우울증
	postsynaptic density	시냅스 후 치밀질
	premature spontaneous delivery	조기 자연 분만
	Protein Sequence Database	단백질 서열 데이터베이스
	psychosomatic disease	정신 신체 질환
PSDES	primary symptomatic diffuse esophageal pasm	일차적 증상성 미만성 식도 경련증
PSE	portal systemic encephalopathy	문맥 전신순환성 뇌병증
PSEK	progressive symmetrical erythrokeratoderma	진행성 대칭성 홍반각피증
PSEP	post-sexual exposure prophylaxis	성적 사후 노출 예방
PSF	posterior spinal fusion	후방 척추 유합술
	pseudosarcomatous fasciitis	가육종성 근막염
PSG	polysomnogram	수면 다원 검사도
	presystolic gallop	전수축기 분마음
	pregnancy-specific glycoprotein	임신 특정 당단백질
PSGL	P selectin glycoprotein ligand	P 셀렉틴 당단백질 리간드
PSGN	poststreptococcal glomerulonephritis	연쇄구균감염 후 사구체신염
PSH	past surgical history	과거 수술력
	postspinal headache	척수천자 후 두통, 척추마취 후 두통
PSI	parenting stress inventory	양육 스트레스 검사
	pneumonia severity index	폐렴 중증 지수
	prostaglandin synthetic inhibitor	프로스타글라딘 합성 억제인자
	psychosomatic inventory	정신신체증상 검사
psi	pounds per square inch	평방 인치 당 파운드
PSICU	pediatric surgical intensive care unit	소아 외과 중환자실(집중치료실)
PSIFT	platelet suspension immunofluorescence test	혈소판 부유 면역 형광법 검사
PSIS	**posterior superior iliac spine**	**후상 장골극**
PSL	parasternal line	흉골방선

약 어	원 어	의 미
PSM	patient self-management	환자 자가 관리
	personal status monitor	개인 상태 모니터
	presystolic murmur	전수축기 잡음
	psychosomatic medicine	정신신체 의학
PSMA	prostate-specific membrane antigen	전립선 특정 막 항원
	proximal spinal muscular atrophy	근위형 척수성 근위축증
PSMF	protein-sparing modified fast	단백질 절약형 변형 단식
PSMS	Physical Self-Maintenance Scale	신체 자가 관리 척도
PSO	proximal subungual onychomycosis	근위부 조갑하 조갑진균증
PSP	pancreatic spasmolytic peptide	췌장 진경성 펩타이드
	paralytic shellfish poisoning	마비성 패류 중독
	parathyroid secretory protein	부갑상선 분비 단백
	peak systolic pressure	최대 수축기 압력
	phenolsulfonphthalein[test]	페놀 설폰 프탈레인[검사]
	postsynaptic potential	시냅스 후 전위
	primary spontaneous pneumothorax	일차성 자연 기흉
	progressive supranuclear palsy	진행성 핵상성 마비
	prostatic secretory protein	전립선 분비 단백
	pseudopregnancy	위임신, 가임신
	pulmonary surfactant apoprotein	폐 표면 활성 아포단백
PSR	pain sensitivity range	통증 민감도 범위
	poststreptococcal reactive arthritis	연쇄구균감염 후 반응성 관절염
	proliferative sickle retinopathy	증식성 겸상 망막병증
PSS	painful shoulder syndrome	견갑통 증후군
	pain sensation score	통각 지수(점수)
	physiologic saline solution	생리식염수
	progressive systemic scleroderma	진행성 전신성 강피증
	progressive systemic sclerosis	진행성 전신성 경화증
	psoriasis severity scale	건선 중증 척도

약 어	원 어	의 미
	pure sensory stroke	순수 감각 뇌졸중
PST	paralytic shellfish toxin	마비성 패류 독소
	paroxysmal supraventricular tachycardia	발작성 상심실성 빈맥
	platelet survival time	혈소판 생존 시간
	posterior sinus tympan	후고실동
	poststimulus time	자극 후 시간
	proximal straight tubule	근위직세뇨관
PSTH	poststimulus time histogram	자극 후 시간 히스토그램
PSTI	pancreatic secretory trypsin inhibitor	췌장 분비 트립신 억제자
PSurg	plastic surgery	성형외과, 성형수술
PSV	pressure-support ventilation	압력 보조 환기
PSVER	pattern shift visual evoked response	패턴 이동 시각 유발 전위 검사
PSVT	paroxysmal supraventricular tachycardia	발작성 상심실성 빈맥
PSX	pseudoexfoliation	거짓비늘, 가성낙설
Psy	psychiatry	정신 의학과
	psychology	심리학
psych	psychology, psychological	심리의, 심리학의
psychiat	psychiatry, psychiatric	정신과, 정신의학의
PT	pain threshold	통증 역치
	pancreatic transplantation	췌장 이식(술)
	parathormone	파라토르몬
	parathyroid	부갑상선
	paroxysmal tachycardia	발작성 빈맥
	patient	**환자**
	phenytoin	페니토인
	physical therapist	물리치료사
	physical therapy, physiotherapy	**물리요법, 물리치료**
	plasma thromboplastin	혈장 트롬보플라스틴
	pneumothorax	기흉

약 어	원 어	의 미
	posterior tibial	**후경골**
	preventive therapy	예방치료
	primary tumor	원발성 종양
	prothrombin time	**프로트롬빈 시간**
	pulmonary tuberculosis	폐 결핵
	psychometric test	신경 인지 검사, 심리 측정법 시험
	psychotherapy	심리치료
	pyramidal tract	추체로
Pt, pt	patient	환자
pt	part	부분
	point	지점
PTA	parathyroid adenoma	부갑상샘 선종
	percutaneous transluminal angioplasty	경피적 경혈관 성형술, 피부경유혈관경유 혈관성혈술
	persistent truncus arteriosus	총동맥간 개존
	physical therapy assistant	물리치료 보조
	plasma thromboplastin antecedent	혈장 트롬보플라스틴 전구물질
	post-traumatic amnesia	외상 후 건망증, 외상후 기억상실
	primitive trigeminal artery	원시 삼차신경 동맥
PTAF	platelet activating factor	혈소판 활성화 인자
PTB	patellar tendon bearing	슬건 부하
PTb	pulmonary tuberculosis	폐결핵
PTBA	percutaneous transluminal balloon angioplasty	경피적 경혈관 풍선성형술
PTBD	percutaneous transhepatic biliary drainage	경피적 담관 비액술
PTBPD	post traumatic borderline personality disorder	외상후 경계성 인격장애
PTBS	post traumatic brain syndrome	외상 후 뇌 증후군
PTC	papillary thyroid carcinoma	갑상선 유두암종

약 어	원 어	의 미
	percutaneous transhepatic cholangiography	경피적 감단관 조영술
	plasma thromboplastin component	혈장 트롬보플라스틴 성분
	premature tricuspid closure	삼첨판 조기폐쇄
	pseudotumor cerebri	가성 뇌종양
PTCA	**percutaneous transluminal coronary angioplasty**	**경피적 경혈관 관상동맥 성형술**
PTCR	percutaneous transluminal coronary recanalization	경피적 관동맥 재소통
PTD	percutaneous transluminal dilatation	경피적 경혈관 확장술
	preterm delivery	조기 분만
PTDS	posttraumatic distress syndrome	외상 후 스트레스 증후군
PTE	parathyroid extract	부갑상선 추출물
	posttraumatic epilepsy	외상후 간질
	proximal tibial epiphysis	경골 근위 골단부
	pulmonary thromboembolism	폐 혈전색전증
PTF	plasma thromboplastin factor	혈장 트롬보플라스틴 인자
	posterior talofibular	후거비인대
PTFNA	percutaneous transthoracic fine-needle aspiration	경피적 경혈관 세침 흡인
PTFS	posttraumatic fibromyalgia syndrome	외상 후 섬유근통 증후군
PTG	parathyroid gland	부갑상샘
	prostaglandin	프로스타글란딘
PTH	**parathormone, parathyroid hormone**	**부갑상샘 호르몬 파라토르몬**
PTHC	percutaneous transhepatic cholangiography	경피담관조영술, 피부간경유 쓸개관 조영술
PTHR	arathyroid hormone receptor	부갑삼생 호르몬 수용체
PTI	pancreatic trypsin inhibitor	췌장 트립신 억제제
PTK	phototherapeutic keratectomy	치료레이저 각막절제술
	protein-tyrosine kinase	단백질 티로신 인산화 효소

약 어	원 어	의 미
PTL	preterm labor	조기 진통
PTLD	post-transplantation lymphoproliferative disorder	이식 후 림프 증식 질환
PTM	posterior trabecular meshwork	뒤잔기둥그물, 후섬유주대
	post-transfusion mononucleosis	수혈 후 단핵구증
	post-translational modification	번역 후 수정
	post-traumatic meningitis	외상 후 뇌수막염
PTN	posterior tibial nerve	후경골신경
pTNM	pathological classification of primary tumors, regional nodes and metastases[coding]	병리학적 암의 단계 분류(원발소, 소속림프절, 전이에 따른)
PTP	pancreatic thread protein	췌장 사 단백질
	percutaneous transhepatic portography	경피적 경간문맥 조영술
	posterior tibial pulse	후경골 맥박
	post-transfusion purpura	수혈 후 자반증
	protein-tyrosine phosphatase	단백질 티로신 인산가수분해효소
PTPI	post-traumatic pulmonary insufficiency	외상 후 폐 부전
PTPM	post-traumatic progressive myelopathy	외상 후 진행성 척수병증
PTPS	post-thrombophlebitis syndrome	혈전성 정맥염 후 증후군
PT/PTT	prothrombin time/partial thromboplastin time[test]	프로트롬빈 시간/부분 트롬보플로스틴 시간[검사]
PTR	patellar tendon reflex	슬개건 반사
	prothrombin time ratio	프로트롬빈 시간 비율
PTRA	percutaneous transluminal renal angioplasty	경피적 신동맥 혈관 성형술
PTS	pediatric trauma score	소아 외상 점수
	post-thrombotic syndrome	혈전 후 증후군
PTSD	**post-traumatic stress disorder**	**외상 후 스트레스 장애**
PTT	**partial thromboplastin time**	**부분 트롬보플라스틴 시간**
	posterior tibial tendon	후경골건

약 어	원 어	의 미
	protein truncation test	단백질 절단 실험
	pulmonary transit time	폐내 전이 시간
ptt	partial thromboplastin time	부분 트롬보플라스틴 시간
PTU	propylthiouracil	프로필티오 우라실(갑상선질환치료제)
PTV	patient-triggered ventilation	환자 유발(유도) 환기
	planning target volume	계획 표적 체적
	posterior tibial vein	후경골 정맥
PTX	pneumothorax	기흉
PTx	parathyroidectomy	부갑상선 절제술
PTZ	pentylenetetrazol	펜틸레네테트라졸, 메트라졸 (중추신경흥분제)
PU	peptic ulcer	소화성 궤양
	pregnancy urine	임신부 뇨
	prostatic urethra	전립선 요도부
PUBS	percutaneous umbilical blood sampling	경피적 제대혈 채취
	purple urine bag syndrome	자주색 소변 증후군
PUC	pediatric urine collector	소아용 소변 수집기
	premature uterine contractions	조기 자궁 수축
PUD	peptic ulcer disease	소화성 궤양 질환
PUFA	polyunsaturated fatty acid	다불포화 지방산
PUJO	pelvi-ureteric junction obstruction	신우요관 이행부 폐쇄
PUL	percutaneous ultrasonic lithotripsy	경피적 초음파 쇄석술
pul, pulm	pulmonary	폐, 폐의, 허파의
PUN	plasma urea nitrogen	혈장 요소 질소
PUO	pyrexia of unknown origin	원인불명 열
PUPPP	pruritic urticarial papules and plaques of pregnancy	임신성 소양성 팽진 구진 및 반점
Pur	purple	보라색, 자색
pur	purulent	고름의, 화농의
purg	purgative	설사약, 하제

약 어	원 어	의 미
PUT	provocative use test	유발 사용 검사
	putamen	피각
PUUV	Puumala virus	Puumala 바이러스
PUV	posterior urethral valve	후방 요도 판막
PV	papilla of Vater	십이지장 유두, 파텔유두
	papilloma virus	유두종 바이러스
	partial volume	부분 용적
	pemphigus vulgaris	**보통천포창, 심상성 천포창**
	peripheral vascular	말초혈관
	peripheral vein	말초정맥
	pityriasis versicolor	어루러기, 전풍
	plasma viscosity	혈장 점성도
	plasma volume	혈장량
	pneumonia virus	폐렴 바이러스
	polio vaccine	소아마비 백신
	poliovirus	소아마비 바이러스
	polycythemia vera	**진성 적혈구 증가증**
	portal vein	**간문맥**
	pressure-volume[curve]	흉곽 압량[곡선]
	pulmonary valve	폐동맥 판막
	pulmonary vein	폐정맥
P-V	pressure-volume[curve]	흉곽 압량 곡선
P&V	pyloroplasty and vagotomy	유문성형술 및 미주신경절단술
PVA	peripheral venous alimentation	말초 정맥 영양
PVB	paravertebral block	척추주위차단
	premature ventricular beat	심실 조기 박동
PVC	peripheral venous catheterization	말초 정맥 삽관
	premature ventricular complex	심실 조기 복합체
	premature ventricular contraction	**심실 조기 수축**

약 어	원 어	의 미
	primary visual cortex	일차 시각 피질
	pulmonary venous congestion	폐정맥 울혈
PVCM	paradoxical vocal cord motion	기이성 성대 운동, 성대 운동 이상
PVD	**peripheral vascular disease**	**말초 혈관 질환**
	posterior vitreous detachment	후 유리체 박리
	pulmonary valvular dysplasia	폐동맥 판막 이형성
	pulmonary vascular disease	폐혈관 질환
PVE	partial volume effect	부분 용적 효과
	perivenous encephalomyelitis	정맥주위성 뇌척수막염(뇌척수염)
	premature ventricular extrasystole	심실 조기 기외수축
	prosthetic valve endocarditis	인공판막 심내막염
PV-ECF	plasma volume/extracellular fluid[ratio]	혈장량-세포외액 비율
P-VEP	pattern visual evoked potential	패턴 시각 유발 전위[검사]
PVF	portal venous flow	문맥 혈류(량)
PVG	periventricular gray matter	뇌실주위 회색질
PVH	periventricular hyperintensity	뇌실주위 고강도
	pulmonary venous hypertension	폐정맥 고혈압
PVI	peripheral vascular insufficiency	말초 혈관 부전
	perivascular infiltration	혈관주위 침윤
	protracted venous infusion	지연 정맥 주입
PVL	perivalvular leakage	판막주위 누수
	periventricular leukomalacia	뇌실주위 백질연화증
PVN	paraventricular nucleus	실방핵, 뇌실곁핵
PVNS	pigmented villonodular synovitis	색소 융모 결절성 활막염
PVO	pulmonary venous obstruction	폐정맥 폐쇄
PVOD	pulmonary vascular obstructive disease	폐쇄성 폐혈관 질환
PVP	peripheral venous pressure	말초 정맥 압력
	portal venous phase	간문맥기
	portal venous pressure	문맥압

약 어	원 어	의 미
	pulmonary venous pressure	폐정맥압
PVR	peripheral vascular resistance	말초 혈관 저항
	postvoiding residual	잔뇨
	proliferative vitreoretinopathy	증식성 유리체 망막병증
	pulmonary valve replacement	폐동맥판 대치술(치환술)
	pulmonary vascular resistance	**폐혈관 저항**
PVS	percussion, vibration, suction	타진, 진동 및 흡입
	peritoneovenous shunt	복강-정맥 단락술
	persistent vegetative state	지속 식물 상태
	Plummer-Vinson syndrome	플러머-빈슨 증후군
	pulmonary valvular stenosis	폐동맥판막 협착증
PVT	paroxysmal ventricular tachycardia	발작성 심실 빈맥
	portal vein thrombosis	문맥혈전증
	psychomotor vigilance task	정신운동 경각 작업
PW	posterior wall	후벽
	pressure wave	압력파
	pulsed wave	간헐파형
PWA	pulse wave analysis	맥박 파형 분석
PWB	partial weight bearing	부분 체중 부하
PWBC	peripheral white blood cell	말초혈액 백혈구
PWC	physical work capacity	신체 작업 능력
pwd	powder	가루, 분말, 파우더
PWE	posterior wall excursion	후벽 운동
PWI	posterior wall infact	후벽 경색
PWLV	posterior wall of left ventricle	좌심실 후벽
PWP	pulmonary wedge pressure	폐쇄기압
PWS	port wine stain	포도주색 반점
	Prader-Willi syndrome	프레더-윌리 증후군
PWT	posterior wall thickness	후벽 두께

약 어	원 어	의 미
PWTT	pulse wave transit time	맥파 전달 시간
PWV	pulse wave velocity	동맥 맥파 속도
Px	past history	과거력
	physical examination	**신체검진**
	pneumothorax	기흉
	prognosis	예후
PXA	pleomorphic xanthoastrocytoma	다형 황색별 세포종
PXE	pseudoxanthoma elasticum	탄력섬유성 위황색종
PXM	pseudoexfoliation material	거짓비늘 물질
PXS	pseudoexfoliation syndrome	거짓비늘 증후군
py	pack-years	흡연력
PYA	psychoanalysis	정신분석
PYM	psychosomatic	정신운동적
PZ	pancreozymin	판크레오지민(소화호르몬)
	proliferative zone	증식 영역
PZA	pyrazinamide	파라진아미드(결핵치료제)
PZ-CCK	pabcreozymin-cholecystokinin	판크레오지민-콜레시스토키닌
PZI	protamine zinc insulin	프로타민 아연 인슐린
PZP	pregnancy-zone protein	임신대 단백질(임신관련 단백질)

Q

약 어	원 어	의 미
Q	1,4-glucan branching enzyme [Q enzyme]	1,4-글루칸 분지효소[Q효소]
	cardiac output	심박출량
	coulomb[electric quantity]	쿨롬[전기량]
	electric charge	전하
	flow	흐름
	glutamine	글루타민
	heat	열
	qualitative	질적인
	quality	질
	quantity	양
	quinacrine	퀴나크린(말라리아 치료제)
	quinidine	퀴니딘(항 부정맥제)
	quotient	지수, 몫, 계수
	radiant energy	복사에너지
	reaction energy	반응에너지
q	each	각각
	every	**매, 모든**
	long arm of chromosome	장완, 염색체 긴팔
Q_{10}	temperature coefficient	온도계수
QA	quality assurance[quality assessment]	품질보증
QAC	before every meal[quaque ante cibum]	매 식전

약 어	원 어	의 미
	quaternary ammonium compound	제4암모늄화합물
QAD	every other day[quoque alternis die]	이틀에 한번, 격일로
QALE	quality-adjusted life expectancy	질 보정 기대수명
QALY	quality-adjusted life years	질 보정 수명
QALPACS	quality patient care scale	환자 간호의 질 척도
QAM	every morning[quaque ante meridiem]	매일 아침
QAP	quality assurance program	품질보증계획
	quinine	퀴닌
	atabrine	아타브린(말라리아 치료제)
QAR	quantitative autoradiography	정량적 자기방사법
QB	whole blood	전혈
Q_B	total body clearance	전신청소율
Q_b	blood flow	혈류량
QBC	quantitative buffy coat	정량적 백혈구 연막
QBH	quantitative bone histomorphometry	정량적 골조직형태 계측학
QBT	quantitative bleeding time [hemorrhagometry]	정량적 출혈시간
QBV	whole blood volume	전혈량
QC	quad cane	네발 지팡이
	quality control	품질관리
Qc	pulmonary capillary blood flow	폐모세혈관 혈류량
QCA	quantitative coronary arteriography (angiography)	정량적 관상동맥 조영술
QCS	quick confusion scale	신속 혼미척도
QCSS	quantitative coronary stenosis score	정량적 관상동맥 협착 정도
QCST	quick cognitive screening test	신속 인지선별검사
QCT	quantitative computed tomography	정량적 전산화 단층 촬영
qd	**every day[quaque die]**	**매일**
QDR	quantitative digital radiography	정량적 디지털 방사선 촬영술
qds	four times a day[quater die sumendum]	하루에 네 번

약 어	원 어	의 미
QDX	double the quantity[quantitas duplex]	2배량
QEA	quantitative culture of endotracheal aspirates	정량적 기관내 검체 배양
QEE	quadriceps extension exercise	대퇴사두근 신전운동
QEEG	quantitative electroencephalography	정량화 뇌파
QEMG	quantitative electromyography	정량적 근전도 검사
QENF	quantifying examination of neurologic function	정량적 신경학적 기능 검사
QEW	quick early warning	신속조기경보
QF	query fever	Q열
	relative biological effectiveness	상대 생물학적 효과
QFC	quantitative flow cytometry	정량적 유동세포계수
QFD	quality function deployment	품질기능전개
QFE	Q fever endocarditis	Q열 심내막염
Q fever	query(Queensland) fever	Q열
QFM	quadriceps femoris muscle	대퇴사두근
	quantitative flow measurement	정량적 유량측정
QFP	Q fever pneumonia	Q열 폐렴
QFS	post-Q fever fatigue syndrome	Q열 후 피로 증후군
QFT	QuantiFERON tuberculosis test	QuantiFERON 결핵검사
QGS	quantitative gated SPECT	정량적 게이트 심근 SPECT
qh	**every hour[quaque hora]**	**매 시간마다**
QH_2	ubiquinol	유비퀴놀
QHS	quantitative hepatobiliary scintigraphy	정량적 간담낭 섬광조영술
qhs	every hour of sleep [Quaque Hora Somni]	매일 밤
QI	quality improvement	품질개선
	Quetelet index	케틀레지수(신체발육평가지수)
qid	**four times a day[quater in die]**	**하루에 네 번**
QIG	quantitative immunoglobulin	정량적 면역글로불린

약 어	원 어	의 미
QJ	quadriceps jerk	대퇴근 반사
QL	as much ac desired[quantum libet]	원하는 만큼
	quality of life	삶의 질
QLI	quality of life index	삶의 질 계수
QLS	Quality of Life Scale	삶의 질 척도
QM	quality management	품질관리
	quinacrine mustard	퀴나크린 머스터드(성 판정 화합물)
qm	every morning[quaque mane]	매일 아침
QMI	Q-wave myocardial infarction	Q파 심근경색증
QMRP	qualified mental retardation professional	공인 정신지체 전문가
QMT	quantitative muscle test	정량적 근육검사
QMWS	quasi-morphine withdrawal syndrome	준 몰핀금단증상
QN	quinine	퀴닌
qn	every night[quaque nocte]	매일 밤
	quantitative	양적인
QNC	quinacrine	퀴나크린
qns	quantity not sufficient	불충분한 양
QO_2	flow of oxygen	산소유량
Qo	oxygen consumption	산소소모량
Qo_2	oxygen quotient, oxygen utilization	산소계수, 산소이용률
qod	every other day[quaque altera die]	이틀에 한번, 격일로
qoh	every other hour[quaque altera hora]	2시간 마다
QOLHS	Quality of Life Hypertension Study	고혈압 환자 삶의 질 연구
QOL	**quality of life**	**삶의 질**
QOLI	quality of life index	삶의 질 지표
qon	every other night[quaque altera nocte]	격야
QP	quadrigeminal plate	사구체판, 중뇌덮개
	quanti-Pirquet(reaction)	정량적 피르케 반응(Mantoux test)
Qp	pulmonary blood flow	폐 혈류량

Q

약 어	원 어	의 미
QPC	quadrigeminal plate cistern	사구체수조
	quality of patient care	환자 간호의 질
Qpc	pulmonary capillary blood flow	폐 모세혈관 혈류량
QPCR	quantitative polymerase chain reaction	중합효소연쇄반응 정량검사
QPEEG	quantitative pharmaco-electroencephalography	정량적 약물-뇌파검사
qPM	every night	매일 밤
QP : QS	pulmonary-to-systemic flow ratio	폐혈류량-체혈류량 비율
qq	each, every[quaque]	각각, 매매
qqh	every four hours[quaque quarta hora]	매 4시간 마다
QR	quinaldine red	퀴날딘 레드
	quinone reductase	퀴논 환원효소
qr	quarter	4분의 1
	quantity is correct[quantum rectum]	정량, 정확한 양
QRS	**in electrocardiography, the complex consisting of Q, R, and S waves, corresponding to depolarization of ventricles**	**심전도상 심실 탈분극을 나타내는 Q, R, S파**
QRS-ST	the junction between the QRS complex and the ST segment in the electrocardiogram	심전도상 QRS파와 ST분절 사이 접합
QRD-T	the angle between the QRS and T vectors in vectorcardiography	벡터심전도상 QRS와 T벡터 사이의 각
qRT-PCR	quantitative reverse transcriptase(RT) polymerase	역전사효소의 중합효소연쇄반응
	chain reaction(PCR)	정량검사
QRZ	wheal reaction time [Qaddel Reaktion Zeit]	팽진반응시간
QS	quiet sleep	조용한 수면, NREM 수면
	sufficient quantity[quantum sufficit]	충분한 양

약 어	원 어	의 미
Qs, Q_s	systemic blood flow	체혈류량
qs	as much as will suffice[quantum satis]	적당량
qsad	add a quantity sufficient to make [quantum sufficit ad]	충분히
QSART	quantitative sudomotor axon reflex testing	정량적 발한 축삭반사검사
QSE	quadriceps setting exercise	대퇴사두근 강화운동
QSM	quality assurance and safety of medicine	의약품 품질보증 및 안전성
QsQt	shunted blood to total blood flow (ratio)	총혈류량 대 분리혈류량 비
QSS	quantitative sacroiliac scintigraphy	정량적 천장관절 섬광조영술
QST	quantitative sensory test	정량적 감각검사
QT	cardiac output	심박출량
	Quick test	간이검정
Q-T	in electrocardiography, the time from the beginning of the QRS complex to the end of the T wave	심전도상 QRS파와 T파 사이 간격
qt	quantity	양
	quart	쿼트, 4분의 1 gallon, 2 pints
QTB	quadriceps tendon bearing	사두근건 부하
QTc, Q-Tc	Q-T interval corrected for heart rate	심박동수 보정 QT 간격
qter	end of long arm of chromosome	염색체 장완의 끝부분
Q-test	queckenstedt's test	퀴켄스테트 검사, 척수액 역동검사
QTC	quantitative tip culture	정량적 tip 배양
QUAD	quadratic	이차의
quad	quadrant	사분면, 사분의
	quadriceps	사두근
	quadriplegic	사지마비
quadrupl	four times as much[quadruplicato]	4배의
qual	quality, qualitative	질, 질적인

약 어	원 어	의 미
qual anal	qualitative analysis	정성분석
QUAL-PACS	quality of patient care system	환자 간호 체계의 질
quant	quantity, quantitative	양, 양적인
quar	quarantine	격리
QUART	quadrantectomy, axillary dissection, radiotherapy	4분의 1 유방절제술, 액와 절개, 방사선요법
quat	four[quattuor]	4
QUEXTA	Quantitative Exercise Testing and Angiography	정량적 운동부하검사 및 혈관조영검사
quinq	five[quinque]	5
quint	fifth[Quintus], quintan	다섯 번째의, 5일 마다, 5일열
quot	quotient	몫, 지수
	as often as necessary[quoties opus sit]	자주, 필요한 만큼
quotid	daily, quotidian[quotidie]	매일
qv	as much as you will[quantum vis]	원하는 만큼, 충분한
	which see[quod vide]	참조

R

약 어	원 어	의 미
R	any chemical group [particularly an alkyl group]	화학그룹[특히 알킬그룹]
	a conjugative plasmid responsible for resistance	다른 성분에 내성이 있는
	to various elements	접합플라스미드
	in electrocardiography, the first positive deflection during the QRS complex	심전도상 QRS파 중 첫 번째 양성파
	far point[remotum]	눈의 원점
	radioactive; radiology	방사성의; 방사선학, 영상의학과
	ramus	혈관분지, 가지
	Rankine(scale)	란킨 척도(화씨온도와 같은 온도척도)
	rate; ratio	비율; 비
	reaction	반응, 반작용
	Reaumur(scale)	레무어 눈금
	receptor	수용체
	rectal	직장의
	rectified	정류한
	regular insulin	속효성인슐린
	regulator gene	조절유전자
	relapse	재발
	relaxation	이완
	release factor	방출인자

약 어	원 어	의 미
	remission	관해
	reperfusion	재관류
	repressor	억제물질(조절유전자에서 생성)
	residual tumor[TNM classification]	잔류종양
	residue, residuum	잔여물, 잔기
	resistance	저항력, 내성
	respiration	호흡, 호흡작용
	respiratory exchange ratio	호흡교환율
	respiratory quotient	호흡률, 호흡비
	response	반응, 응답
	ribose	리보오스(5탄당)
	Rickettsia	리케차(발진티푸스, 큐열 등 유발 병원 미생물)
	right	오른쪽
	Rinne test	린네검사
	roentgen	뢴트겐
	rough colony	조면집락
	rub	마찰
r	recombinant	재조합체
	ribosomal	리보솜의
R'	in electrocardiography, the second positive deflection during the QRS complex	심전도상 QRS파 중 두 번째 양성파
+R	Rinne test positive	린네검사 양성
−R	Rinne test negative	린네검사 음성
°R	degree on the Rankine scale	란킨척도 눈금
	degree on the Reaumur scale	레무르척도 눈금
R0	residual tumor not assessed [TNM classification]	잔류종양 없음
R1	small residual tumor	작은 잔류종양

약 어	원 어	의 미
	[TNM classification]	
R2	large residual tumor [TNM classification]	큰 잔류종양
RA	radial artery	노동맥
	radiographic absorptiometry	방사선흡수계측법
	reactive arthritis	반응성 관절염
	refractory anemia	난치성 빈혈
	refractory ascites	난치성 복수
	renal artery	콩팥동맥
	renin-angiotensin	레닌-안지오텐신
	residual air	잔류공기, 잔기
	rheumatoid arthritis	**류마티스 관절염**
	right arm/atrium/auricle	우완/ 우심방/ 우심이
R_A	airway resistance	기도저항력
Ra	radium	라듐
RAA	**renin-angiotensin-aldosterone (system)**	**레닌-안지오텐신-알도스테론(체계)**
	rhumatisme articulaire aigu	급성관절류마티스
	right aortic arch	우측 대동맥궁
	right atrial appendage	우심방이
RAB	remote afterloading brachytherapy	원격조정 근접치료
RAC	rabeprazole, amoxicillin, clarithromycin	라베프라졸(위장약), 아목시실린(항생제), 클래리스로마이신(항생제)
	right atrial catheter	우심방 카테터
RACT	Recalcified Activated Clotting Time	칼슘재첨가 활성응고시간 검사
RAD	radial artery catheter	요골동맥 카테터
	radiation absorbed dose	방사선 흡수량
	radiography or radiographic	방사선촬영, 방사선사진
	right atrium diameter	우심방 직경
	right axis deviation	우측편위

R

약 어	원 어	의 미
Rad	**radiology; radiotherapy**	**영상의학과, 방사선학; 방사선요법**
rad	radius	요골, 노뼈
RADI	rheumatoid arthritis disease activity index	류마티스 관절염 질병 활성도
RADP	right acromiodorsoposterior	우견봉배후위(태위)
RADS	reactive airways dysfunction syndrome	반응성 기도기능장애 증후군
RAE	right atrial enlargement	우심방 확대
RAEB	refractory anemia with excess blasts	모세포 과잉을 동반한 불응성 빈혈
RAEM	refractory anemia with excess myeloblasts	골수아세포 과잉을 동반한 불응성 빈혈
RAF	rapid atrial fibrillation	급속심방세동
	rheumatoid arthritis factor	**류마티스 관절염 인자**
RAH	radical abdominal hysterectomy	근치적 복식 자궁절제술
	regressing atypical histiocytosis	퇴행성 비정형 조직구 증식증
	right atrial hypertrophy	**우심방 비대**
RAHA	rheumatoid arthritis hemagglutinin test	류마티스 관절염 혈구응집검사
RAI	radioactive iodine	방사성 요오드
RALT	routine admission laboratory tests	정기 입원 임상검사
RAM	rectus abdominis muscle	복직근, 배곧은근
RAMP	right atrial mean pressure	평균 우심방압
	rifampin	리팜핀
RAO	right anterior oblique	우전사위
RAP	recurrent abdominal pain	재발성 복통
	renal artery pressure	신동맥압
	right atrial pressure	**우심방압**
RAPD	relative afferent pupillary defect	상대적 구심성 동공결손
RAPS	radiologists, anesthesiologists, and pathologists	방사선 전문의, 마취과 의사, 병리학자
RAS	recurrent aphthous stomatitis	재발성 아프타성 구내염
	renal artery stenosis	신동맥협착

약 어	원 어	의 미
	reticular activating system	**망상활성화계**
RAST	radioallergosorbent test	방사선알레르기흡착검사
RAT	rheumatoid arthritis test	류마티스 관절염 검사
	right anterior thigh	우측 전방 대퇴
RATx	radiation therapy	방사선요법
Raw	airway resistance	기도저항
RB	radiation burn	방사선 화상
	reticulate body	망상체
	retinoblastoma	망막아세포종
	retrobulbar	안구 뒤쪽의, 교후부
	rigid bronchoscopy	경직성 기관지내시경
RBA	right basilar artery	우측 기저동맥
	right brachial artery	우측위팔동맥, 우측상완동맥
RBB	right breast biopsy	우측유방생검
	right bundle branch	우각지, 오른갈래
RBBB	right bundle-branch block	우각차단
RBC	**red blood cell**	**적혈구**
	red blood count	적혈구수
RBCD	right border cardiac dullness	우측연 심장탁음
RBC s/f	red blood cells spun filtration	적혈구 여과기
RBCV	red blood cell volume	적혈구량
RBD	recurrent brief depression	반복성 단기 우울장애
	right border of dullness	우측연 탁음
RBF	**renal blood flow**	**신혈류량**
RBG	random blood glucose	무작위 혈당
RBL-ILD	respiratory bronchiolitis with associated interstitial lung disease	호흡세기관지염-간질성폐렴
RBN	retrobulbar neuritis	구후시신경염, 안구후신경염
RBOW	rupture of the bag of waters	양막파열
RBP	retinol-binding protein	레티놀 결합 단백질

약 어	원 어	의 미
RBS	random blood sugar	무작위 혈당
RBT	rational behavior therapy	인지행동치료
	resistive breathing training	저항 호흡훈련
RBV	right brachial vein	우 위팔정맥, 우 상완정맥
RBW	relative body weight	상대체중
RC	radiocarpal	요골수근골의, 노손목의
	red cell, red corpuscle	적혈구
	Red Cross	적십자
	respiration ceases	호흡정지
	respiratory care	호흡관리
	respiratory center	호흡중추
	respiratory compensation	호흡보상
	retention catheter	유치도뇨관
RCA	radiographic contrast agents	방사선 조영물질
	replication-competent adenovirus	복제-가능 아데노바이러스
	right carotid artery	우경동맥
	right coronary angiography	우관상동맥조영술
	right coronary artery	**우관상동맥**
rCBF	regional cerebral blood flow	국소 뇌 혈류량
rCBV	regional cerebral blood volume	국소 뇌 혈류용적
RCC	**renal cell carcinoma**	**신세포암, 신장암**
	right coronary cusp	우측 관상동맥엽
RCCT	randomized controlled clinical trial	무작위 대조군 임상연구
RCHF	right congestive heart failure	우측 울혈성 심부전
RCM	radiographic contrast medium	방사선 조영물질
	red cell mass	적혈구 질량
	right costal margin	우측 늑골연
rCP	regional cerebral perfusion	국소적 대뇌관류
rCPP	regional cerebral perfusion pressure	국소적 대뇌관류압

약 어	원 어	의 미
RCR	respiratory control ratio	호흡조절률
RCS	reticulum cell sarcoma	그물세포육종, 세망세포육종
	repeat cesarean section	반복제왕절개술
	right coronary sinus	우측 관상정맥동
RCT	randomized clinical trial	무작위 임상연구
	Rorschach content test	로르샤흐검사, 잉크반점검사
RCU	respiratory care unit	호흡집중관리실
	retrocaval ureter	후대정맥요관
RCV	red cell volume	적혈구 용적
RD	radial deviation	요골편위, 노쪽치우침
	Raynaud disease	레이노병
	registered dietitian	등록된 영양사
	renal disease	**신장질환**
	respiratory disease	**호흡기질환**
	retinal degeneration	망막퇴화
	retinal detachment	**망막박리**
	ruptured disk	디스크 파열
RDA	recommended daily allowance	1일 권장량
	right dorsoanterior	우배전위(태위)
RDC	research diagnostic criteria	연구진단기준
RDCS	registered diagnostic cardiac sonographer	등록진단심장초음파기사
RDE	receptor-destroying enzyme	수용체 파괴효소
RDEB	recessively inherited dystrophic epidermolysis bullosa	열성유전형 수포성 표피박리증
RDH	Registered Dental Hygienist	등록치위생사
RDI	recommended daily intake	1일 섭취권장량
	respiratory disturbance index	호흡곤란지수
RDIH	right direct inguinal hernia	우측 직접 서혜부탈장
RDMS	registered diagnostic medical	등록진단초음파기사

약 어	원 어	의 미
	sonographer	
RDP	random donor platelets	무작위 농축 혈소판
	right dorsoposterior	우배후위(태위)
RDPE	Reticular Degeneration of the Pigment Epithelium	망막색소상피퇴행
RDS	**respiratory distress syndrome**	**호흡곤란 증후군**
RDT	routine dialysis therapy	정기적 투석요법
RDTD	referral, diagnosis, treatment and discharge	참고, 진단, 치료, 퇴원
RDW	red blood cell distribution width	적혈구 크기분포
RE	reading epilepsy	독서유발성 간질
	rectal examination	직장검사
	reflux esophagitis	역류성 식도염
	regional enteritis	국소성 장염(크론씨병)
	reticuloendothelial	세망내피계의
	retinol equivalent	레티놀당량
	right ear; right eye	우안, 우측 눈; 우이, 우측 귀
REACT	rapid early action in coronary treatment	관상동맥질환 치료를 위한 즉각적 초기 처치
readm	readmission	재입원
rec	recovery	회복
	recurrence	재발
rect	rectal; rectum	직장의; 직장
	rectification, rectified	교정, 교정된
red	reduction, reduced	감소, 감소된
redox	oxidation-reduction	산화-환원
REE	resting energy expenditure	휴식기 에너지소비량
REEG	radioelectroencephalography	방사선뇌전도법
	resting electroencephalography	휴식기 뇌전도법
REF	renal erythropoietic factor	신장 조혈인자

약 어	원 어	의 미
	right ventricular ejection fraction	우심실 박출계수
REG	radioencephalogram, radioencephalography	방사성 뇌파검사
Reg	registered	등록된, 공인된
reg	regular	정기적인, 주기적인
regen	regenerated, regenerating, regeneration	재생된, 재생의, 재생
regurg	regurgitation	역류
rehab	rehabilitation, rehabilitated	재활
REIN	Ramipril Effect in Nephropathy	신증에 미치는 라미프릴의 효과
REL	rate of energy loss	에너지 손실률
REM	**rapid eye movement[sleep]**	**급속안구운동[REM 수면]**
	reticular erythematous mucinosis	망상 홍반성 점액증
	roentgen-equivalent-man	인체 뢴트겐 당량(방사선 단위)
REN	renal	신장의
	renin	레닌
ren sem	shall be renewed once [renovetur semel]	한번만 갱신할 것
REO virus	respiratory enteric orphan virus	레오바이러스
REP	reepithelialization	재상피화
	repaglinide	레파글리니드(경구혈당강하제)
rep	replication	복제
	roentgen equivalent-physical	물리 뢴트겐 당량(방사선 단위)
repol	repolarization	재분극
RER	renal excretion rate	신장 배설률
	respiratory exchange ratio	호흡교환비
	rough endoplasmic reticulum	조면소포체
RES	radionuclide esophageal scintigraphy	방사성핵종 식도섬광조영술
	reticuloendothelial system	세망내피계
res	resident	레지던트, 수련의
	resistance	저항력, 저항

약 어	원 어	의 미
RESC	resuscitation	소생술
resp	respiration, respiratory	호흡, 호흡의, 호흡기관의
REST	Raynaud's phenomenon, esophageal motor dysfunction, sclerodactyly, and telangiectasia	레이노현상, 식도운동부전, 수지경화증, 모세혈관확장증
	regressive electroshock therapy	역행성 전기쇼크 요법
RET	rational emotive therapy	인지정서치료
	reticular	그물모양의, 망상의
	reticulocyte	망상적혈구
	right esotropia	우 내사시
REV	reticuloendotheliosis virus	세망내피증 바이러스
RF	rapid filling	급속유입
	receptive field	수용야, 감각수용장
	regurgitant fraction	(심장)역류율
	renal failure	**신부전**
	resistance factor	내성인자, 저항인자
	respiratory failure	호흡부전
	reticular formation	망상체
	retroperitoneal fibromatosis	복막후 섬유종증
	rheumatic fever; rheumatoid factor	**류마티스열, 류마티스인자**
RFA	radiofrequency ablation	고주파 열치료, 고주파 절제술
	right femoral artery	우대퇴동맥
	right frontoanterior	우액전위(태위)
RFC	rosette-forming cell	로제트형성세포
RFCA	radiofrequency catheter ablation	고주파 전극도자 절제술
RFH	right femoral hernia	우측 대퇴탈장
RFL	right frontolateral	우액측위(태위)
Rfm	rifampin	리팜핀(결핵치료제)
RFP	recurrent facial paralysis	재발성 안면신경마비
	right frontoposterior	우액후위(태위)

약 어	원 어	의 미
RFS	rapid frozen section	신속동결법
	relapse-free survival	비재발 생존기간
RFT	**renal function test**	**신장기능검사**
	respiratory function test	호흡기능검사
	right frontotransverse	우액횡위(태위)
RFV	right femoral vein	우대퇴정맥
RFW	rapid filling wave	급속유입파
RG	right gluteal	우둔구의
RGA	right gastric artery	우위동맥
RGC	retinal ganglion cell	망막신경절세포
RGEA	right gastroepiploic artery	우위대망동맥
RGM	right gluteus medius	우중둔근
RGN	Registered General Nurse	등록된 정규간호사
RGO	reciprocating gait orthosis	왕복보행보조기
RGP	retrograde pyelography	역행성 신우조영술
	rigid gas permeable(lens)	산소투과(렌즈)
RH	radical hysterectomy	근치적 자궁적출술
	reactive hyperemia	반응성 충혈
	releasing hormone	방출호르몬
	retinal hemorrhage	망막출혈
	right hand; right-handed; right hemisphere	오른손; 오른손잡이의; 우반구
	right hyperphoria	우측 상사위
Rh	rhesus(factor)	레수스(인자)
	rhodamine	로다민(붉은색소)
Rh+	rhesus positive	Rh 양성형
Rh−	rhesus negative	Rh 음성형
rh	rheumatic	류마티스성, 류마티즘의
RHA	right hepatic artery	우간동맥
RhA	rheumatoid arthritis	류마티스관절염

약 어	원 어	의 미
RHB	regular heart beat	규칙적 심박동
	right heart bypass	우심우회술
RHC	respiration has ceased	호흡정지
	right heart catheterization	우심도자술
RHD	relative hepatic dullness	상대적 간 탁음
	rheumatic heart disease	**류마티스성 심질환**
rheu, rheum	rheumatic, rheumatoid	류마티즘의, 류마티스성
RHF	**right heart failure**	**우심부전**
Rh F	rheumatic fever	류마티스열
RHG	right hand grip	오른손 주먹 쥠
RHH	right homonymous hemianopsia	우측 동측성 반맹
RhIG	Rh factor immune globulin	Rh 면역글로불린
Rhin	rhinology	비(鼻)과
RHL	recurrent herpes labialis	재발성 구순포진
	right hepatic lobe	오른간엽, 우엽
RHLN	right hilar lymph node	우폐문림프절
RHO	rhodopsin	로돕신
RhoGAM	Rho(D) Immune Globulin	Rho(D) 면역글로불린
RHS	Ramsay Hunt syndrome	람세이 헌트 증후군
	reticulohistiocytic system	세망조직구성계
	right hand side	오른쪽 방향, 우측
RHT	renal homotransplantation	동종 신장이식
	right hypertropia	우 상사시
rH-TNF	recombinant human tumor necrosis factor	재조합형 인간 종양괴사인자
RHV	right hepatic vein	우간정맥
RI	regional ileitis	국한회장염
	regular insulin	속효성인슐린, 레귤러인슐린
	renal insufficiency	신부전
	respiratory illness	호흡기 질환

약 어	원 어	의 미
	respiratory index	호흡지수
	retroactive interference	역행간섭
RIA	**radioimmunoassay**	**방사면역측정법**
	reversible ischemic attack	가역적 허혈발작
Rib	riboflavin	리보플라빈
RIC	right internal carotid(artery)	우측 내경(동맥)
RICE	rest, ice, compression, and elevation	휴식, 얼음찜질, 압박, 거상
RICM	right intercostal margin	우늑골간연, 우늑골각 가장자리
RICU	**respiratory intensive care unit**	**호흡기계 중환자실**
RID	radial immunodiffusion	방사면역확산법
	ruptured intervertebral disc	추간판 파열
RIE	rocket immunoelectrophoresis	로켓면역전기영동법
RIF	radiation-induced fibrosis	방사선 유발성 섬유증
	rifampin	리팜핀(결핵치료제)
	right iliac fossa	우장골와, 오른장골오목
rIFN	recombinant interferon	유전자재조합 인터페론
RIG	rabies immune globulin	광견병 면역글로불린
RIH	**right inguinal hernia**	**우측 서혜부탈장**
RIHD	radiation-induced heart disease	방사선 유발성 심장질환
RIJ	right internal jugular	우측 내경정맥
RIMA	right internal mammary artery	우측 내유동맥
RIND	**reversible ischemic neurologic deficit**	**가역적 허혈성 신경결손**
RIP	radioimmunoprecipitation	방사성 면역 침강법
	respiratory inductance plethysmography	폐환기량측정법
RIPA	ristocetin-induced platelet agglutination	리스토세틴 유발성 혈소판 응집
RIPV	right inferior pulmonary vein	아래오른 허파정맥, 우하폐정맥
RIR	right inferior rectus	아래오른 곧은근, 우하직근
RIRS	retrograde intrarenal surgery	역행성 신실질내 수술(내시경적 수술)
RISA	radioactive iodinated serum albumin	방사성 요오드화 혈청 알부민

약 어	원 어	의 미
RIST	radioimmunosorbent test	방사면역흡수법
RIT	radioimmunotherapy	방사선면역치료법
RK	radial keratotomy	방사상 각막절개술
	right kidney	우측신장, 우신
RKY	roentgen kymography	뢴트겐키모그래피, 뢴트겐동태촬영법
RL	reticular lamina	망상층
	right lateral; right leg; right lung	우측; 오른쪽 다리; 오른쪽 폐, 우폐
	Ringer's lactate(solution)	링거유산(액)
R&L	right and left	오른쪽과 왼쪽, 좌우
RLBCD	right lower border of cardiac dullness	우측 하연 심탁음
RLC	residual lung capacity	폐 잔기량
RLD	related living donor	생체 공여자
	ruptured lumbar disc	요추간판파열
	right lateral decubitus	우측와위
RLE	right lower extremity	우하지, 오른다리
RLF	retrolental fibroplasia	후 수정체 섬유증식증
	right lateral femoral	우외측대퇴, 오른가쪽넙다리
RLL	right lower lid	우 하안검
	right lower lobe	**우 하엽, 오른아래엽**
RLN	recurrent laryngeal nerve	되돌이후두신경, 반회후두신경
	regional lymph node	부위림프절, 국소림프절
RLQ	**right lower quadrant**	**우하상한, 오른아래배부위**
RLR	right lateral rectus(muscle)	우외직근
RLS	restless leg syndrome	하지불안 증후군
RLT	right lateral thigh	우외측대퇴
RLTCS	repeat low transverse cesarean section	반복 하횡부 제왕절개
RM	**radical mastectomy**	**근치유방절제술**
	recurrent miscarriage	습관성유산
	red marrow	적색골수

약 어	원 어	의 미
	respiratory muscle	호흡근
	ruptured membranes	양막파열
RMA	Registered Medical Assistant	등록 의료보조사
	right mentoanterior	우악전위, 우이전위(태위)
Rmax	maximum resistance	최대저항
RMBF	regional myocardial blood flow	국소심근혈류
RMCA	right middle cerebral artery	오른중간대뇌동맥, 우중대뇌동맥
RMCL	right midclavicular line	우쇄골중앙선, 오른쇄골중간선
RMD	retromanubrial dullness	후흉골병부탁음
	rhythmic movement disorder	율동적운동장애(수면장애의 일유형)
RME	rapid maxillary expansion	급속상악확장술
	resting metabolic expenditure	휴식시 대사량
	right mediolateral episiotomy	우 중측방 회음절개술
RMI	recent myocardial infarction	최근심근경색
Rmin	minimum resistance	최소저항
RML	radiation myeloid leukemia	방사선골수성백혈병
	right mediolateral	우중측방
	right middle lobe	우중엽, 오른중간엽
RMN	Registered Mental Nurse	등록정신간호사
RMP	regional myocardial infarction	국소적 심근경색
	right mentoposterior	우악후위, 우이후위(태위)
RMR	resting metabolic rate	휴식시 대사량
	right medial rectus(muscle)	오른안쪽곧은근, 우내직근
RMS	rectal morphine sulfate[suppository]	직장 황산모르핀[좌약]
	red man syndrome	레드맨 증후군(반코마이신치료의 과민성 유사반응)
	repetitive motion syndrome	반복동작 증후군
	respiratory muscle strength	호흡근 근력
	rhabdomyosarcoma	횡문근육종
	rheumatic mitral stenosis	류마티스성 승모판 협착

약 어	원 어	의 미
RMSF	Rocky Mountain spotted fever	로키산 홍반열
RMT	Registered Music Therapist	등록음악치료사
	relative medullary thickness	상대적 수질비후
	retromolar trigone	어금니뒤삼각, 구후삼각
	right mentotransverse	우악횡위, 우이횡위
RMV	respiratory minute volume	분시환기량, 매분호흡량
RN	red nucleus	적핵
	Registered Nurse	**등록간호사**
	right nostril	우비공, 오른쪽 콧구멍
RNA	radionuclide angiography	방사성 핵종 혈관조영술
	Registered Nurse Anesthetist	마취간호사
	ribonucleic acid	**리보핵산**
RN-C	registered nurse-certification	정규간호사-증명서
RND	radical neck dissection	근치목수술, 경부근치술
	respiratory nursing diagnosis	호흡기계간호진단
RNP	Registered Nurse Practitioner	전문간호사, 임상간호사(일정 처방권 有)
	ribonucleoprotein	리보핵단백질
RNS	repetitive nerve stimulation	반복적 신경자극검사
RNST	reactive non stress test	반응성 비자극검사
RO	relative odds	상대적 대응비
	renal osteodystrophy	신성골이양증
	reverse osmosis	역삼투
	routine order	정규지시
R/O, r/o	rule out	배제하다, 제외하다
ROA	right occipitoanterior	우후두전위(태위)
ROAD	reversible obstructive airways disease	가역성 폐쇄성기도질환
ROC	resident on call	대기중인 레지던트(수련의)
ROIH	right oblique inguinal hernia	우 사선 서혜부탈장
ROL	right occipitolateral	우후두측위(태위)

약 어	원 어	의 미
ROM	**range of motion**	**관절가동범위, 운동범위**
	reactive oxygen metabolite	반응성 산소 대사물
	right otitis media	우측 중이염
	rupture of membranes	**양막파열**
Rom	Romberg(sign)	롬베르크(징후)
ROMSA	right otitis media suppurative, acute	우측 급성 화농성 중이염
ROMSC	right otitis media suppurative, chronic	우측 만성 화농성 중이염
ROP	**retinopathy of prematurity**	**미숙아 망막증**
	right occipitoposterior	우후두후위(태위)
ROS	review of systems	계통별 문진
ROSC	return of spontaneous circulation	자발적 순환 회복
ROT	remedial occupational therapy	직업보충치료
	right occipito-transverse	우후두횡위(태위)
rot	rotating, rotation	회전
ROU	recurrent oral ulcer	재발성 구강궤양
RP	radial pulse	요골맥박
	radical prostatectomy	근치 전립선절제술
	Raynaud phenomenon	레이노 현상
	rectal prolapse	직장탈출증
	relapsing polychondritis	재발성 다발연골염
	rest pain	안정시 통증
	resting position; resting potential; resting pressure	안정위; 정지전위; 휴식기압력
	retinitis pigmentosa	망막색소변성증
	retrograde pyelogram	**역방향신우조영사진**
	rheumatoid polyarthritis	류마티스(다발성)관절염
RPA	retroperitoneal approach	후복막접근술
	right pulmonary artery	우폐동맥, 오른허파동맥
RPC	reactive perforating collagenosis	반응성 천공성 교원증
RPD	removable partial denture	가철성 국소의치

약어	원어	의미
RPE	rate of perceived exertion	운동자각도
	retinal pigment epithelium	망막색소상피세포
RPF	relaxed pelvic floor	이완 골반저부
	renal plasma flow	신장혈장유량, 콩팥혈장유량
	retroperitoneal fibrosis	후복막섬유증
RPGN	rapidly progressive glomerulonephritis	급성진행 사구체신염
RPH	retroperitoneal hemorrhage	후복막출혈
RPh	Registered Pharmacist	등록약사
RPHA	reversed passive hemagglutination	역수동 적혈구응집
RPI	regional perfusion index	국소관류지수
RPICCE	Round Pupil Intracapsular Cataract Extraction	동공주위 백내장적출술
RPL	retroperitoneal lymphadenectomy	후복막 림프절절제술
RPLND	retroperitoneal lymph node dissection	후복막 림프절절제술
RPMD	rheumatic pain modulation disorder	류마티스성 통증조절장애
RPN	renal papillary necrosis	신장유두괴사
RPO	right posterior oblique	우후면사위
RPP	radical perineal prostatectomy	근치적 회음부 전립선절제술
	retropubic prostatectomy	치골후전립선절제술
RPRF	rapidly progressive renal failure	급속진행성신부전
Rp : Rs	pulmonary-to-systemic vascular resistance	폐혈관저항 : 전신혈관저항
RPT	rapid pull-through	연속견인검사
	Registered Physical Therapist	등록물리치료사
RPV	right portal vein; right pulmonary vein	우측 간문맥; 우측 폐정맥
RQ	recovery quotient	회복계수
	respiratory quotient	호흡계수
RR	recovery room	회복실
	recurrence risk	재발위험
	respiratory rate	**분당 호흡수**

약 어	원 어	의 미
	retinal reflex	망막반사
R&R	rate and rhythm	속도와 리듬
	rest and recuperation	안정과 회복
RRA	radioreceptor assay	방사선수용체 측정법
	registered record administrator	등록의무기록사
RRCT	regular rate, clear tones	정상 속도, 깨끗한 소리
RRD	rhegmatogenous retinal detachment	열공망막박리
RRE, RR&E	round, regular, and equal(pupils)	둥글고 동일한 크기의 빛에 정상적으로 반응하는(동공)
RRF	ragged red fiber	적납근섬유
	residual renal function	잔여신장기능
RRMS	relapsing-remitting multiple sclerosis	재발-이장성 다발성 경화증
rRNA	ribosomal ribonucleic acid	리보솜 리보핵산
RRND	right radical neck dissection	우측 근치 목수술
RROM	resistive range of motion	제한된 운동범위
RRP	radical retropubic prostatectomy	근치적 치골후 전립선절제술
	relative refractory period	상대불응기
RRR	regular rhythm and rate	규칙적 리듬과 속도
	relative risk reduction	상대위험도 감소
R_{RS}	respiratory system resistance	호흡기계저항
RRT	Registered Respiratory Therapist	등록호흡치료사
	relative retention time	상대보유시간
	renal replacement therapy	신대체요법
RS	Raynaud syndrome	레이노 증후군
	rectal sinus	직장굴, 곧창자굴
	rectal suppository	직장좌약
	reinforcing stimulus	강화자극
	Reiter syndrome	라이터 증후군
	respiratory system	호흡기계
	retinoschisis	망막층간분리

약 어	원 어	의 미
	Rett syndrome	레트 증후군
	Reye syndrome	라이 증후군
	right sacrum; right septum; right side	우천골; 우중격; 우측
	Ringer solution	링거액
	Rous sarcoma	라우스 육종
RSA	respiratory sinus arrhythmia	호흡 동성부정맥
	right sacroanterior	우선골전위, 우천골전위(태위)
	right subclavian artery	우 쇄골하동맥, 오른 빗장밑동맥
RSC	rested state contraction	안정상태수축
	reversible sickle-cell	가역적 겸상적혈구
	right subclavian	우 쇄골하
RScA	right scapuloanterior	우견갑전위(태위)
RSCN	Registered Sick Children's Nurse	등록소아과간호사
RScP	right scapuloposterior	우견갑후위(태위)
RSD	reflex sympathetic dystrophy	반사성 교감신경 이상
RSDS	reflex sympathetic dystrophy syndrome	반사교감신경이상 증후군 (=복합부위 통증 증후군)
RSE	refractory status epilepticus	난치성 간질중첩증
RSI	repetition strain injury	반복사용 긴장성 손상 증후군
RSIVP	rapid-sequence intravenous pyelography	급속 경정맥신우조영술
RSL	right sacrolateral	우천골측위(태위)
RSN	right substantia nigra	우 중뇌흑질
RSNA	renal sympathetic nerve activity	신장교감신경활성도
RSO	**right salpingoophorectomy**	**우난관난소절제술**
	right superior oblique(muscle)	우상사근
RSP	recurrent spontaneous pneumothorax	재발성 자연기흉
	respirable suspended particulate	호흡성 분진
	right sacroposterior	우선골후위, 우천골후위(태위)
RSPV	right superior pulmonary vein	위오른허파정맥
RSR	**regular sinus rhythm**	**정상동방결절리듬**

약 어	원 어	의 미
	right superior rectus(muscle)	오른위곧은근, 우상직근
	repetitive stress syndrome	반복스트레스 증후군
	Russell-Silver syndrome	러셀-실버 증후군(왜소증)
RSSE	Russian spring-summer encephalitis	러시아 봄-여름 뇌염
RST	right sacrotransverse	우선골횡위, 우천골횡위(태위)
RSTS	retropharyngeal soft tissue space	인두후부 연부조직
RSV	regurgitant stroke volume	역류 심박출량
	respiratory syncytial virus	호흡기세포융합바이러스
	right subclavian vein	우 쇄골하 정맥, 오른 빗장밑 정맥
	Rous sarcoma virus	라우스육종 바이러스
RSVC	right superior vena cava	오른위대정맥, 우상대정맥
RT	radiologic technologist	방사선 기사
	radiotherapy	**방사선 요법**
	radium therapy	라듐치료
	reciprocating tachycardia	재귀성 빈맥
	recreational therapy	오락요법
	rectal temperature	직장온도
	reduction time	감소시간, 소멸시간
	Registered Technician	등록검사기사
	renal transplantation	신장이식
	repolarization time	재분극시간
	respiratory therapist/therapy	호흡치료사/호흡치료
	rest tremor	안정떨림
	reverse transcriptase	역전사효소
	right; right thigh	오른쪽의, 우측의; 우측 대퇴
	Rubinstein-Taybi syndrome	루빈스타인-테이비 증후군
R/T	related to	관련된, 연관된
RTA	**renal tubular acidosis**	**콩팥요세관산증, 신세관산증**
	road traffic accident	교통사고

약 어	원 어	의 미
RTC	renal tubular cell	콩팥요세관세포, 신세뇨관세포
	return to clinic	재입원
	reverse thrust catheter	역분사카테터
	round the clock	24시간 내내, 계속
RTD	routine test dilution	보통희석법, 상용희석법
RTER	return to emergency room	응급실재입원
RTF	ready-to-feed	수유준비
	resistance transfer factor	내성전달인자
	respiratory tract fluid	기도분비물
RTI	reproductive tract infection	산도감염
	respiratory tract infection	기도감염
	reverse transcriptase inhibition	역전사효소 억제
rt lat	right lateral	우측면의
rTMS	repetitive transcranial magnetic stimulation	반복적 경두개자기자극술
RTN	renal tubular necrosis	신세뇨관괴사
rTNF	Recombinant tumor necrosis factor	유전자 재조합 종양괴사인자
RTO	return to office	복직
RTOG	radiation therapy oncology group	방사선요법종양학회
RTP	radiation[radiotherapy] treatment planning	방사선치료계획
	renal transplantation patient	신이식 환자
RTRR	return to recovery room	회복실로 돌아옴
RTS	real time scan	실시간 스캔
	Revised Trauma Score	개정외상지수
	Rothmund-Thomson syndrome	로트문드-톰슨 증후군
RTU	real-time ultrasonography	실시간초음파
RTW	return to work	직장복귀
RU	**residual urine**	**잔뇨**
	resin uptake	레신섭취율

약 어	원 어	의 미
	right upper	우측상부의
	roentgen unit	뢴트겐단위
	routine urinalysis	통상요분석, 정규요분석
RUE	right upper extremity	우상지
RUG	retrograde urethrography	역행성요도조영술
RUL	right upper eyelid	우상안검
	right upper lobe	오른위엽, 우상엽
RUOQ	right upper outer quadrant	우상외측, 오른위바깥사분역
rupt	ruptured	파열된
RUQ	right upper quadrant	우상복부
RUTI	recurrent upper respiratory tract infection	재발성 상기도감염
RUSB	right upper sternal border	우상흉골연
RUT	rapid urease test	신속요소효소검사
RUV	residual urine volume	잔뇨량
RV	regurgitant volume	역류량
	renal vein	신정맥
	residual volume	**잔기량, 잔류량**
	respiratory volume	호흡량
	rheumatoid vasculitis	류마티스 혈관염
	right ventricle, right ventricular	**우심실, 우심실의**
	rubella vaccine; rubella virus	풍진백신; 풍진바이러스
RVA	right ventricular apex	우심실첨부
RVAD	right ventricular assist device	우심실 보조장치
RVAW	right ventricle anterior wall	우심실전벽
RVD	regulatory(fluid) volume decrease	체액량감소
	right ventricular dimension	우심실크기
	right ventricular dysplasia	우심실이형성증
RVDC	right ventricular diastolic collapse	우심실확장기허탈
RVE	right ventricular enlargement	우심실비대

약 어	원 어	의 미
RVEDP	right ventricular end-diastolic pressure	우심실확장기말압력
RVEDV	right ventricular end-diastolic volume	우심실확장기말용적
RVEF	right ventricular ejection fraction	우심실박출계수
RVET	right ventricular ejection time	우심실박출시간
RVF	Rift Valley fever	리프트계곡열
	right ventricular failure	우심실부전
	right visual field	우측시야
RVG	radionuclide ventriculography	방사성핵종 뇌실조영술
RVH	renal vascular[renovascular] hypertension	신장성고혈압, 콩팥성고혈압
	right ventricular hypertrophy	**우심실비대**
RVID	right ventricular internal dimension	우심실내경
RVL	right vastus lateralis	우외측광근, 오른가쪽넓은근
RVM	right ventricular mass	우심실종괴
RVO	relaxed vaginal outlet	질출구이완
	retinal vein occlusion	망막정맥폐쇄
	right ventricular outflow	우심실유출
RVOT	right ventricular outflow tract	우심실유출로
RVP	resting venous pressure	휴식시 정맥압
	right ventricular pressure	우심실압
RVR	rapid ventricular response	급속심실반응, 즉각적심실반응
	renal vascular resistance	신혈관저항
	repetitive ventricular response	반복심실반응
	resistance to venous return	정맥환류저항
RVRC	renal vein renin concentration	신정맥레닌농도
RVSWI	right ventricular stroke work index	우심실박출지수
RVT	**renal vein thrombosis**	**신정맥혈전증**
RV/TLC	residual volume/total lung capacity	잔기량/총폐활량
RW	round window	달팽이창, 둥근창
RWM	regional wall motion	국소벽운동

약 어	원 어	의 미
RX	residual tumor not assessed [TNM classification]	잔류종양없음
Rx	drug; medication; pharmacy	약, 약품; 투약법; 약국
	prescribe, prescription, prescription drug	처방, 처방전, 처방약품
	take[recipe]	복용
	therapy; treatment	요법; 치료
RXN	reaction	반응
RXT	right exotropia	우외사시

S

약어	원어	의미
S	in electrocardiography, a negative deflection that follows an R wave	심전도상, R파 뒤에 따라오는 음성굴절
	sacral	천골의
	saline	염분, 식염수
	saturated	포화된
	schizophrenia	정신분열증
	second	초
	section	절개, 절단면
	senile, senility	노인, 노령
	sensation	감각
	sensitivity	민감도
	septum	중격
	serum	혈청
	siderocyte	철적혈구
	sigmoid	S자 모양의, S자 결장의
	soluble; solute	용해성 있는; 용질
	spleen	비장
	spontaneous	자연스러운, 자연적인
	streptomycin	스트렙토마이신
	surgery; suture	수술; 봉합선, 봉합
	synthesis	합성
	without[sine]	~없이

약 어	원 어	의 미
s	half[semis]	절반
	left[sinister]	왼쪽
	satellite(chromosome)	부수(염색체)
S1-S5	first to fifth sacral nerves	제1천골신경-제5천골신경
S1-S4	**first to fourth heart sounds**	**제1심음-제4심음**
SA	salicylic acid	살리실산
	sarcoidosis	유육종증
	sarcoma	육종
	secondary amenorrhea	속발성 무월경
	secondary anemia	속발성 빈혈
	self-administration	자가투여
	semen analysis	정액검사
	serratus anterior	전거근
	serum albumin	혈청알부민
	sexual abuse; sexual assault	성적학대; 강간, 성폭행
	sinus arrest, sinus arrhythmia	동정지, 굴정지, 동성부정맥, 굴부정맥
	skeletal age	골격연령
	sleep apnea	수면무호흡
	spinal anesthesia	척추마취
	splenic artery	비장동맥, 지라동맥
	stable angina	안정형협심증
	status asthmaticus	천식지속상태
	substance abuse	약물남용
	suicide alert; suicide attempt	자살경고; 자살시도
	surface antigen	표면항원
	surface area	표면적
	surgical assistant	외과의 보조자, 수술전담간호사
	suspended animation	가사상태
	sustained action	지효성

약 어	원 어	의 미
S&A	sugar and acetone	당과 아세톤
SAA	serum amyloid A	혈청아밀로이드A
	severe aplastic anemia	**중증 재생불량성빈혈**
SAAP	selective aortic arch perfusion	선택적 대동맥궁 관류
SAB	significant asymptomatic bacteriuria	유의무증상세균뇨
	sinoatrial block	동방차단
	spontaneous abortion	자연유산
	subarachnoid block	거미막밑차단, 지주막하차단
SABP	systolic arterial blood pressure	수축기동맥압
SAC	saccharin	사카린
	seasonal allergic conjunctivitis	계절성 알레르기결막염
	short-arm cast	단상지 석고붕대
	Standardized assessment of concussion	뇌진탕 표준화 사정법
	substance abuse counselor	물질남용상담사
SACE	serum angiotensin-converting enzyme	혈청안지오텐신 전환효소
SACH	solid ankle cushioned heel	새치 발(의족)
$SaCO_2$	alveolar carbon dioxide saturation	폐포 이산화탄소 포화도
SACT	sinoatrial conduction time	동심방전도시간, 굴심방전도시간
SAD	seasonal affective disorder	계절정동장애
	Self-Assessment Depression(scale)	우울증 자가평가(척도)
	small airway disease	소기도질환
	Social anxiety disorder	사회공포증
	source-to-axis distance	원-천축간 거리
	sugar, acetone, and diacetic acid	당, 아세톤, 이초산
	suppressor-activating determinant	억제-활성화 결정요인
SADD	standardized assessment of depressive disorders	우울장애 표준사정법
SADL	simulated activities of daily living	모의 일상생활수행능력
SADR	suspected adverse drug reaction	의심스러운 약물부작용
SADS	Schedule for Affective Disorders and	정동장애와 정신분열증 진단표

약 어	원 어	의 미
	Schizophrenia	
SAE	serious adverse event	심각한 부작용
	short above-elbow(cast)	상완(석고붕대)
	subcortical arteriosclerotic encephalopathy(Binswanger's disease)	피질하동맥경화성뇌병증
SAF	self-articulating femoral	자가교합대퇴
sag	sagittal	시상봉합의
SAH	**subarachnoid hemorrhage**	**거미막밑출혈, 지주막하출혈**
	systemic arterial hypertension	전신성 동맥고혈압
SAI	Social Adequacy Index	사회적응지수
	systemic active immunotherapy	전신능동면역요법
SAL	suction-assisted lipectomy	흡인지방절제술
Sal	salicylate	살리실산염
	saline	식염수
	Salmonella	살모넬라
SAM	S-adenosyl-L-methionine	관절염 치료제
	self-administered medication program	자가투약프로그램
	systolic anterior motion	수축기전방운동
SAN	sinoatrial node, sinoauricular node	동방결절
	slept all night	밤새도록 수면
SANC	short-arm navicular cast	주상골단상지석고붕대
SANS	scale for the assessment of negative symptoms	음성증상평가척도
	sympathetic autonomic nervous system	교감자율신경계
SAO	small airway obstruction	소기도폐쇄
	splanchnic artery occlusion	내장동맥폐색
S_{AO2}	oxygen saturation in alveolar gas	폐포가스 산소포화도
SaO2	**oxygen saturation**	**산소포화도**
S_{aO2}	oxygen saturation in arterial blood	동맥혈 산소포화도
SAP	sensory action potential	감각활동전위

약 어	원 어	의 미
	serum acid phosphatase	혈청산성인산분해효소
	serum alkaline phosphatase	혈청알칼리성인산분해효소
	serum amyloid P	혈청아밀로이드 P
	systemic arterial pressure	전신동맥압
	systolic arterial pressure	**수축기동맥압**
saph	saphenous	복재의, 복재신경의
SAPS	simplified acute physiology score	중증도분류체계(ICU입원기준)
	short-arm plaster splint	단상지석고부목
SAQ	saquinavir	사퀴나비르(에이즈치료제)
	short arc quadriceps	짧은 원운동 대퇴근 강화운동
SAR	seasonal allergic rhinitis	계절성 알레르기비염
	specific absorption rate	비흡수율
	structure-activity relationship	구조활성상관관계, 구조작용관계
SARA	sexually acquired reactive arthritis	성별에 따른 반응관절염
SARC	seasonal allergic rhinoconjunctivitis	계절성 알레르기비결막염
SAS	sarcoma amplified sequence	육종증폭서열(12q13~q14위치)
	scalenus anticus syndrome	전사각근 증후군, 앞경추늑골조
	sedation-agitation scale	진정-초조 척도
	self-rating anxiety scale	자가평가불안척도
	short arm splint	단상지 부목
	sleep apnea syndrome	**수면무호흡 증후군**
	small aorta syndrome	작은대동맥 증후군 (대동맥-대퇴동맥형성 부전 증후군)
	social adjustment scale	사회적응척도
	specific activity scale	특이적활동척도
	subaortic stenosis	대동맥판하협착
	subarachnoid space	지주막하공간, 거미막밑공간
	supravalvular aortic stenosis	판상부대동맥협착증
	sulfasalazine	설파살라진(항염증제)
SASH	saline-antibiotic-saline-heparin	식염수-항생제-식염수-헤파린

약 어	원 어	의 미
SASP	salicylazosulfapyridine	설파살라진(항염증제)
SAST	serum aspartate aminotransferase	혈청 아스파라진산아미노전이효소
SAT	**saturated, saturation**	**포화된, 포화도**
	Saturday	토요일
	senior apperception test	노인통각검사
	speech awareness threshold	어음청취역치(어음청력검사)
	subacute thyroiditis	아급성갑상샘염
	systolic acceleration time	수축가속시간
SATL	surgical Achilles tendon lengthening	외과적아킬레스건연장술
SATU	substance abuse treatment unit	약물남용 치료병동
SAVD	spontaneous assisted vaginal delivery	자연적보조질식분만
SB	sand bag	모래주머니
	scleral buckling	공막좸밀착술, 공막돌륭술
	Sengstaken-Blakemore(tube)	상스타켄블레이크모어(관)
	serum bilirubin	혈청빌리루빈
	single breath	단일호흡
	sinus bradycardia	**동성서맥, 굴느린맥**
	small bowel	소장
	Southern blotting	서던블롯팅(DNA 검출법)
	spina bifida	이분척추, 척추갈림증
	spontaneous breathing	자발적 호흡
	Stanford-Binet(intelligence scale)	스탠퍼드-비네 지능척도
	stereotyped behavior	상동행동
	sternal border	흉골연, 흉골모서리
	stillbirth	사산
S-B	Sengstaken-Blakemore(tube)	상스타켄블레이크모어(관)
Sb	strabismus	사시
SBA	serum bactericidal activity	혈청살균력
	serum bile acid	혈청담즙산

약 어	원 어	의 미
	spina bifida aperta	개방이분척추
	stand by assistance	조수대기
SBC	serum bactericidal concentration	혈청살균농도
	simple bone cyst	단순뼈낭종, 고립성골낭종
	strict bed confinement	침상안정, 절대안정
SBD	selective bowel decontamination	예방적항균요법
	senile brain disease	노인성뇌질환, 노인성치매
	straight bag drainage	배액주머니
S-BD	seizure-brain damage	발작-뇌손상
SBE	breast self-examination	유방자가검진
	short below-elbow(cast)	전완(석고붕대)
	shortness of breath on exertion	운동시 호흡곤란
	subacute bacterial endocarditis	아급성 세균심내막염
SBF	Splanchnic blood flow	내장내 혈액순환
SBFT	small bowel follow-through	소장조영술
SBGM	self blood glucose monitoring	자가혈당측정
SBI	serious bacterial infection	중증 세균성감염
	systemic bacterial infection	전신 세균성감염
SB-LM	Stanford-Binet Intelligence Test-Form LM	LM형 스탠퍼드-비네 지능검사
SBMA	spinal bulbar muscular atrophy	척수연수근위축
SBO	small bowel obstruction	소장폐쇄, 소장폐색
	spina bifida occulta	잠재이분척추
SBOD	scleral buckle, right eye	오른쪽 눈, 공막압편
SBOS	scleral buckle, left eye	왼쪽 눈, 공막압편
SBP	small bowel polyp	소장용종
	spontaneous bacterial peritonitis	**자발성 세균성 복막염**
	systemic blood pressure	전신혈압
	systolic blood pressure	**수축기혈압**
	small bowel polyp	소장용종

약어	원어	의미
SBR	small bowel resection	소장절제술
	stillbirth rate	사산율
	strict bed rest	절대침상안정
SBS	secondary bilateral synchrony	이차적 양측성 동기화
	shaken baby syndrome	흔들린 아이 증후군
	short bowel syndrome	짧은창자 증후군
	small bowel series	소장조영술
	straight back syndrome	직척추증
SBSP	simultaneous bilateral spontaneous pneumothorax	동시에 발생한 양측성자발성기흉
SBT	serum bactericidal titer	혈청 살균성 역가
	spontaneous breathing trial	자가호흡관찰
SBTT	small bowel transit time	소장통과시간
SBV	singular binocular vision	양안단일시
SBX	symphysis, buttocks and xiphoid	치골결합, 둔부, 검상돌기
SC	sarcomatous component	육종성분
	scapula	어깨뼈, 견갑골
	schizophrenia	정신분열증
	sclerosing cholangitis	경화담관염, 경화쓸개관염
	self care	자가간호
	serum creatinine	혈청크레아티닌
	sex chromatin	성염색질
	sickle cell	**겸상적혈구**
	sigmoid colon	S상결장
	special care	특수치료
	spinal canal; spinal cord	척수관; 척수
	squamous carcinoma	편평세포암종
	sternoclavicular	복장빗장, 흉쇄골
	stratum corneum	각질층
	subclavian	쇄골하, 빗장밑

약 어	원 어	의 미
	subcutaneous	**피하**
	superior colliculus	위둔덕, 상구
	supraclavicular	쇄골상, 빗장위
	systemic candidiasis	전신성 칸디다증
sc	subcutaneous	피하
SCA	senescent cell antigen	노쇠화세포 항원
	sickle-cell anemia	겸상적혈구빈혈
	spinocerebellar ataxia	척수소뇌 실조증
	subclavian artery	쇄골하동맥
	sudden cardiac arrest	급성심정지
	superior cerebellar artery	위소뇌동맥
SCABG	single coronary artery bypass	단일관상동맥우회로
SCAD	spontaneous coronary artery dissection	관상동맥박리
SCAN	suspected child abuse and neglect	아동학대와 방임 의심
SCAT	sheep cell agglutination test	양혈구응집검사
	sickle cell anemia test	겸상적혈구 빈혈검사
SCB	strictly confined to bed	절대침상안정
SCBC	small-cell bronchogenic carcinoma	기관지원성 소세포암
SCBE	single contrast barium enema	단일조영 바륨관장
SCBF	spinal cord blood flow	척수혈류량
SCC	short-course chemotherapy	단기항암요법
	sickle cell disease	겸상적혈구병, 낫적혈구병
	small-cell carcinoma	**소세포암**
	spinal cord compression	척수압박
	squamous cell carcinoma	편평세포암
SCCA	squamous cell carcinoma antigen	편평세포암 항원
SCCI	subcutaneous continuous infusion	지속적 피하주입
SCCL	small cell carcinoma of the lung	소세포폐암
SCD	sequential compression device	연속압박장치(부종감소, 혈전예방)

약 어	원 어	의 미
	sickle-cell disease	겸상적혈구병, 낫적혈구병
	spinocerebellar degeneration	척수소뇌변성증
	subacute combined degeneration	아급성연합변성
	sudden cardiac death	급성심장사, 돌연심장사
	sudden coronary death	급성관상동맥사, 급성심장동맥사
	systemic carnitine deficiency	전신성 카르니틴 결핍증
ScDA	right scapuloanterior [scapulodextra anterior]	우견갑전위(태위)
SCDNT	self-care deficit nursing theory	자가간호이론(Orem)
ScDP	right scapuloposterior [scapulodextra posterior]	우견갑후위(태위)
SCE	sister chromatid exchange	자매염색분체교환
SCEP	spinal cord evoked potential	척수유발전위
SCF	special care formula	특별간호방식
	stem cell factor	줄기세포인자
SCFE	slipped capital femoral epiphysis	대퇴골두 골단분리증
SCG	Seismocardiography	심근진동기록법(비침습적가속측정법)
	sodium cromoglycate	크로모글리신산 나트륨
	superior cervical ganglion	위목신경절, 상경신경절
SCh	succinylcholine	석시닐콜린
schisto	schizocyte	분열적혈구
schiz	schizophrenia	정신분열증
SCHLP	supracricoid hemilaryngopharyngectomy	상윤상 편측 후인두 절제술
SCI	spinal cord injury	척수손상
SCID	severe combined immunodeficiency (syndrome)	중증복합면역결핍 증후군
SCIPP	sacrococcygeal to Inferior pubic point	천미골~치골하부
SCIU	spinal cord injury unit	척수손상병동
SCIV	subclavian intravenous injection	쇄골하 정맥주입
	subcutaneous intravenous	피하정맥내의

약 어	원 어	의 미
SCJ	squamocolumnar junction	편평원주상피 접합부
	sternoclavicular joint	복장빗장관절, 흉쇄관절
SCL	scleroderma	피부경화증, 피부굳음증
	serum copper level	혈청구리농도
	sinus cycle length	동율동시의 심주기
	skin conductance level	피부전도수준
	soft contact lens	소프트콘택트렌즈, 연성콘택트렌즈
	symptom checklist	증상점검표
ScLA	left scapuloanterior [scapulolaeva anterior]	좌견갑전위(태위)
SCLC	**small cell lung carcinoma**	**소세포폐암**
	squamous cell lung cancers	편평세포성 폐암
SCLE	**subacute cutaneous lupus erythematosus**	**아급성 피부 홍반루푸스**
ScLP	left scapuloposterior [scapulolaeva posterior]	좌견갑후위(태위)
SCLS	systemic capillary leak syndrome	전신모세혈관누출 증후군
SCM	sensation, circulation, and motion	감각, 순환, 운동
	split cord malformation	잠재적척추이분증
	spondylitic caudal myelopathy	척추성미수증
	sternocleidomastoid	흉쇄유돌근
	subclavius muscle	쇄골하근, 빗장밑근
SCMD	Senile Choroidal Macular Degeneration	노인성 맥락막황반변성
SCN	severe chronic neutropenia	중증만성 호중구감소증
	special care nursery	특별신생아치료실
	suprachiasmatic nucleus	시교차상 핵
SCO	supra condylar osteotomy	과상골절술
SCOP	scopolamine	스코폴라민(진통제, 수면제)
SCP	standard care plan	표준간호계획
	sterol carrier protein	스테롤운반체단백질

약 어	원 어	의 미
SCR	skin conductance response	피부전도반응
	special care room	특수간호실
	spondylitic caudal radiculopathy	척추성 미신경근병증
SCr, Scr	serum creatinine	혈청 크레아티닌
SCS	specialized chromatin structure	특이염색질구조
	spinal canal stenosis	척수관 협착증
	spinal cord stimulation	척수신경자극술
SCSA	subcostal short axis	늑골하단축
SCT	sentence completion test	문장완성검사
	Sertoli cell tumor	세르톨리세포종양
	sickle-cell trait	낫적혈구소질, 낫세포성향
	solid cystic tumor	고형낭성종양
	sugar-coated tablet	당의정
SCU	self-care unit	자가간호병동
	special care unit	특수간호병동
SCUCP	small cell undifferentiated carcinoma of prostate	미분화 소세포전립선암
SCUD	septicemic cutaneous ulcerative disease	패혈성 피부궤양질환
SCUF	slow continuous ultrafiltration therapy	지속적 저속 초여과요법
SCUT	schizophrenic chronic undifferentiated type	만성 미분화형 정신분열증
SCV	sensory nerve conduction velocity	감각신경전도속도
	subclavian vein	쇄골하정맥, 빗장밑정맥
SCZ	schizophrenia	정신분열증
SD	Sandhoff disease	잔트호프병
	seborrheic dermatitis	지루피부염
	selective decontamination	선택적 세균제거
	senile dementia	노인성 치매
	septal defect	**중격결손**
	serologically defined	혈청학적 식별

약 어	원 어	의 미
	shoulder disarticulation	견관절이개
	skin dose	피부선량
	somatization disorder	신체화장애
	spontaneous delivery	자연분만
	stable disease	안정병변
	sterile dressing	무균드레싱
	straight drainage	직접배액법
	sudden death	**돌연사**
	surgical drainage	**외과적 배액**
S/D	systolic/diastolic	수축기/이완기
SDA	right sacroanterior[sacrodextra anterior]	우천골전위(태위)
	steroid dependent asthmatic	스테로이드 의존성 천식
SDAT	senile dementia of Alzheimer type	알쯔하이머형 노인성치매
SDB	sleep-disordered breathing	수면호흡장애
SDC	serum digoxin concentration	혈청 디곡신농도
SD&C	suction, dilation, and curettage	흡인, 확장, 소파술
SDD	selective decontamination of the digestive tract	선택적 소화관 세균제거
	sporadic depressive disease	산발적 우울장애
SDE	standard-dose epinephrine	에피네프린 표준용량
SDH	spinal dorsal horn	척수배측각, 척수뒤뿔
	subdural hematoma	**경막하혈종, 경막밑혈종**
SDL	serum digoxin level	혈청 디곡신 수준
	speech discrimination level	어음명료수준
SDN	sexually dimorphic nucleus	성적이형핵
SDP	right sacroposterior[sacrodextra posterior]	우천골후위(태위)
	single-donor platelet	일인공혈자혈소판, 일인헌혈자혈소판
SDR	selective dorsal rhizotomy	선택적 후방신경근절개술
SDS	same day surgery	당일수술
	self-rating depression scale	자가측정우울척도

약 어	원 어	의 미
	sensory deprivation syndrome	감각차단 증후군, 감각상실 증후군
	Shy-Drager syndrome	샤이-드래거 증후군(퇴행성신경장애)
	speech discrimination score	어음명료도
	sudden death syndrome	돌연사 증후군
SDT	right sacrotransverse [sacrodextra transversa]	우천골횡위(태위)
	speech detection threshold	어음인식역치
SDU	step-down unit	중간병동(집중치료실과 일반병동 사이)
SE	**saline enema**	**식염수관장**
	serum	혈청
	side effect	부작용
	sleep efficiency	수면효율
	sphenoethmoidal	접형사골
	spherical equivalent	구면렌즈대응치
	spongiform encephalopathy	해면모양뇌병증
	squamous epithelium	편평상피
	Starr-Edwards	인공심장판막
	status epilepticus	간질지속상태, 간질지속증
	subendocardial	심내막하의
	subendothelial	내피하의
SEA	sheep erythrocyte agglutination	양적혈구 응집반응
	spinal epidural abscess	척수경막외농양
	spontaneous electrical activity	자발성 전기활성
SEB	seborrhea	지루
SEC	secretin	세크레틴(십이지장 호르몬)
	selenocysteine	셀레노시스테인
sec	second	초
	secondary	이차적인, 속발성
	section	절단, 단면
SECL	seclude	격리시키다, 고립시키다

약어	원어	의미
SED	sedimentation rate	침강속도
	serious emotional disturbance	중증정서장애, 중증감정장애
	skin erythema dose	피부홍반량, 피부발적선량
	spondyloepiphyseal dysplasia	척추골단형성이상, 척수골단이형성
sed	sedimentation	침강
	stool[sedes]	대변
SEEG	stereotactic electroencephalography	정위적 뇌파검사
SEF	suction effusion fluid	삼출액 흡인
SEH	spinal epidural hemorrhage	척수경막외출혈
	subependymal hemorrhage	뇌실막밑출혈
SEI	Self-Esteem Inventory	자아존중검사, 자아존중감척도
SELFVD	Sterile Elective Low Forceps Vaginal Delivery	무균 전기하위겸자분만
SEM	scanning electron microphotography	주사전기현미경사진
	systolic ejection murmur	**수축기박출잡음**
sem	half[semis]	반, 절반의
	semen, seminal	정액, 정액의
SEMI	subendocardial myocardial infarction	심내막하 심근경색증
sen	sensitive, sensitivity	민감한, 민감도
sens	sensation, sensorium, sensory	감각, 감각중추, 감각의
SEP	separation	분리
	septum	중격
	somatosensory evoked potential	체성감각유발전위
	spinal evoked potential	척수유발전위
	systolic ejection period	수축기박출기간
seq	sequela	후유증
	sequestrum	부골
SER	sebum excretion rate	피지분비량
	smooth endoplasmic reticulum	활면소포체
	somatosensory evoked response	체성감각유발반응

약 어	원 어	의 미
SERM	selective estrogen receptor modulator	선택적 에스트로겐수용체 조절제
serv	keep, preserve[serva]	보존하다
SES	socio-economic status	사회-경제적 지위
SET	skin endpoint titration	연속종점결정시험(알레르기 검사)
	systolic ejection time	수축기 박출시간
sev	severe	중증의, 심한
	severed	절단된, 잘린
SEWHO	shoulder-elbow-wrist-hand orthosis	어깨-팔꿈치-손목-손 보조기, 보장구
SF	sandfly fever	모래파리열
	salt-free	무염의
	scarlet fever	성홍열
	seminal fluid	**정액**
	serum ferritin	혈청페리틴
	sham feeding	헛급식, 가성급식
	sickle cell-hemoglobin F	낫세포헤모글로빈 F
	skin fibroblast	피부섬유모세포
	skinfold	피부주름
	spinal fluid	**척수액**
	spontaneous fibrillation	특발성 세동
	sugar-free	무설탕
	suppressor factor	억제인자
	synovial fluid	윤활액
SFA	saturated fatty acid	포화지방산
	seminal fluid assay	정액검사
	serum folic acid	혈청엽산
	superficial femoral artery	**표재성대퇴동맥**
SFD	small for dates	임신기간에 비해 작은, 발육지연된
SFEMG	single fiber electromyography	단일섬유 근전도
SFG	spotted fever group	홍반열군

약 어	원 어	의 미
SFMC	soluble fibrin monomer complex	수용성피브린단위 복합체
SFP	**spinal fluid pressure**	**척수압**
SFR	stenosis flow reserve	협착증 혈류예비력
SFT	Sabin-Feldman test	세이빈-펠드먼검사(톡소플라즈마진단법)
	skinfold thickness	피하지방두께
SFU	surgical follow-up	외과적 계속치료
SFV	Semliki Forest virus	셈리키 삼림열바이러스
	superficial femoral vein	표재성대퇴정맥
SFW	sexual function of women	여성의 성기능
	shell fragment wound	파편창
SG	**salivary gland**	**침샘, 타액선**
	sebaceous gland	피부기름샘
	serum globulin	혈청 글로불린
	serum glucose	혈당
	skin graft	**피부이식**
	substantia gelatinosa	아교질
SGA	small for gestational age	임신기간에 비해 작은 태아
SGB	stellate ganglion block	성상신결절블록, 별신경절차단
SGC	Swan-Ganz catheter	스완-간쯔 카테터
SGCA	subependymal giant cell astrocytoma	뇌실막밑 거대세포 별아교세포종, 뇌실막하 거대세포 성상세포종
SGD	specific granule deficiency	특이과립결핍증
SGE	secondary generalized epilepsy	이차성전신성경련
SGF	sarcoma growth factor	육종증식인자
	skeletal growth factor	골격성장인자
SGO	surgery, gynecology, and obstetrics	외과, 부인과, 산과
SGOT	serum glutamate oxaloacetate transaminase	혈청 글루탐산-옥살로아세트산아미노기전달효소(간수치)
SGPT	serum glutamate pyruvate transaminase	혈청 글루탐산-피루빈산아미노기전달효소(간수치)

약 어	원 어	의 미
SGS	Schinzel-Giedion syndrome	Schinzel-Giedion 증후군
	subglottic stenosis	성문하협착증, 성대문밑협착증
SGTT	**standard glucose tolerance test**	**표준당부하검사**
SGV	selective gastric vagotomy	선택적 위미주신경절단술
SH	**serum hepatitis**	**혈청간염**
	sex hormone	성호르몬
	sexual harassment	성희롱
	sinus histiocytosis	동조직구증
	spontaneously hypertensive	자연발생고혈압
	standard heparin	표준형헤파린
	surgical history	**수술력**
sh	shoulder	어깨
S&H	speech and hearing	말하기와 듣기
SHA	staphylococcal hemagglutinating antibody	포도상구균적혈구응집항체
SHAA	serum hepatitis associated antigen	혈청간염관련항체
SHAL	selective hepatic artery ligation	선택적 간동맥결찰술
SHBG	sex hormone binding globulin	성호르몬 결합글로불린
SHC	scirrhous hepatocellular carcinoma	경성간세포암
	small hepatocellular carcinoma	소간세포암
SHEENT	skin, head, eyes, ears, nose, and throat	피부, 머리, 눈, 귀, 코, 인후
SHF	simian hemorrhagic fever	원숭이출혈열
SHG	synthetic human gastrin	합성 인간가스트린
SHI	severe head injury	중증머리손상
Shig	Shigella	시겔라, 이질균
SHL	sensorineural hearing loss	감각신경난청
	supraglottic horizontal laryngectomy	성문상 수직 후두절제술
SHML	sinus histiocytosis with massive lymphadenopathy	심한 림프절병증을 동반한 동조직구증
SHO	secondary hypertrophic osteoarthropathy	속발성 비대성 골관절병증

약 어	원 어	의 미
SHS	secondary herpetic stomatitis	속발성 헤르페스구내염
	sliding hip screw	활탈고나사
SHx	social history	사회력
SI	sacroiliac	천장골의
	saturation index	**포화지수**
	secondary infertility	**속발성불임**
	self-inflicted	자해, 자학의
	sensory integration	감각통합
	serious illness	중증의 질병
	serum iron	혈청 철
	small intestine	소장
	speech intelligibility	말명료도, 통화명료도
	sputum induction	유도객담
	stress incontinence	**긴장성 요실금**
	stroke index	**박출량지수**
	suicidal ideation	**자살관념, 자살성사고**
S/I	superior-inferior	상-하
S&I	suction and irrigation	흡인과 세척
SIA	stress-induced analgesia	긴장성 진통
SIADH	**syndrome of inappropriate secretion of antidiuretic hormone**	**항이뇨호르몬부적절분비 증후군**
SIB	**self-injurious behavior**	**자해행동**
sib, sibs	sibling, siblings	형제, 자매
SIC	self intermittent catheterization	자가간헐도뇨
	serum insulin concentration	혈청인슐린농도
SICH	spontaneous intracerebral hemorrhage	자발성 뇌출혈
SICT	selective intracoronary thrombolysis	선택적 관상동맥 혈전용해술
SICU	**surgical intensive care unit**	**외과계중환자실**
SID	selective intestinal decontamination	선택적 장내세균제거
	stress-induced(heart) depolarization	스트레스유발 탈분극

약 어	원 어	의 미
	sudden infant death	영아돌연사
	systemic inflammatory disease	전신염증
SIDS	**sudden infant death syndrome**	**영아돌연사 증후군**
SIEA	superficial inferior epigastric artery	표재성하복벽동맥, 표재성아래배벽동맥
SIF	sacral insufficiency fracture	천골부전골절
SIg, sIg	surface immunoglobulin	표면면역글로불린
sig	sigmoidoscopy	S상 결장경검사
SIH	stress-induced hyperthermia	스트레스유발 고체온증
SIJ	sacroiliac joint	천장관절, 엉치엉덩관절
SIL	speech interference level	회화방해수준, 통화간섭수준
	squamous intraepithelial lesion	편평상피내 병터
SILFVD	Sterile Indicated Low Forceps Vaginal Delivery	무균저위겸자질식분만
SILV	simultaneous independent lung ventilation	동시성분리폐환기
SIM	specialized intestinal metaplasia	특수 장상피화생
simul	simultaneously	동시에
SIMV	**synchronized intermittent mandatory ventilation**	**동시성 간헐강제환기**
	synchronized intermittent mechanical ventilation	동시성 간헐기계환기
SIN	salpingitis isthmica nodosa	결절성 협부난관염
sing	of each[singulorum]	각각의
si non val	if it is not effective[si non valeat]	효과가 없다면
SIP	Sickness Impact Profile	삶의질 척도(질병으로 인한 건강상태)
SIR	single isomorphous replacement	단일동형대치
	standardized incidence ratio	표준화 발병률
SIRS	soluble immune response suppressor	가용면역반응억제인자
	systemic inflammatory response syndrome	전신염증반응 증후군

약 어	원 어	의 미
SIS	small intestinal submucosa	소장점막하층
	sterile injectable solution	무균주사액
SISI	short increment sensitivity index	미세증가감수성지수
SIT	Slosson intelligence test	Slosson 지능검사
	sperm immobilization test	정자부동화검사(불임검사)
SIV	simian immunodeficiency virus	원숭이면역결핍바이러스
SIVP	Slow Intra-Venous Push	정맥내저속주입
SIW	self-inflicted wound	자해부상
SIWIP	self-induced water intoxication and psychosis	자기유도 수분중독 및 정신병
SJS	Schwartz-Jampel syndrome	슈워츠-잼펠 증후군
	Stevens-Johnson syndrome	스티븐-존슨 증후군
	Swyer-James syndrome	Swyer-James 증후군(폐질환)
SK	**seborrheic keratosis**	**지루각화증**
	senile keratosis	노인성각화증
	solar keratosis	일광각화증
	streptokinase	**스트렙토키나아제**
Sk	skin	피부
SKA	supracondylar knee-ankle(orthosis)	무릎-발목 과상부(보장구)
skel	skeleton, skeletal	골격, 뼈대, 골격의
SKSD, SK-SK	streptokinase-streptodornase	스트렙토키나아제-스트렙토도르나아제
SL	sclerosing leukoencephalopathy	경화성백질뇌병
	secondary leukemia	속발성백혈병
	sensation level	감각치, 감음치
	sensory latency	감각신경잠시, 감각신경잠복기
	septal leaflet	삼첨판중격엽
	short-leg(brace)	단하지(보조기)
	slight	경미한, 약간의
	small lymphocyte	작은림프구
	sound level	음량수준, 소음

약 어	원 어	의 미
	sublingual	**설하의, 혀밑의**
sl	in a broad sense[sensu lato]	광의로, 넓은의미의
SLA	left sacroanterior[sacrolaeva anterior]	좌천골전위(태위)
	slide latex agglutination	슬라이드라텍스응집반응
SLAC	scapholunate advanced collapse	주상월상골 진행성허탈
SLAP	superior labrum anterior to posterior	상부관절와순 손상
SLB	short-leg brace	단하지보조기
SLC	short-leg cast	단하지석고붕대
SLCC	short-leg cylinder cast	단하지 원통형석고붕대
SLD	specific learning disabilities	특정학습장애
	sublethal damage	준치사손상, 아치사형손상
SLD, SLDH	serum lactate dehydrogenase	혈청 젖산탈수소효소
SLDR	sublethal damage repair	준치사손상치유
SLE	slit lamp examination	세극등검사(각막, 수정체 검사)
	systemic lupus erythematosus	**전신홍반성낭창**
SL-GXT	symptom-limited graded exercise test	증상-한계 단계적운동부하검사
SLI	selective lymphoid irradiation	선택적 림프조사
	somatostatin-like immunoreactivity	소마토스타틴성 면역활성
SLK	superior limbic keratoconjunctivitis	위각막가장자리결막염, 상윤부각결막염
SLL	small lymphocytic lymphoma	소림프구림프종
SLM	sound level meter	음량수준계, 소음계
SLMC	spontaneous lymphocyte-mediated cytotoxicity	자발적림프구매개성세포독성
SLMP	since last menstrual period	마지막 월경기부터
SLN	sentinel lymph node	감시림프절
	superior laryngeal nerve	상후두신경, 위후두신경
SLNWBC	short-leg nonweightbearing cast	단하지-비체중부하석고붕대
SLNWC	short-leg nonwalking cast	단하지-비보행성석고붕대
SLO	scanning laser ophthalmoscopy	레이저스캐닝검안경검사
	streptolysin O	스트렙토리신 O

약 어	원 어	의 미
SLP	left sacroposterior [sacrolaeva posterior]	좌천골후위(태위)
	single locus probe	단좌위탐침, 단일유전자자리탐침
	speech language pathologist	언어병리학자
SLPI	secretory leukocyte protease inhibitor	분비백혈구단백효소억제제
SLR	**straight leg raising**	**하지직거상**
SLRT	straight leg raising test	하지직거상검사
SLS	segment long-spacing	긴공간분절
	short-leg splint	단하지부목
	single limb support	외발지지
	stagnant loop syndrome	체류성 장 증후군
SLT	left sacrotransverse [sacrolaeva transversa]	좌천골횡위(태위)
	single lung transplantation	단일폐이식
SLUD	salivation, lacrimation, urination, defecation	타액분비, 눈물흘림, 배뇨, 배변
SLWC	short-leg walking cast	단하지-보행성석고붕대
SM	sadomasochism	가학피학증
	simple mastectomy	단순유방절제술
	skim milk	탈지유
	smooth muscle	평활근
	streptomycin	스트렙토마이신
	superior mesenteric	상장간막, 위창자간막
	surgical microscope	수술용 현미경
	surrogate mother	대리모
	systolic murmur	수축기잡음
SMA	sequential multichannel autoanalyzer	순차적다채널자동분석기
	smooth muscle antibody	평활근항체
	spinal muscular atrophy	**척수근위축증**
	superior mesenteric artery	상장간동맥

약 어	원 어	의 미
	supplementary motor area	보조운동영역
SMABF	superior mesenteric artery blood flow	상장간동맥혈류량
SMAO	superior mesenteric artery occlusion	상장간동맥폐쇄
SMAS	superficial musculo-aponeurotic system	표재근건막계통
	superior mesenteric artery syndrome	상장간동맥 증후군
SMB	selected mucosal biopsy	선택적점막생검
SMBG	self-monitoring of blood glucose	자가혈당관리
SMC	smooth muscle cell	평활근세포
	special mouth care	특수구강간호
SMCA	smooth muscle contracting agent	평활근수축물질
SMCD	senile macular choroidal degeneration	노인성황반맥락막변성
	systemic mast cell disease	전신성 비만세포병
SMD	senile macular degeneration	노인성황반변성
	severe mental disorder	중증정신장애
	spondylometaphyseal dysplasia	척추사지골간단형성이상
SME	severe myoclonic epilepsy	중증근간대간질
SMEI	severe myoclonic epilepsy of infancy	영아중증근간대간질
SMF	streptozocin, mitomycin C, and 5-fluorouracil	스트렙토조신, 미토마이신C, 5-플루오로우라실
SMG	submandibular gland	턱밑샘, 악하선
SMI	serious mental illness, severe mental impairment	중증정신장애
	silent myocardial infarction	무증상성 심근경색증
	sustained maximum inspiration	지속적최대흡기
SMILE	survival of myocardial infarction : long-term evaluation(study)	심근경색생존 : 장기적 관찰(연구)
SMM	smoldering multiple myeloma	무증상다발골수종
SMN	second malignant neoplasm	속발성 악성신생물
SMON	subacute myelоopticoneuropathy	아급성척수시신경병증
SMP	strategic management plan	전략적관리방안

약 어	원 어	의 미
	sympathetically maintained pain	교감신경관여통증
SMR	senior medical resident	4년차 레지던트(수련의)
	severe mental retardation	중증정신지체, 중증정신발육지연
	sexual maturity rating	성성숙도
	skeletal muscle relaxant	골격근이완제
	somnolent metabolic rate	수면대사율
	standardized mortality ratio	**표준화사망비**
	submucosal resection	점막하절제술
SMRR	submucosal resection and rhinoplasty	점막하 절제 및 코성형
SMS	serial motor seizures	연속운동발작
	stiff-man syndrome	강직 증후군
SMV	skeletal muscle ventricle	골격근심실
	superior mesenteric vein	상장간정맥
SMVT	sustained monomorphic ventricular tachycardia	지속성 단형심실빈맥
SMX, SMZ	sulfamethoxazole	설파메톡사졸
SN	school nurse	양호교사
	sensory neuron	감각뉴런
	sinus node	동결절, 굴심방결절
	spinal nerve	척수신경
	staff nurse	정식간호사, 일반간호사
	student nurse	간호실습생
	substantia nigra	흑질
SNA	specimen not available	사용불가표본, 검사불가시료
	sympathetic nerve activity	교감신경활성도
SNAP	score for neonatal acute physiology	신생아생리적점수(질병중증도측정방법)
	sensory nerve action potential	지각신경활동전위
SNAT	suspected non-accidental trauma	고의적 외상 의심
SNB	scalene node biopsy	목갈비근림프절생검, 사각림프절생검
SNC	skilled nursing care	숙련된 간호

약 어	원 어	의 미
	spontaneous neonatal chylothorax	신생아자연유미흉
SNCV	sensory nerve conduction velocity	감각신경전도속도
SND	sinus node dysfunction	동결절기능부전
	sympathetic nerve discharge	교감신경방전
SNE	sinus node electrogram	동결절전기도
	subacute necrotizing encephalomyelopathy	아급성 괴사성 뇌척수병증
SNF	skilled nursing facility	전문요양시설
SNGFR	single nephron glomerular filtration rate	단일네프론사구체여과율
SNHL	sensorineural hearing loss	감각신경난청
SNL	subacute necrotizing lymphadenitis	아급성 괴사성 림프절염
SNOOP	systematic nursing observation of psychopathology	정신병리의 체계적 간호관찰
SNOP	systematized nomenclature of pathology	체계적 병리적명명법(질병분류)
SNP	single nucleotide polymorphism	단일뉴클리오티드 다형태
SNRT	sinus node recovery time	동결절회복시간
SNS	sympathetic nervous system	교감신경계
SNT	sinuses, nose, and throat	동, 코, 인후
SO	salpingo-oophorectomy	난관난소절제술
	second opinion	다른 의사의 의견
	shoulder orthosis	견갑보조기
	sphincter of Oddi	오디괄약근
	suboccipital	후두하
	superior oblique(muscle)	위빗근, 상사근
	sutures out	봉합사제거
	sympathetic ophthalmia	교감눈염증, 교감성안염
S&O	salpingo-oophorectomy	난관-난소절제술
SO_2	oxygen saturation	산소포화도
SOA	spinal opioid anesthesia	마약성척추마취
	stimulus onset asynchrony	자극시차

약 어	원 어	의 미
	swelling of ankles	발목부종
SoA	symptoms of asthma	천식증상
SOAP	subjective, objective, assessment, and plan	주관적 소견, 객관적 소견, 사정, 계획
SOAPIE	subjective, objective, assessment, plan, implementation, and evaluation	주관적 소견, 객관적 소견, 사정, 계획, 중재, 평가
SOB	**shortness of breath**	**호흡곤란, 숨참**
	stool occult blood	대변잠혈검사
SOBOE	shortness of breath on exertion	운동시 호흡곤란
SOC	self-organized criticality	자기조직화된 임계성
	sequential oral contraceptive	순차적경구피임약
	standards of care	간호표준
SoC	state of consciousness	의식상태
SOD	septo-optic dysplasia	중격-시신경형성이상
	sphincter of Oddi dysfunction	오디괄약근기능이상
	statement of deficiency	결핍상태
sod	sodium	나트륨
SOH	sympathetic orthostatic hypotension	교감신경성 기립성저혈압
SOI	severity of illness	질환중증도
SOL	sleep onset latency	입면시간
	solution	**용액**
	space-occupying lesion	공간점유병터
sol	soluble, solution	가용성, 용액
SOM	secretory otitis media	분비성중이염
	serous otitis media	**장액성중이염**
	superior oblique muscle	상사근
SOMI	sternal occipital mandibular immobilization	보조기(흉골, 후두, 하악 고정)
SON	superior olivary nucleus	상올리브핵
	supraoptic nucleus	교차위핵, 시신경교차상핵

약 어	원 어	의 미
SONK	spontaneous osteonecrosis of the knee	자발성슬관절 골괴사증
sono	sonogram	초음파도
SOP	standard operating procedure	표준수술절차
SOREM	sleep onset rapid eye movement	수면초기 급속안구운동수면
SOS	if needed[si opus sit]	필요할 때
SoS	Stent or Surgery	스텐트술 혹은 수술
SOT	sacro-occipital technique	천골-후두테크닉(뇌척수액순환도모치료)
	sensory organization test	감각통합검사
	systemic oxygen transport	전신산소운반
SP	sacroposterior	천골후위
	sacrum to pubis	천골~치골
	secretory piece	분비성분, 분비부
	senile plaque	노인성판, 노인성반점
	septum pellucidum	투명중격, 투명사이막
	serum protein	혈청단백질
	silent period	무증상기
	sleep paralysis	**수면마비**
	soft palate	**연구개**
	spastic paraplegia	강직하반신마비
	spirometry	폐활량측정법
	spontaneous proliferation	자발성증식
	standard procedure	표준절차
	status post	질병후 상태
	summating potential	가중압
	symphysis pubis	치골결합, 두덩결합
	systolic pressure	**수축기압**
S/P, s/p	status, post(operative)	수술후 상태
sp	species	종
	spine, spinal	척추, 척추의

약 어	원 어	의 미
SPA	salt-poor albumin	저염알부민(알부민 25%)
	spinal progressive amyotrophy	진행성척추근위축증
	spondyloarthropathy	척추관절병증
	spontaneous platelet aggregation	자발적혈소판응집
	subperiosteal abscess	골막하농양
	suprapubic aspiration	치골상부흡인, 두덩위흡인
SPAD	stenosing peripheral arterial disease	협착성말초동맥질환
sPAP	systolic pulmonary artery pressure	수축기 폐동맥압
SPBI	serum protein-bound iodine	혈청단백결합요오드
SPC	salicylamide, phenacetin, and caffeine	살리실아미드, 페나세틴, 카페인
SPCA	serum prothrombin conversion accelerator	혈청프로트롬빈전환촉진제
Sp Cd, sp cd	spinal cord	척수
SPD	schizotypal personality disorder	분열형 인격장애
	sociopathic personality disorder	반사회적 인격장애
	semantic pragmatic disorder	의미실용장애(언어장애, 발달장애)
SPE	serum protein electrophoresis	혈청단백전기영동법
	sustained physical exercise	지속적운동
spec	**special**	**특별한**
	specificity	특이도
	specimen	표본, 시료
SPECT	**single photon emission computed tomography**	**단일광자방출컴퓨터단층촬영술**
SPET	single photon emission tomography	단일광자방출단층촬영술
SPF	skin protection factor	피부보호인자
	specific pathogen free	특정무병원체
	sun protection factor	**자외선차단지수**
Sp Fl, sp fl	spinal fluid	척수액
SPG	sphenopalatine ganglion	접형구개신경절, 나비입천장신경절
	symmetrical peripheral gangrene	대칭성말초괴저
SpG	specific gravity	비중

약 어	원 어	의 미
spg	sponge	해면
SPH	spherocyte; spherocytosis	구형적혈구; 구형적혈구증
sph	spherical; spherical lens	구형의; 구면렌즈
SPI	selective protein index	선택적단백지수
	subclinical papillomavirus infection	무증상 인유두종바이러스감염
SPK	serum pyruvate kinase	혈청 피루브산염키나아제
	simultaneous pancreas-kidney (transplantation)	신-췌장 동시이식술
	superficial punctate keratitis	표층점상각막염, 얕은층점모양각막염
SPL	skin potential level	피부전위
	sound pressure level	음압수준
	splanchnic	내장, 내장신경
	superior parietal lobule	상두정소엽, 위두정소엽
SPM	statistical parametric mapping	매개변수 지도화법(뇌활성도차이검사)
	synaptic plasma membrane	시냅스형질막
SPMA	spinal progressive muscular atrophy	진행척수성근위축증
SPMS	secondary progressive multiple sclerosis	속발성진행성다발경화증
SPN	solitary pulmonary nodule	고립폐결절
	sympathetic preganglionic neuron	전교감신경절뉴런
SpO_2	pulse oximetry	산소포화도
spon, spont	spontaneous	자발성, 자연스러운
SPP	skin perfusion pressure	피부관류압
	small plaque parapsoriasis	소판유사건선
	suprapubic prostatectomy	두덩위방광경유전립샘절제술, 치골상경방광전립선절제술
spp	plural of species	복수종, 복수개체
SPPS	stable plasma protein solution	안정혈장단백용액
SPR	scanned projection radiography	주사투시촬영술
	selective posterior rhizotomy	선택적척수후근절단술
spr	sprain	염좌

약 어	원 어	의 미
SPROM	spontaneous premature rupture of membrane	자연조기양막파수
SPS	simple partial seizures	단순부분발작
	suicide probability scale	자살충동척도검사
	systemic progressive sclerosis	진행전신성경화증
SpS	sphenoid sinus	접형동, 나비굴
SPT	skin prick test	피부단자검사, 피부반응검사
SpT, Sp tap	spinal tap	요추천자
SPTx	static pelvic traction	정적골반견인
SPU	short procedure unit	단기입원병동
SPV	selective proximal vagotomy	선택적미주신경절단술
	sulfophosphovanillin	총지질검사
SPVR	systemic peripheral vascular resistance	전신말초혈관저항
SQ	social quotient	사회지수
	status quo	현재상태
	subcutaneous	피하의
sq	squamous	편평한
SR	sarcoplasmic reticulum	근형질세망, 근세포질세망
	secretion rate	분비량, 분비율
	sedimentation rate	침강률
	sensitization response	민감반응, 민감화반응
	sinus rhythm	동리듬, 굴리듬
	skin resistance	피부저항
	spontaneous respiration	자가호흡
	stretch reflex	신장반사
	superior rectus	위곧은근, 상직근
	suture removal	봉합사제거
SRA	segmental renal artery	콩팥구역동맥, 신장분절동맥
SRBC	sickle red blood cell	겸상적혈구
SRBD	sleep-related breathing disorder	수면관련호흡장애

약 어	원 어	의 미
SRC	sedimented red cells	침강적혈구
src	Rous sarcoma oncogene	라우스육종발암유전자
SRD	sodium-restricted diet	염분제한식이
SRDS	severe respiratory distress syndrome	중증호흡곤란 증후군
SRF	severe renal failure	중증신부전
	somatotropin-releasing factor	성장호르몬방출인자
	split renal function	분신기능검사
SRH	single radial hemolysis	단일방사용혈검사
	somatotropin-releasing hormone	성장호르몬-방출호르몬
	stigmata of recent hemorrhage	최근출혈반흔(재출혈예측인자)
SRI	serotonin reuptake inhibitor	세로토닌재흡수억제제
SRM	superior rectus muscle	위곧은근, 상직근
SRMD	stress-related mucosal damage	스트레스관련점막손상
SR/NE	sinus rhythm, no ectopy	동리듬, 변위없음
SRNS	steroid-responsive nephrotic syndrome	스테로이드반응성 신 증후군
SRO	Steele-Richardson-Olszewski	스틸-리처드슨-올스제브스키 증후군 (진행성핵상성안근마비)
SROM	**spontaneous rupture of membrane**	**자연양막파수**
SRP	short rib-polydactyly(syndrome)	짧은갈비뼈 증후군
	stapes replacement prosthesis	등골대체보조기
SRR	short R-R interval(ECG)	짧은 R-R 간격(심전도상)
	surgery recovery room	수술회복실
SRS	schizophrenic residual state	정신분열병적 잔류상태
SRSA	slow-reacting substance of anaphylaxis	아나필락시스완반응성물질
SRT	sedimentation rate test	침강률검사
	simple reaction time	단순반응시간
	sinus node recovery time	동결절회복시간
	spontaneously resolving thyrotoxicosis	자연관해갑상선중독증
	surfactant replacement therapy	계면활성제보충요법
SRU	side rails up	침상난간올림

약 어	원 어	의 미
SRUS	solitary rectal ulcer syndrome	고립성직장궤양 증후군
SS	sacrosciatic	천좌골
	saline solution	식염수
	saliva sample	타액검체
	saturated solution	포화용액
	Seckel syndrome	섹켈 증후군(새머리왜소증)
	serum sickness	혈청병
	Sezary syndrome	세자리 증후군(탈락홍색피부증)
	signs and symptoms	징후와 증상
	Sjögren syndrome	쇠그렌 증후군
	somatostatin	소마토스타틴(성장호르몬분비억제)
	steam sterilization	증기멸균
	sterile solution	멸균액
	stromal sarcoma	간질성육종
	subaortic stenosis	대동맥하협착
	subscapular; subspinale; substernal	견갑골하; 척수하; 흉골하, 복장밑
	Sweet syndrome	스위트 증후군(급성열성호중구성피부염)
	systemic sclerosis	전신경화증
SSA	skin-sensitizing antibody	피부-감작항체
SSB	single-stranded binding(protein)	외가닥결합(단백질)
	short-segment Barrett's esophagus	단분절바레트식도
SSC	somatic stem cell	체세포줄기세포
	somatosensory cortex	체성감각피질
SSc	systemic scleroderma	전신피부경화증
	systemic sclerosis	전신경화증
SSCP	substernal chest pain	흉골하 통증
SSD	serosanguineous drainage	장액혈액성배액
	silver sulfadiazine	실버설파다이아진(화상연고제)
	speech-sound discrimination	어음명료도, 말소리명료도

약 어	원 어	의 미
SSE	saline solution enema	식염수관장
	skin self-examination	피부자가검진
	soapsuds enema	비눗물관장
	subacute spongiform encephalopathy	아급성 해면상뇌병증
SSEP	somatosensory evoked potential	체성감각유발전위
SSER	somatosensory evoked response	체성감각유발반응
SSF	septic scarlet fever	패혈성 성홍열
	soluble suppressor factor	가용성억제인자
SSG	sublabial salivary gland	입술밑침샘, 입술하타액선
SSH	spinal subdural hemorrhage	척추경막하출혈
SSI	shoulder subluxation inhibition	견관절아탈구억제
	somatic symptom index	신체증상지수
	surgical site infection	수술부위감염
SSKI	saturated solution of potassium iodide	요오드화칼륨포화용액
SSL	skin surface lipid	피부표면지질
SSM	superficial spreading melanoma	표재확장성흑색종
SSN	subacute sensory neuropathy	아급성감각신경증
SSNHL	sudden sensorineural hearing loss	돌발성감각신경난청
SSPE	subacute sclerosing panencephalitis	아급성경화성범뇌염
SSR	sympathetic skin response	교감신경성피부반응
SSRI	**selective serotonin reuptake inhibitor**	**선택적 세로토닌재흡수억제제**
	sagittal split ramus osteotomy	시상분할하악골절단술
SSS	layer upon layer [stratum super stratum]	층층이
	scalded skin syndrome	화상피부증후군
	sick sinus syndrome	동기능부전 증후군
	subclavian steal syndrome	쇄골하동맥도류 증후군
	subscapular skinfold	견갑골밑피부두겹두께
SSSI	skin and skin structure infection	피부-피부구조감염
SSSS	staphylococcal scalded skin syndrome	포도알균성열상피부 증후군

약 어	원 어	의 미
SSST	superior sagittal sinus thrombosis	상시상정맥동혈전증
SST	skin and soft tissue	피부 및 연조직
SSX	sulfisoxazole	설피속사졸
ST	esotropia	내사시
	scala tympani	고실계
	sclerotherapy	경화요법
	sensory threshold	감각역치
	shock therapy	쇼크요법
	sinus tachycardia	**동성빈맥**
	skin temperature	피부온도
	solid tumor	고형암
	spastic torticollis	경직사경, 경직기운목
	sphincter tone	괄약근긴장도
	stent thrombosis	스텐트혈전증
	sternothyroid	흉골갑상
	sublingual tablet	설하정
	subtalar	거골하, 목말밑
	surgical tracheostomy	외과적기관절개술
St, st	stage	질병단계
	status	상태
STA	second trimester abortion	임신2기유산, 중반기유산
	superficial temporal artery	표재관자동맥, 얕은관자동맥, 천측두동맥
STAI	state trait anxiety inventory	특성불안검사
STA-MCA	superficial temporal artery to middle cerebral artery	표재관자동맥~중간대뇌동맥
staph	Staphylococcus	포도상구균
STAT, stat	**immediately[statim]**	**즉시**
Stat	statistics, statistical	통계, 통계적인
Stb	stillborn	사산된
STC	sarcomatoid thymic carcinoma	흉선육종암

약 어	원 어	의 미
	serum theophylline concentration	혈청테오필린농도
	soft tissue calcification	연조직석회화
	stroke treatment center	뇌졸중치료센터
	subtotal colectomy	결장아전절제술
STD	selective T-cell defect	선택적T세포결함
	sexually transmitted disease	**성병, 성매개병**
	standard test dose	표준시험용량
Std	Standard	표준
std	saturated	포화된
	standardized	표준화된
STDEAM	stimulated echo acquisition mode	자극메아리획득방식, 자극에코획득모드
STEMI	ST-elevation myocardial infarction	ST분절상승 심근경색
STEN	staphylococcal toxic epidermal necrolysis	포도구균성독성표피괴사용해
STET	submaximal treadmill exercise test	최대하부하운동검사
STF	serum thymus factor	혈청흉선인자
	special tube feeding	특수위관영양
STG	short-term goal	단기목표
	split-thickness graft	부분피부이식
	superior temporal gyrus	위관자이랑, 상측두회
STH	**somatotropic hormone**	**성장호르몬**
	subtotal hysterectomy	부분자궁절제술
STI	sexually transmitted infection	성매개감염
	systolic time interval	수축기시간간격
stim	stimulated, stimulation, stimulus	자극된, 자극, 자극제
STIR	short tau inversion recovery	단시간반전회복
STJ	subtalar joint	목말밑관절, 거골하관절
STL	serum theophylline level	혈청테오필린수준
STLE	St. Louis Encephalitis	세인트루이스뇌염
STLI	subtotal lymphoid irradiation	부분림프구방사선조사

약 어	원 어	의 미
STLOM	swelling, tenderness, and limited motion	부종, 압통, 움직임제한
STM	short-term memory	단기기억
	streptomycin	스트렙토마이신
STN	streptozocin	스트렙토조신
	subthalamic nucleus	시상밑핵
STNR	**symmetric tonic neck reflex**	**대칭성긴장성목반사**
STOP	**surgical termination of pregnancy**	**유산**
STORCH	syphilis, toxoplasmosis, rubella, cytomegalovirus, and herpesvirus	매독, 톡소플라즈마증, 풍진, 거대세포바이러스, 헤르페스바이러스
STP	short-term potentiation	단기기억강화
STQ	superior temporal quadrant	상측두사분역
STR	soft tissue relaxation	연조직이완
	straight	곧은, 똑바로
strab	strabismus	사시
strep	Streptococcus	연쇄구균, 사슬알균
STS	**serologic test for syphilis**	**매독혈청검사**
	soft tissue sarcoma	연조직육종
	soft tissue swelling	연조직부종
STSE	split-thickness skin excision	부분층피부절개
STSG	split-thickness skin graft	부분층피부이식
STT	serial thrombin time	연속트롬빈시간
	short term test	단기검사
	skin temperature test	피부온도측정검사
STV	short term variability	단기변성
	spontaneous tidal volume	자발적 일회호흡량
	superior temporal vein	상관자정맥
STX	saxitoxin	색시톡신
STZ	streptozocin	스트렙토조신
	streptozyme	스트렙토자임
SU	secretory unit	분비단위

약 어	원 어	의 미
	solar urticaria	일광두드러기
	sulfonylurea	술포닐우레아(인슐린분비촉진제)
Su	supine	반듯이 누운
SUA	serum uric acid	혈청요산
	single umbilical artery	단일제대동맥
subac	subacute	아급성
subclav	subclavian; subclavicular	쇄골하; 쇄골하의, 빗장밑의
subcut, subq	subcutaneous	피하의
subling	sublingual	혀밑의, 설하의
suc	suction	흡입
SUD	sudden unexpected death	돌발성급사
SUDEP	sudden unexpected death in epilepsy	돌발성간질급사
SUFE	slipped upper femoral epiphysis	상 넙다리 뼈끝 분리증, 대퇴골두활증
SUI	stress urinary incontinence	복압요실금, 스트레스요실금
SULF-PRIM	sulfamethoxazole and trimethoprim	술파메톡사졸 및 트리메토프림
SUN	serum urea nitrogen	혈청요소질소
SUP	supination	회외, 뒤침
sup	above[supra]	위, 상방
supp	suppository	좌약
suppl	supplement, supplementary	보충, 보충의
SurDx	surgical diagnosis	외과적진단
SURG, Surg	surgery, surgical, surgeon	외과, 외과의, 외과전문의
SUS	solitary ulcer syndrome	고립성궤양 증후군
	stained urinary sediment	요침전물 염색
SUUD	sudden unexpected unexplained death	돌발성원인불명급사
SUV	standard uptake value	표준재흡수율
SV	saphenous vein	복재정맥
	selective vagotomy	선택미주신경절단술
	semilunar valve	반달판막, 반월판

약 어	원 어	의 미
	seminal vesicle	**정낭**
	sigmoid volvulus	구불결장염전
	single ventricle	단심실, 홑심실
	sinus venosus	정맥동
	splenic vein	비정맥, 지라정맥
	spontaneous ventilation	자발적환기
	stroke volume	**심박출량**
	subclavian vein	쇄골하정맥, 빗장밑정맥
	synaptic vesicle	시냅스소포, 연접소포
SVA	selective vagotomy and antrectomy	선택미주신경절단술 및 유문방절제술
	selective visceral angiography	선택적내장혈관조영술
	subtotal villous atrophy	대부분융모위축
SVAS	supravalvular aortic stenosis	판상부대동맥협착증
SVB	saphenous vein bypass	복재정맥우회술
SVC	saphenous vein cutdown	복재정맥절개
	selective venous catheterization	선택적정맥카테터법
	superior vena cava	상대정맥, 위대정맥
SVD	single vessel disease	단일혈관질환
	small vessel disease	소혈관질환
	spontaneous vaginal delivery	**자연질분만**
SVE	sterile vaginal examination	무균질검진, 무균적내진
SVG	saphenous vein graft	복재정맥이식편
SVI	seminal vesicle invasion	(암세포)정낭내침윤
	slow virus infection	지연성바이러스감염
	stroke volume index	심박출지수
SVN	sinuvertebral nerve	동척추신경
	small volume nebulizer	저용량분무기
SVP	selective vagotomy and pyloroplasty	선택미주신경절단술 및 유문형성술
	superior vascular plexus	상맥관총, 위맥관얼기

약 어	원 어	의 미
SVPB	supraventricular premature beat	심실상성조기박동
SVR	**systemic vascular resistance**	**전신혈관저항**
SVS	slit ventricle syndrome	좁은뇌실 증후군
SVT	**sinoventricular tachycardia**	**동실성빈맥**
	subclavian vein thrombosis	쇄골하정맥혈전증
	supraventricular tachyarrhythmia	심실상성부정빈맥
	sustained ventricular tachycardia	지속성심실빈맥
SW	seriously wounded	중상
	sterile water	무균수
SWI	sterile water for injection	멸균주사용수
	surgical wound infection	수술창상감염
SWL	shock wave lithotripsy	충격파쇄석술
SWO	superficial white onychomycosis	백색표재성손발톱진균증
SWS	slow-wave sleep	서파수면, 느린파형수면
SWU	septic work-up	감염검사
Sx, S_X	signs; symptoms	징후; 증상
SXR	skull x-ray	두개골 X-선검사
Sxr	sex reversal	성전환
SY	syphilis, syphilitic	매독, 매독의, 매독환자
sym	symmetrical	대칭성
	symptom	증상
SYN	synovitis	활막염
synd	syndrome	증후군
syr	syrup[syrupus]	시럽
sys	system, systemic	계, 계통의
	systolic	수축기
Sz	seizure	경련
	schizophrenia	정신분열증

T

약 어	원 어	의 미
T	absolute temperature	절대온도
	an electrocardiographic wave corresponding to the repolarization of the ventricles	심실재분극시 심전도상 나타나는 T파
	tablespoonful	1테이블스푼
	tamoxifen	타목시펜(유방암치료제)
	temporary	일시적인, 임시의
	tenderness	유연함, 유연성
	tension(intraocular)	안압
	therapy	치료, 요법
	thoracic; thorax	가슴의; 흉곽
	thrombosis; thrombus	혈전증; 혈전
	thyroid	갑상선
	tissue	조직
	total	전체
	toxicity	독성
	transmittance	투과율
	transverse	횡경, 횡행
	tuberculin; tuberculosis	투베르쿨린; 결핵
	tumor	종양
t	duration	기간, 지속
	teaspoonful	1티스푼; 약간, 소량

약 어	원 어	의 미
	three times[ter]	세배의
TA	arterial tension	동맥압
	axillary temperature	액와체온
	Takayasu arteritis	타카야수 동맥염
	temporal arteritis	관자동맥염, 측두동맥염
	therapeutic abortion	**치료적유산**
	tibialis anterior	앞정강근, 전경골근
	toxic adenoma	갑상선중독선종
	traffic accident	교통사고
	transplantation antigen	이식항원
	tricuspid atresia	삼첨판폐쇄
	truncus arteriosus	동맥줄기, 동맥간
T&A	tonsils and adenoids	편도와 아데노이드
	tonsillectomy and adenoidectomy	편도절제술과 아데노이드절제술
TAA	thoracic aortic aneurysm	가슴대동맥류, 흉부대동맥류
	total ankle arthroplasty	전족관절성형술
	transverse aortic arch	횡대동맥활
TAB	typhoid, paratyphoid A, and paratyphoid B(vaccine)	장티푸스, 파라티푸스 A, B(백신)
tab	tablet	알약, 정
TAC	tetracaine, adrenalin, and cocaine	테트라카인, 아드레날린, 코카인
	total abdominal colectomy	복식결장전절제술
	transient aplastic crisis	일과성 골수무형성발증
TACE	transarterial chemoembolization	경동맥화학색전술, 간암화학색전술
tachy	tachycardia	빈맥
TAD	thoracic asphyxiant dystrophy	질식성가슴이형성증
	tobacco, alcohol, and drugs	담배, 술, 약물
	transient acantholytic dermatosis	일과성극세포해리피부증
TADAC	therapeutic abortion, dilatation, aspiration, curettage	치료적유산, 확장, 흡입, 소파술

약 어	원 어	의 미
TAE	transcatheter arterial embolism	경동맥색전술
TAF	tissue angiogenesis factor	조직혈관형성인자
	total abdominal fat	총 복부지방
	tracheobronchial aspiration fluid	기관기관지흡입액
	tumor angiogenesis factor	종양혈관형성인자
TAH	**total abdominal hysterectomy**	**복식 자궁전절제술**
	total artificial heart	완전인공심장
TAHBSO	total abdominal hysterectomy and bilateral salpingo-oophorectomy	복식자궁전절제술 및 양측난관-난소 절제술
TAL	T-cell acute leukemia	T세포 급성백혈병
	tendon of Achilles lengthening	아킬레스건 연장술
	thick ascending limb(of Henle's loop)	굵은오름세관
	thymic alymphoplasia	흉선성 림프조직무형성
	total arm length	전체팔길이
TAM	tamoxifen	타목시펜(유방암치료제)
	transient abnormal myelopoiesis	일과성 골수계조혈이상
TAO	thromboangiitis obliterans	폐쇄혈전혈관염
	triacetyloleandomycin	트리아세틸올레안도마이신(항생제)
TAPVC	total anomalous pulmonary venous connection	전폐정맥연결이상
TAPVD	total anomalous pulmonary venous drainage	전폐정맥환류이상
TAPVR	total anomalous pulmonary venous return	전폐정맥환류이상
TAR	thoracic aortic rupture	흉부대동맥파열
	thrombocytopenia with absent radii (syndrome)	저혈소판요골무형성 증후군
TARA	total articular replacement arthroplasty	전관절치환성형술
TAT	tetanus antitoxin	파상풍항독소
	thematic apperception test	주제통각검사
	tray agglutination test	접시응집검사

약 어	원 어	의 미
TAX	Taxol	탁솔(항암제)
TB	Taussig-Bing(syndrome)	타우시그-빙(증후군)
	terminal bronchiole	종말세기관지
	total bilirubin; total body	총빌리루빈; 전신
	tracheobronchitis	기관기관지염
	tuberculin; tuberculosis	**투베르쿨린; 결핵**
tb	tuberculosis	결핵
TBA	to be absorbed; to be added	흡수되다; 추가되다
	total bile acids	총담즙산
TBAN	transbronchial aspiration needle	기관지침흡인술
TBB	transbronchial biopsy	기관지생검
Tbc	tubercle bacillus; tuberculosis	결핵균; 결핵
TBD	total body density	전신밀도
TBE	tick-borne encephalitis	진드기매개뇌염
TBF	total body fat	체지방량
TBG	thyroxine-binding globulin	티록신결합글로불린
TBHT	total-body hyperthermia	전신고열
TBI	thyroxine-binding index	티록신결합지수
	tooth-brushing instruction	칫솔질교육
	traumatic brain injury	**외상성뇌손상**
TBil, T bil	total bilirubin	총빌리루빈
TBK	total body potassium	전신칼륨량
TBLB	transbronchial lung biopsy	기관지폐생검
TBLC	term birth, living child	만삭생존유아
TBLI	term birth, living infant	만삭생존영아
TBM	thrombomodulin	트롬보모둘린
	tracheobronchiomegaly	기관기관지비대증
	tuberculous meningitis	결핵수막염
TBNA	treated but not admitted	통원치료

T

약 어	원 어	의 미
TBP	testosterone-binding protein	테스토스테론결합단백질
	thyroxine-binding protein	티록신결합단백질
	tuberculous peritonitis	결핵성복막염
TB-RD	tuberculosis and respiratory disease	결핵 및 호흡기질환
TBS	tracheobronchoscopy	기관기관지경
TBSA	total body surface area	총체표면적
TBT	tolbutamide test	톨부타마이드시험
TBV	total blood volume	전혈량
TBW	total body weight	체중, 몸무게
TBX	thromboxane	트롬복산
TBZ	tetrabenazine	테트라베나진(항정신병약물)
TC	target cell	표적세포
	teratocarcinoma	기형암종
	terminal cancer	말기암
	testicular cancer	고환암
	tetanic contraction	강직성연축
	thoracic compression	흉부압박
	tissue culture	조직배양
	total calcium; total cholesterol	총 칼슘; 총 콜레스테롤
	toxic concentration	독성농도
	transverse colon	횡행결장
	tumor cell	종양세포
Tc	tetracycline	테트라사이클린(항생제)
tc	transcutaneous	피부통과, 경피
TCA	tetracyclic antidepressant	사환계항우울제
	total cholic acid	총 콜산
	tricyclic antidepressant	**삼환계항우울제**
TCABG	triple coronary artery bypass graft	삼중관상동맥우회술
TCB	total cardiopulmonary bypass	완전심폐우회술

약 어	원 어	의 미
	transabdominal chorionic biopsy	복식융모생검
TCC	transitional-cell carcinoma	이행세포암종
TCCL	T-cell chronic lymphoblastic leukemia	T세포 만성림프모구백혈병
TCD	tapetochoroidal dystrophy	색소상피맥락막이영양증
	transverse cardiac diameter	심장횡경
TCF	total coronary flow	총 관상혈류량
TCGF	T-cell growth factor	T세포 성장인자
TCH	tanned-cell hemagglutination	감색적혈구응집
TCI	total cerebral ischemia	전대뇌허혈
	transient cerebral ischemia	일과성대뇌허혈
TCID	tissue culture infectious dose	조직배양 감염량
TCIS	T-cell immunodeficiency syndrome	T세포면역결핍증
TCL	T-cell leukemia; T-cell lymphoma	T세포백혈병; T세포림프종
	tibial collateral ligament	경골쪽곁인대, 내측측부인대
	total capacity of the lung	총폐용량
TCMA	transcortical motor aphasia	연결피질성 운동성실어증
TCMZ	trichloromethiazide	트리클로로메티아지드(이뇨제의 일종)
TCN	**tetracycline**	**테트라사이클린**
TCO	transcutaneous oximetry	경피적산소포화도
TCP	thrombocytopenia	혈소판감소증
	transcutaneous pacemaker	경피적심박동기
	tranylcypromine	트라닐시프로민(항우울제)
	tropical calcific pancreatitis	열대성석회화췌장염
TCPS	total cavopulmonary shunt	완전대동맥폐동맥단락
TCR	T-cell receptor	T세포수용체
TCS	tethered cord syndrome	척수견인 증후군
TCT	**thrombin clotting time**	**트롬빈 응고시간**
	thyrocalcitonin	타이로칼시토닌
Tct	tincture	팅크

약 어	원 어	의 미
TD	tabes dorsalis	척수매독
	tardive dyskinesia	지연성이상운동
	tetanus and diphtheria	파상풍, 디프테리아
	thanatophoric dwarfism(dysplasia)	치사성 난장이증
	thoracic duct	가슴림프관, 흉관
	thymus-dependent	가슴선의존, 흉선의존
	torsion dystonia	염전근이긴장증
	Tourette disorder	뚜렛장애
	tracheal diameter	기관내경
	transverse diameter	횡경
	traveler's diarrhea	여행자설사
T/D	treatment discontinued	치료중단
Td	**tetanus-diphtheria toxoid**	**파상풍-디프테리아 변성독소**
TDD	telecommunication device for the deaf	청각장애인용 통신장치
	thoracic duct drainage	흉관배액
TDE	total digestible energy	가소화에너지총량
TDF	tenofovir	테노포비어(에이즈치료제)
	testis-determining factor	정소결정인자
	thoracic duct fistula	흉관루
TDGF	teratocarcinoma-derived growth factor	기형암-유래성장인자
TDH	thoracic disc herniation	흉추간판탈출증
TDI	tolerable daily intake	1일 섭취허용량
	total dose infusion	전체용량주입
TDL	thoracic duct lymph	흉관림프
TDM	therapeutic drug monitoring	치료약물농도감시
TDN	total digestible nutrients	가소화영양소총량
TDO	tricho-dento-osseous(syndrome)	털-치아-손발톱(증후군)
TDP	thermal death point	사멸온도
	thoracic duct pressure	흉관압

약 어	원 어	의 미
Tdp	torsades de pointes	QRS파변형 다형심실빈맥
TDS	thiamine disulfide	티아민이황화염
	transduodenal sphincteroplasty	경십이지장 괄약근 성형술
TDSD	transient digestive system disorder	일과성소화기계장애
TDT	thermal death time	사멸시간
	tone decay test	청각피로검사, 음소실검사
	tumor doubling time	종양배가시간
TE	expiratory time	호기시간
	tennis elbow	테니스팔꿈치, 상과염
	thromboembolism	혈전색전증
	thyrotoxic exophthalmos	갑상선중독 안구돌출
	tonsillectomy	편도절제술
	tooth extracted	발치된
	total estrogen	총 에스트로겐
	toxic epidermolysis	독성표피박리증
	tracheoesophageal	기관식도
	transesophageal echocardiography	경식도심초음파검사
T&E	testing and evaluation	검사 및 평가
	trial and error	시행착오
Te	tetanic contraction	강직성연축
	tetanus	파상풍
TEA	temporal external artery	외측두동맥
	thromboendarterectomy	혈전내막제거술
	total elbow arthroplasty	주관절 전치환성형술
TEBG, TeBG	testosterone-estradiol-binding globulin	테스토스테론-에스트라디올 결합글로불린
TEC	total eosinophil count	총 호산구수
	transient erythroblastopenia of childhood	일과성 소아기 적아구감소증
TECV	traumatic epiphyseal coxa vara	외상성 골단 안굽이엉덩관절(내반고)

약 어	원 어	의 미
TED	threshold erythema dose	홍반역치량
	thromboembolic disease	혈전색전성질환
TEDS	anti-embolism stockings	색전방지 압박스타킹
TEE	thermic effect of exercise	활동대사량, 활동에 의한 에너지소모량
	transesophageal echocardiography	**경식도심초음파검사**
TEF	tracheoesophageal fistula	기관식도루, 기관식도누공
TEG	thromboelastogram	혈전탄성묘사도
TEL	tetraethyl lead	테트라에틸납, 사에틸납
TEM	**transmission electron microscope/ microscopy**	**투과전자현미경**
temp	temperature	체온
	temple, temporal	관자놀이, 측두의
TEN	titanium elastic nail	티타늄연성철사(생체의료용재료)
	total enteral nutrition	전경장영양
	toxic epidermal necrolysis	독성표피괴사용해
TENS	transcutaneous electrical nerve stimulation	경피전기신경자극
TEP	tracheoesophageal puncture	기관식도천자술
TER	teratogen	기형유발물질
	total elbow replacement	주관절전치환술
	transepithelial resistance	상피통과저항
ter	rub[tere]	문지르기
	three times	3배
TES	transcutaneous electrical stimulation	경피전기자극
	transmural electrical stimulation	통벽성전기자극
TESA	testicular sperm aspiration	고환정자흡인술
TESE	testicular sperm extraction	고환정자추출술
TET	total ejection time	총 박출시간
	treadmill exercise test	트레드밀 운동검사
tet tox	tetanus toxoid	파상풍변독소

약 어	원 어	의 미
TEV	talipes equinovarus	내반첨족
TF	free thyroxine	유리티록신
	tactile fremitus	촉각진동감
	testicular feminization	고환여성화 증후군
	tetralogy of Fallot	팔로사징후
	transcription factor	전사인자
	transfer factor	전달인자
	tube feeding	튜브영양, 경관영양
	typhoid fever	장티푸스
TFA	total fatty acids	총 지방산
TFJA	tibiofemoral joint abduction	경대퇴관절외전
TFN	total fecal nitrogen	총 분질소
	transferrin	트랜스페린
TFR	total fertility rate	총 출산율
	transferrin receptor	트랜스페린 수용체
TFS	testicular feminization syndrome	고환여성화 증후군
TFT	**thyroid function test**	**갑상선기능검사**
	trifluorothymidine	트리플루오로티미딘 (헤르페스결막염 치료제)
TG	tendon graft	건이식
	thyroglobulin	갑상샘글로불린, 티로글로불린
	total gastrectomy	**전체위절제술**
	toxic goiter	중독성갑상선종
	trigeminal ganglion	삼차신경절
	triglyceride	**트리글리세리드, 중성지방**
6-TG	thioguanine	티오구아닌
TGA	transient global amnesia	일과성구상기억상실증
	transposition of great arteries	대혈관전위
TGC	time gain compensation	시간이득보상
TGE	transmissible gastroenteritis	전염성위장염

약 어	원 어	의 미
TGF	T-cell growth factor	T세포성장인자
	transforming growth factor	성장전환인자
	tumor growth factor	종양성장인자
TGI	tracheal gas insufflation	기관가스주입
TGs	triglycerides	트리글리세리드, 중성지방
TGT	thromboplastin generation test/time	트롬보플라스틴형성검사/시간
TGV	thoracic gas volume	기능적잔기량, 흉부가스용량
	transposition of great vessels	대혈관전위
TH	tension headache	긴장성두통
	thorax	흉곽, 가슴
	thrill	떨림
	thyrohyoid; thyroid hormone	갑상설골; 갑상선호르몬
	topical hypothermia	국소적 저체온증
	total hysterectomy	완전자궁절제술
Th	therapist; therapy	치료사; 치료
	thoracic, thorax	흉곽, 가슴
THA	tacrine	타크린(치매치료제)
	thiacetazone	티아세타존(결핵치료제)
	total hip arthroplasty	고관절전치환성형술
THAL	thalassemia	지중해빈혈
THb	total hemoglobin	총 헤모글로빈
THC	tetrahydrocannabinol	테트라하이드로카나비놀(환각물질)
	thrombocytopenia	혈소판감소증
	transhepatic cholangiogram	경간담도조영술
	transplantable hepatocellular carcinoma	이식가능간세포암종
THD	Thomsen disease	톰슨병(=선천성근긴장증)
THE	transhepatic embolization	경간색전술
	transhiatal esophagectomy	경공식도절제술
	tropical hypereosinophilia	열대성과다호산구증가증

약 어	원 어	의 미
theor	theory, theoretical	이론, 이론적인
ther	therapy, therapeutic	치료, 치료적인
ther ex	therapeutic exercise	치료적운동
THF	thymic humoral factor	흉선체액인자
THI	transient hypogammaglobulinemia of infancy	영아기 일과성 저감마글로불린혈증
THR	targeted heart rate	목표심박수
	thyroid hormone receptor	갑상선호르몬수용체
	total hip replacement	**고관절전치환술**
thr	threonine	트레오닌
	thyroid, thyroidectomy	갑상선, 갑상선절제술
throm, thromb	thrombosis, thrombus	혈전증, 혈전
THS	Tolosa-Hunt syndrome	토로사-헌트 증후군
Thy	thymine	티민
TI	terminal ileum	회장말단부
	thalassemia intermedia	중간지중해빈혈(=베타지중해빈혈)
	therapeutic index	치료지수
	topical irritation	국소자극
	transischial	좌골간
	tricuspid incompetence	삼첨판기능부전
	tricuspid insufficiency	삼첨판폐쇄부전
TIA	tracheoinnominate artery	기관무명동맥
	transient ischemic attack	**일과성허혈발작**
	tumor-induced angiogenesis	종양-유도성 혈관형성
	turbidimetric immunoassay	비탁면역측정법
TIBC	**total iron-binding capacity**	**총철결합능**
TICA	traumatic intracranial aneurysm	외상성두개내동맥류
TID	titrated initial dose	적정초기량
tid	**three times a day[ter in die]**	**하루에 세 번**
TIG, Tig	tetanus immunoglobulin	파상풍면역글로불린

약 어	원 어	의 미
TIL	tumor-infiltrating leukocyte	종양침윤백혈구
	tumor-infiltrating lymphocyte	종양침윤림프구
TIMI	thrombolysis in myocardial infarction	심근경색 혈전용해술
TIMP	tissue inhibitor of metalloproteinases	금속단백질분해효소조직억제제
TIN	tubulointerstitial nephropathy	세뇨관간질성신증, 요세관사이질신장병
tin	three times a night[ter in nocte]	밤에 세 번
tinc, tinct	tincture	팅크
TIPS	transjugular intrahepatic portosystemic shunt	목정맥경유 간속문맥전신순환단락술
TIT	Treponema immobilization test	매독균부동시험법
TIT, TITh	triiodothyronine	트리요오드티로닌
TIV	total intracranial volume	총 두개강내용적
TIVA	total intravenous anesthesia	완전정맥마취
TIVC	thoracic inferior vena cava	가슴아래대정맥, 흉부하대정맥
TIW	three times a week	일주일에 세 번
TJ	triceps jerk	삼두근반사
TJA	total joint arthroplasty	전체관절치환성형술
TJR	total joint replacement	전체관절치환술
TK	thymidine kinase	타이미딘카이네이즈
TKA	**total knee arthroplasty**	**슬관절전치환성형술**
TKD	tokodynamometer	자궁수축측정계
TKO	**to keep open**	**개방유지**
TKR	total knee replacement	슬관절전치환술
TL	temporal lobe	측두엽
	terminal latency	종말잠시
	thoracolumbar	등허리, 흉요부
	total laryngectomy	후두전적출술
	tubal ligation	자궁관결찰술, 난관결찰술
TLA	thymus leukemia antigen	흉선-백혈병항원
	translaryngeal aspiration	경후두흡인

약 어	원 어	의 미
	translumbar aortogram	경요부 대동맥조영술
TLC	thin-layer chromatography	박층크로마토그래피
	total lung capacity	**총 폐활량**
	total lymphocyte count	총 림프구수
	transverse loop colostomy	횡행결장루
TLD	thoracic lymphatic duct	흉부림프관
TLE	temporal lobe epilepsy	측두엽간질
TLI	total lymphatic irradiation	전체림프계조사
TLR	target lesion revascularization	목표병변 혈관재개통
	tonic labyrinthine reflex	긴장성미로반사
TLS	tumor lysis syndrome	종양용해 증후군
TLSO	thoracolumbosacral orthosis	흉요천추보조기
TLV	total lung volume	총 폐용량
TM	temperature by mouth	구강체온
	temporalis muscle	측두근
	temporomandibular	관자아래턱, 측두하악
	torus mandibularis	하악융기
	transverse myelitis	횡단척수염, 가로방향척수염
	tropical medicine	열대의학
	tuberculous meningitis	결핵수막염
	tympanic membrane	고막
T&M	type and crossmatch	혈액형 및 교차적합검사
TMA	thrombotic microangiopathy	혈전미세혈관병증
	thyroid microsomal antibody	갑상선마이크로좀항체
	transmetatarsal amputation	중족골횡절단
	Taylor Manifest Anxiety Scale	태일러표출불안척도
TMB	transient monocular blindness	일과성단안실명
TMD	temporomandibular disorder	턱관절장애
	transient myeloproliferative disease	일과성골수증식성질환

약 어	원 어	의 미
	trimethadione	트리메타디온(간질치료제)
TME	total metabolizable energy	총 대사에너지
	transmissible mink encephalopathy	전달성밍크뇌증
TMET	treadmill exercise test	트레드밀 운동검사
TMI	transmural myocardial infarction	전층심근경색증
TMJ	**temporomandibular joint**	**턱관절, 측두하악관절**
TML	terminal motor latency	말단운동근잠복기
TMP	transmembrane potential	막간전위차
	transmembrane pressure	막간압력차
TMR	tissue maximum ratio	조직최대선량비
	trainable mentally retarded	훈련가능한 정신지체
	transmyocardial revascularization	경심근 혈관재개통
TMT	**treadmill test**	**트레드밀검사(운동부하검사)**
TMTX	trimetrexate	트리메트렉세이트
TMX	tamoxifen	타목시펜(유방암치료제)
TN	talonavicular	거주상골, 목발발배
	team nursing	팀간호
	temperature normal	정상체온
	trigeminal neuralgia	삼차신경통
TNA	total nutrient admixture	총 영양소 혼합물
TNB	transnasal butorphanol	비점막통과 마약성진통제
TND	term normal delivery	만삭정상분만
TNF	tumor necrosis factor	종양괴사인자
TNG	trinitroglycerin	트리니트로글리세린
tng	tongue	혀
TNH	transient neonatal hyperammonemia	일과성 고암모니아혈증
TNI	total nodal irradiation	전림프절조사
TNM	primary tumor, regional nodes, metastases	원발성종양, 국소림프절, 원격전이
TNR	tonic neck reflex	긴장목반사

약 어	원 어	의 미
TNS	transcutaneous nerve stimulation	경피신경자극
TNTC	too numerous to count	셀 수 없을만큼 많은
TO	target organ	표적기관
	thromboangiitis obliterans	폐쇄혈전혈관염
	thrombotic occlusion	혈전성폐색
	total obstruction	완전폐색
TOA	**tubo-ovarian abscess**	**난관난소농양**
TOB	tobramycin	토브라마이신(항생제)
TOBEC	total body electrical conductivity(test)	TOBEC법(체지방함량측정법)
TOC	total organic carbon	총 유기탄소
TOF	**tetralogy of Fallot**	**팔로사징후**
TOH	transient osteoporosis of hip	일과성 고관절골다공증
TOL	trial of labor	분만시도
tol	tolerance, tolerated	내성, 저항력
Tomo	tomogram, tomography	단층사진, 단층촬영
TON	traumatic optic neuropathy	외상성 시신경병증
TOP	termination of pregnancy	임신중절
TOPV	trivalent oral poliovaccine	3가 경구소아마비백신
	toxoplasmosis, other, rubella, cytomegalovirus, and herpes simplex virus	톡소플라스마증, 이외 풍진, 거대세포 바이러스, 단순헤르페스바이러스
TORP	total ossicular replacement prosthesis	전이소골대치물
TOS	thoracic outlet syndrome	가슴문 증후군, 흉곽출구 증후군
Tox, tox	toxicity, toxic	독성의, 독성
TP	temperature and pressure	온도와 압력
	temporoparietal	측두두정의
	tension pneumothorax	긴장성기흉
	threshold potential	역치전위, 문턱전위
	thrombocytopenic purpura	혈소판감소성자반
	thrombophlebitis	혈전정맥염

약 어	원 어	의 미
	torus palatinus	구개융기
	total protein	**총 단백**
	trigger point	유발점
	Treponema pallidum	매독균
TPA	thrombotic pulmonary artery	혈전성폐동맥
	tissue polypeptide antigen	조직폴리펩티드 항원
	total parenteral alimentation	전 비경구적영양수주
TPBF	total pulmonary blood flow	총 폐혈류량
TPC	thyroid papillary carcinoma	유두갑상샘암종, 유두갑상선암종
	total patient care	전인간호
TPCF	Treponema pallidum complement fixation	트레포네마 보체결합시험
TPD	temporary partial disability	일시적 부분장해
	tropical pancreatic diabetes	열대성췌장당뇨병, 열대성이자당뇨병
TPE	therapeutic plasma exchange	혈장교환술
TPH	transplacental hemorrhage	경태반출혈
TPHA	Treponema pallidum hemagglutination	트레포네마감작혈구응집시험
TPI	Treponema pallidum immobilization	트레포네마부동화시험, 매 독균부동시험
TPIA	Treponema pallidum immune adherence	트레포네마면역부착시험
tpl	transplantation, transplanted	이식, 이식된
TPM	temporary pacemaker	임시박동조율기
	thrombophlebitis migrans	이동혈전정맥염
TPN	thalamic projection neuron	시상투사뉴런
	total parenteral nutrition	**완전비경구영양법**
TPP	thiamine pyrophosphate	타이아민파이로인산
	transpulmonary pressure	경폐압
TPPN	total peripheral parenteral nutrition	총 말초정맥영양
TPR	temperature, pulse, and respiration	체온, 맥박, 호흡
	total peripheral resistance	총말초저항, 전말초저항
	total pulmonary resistance	폐혈관저항, 허파혈관저항

약 어	원 어	의 미
TPT	triphalangeal thumb	삼절모지증
TPV	tetanus-pertussis vaccine	파상풍-백일해 백신
TPVR	total peripheral vascular resistance	총말초혈관저항, 전말초혈관저항
	total pulmonary vascular resistance	폐혈관저항, 허파혈관저항
TQ	tourniquet	지혈대, 압박대
TQM	**total quality management**	**총체적 질관리**
TR	therapeutic radiology	치료방사선과
	therapeutic ratio	치료가능비
	transfusion reaction	수혈반응
	transrectal	경직장
	tricuspid regurgitation	삼첨판역류
Tr	trace	추적, 기록
	transferrin	트랜스페린
T_r	retention time	정체시간
tr	traction	견인
	trauma, traumatic	외상, 외상의
trach	trachea, tracheal, tracheostomy	기관, 기관의, 기관절개술
TRALI	transfusion-related acute lung injury	수혈관련급성폐손상
TRAM	transverse rectus abdominis muscle	횡배곧은근
trans D	transverse diameter	횡경
trap	trapezius	승모근, 등세모근
TRAS	transplanted renal artery stenosis	이식신동맥협착
TRBF	total renal blood flow	총 신혈류량
TRC	tanned red cell	탄닌산처리 적혈구
TRCV	total red cell volume	총 적혈구용적
TRD	tongue-retaining device	혀-견인장치
	traumatic rupture of diaphragm	외상성횡격막파열
Trend	Trendelenburg(position)	트렌델렌버그자세
TRF	**thyrotropin-releasing factor**	**갑상선자극호르몬유리인자**

약 어	원 어	의 미
	tubular rejection fraction	신세뇨관거부분획률
TRH	**thyrotropin-releasing hormone**	**갑상샘자극호르몬분비호르몬**
TRI	tetrazolium reduction inhibition	테트라졸륨환원억제
T_3RIA	triiodothyronine radioimmunoassay	삼요드티로닌방사선면역측정법
TRIC	trachoma inclusion conjunctivitis	트라코마봉입체결막염
Trich	Trichomonas	트리코모나스
trig	triglycerides	중성지방
TRISS	trauma and injury severity score	외상환자 사망확률평가도구
TRMA	thiamine-responsive megaloblastic anemia	티아민-반응성거대적혈모구빈혈
TRM-SMX	trimethoprim-sulfamethoxazole	트리메토프림-설파메톡사졸
tRNA	transfer ribonucleic acid	전이리보핵산
TRNG	tetracycline-resistant Neisseria gonorrhoeae	테트라사이클린저항성임균
troch	trochanter	돌기, 전자
TRP	tubular reabsorption of phosphate	세뇨관 인 재흡수율
TrP	tricuspid valve	삼첨판
Trp, trp	tryptophan	트립토판
TRR	total respiratory resistance	총 호흡저항
TRS	testicular regression syndrome	고환퇴행 증후군
	tubuloreticular structure	세관망상구조
TrS	trauma surgery	외상외과
TRT	thoracic radiotherapy	흉부방사선치료
T_3RU	triiodothyronine resin uptake	삼요오드타이로닌레진섭취
TRUS	transrectal ultrasonography	경직장초음파촬영술
TRUSP	transrectal ultrasonography of prostate	전립선 경직장초음파촬영술
trx	traction	견인
TS	Takayasu syndrome	다카야수 증후군(대동맥활 증후군)
	Tay-Sachs(disease)	테이-삭스(병)
	temporal stem	측두경

약 어	원 어	의 미
	test solution	시액
	thoracic surgery	흉부외과
	Tourette syndrome	뚜렛 증후군
	tracheal sound	기관음
	transsexual	성전환의
	transverse section	가로단면, 횡단면
	transverse sinus	가로정맥굴
	tricuspid stenosis	**삼첨판협착**
	tuberous sclerosis	결절경화증
	Turner syndrome	터너 증후군
TSA	total shoulder arthroplasty	견관절전성형술
	transcortical sensory aphasia	초피질 감각성실어증
	tumor-specific antigen	종양특이항원
TSAb	thyroid-stimulating antibody	갑상선자극항체
TSAT	tube slide agglutination test	튜브-슬라이드 응집검사
TSB	total serum bilirubin	총 혈청빌리루빈
TSBB	transtracheal selective bronchial brushing	선택적 경기관기관지찰과법
TSC	technetium sulfur colloid	테크네튬 황교질
	tuberous sclerosis complex	결절경화증
TSD	Tay-Sachs disease	테이-삭스병
TSE	testicular self-examination	고환자가검진
	transmissible spongiform encephalopathy	전염성해면상뇌증
TSF	thrombopoiesis-stimulating factor	혈소판형성-자극인자
	triceps skinfold	상완삼두근피하지방두께
TSH	**thyroid-stimulating hormone**	**갑상선자극호르몬**
TSH-RH	thyroid-stimulating hormone-releasing hormone	갑상선자극호르몬-방출호르몬
TSI	thyroid stimulating immunoglobulin	갑상선자극면역글로불린
TSP	total serum protein	총 혈청단백질
	tropical spastic paraparesis	열대성 강직성 하반신불완전마비

약 어	원 어	의 미
TSPA	thiotepa	티오테파(항암제)
TSR	theophylline sustained release	지효성 테오필린
	total systemic resistance	전혈관저항
TSS	toxic shock syndrome	독성쇼크 증후군
	tropical splenomegaly syndrome	열대성비종대 증후군
TST	thermoregulatory sweat test	열조절에 의한 자율신경진단
	total sleep time	총 수면시간
	treadmill stress test	트레드밀 운동부하검사
	triceps skinfold thickness	상완삼두근피하지방두께
	tuberculin skin test	결핵피부반응검사
TSTA	tumor-specific transplantation antigen	종양특이이식항원
TSVR	total systemic vascular resistance	총 전신혈관저항
TT	test tube	시험관
	testicular torsion	고환꼬임, 고환염전
	tetanus toxin; tetanus toxoid	파상풍독소; 파상풍변독소
	thrombin time; thromboplastin time	**트롬빈시간; 트롬보플라스틴시간**
	thrombolytic therapy	혈전용해요법
	tolerance test	내성검사, 부하검사
	total thyroidectomy	갑상선전절제
	tube thoracostomy	흉관삽관술, 가슴관삽입술
TT_4	total thyroxine	총 티록신
TTA	tetanus toxoid antibody	파상풍변독소항체
	total toe arthroplasty	전체발가락관절성형술
	transtracheal aspiration	경기관흡인
TTB	third trimester bleeding	임신후기출혈
TTC	T-tube cholangiogram	T관 담관조영상
TTD	temporary total disability	일시적 완전장애
	transient tic disorder	일과성틱장애
	transverse thoracic diameter	가슴횡경, 흉곽횡경

약 어	원 어	의 미
TTE	**transthoracic echocardiography**	**가슴경유심초음파검사**
TTH	thyrotropic hormone	갑상선자극호르몬
TTN	transient tachypnea of the newborn	신생아일과성빈호흡
TTNA	transthoracic needle aspiration	경기관지침흡인
TTNB	transthoracic needle biopsy	경기관지침생검
TTP	**thrombotic thrombocytopenic purpura**	**혈전성 혈소판감소자반증**
	triceps tendon reflex	삼두근건반사
TTS	tarsal tunnel syndrome	발목굴 증후군, 족근관 증후군
	temporary threshold shift	일시적문턱값변위
	transdermal therapeutic system	경피흡수형제제
TTT	thymol turbidity test	타이몰혼탁시험
	tolbutamide tolerance test	톨부타마이드 부하검사
TTTS	twin-to-twin transfusion syndrome	쌍태아간 수혈 증후군
TU	thiouracil	티오우라실(항갑상선약)
	Todd unit	토드단위
	toxic unit	독소단위
	transurethral	요도경유, 경요도
	tuberculin unit	투베르쿨린단위
tuberc	tuberculosis	결핵
TUD	total urethral discharge	총 요도분비물
TUE	transurethral extraction	경요도적출술
TUG	total urinary gonadotropin	총 요중성선자극호르몬
TUIP	trans-urethral incision of prostate	전립선 경요도절제술
TUN	total urinary nitrogen	총 요질소
TUR	**transurethral resection**	**경요도절제술**
TRUB, TURBT	transurethral resection of bladder(tumor)	경요도방광암절제술
turb	turbid, turbidity	탁한, 혼탁도
TURP	transurethral resection of the prostate	경요도전립선절제술
TV	talipes varus	내반족

약 어	원 어	의 미
	target volume	표적부피
	thoracic vertebra	등뼈, 흉추
	tidal volume	**일회호흡량**
	transvenous	경정맥의
	Trichomonas vaginalis	질편모충, 트리코모나스균
	tricuspid valve	삼첨판막
	truncal vagotomy	줄기미주신경절단술
TVA	truncal vagotomy and antrectomy	줄기미주신경절단술 및 유문방절제술
TVC	timed vital capacity	시간폐활량
	total volume capacity	총 폐활량
TVD	triple vessel disease	삼혈관질환
TVH	**total vaginal hysterectomy**	**질식자궁적출술**
TVL	tunica vasculosa lentis	수정체혈관막잔류
TVP	tensor veli palatini	입천장긴장근
	transvenous pacemaker	경정맥 인공심박동기
	tricuspid valve prolapse	삼첨판탈출증
	truncal vagotomy and pyloroplasty	줄기미주신경절단술 및 유문성형술
TVR	target vessel revascularization	표적혈관재개통술
	tricuspid valve replacement	삼첨판치환술
TVS	transvaginal sonography	경질초음파검사, 질식초음파검사
TVT	tunica vaginalis testis	고환집막
TW	tap water	수돗물
	total body water	총 체액량
TWAR	Taiwan acute respiratory	타이완급성 호흡기균주
TWBC	total white blood cells; total white blood count	총 백혈구; 총 백혈구수
TWE	tap water enema	수돗물관장
TWL	transepidermal water loss	경피 수분손실
TWS	tranquilizer withdrawal syndrome	신경안정제 금단 증후군
TWWD	tap water wet dressing	수돗물 습윤드레싱

약 어	원 어	의 미
Tx	transplant or transplantation	이식
	therapy; treatment	**치료, 요법; 치료, 처치**
Ty	type	형, 유형
	typhoid	장티푸스
Tymp	tympanic, tympanum	고막의, 고막
TZ	transition zone	이행부위

U

약 어	원 어	의 미
U	congenital limb absence	선천성 사지결여
	ulcer	궤양
	ulna	자뼈, 척골
	ultralente[insulin]	지속성
	umbilicus	배꼽
	uncertain	불분명한
	unerupted	미붕출
	unit	단위, 실
	unknown	알려지지 않은
	upper	위
	uracil	우라실
	uranium	우라늄
	urea	요소
	urethra	요도
	uridine	우리딘
	urine	소변
	urology	비뇨기과학, 비뇨기과
	uterus	자궁
	uvula	목젖, 구개수
UA	ultrasonic arteriography	초음파 동맥조영술
	umbilical artery	제동맥, 배꼽동맥
	unstable angina	불안정 협심증

약 어	원 어	의 미
	upper airways	상기도
	upper arm	상완
	uric acid	요산
	uridylic acid	유리딜산
	urinalysis	**요검사**
	urinary aldosterone	요중 알도스테론
	uronic acid	우론산
	uterine aspiration	자궁흡인
UAC	**umbilical artery catheter**	**제대동맥 카테터**
UA/C	uric acid/creatinine[ratio]	요산/크레아틴 비
UAE	unilateral absence of excretion	편측 배설결여
	urine albumin excretion	요중 알부민 배설
UAI	uterine activity interval	자궁수축간격
UAL	ultrasound-assisted liposuction	초음파 지방흡인술
U-AMY	urinary amylase	요중 아밀라아제
UAN	uric acid nitrogen	요산질소
UAO	upper airway obstruction	상기도폐쇄
UAP	**unstable angina pectoris**	**불안정 협심증**
UAPA	unilateral absence of pulmonary artery	편측 폐동맥결여
UAR	upper airway resistance	상기도저항
UAS	upper abdomen surgery	상복부수술
UB	ultimobranchial body	아가미끝소체
	upper back	등 상부
	urinary bladder	방광
UBC	ubiquitin C	유비퀴틴 C
UBE	ubiquitin-activating enzyme	유비퀴틴 활성화 효소
UBF	uterine blood flow	자궁혈류량
UBI	ultraviolet blood irradiation	혈액 자외선조사
UBL	undifferentiated B-cell lymphoma	미분화 B세포 림프종

약 어	원 어	의 미
UBM	ultrasound biomicroscopy	초음파 생체현미경검사법
UBP	ureteral back pressure	요관후압
UBT	urea breath test	요소호기검사
UBW	usual body weight	평상시 몸무게
UC	**ulcerative colitis**	**궤양성대장염**
	umbilical cord	**제대, 탯줄**
	unchanged	변하지 않은
	unconscious	무의식의
	undifferentiated carcinoma	미분화 종양
	undifferentiated cells	미분화 세포
	urea clearance	요소 청소율
	urethral catheterization	도뇨
	urinary catheterization	요로 도자술
	urine concentration	요농축
	urine culture	요배양
	uterine contractions	자궁수축
U&C	urethral and cervical	요도와 자궁경부
UCB	unconjugated bilirubin	비결합빌리루빈
UCBC	umbilical cord blood culture	제대혈 배양
UCD	urine collection device	요수집장치
UCE	urea cycle enzymopathy	요소회로 효소병증
UCG	ultrasonic cardiography	초음파 심장도검사
	urinary chorionic gonadotropin	요중 융모생식선자극호르몬
UCHD	usual childhood diseases	흔한 소아기 질환
UCI	urethral catheter in	요도카테터 삽입
UCL	ulnar collateral ligament	안쪽손목곁인대
	upper collateral ligament	상부측부인대
UCLP	unilateral cleft of lip and palate	한쪽입술입천장갈림증(편측구순구개열)
UCO	urethral catheter out	요도카테터 제거

약 어	원 어	의 미
UCOD	underlying cause of death	선행사망원인
UCP	urinary coproporphyrin	요중코프로포르피린
	urinary C-peptide	요중 C-펩티드
UCr	urinary creatinine	요중 크레아티닌
UCS	ultimate compressive strength	극한압축강도
	uterine compression syndrome	자궁압박 증후군
ucs	unconscious	무의식의
UCT	ultrasound computed tomography	초음파 단층촬영술
UCTD, uCTD	undifferentiated(unclassifiable) connective tissue disease	미분화 결합조직병
UD	ulcerative dermatosis	궤양성 피부병
	ulnar deviation	척골편위, 척골편향
	undetermined	비정형의
	urethral dilatation	요도확장술
	urethral discharge	요도 분비물
UDN	ulcerative dermal necrosis	궤양성 피부괴사
UDS	ultrasound Doppler sonography	도플러 초음파촬영술
UE	uncertain etiology	원인불명
	under elbow	팔꿈치 아래
	upper esophagus	상부식도
	upper extremity	**상지**
UEG	ultrasonic encephalography	초음파 뇌조영술
	unifocal eosinophilic granuloma	단초점호산구육아종
UES	upper esophageal sphincter	상부식도괄약근
UF	ultrafiltration	초여과
	urinary formaldehyde	요중 포름알데히드
UFA	unesterified fatty acid	비에스테르화지방산
UFC	urinary free cortisol	요중 유리 코르티졸
UFP	ultrafiltration pressure	초여과압
UFR	ultrafiltration rate	초여과율

약 어	원 어	의 미
	urine filtration rate	소변여과율
	uroflowmetry	요류검사, 요속검사
UG	urogastrone	우로가스트론
	urogenital	비뇨생식의
UGD	urogenital diaphragm	비뇨생식가로막
UGF	unidentified growth factor	미확인된 성장인자
UGH	uveitis-glaucoma-hyphema[syndrome]	포도막염-녹내장-전방출혈 증후군
UGI	**upper gastrointestinal[tract]**	**상부위장관**
UGIH	upper gastrointestinal hemorrhage	상부위장관 출혈
UGIS	upper gastrointestinal series	상부위장관촬영술
UGS	urogenital sinus	비뇨생식동
UGT	urogenital tuberculosis	비뇨생식기 결핵
UH	umbilical hernia	배꼽탈장
	uncontrolled hemorrhage	조절되지 않는 출혈
UHD	unstable hemoglobin disease	불안정혈색소병
UHR	underlying heart rhythm	선행심장박동
UHS	uncontrolled hemorrhagic shock	조절되지 않는 출혈쇼크
UHT	ultrahigh temperature	초고온
UI	**urinary incontinence**	**요실금**
UIBC	unsaturated iron-binding capacity	불포화 철결합능
UICAO	unilateral internal carotid artery occlusion	편측 내경동맥폐색
UIP	unintended pregnancy	비의도 임신
	usual interstitial pneumonia	통상형 간질성 폐렴
UIQ	upper inner quadrant	상부내사분면
UK	unknown	알려지지 않은
	urokinase	우로키나아제
UKA	unicompartmental knee arthroplasty	인공슬관절 단관절 대치술
UKase	uridine kinase	우리딘 키나아제
UL	ultrasonic	초음파의

약 어	원 어	의 미
	undifferentiated lymphoma	미분화 림프종
	upper limb	팔, 상지
	upper lobe	상엽
U&L	upper and lower	상부와 하부
ULBW	ultralow birth weight	초저체중출생
ULD	Unverricht-Lundborg disease	운베리히트-룬드보그병
ULLE	upper lid of left eye	좌상안검
ULN	upper limits of normal	정상 상한도
uln	ulna, ulnar	척골
ULPE	upper lobe pulmonary edema	폐상엽 부종
ULQ	upper left quadrant	좌상사분면
ULRE	upper lid of right eye	우상안검
ULT	ultrahigh temperature	초고온
UMA	ulcerative mutilating acropathy	궤양성 말단절단병
Umax	maximum urinary osmolality	최대요삼투압
umb	umbilicus, umbilical	배꼽
UMN	upper motor neuron	상위운동신경원
UN	ulnar nerve	척골신경
	undernourished	영양부족의
	unilateral neglect	편측무시
	urea nitrogen	요소 질소
	urinary nitrogen	요중 질소
UNa, UNa	urinary sodium	요중 나트륨
UNCV	ulnar nerve conduction velocity	척골신경 전도속도
UNE	urinary norepinephrine	요중 노르에피네프린
unilat	unilateral	편측
UNL	upper normal limit	상한선
UNTS	unilateral nevoid telangiectasia syndrome	일측모반모세혈관확장 증후군
UNX	uninephrectomy	한쪽신장절제술

약 어	원 어	의 미
UO	under observation	간호 중
	urethral orifice	요도공
	urinary output	소변배출량
UOQ	upper outer quadrant	상외사분면
UP	ulcerative proctitis	궤양성직장염
	unipolar	단극
	upright posture	입위, 곧게선자세
	ureteropelvic	요관신우-
	uroporphyrin	우로포르피린
UPD	ulcerative periodontal disease	궤양성 치주질환
	urinary production	요생산
UPI	uteroplacental insufficiency	자궁태반기능부전
	uteroplacental ischemia	자궁태반 허혈
UPJ	ureteropelvic junction	요관신우 접합부
UPJO	ureteropelvic junction obstruction	요관신우 접합부 폐색
UPPP	uvulopalatopharyngoplasty	목젖입천장인두성형술
UPS	ultraviolet photoelectron spectroscopy	자외선 광전자 분광법
UPSC	uterine papillary serous carcinoma	자궁유두장액성암종
UQ	ubiquinoned	유비퀴논
UR	urinal	소변컵, 축뇨기
	urology	비뇨기과학
URA	unilateral renal agenesis	편측신장무발생
URD	unrelated donor	비혈연 기증자
	unspecified respiratory disease	상세불명의 호흡기질환
	upper respiratory disease	상기도질환
URF	uterine relaxing factor	자궁이완인자
URI	**upper respiratory infection**	**상기도 감염**
URO	urology	비뇨기과학
URQ	upper right quadrant	좌상사분면

약 어	원 어	의 미
URS	ultrasonic renal scanning	초음파 신장스캔
URT	upper respiratory tract	상기도
URTI	upper respiratory tract infection	상기도감염
URVD	unilateral renovascular disease	편측신혈관질환
US	ultrasonic, ultrasound, ultrasonography	초음파
	unconditioned stimulus	무조건자극
	urinary sugar	요당
USB	upper sternal border	상부흉골연
USCG	ultrasonic cardiography	초음파 심장도검사
USCT	ultrasound computed tomography	초음파 컴퓨터 단층촬영술
USE	ultrasonic echography	초음파검사법
USF	upstream stimulatory factor	상류자극인자
USG	ultrasonography	초음파촬영술
USH	Usher syndrome	아셔 증후군
USL	ultrasound lithotripsy	초음파 쇄석술
USN	ultrasonic nebulizer	초음파분무기
USO	unilateral salpingo-oophorectomy	한쪽 난관난소절제술
USW	ultrashort waves	초단파
UT	urinary tract	요로
	urticaria	두드러기
UTC	upper thoracic compression	상흉 압박
UTD	up to date	최신의
UT-ETT	ultrathin endotracheal tube	초박 기관내관
UTI	**urinary tract infection**	**요로감염**
UTO	urinary tract obstruction	요로폐색
UTP	unilateral tension pneumothorax	편측 긴장성 기흉
UTR	untranslated region	비해독부위
UTS	ulnar tunnel syndrome	척골관 증후군
UU	urinary urea	요중 요소

약 어	원 어	의 미
	urine urobilinogen	요중 우로빌리노겐
UUO	unilateral urethral obstruction	편측요도폐색
UV	**ultraviolet**	**자외선**
	umbilical vein	배꼽정맥
	ureterovesical	요관방광의
	urinary volume	소변량
UVA	ureterovesical angle	요관방광각
UVC	umbilical venous catheter	배꼽정맥카테터
UVI	ultraviolet irradiation	자외선 조사
UVJ	ureterovesical junction	요관방광접합부
UVR	ultraviolet radiation	자외선 복사
UW	unilateral weakness	편측 쇠약
UWD	Urbach-Wiethe disease	우바흐위데병

V

약 어	원 어	의 미
V	five	다섯
	vaccinated; vaccine	종두성; 백신
	vagina	질
	valve	판막
	variable; variation	변수; 변이
	vegetarian	채식주의자
	vein[Lat. vena]	정맥
	venous	정맥-
	venous tumor invasion	종양의 정맥침범
	ventilation	환기
	ventricle	심실
	vertebra	척추
	vertex	두정
	vincristine	빈크리스틴(항암제 일종)
	virus	바이러스
	volume	용량
	vomiting	구토
V_0	no evidence of venous invasion [TNM(tumor-node-metastasis) classification]	종양의 정맥 침범에 대한 증거가 없음
V_1	venous[tumor] invasion assessed [TNM(tumor-node-metastasis) classification]	종양의 정맥 침범 보임(TNM 병기)

약 어	원 어	의 미
V_1 to V_6	ventral 1 to ventral 6 [chest leads in ECG]	흉부유도 1~6
v	see[Lat. vide]	보다
	valve	판막
	vein[Lat. vena]	정맥
	venous	정맥의
	ventricular	심실의
	very	매우
	virus	바이러스
VA	alveolar ventilation	폐포 환기량
	vacuum aspiration	자궁 진공흡인법
	valproic acid	발프로산
	ventricular aneurysm	심실류
	ventricular arrhythmia	심실성 부정맥
	ventriculoatrial	뇌실심방-
	ventroanterior	앞배쪽-
	vertebral artery	추골 동맥
	vincristine, Adriamycin	빈크리스틴, 아드리아마이신 병합요법(항암화학요법)
	visual axis	시축
V-A	veno-arterial	동정맥
Va	alveolar ventilation	폐포 환기량
V&A	vagotomy and antrectomy	미주신경 절단술과 위전정부 절제술
VAB	vincristine, actinomycin D, and bleomycin	빈크리스틴, 악티노마이신 D, 블레오마이신 병합요법(항암화학요법)
	violent antisocial behavior	폭력성 반사회적 행동
VAB-6	vincristine, actinomycin, bleomycin, cisplatin, Cytoxan	빈크리스틴, 악티노마이신, 블레오마이신, 시스플라틴, 사이톡산 병합요법(항암화학요법)
VABP	venoarterial bypass pumping	동정맥 우회 펌프술

약 어	원 어	의 미
VAC	ventriculoatrial conduction	실방전도
	ventriculoarterial connection	뇌실동맥 연결
	vincristine, doxorubicin, and cyclophosphamide	빈크리스틴, 독소루비신, 사이클로포스파마이드 병합요법(항암화학요법)
vac	vacuum	진공
vacc	vaccination	예방접종
VAD	vascular access device	혈관 접근 장치
	venous access device	정맥 접근 장치
	ventricular assist device	**심실 보조 장치**
	vincristine, adriamycin, and dexamethasone	빈크리스틴, 아드리아마이신, 덱사메타손 병합요법(항암화학요법)
	vitamin A deficiency	비타민A 결핍
VaD	**vascular dementia**	**혈관성 치매**
VADD	vitamin A deficiency disorder	비타민A 결핍 장애
VAE	venous air emboli	정맥 공기색전
VA-ECMO	venoarterial extracorporeal membrane oxygenation	동정맥 체외막 산소화 장치
VAG	vertebral angiography	추골동맥 조영술
vag	vagina; vaginal; vaginitis	질; 질의; 질염
VAG HYST	vaginal hysterectomy	질식 자궁적출술
VAH	vertebral ankylosing hyperostosis	척추 강직성 과골화증
	virilizing adrenal hyperplasia	남성화 부신 증식증
VAHS	virus associated hemophagocytic syndrome	바이러스 관련 혈액탐식 증후군
VAIN	**vaginal intraepithelial neoplasm**	**질 상피내 신생물**
VAL	valproate	발프로산(간질약 일종)
val	valine	발린
	valve	판막
VALE	visual acuity, left eye	왼쪽 시력
VAMP	vincristine, amethopterine,	항암제 일종(항암화학요법)

V

약 어	원 어	의 미
	6-mercaptopurine, and prednisone	
VAN	vein, artery, nerve	정맥, 동맥, 신경
VAOD	visual acuity, right eye	오른쪽 시력
VAP	variant angina pectoris	이형 협심증
	venous access port	정맥 평가 도구
	ventilator-associated pneumonia	인공호흡기 관련 폐렴
	vincristine, adriamycin and prednisolone	빈크리스틴, 아스파라기나제 및 프레드니손 병용요법
VAPP	vaccine-associated paralytic poliomyelitis	백신 관련 마비성 폴리오(소아마비)
Va/Q	alveolar ventilation/perfusion	폐포 환기량/관류량
VA/QC	ventilation-perfusion[ratio]	환기-관류
VAR	veno-arteriolar reflex	동정맥 반사
Var	variable	변수
	varicella	수두
var	variable	변위
	varicose	정맥류-
VARE	visual acuity, right eye	오른쪽 시력
VAS	vagal afferents	미주신경 구심섬유
	vascular	혈관(성)의
	ventriculo-atrial shunt	뇌실 심방 단락
	vesicle attachment site	소수포 부착 부위
	vestibular aqueduct syndrome	전정 수도관 증후군
	visual analogue scale	**시각 통증 척도**
	viral arthritis syndrome	바이러스성 관절염 증후군
VASC	vascular	혈관(성)의
	verbal auditory screen for children	어린이를 위한 시청각 선별검사
VAS RAD	vascular radiology	혈관 방사선학
VAT	variable antigen type	변이 항원형
	ventricular activation time	심실 흥분 시간

약 어	원 어	의 미
	visceral adipose tissue	내장지방
VATS	**video-assisted thoracic surgery**	**비디오 흉강경 수술**
VATs	surface variable antigen	표면 변이 항원
VB	vaginal bulb	질팽대
	venous blood	정맥혈
	ventrobasal	복측 기저부의
	vertebrobasilar	척추뇌기저-
	vinblastine	빈블라스틴(항암제 일종)
	voided bladder(urine)	배설후 방광
Vb	vinblastine	빈블라스틴(항암제 일종)
VBAC	vaginal birth after cesarean section	제왕절개 후 자연분만
VBAIN	vertebrobasilar artery insufficiency nystagmus	척추뇌기저 동맥부전 안진
VBAP	vincristine, BCNU, adriamycin and prednisone	빈크리스틴, 카르무스틴, 아드리아마이신, 프레드니손 병합요법(항암화학요법)
VBC	vincristine, bleomycin, and cisplatin	빈크리스틴, 블레오마이신, 시스플라틴 병합요법(항암화학요법)
VBD	vanishing bile duct	간내담관 소멸
VBG	vagotomy and Billroth gastroenterostomy	미주신경 절제 Billroth 위장 문합술
	venous blood gases	정맥 혈액 가스
	venous bypass graft	정맥 우회술
	vertical-banded gastroplasty	수직밴드 위성형술
VBI	vertebrobasilar insufficiency	척추골 뇌저동맥(기능)부전증
	vertebrobasilar ischemia	척추골 뇌저동맥 허혈
VBL	vinblastine	항암제 일종
VbMF	vinblastine, methotrexate, 5-fluorouracil	빈블라스틴, 메토트렉세이트, 5-플루오로우라실 병합요법(항암화학요법)
VBP	vagal body paraganglia	미주신경체 부신경절
	venous blood pressure	정맥혈압

약 어	원 어	의 미
	ventricular premature beat	심실 조기박동
	vincristine, bleomycin and cisplatin	빈크리스틴, 블레오마이신, 시스플라틴 병합요법(항암화학요법)
VBR	vertebral body repositioning	척추체 위치복원
VBS	vertebrobasilar system	척추 기저 체계
VC	color vision	색각
	vascular changes	혈관 변화
	vasoconstriction	혈관 수축
	vena cava	**대정맥**
	venous capacitance	정맥 용량
	ventilatory capacity	환기 능력
	ventral column	전각 척수의
	ventricular contraction	심실 수축
	vertebral canal	척주관
	vincristine	빈크리스틴(항암제 일종)
	visual cortex	시각 피질
	vital capacity	**폐활량**
	vocal cord	성대
V/C	ventilation/circulation[ratio]	환기/순환(비)
Vc	vital capacity	폐활량
	pulmonary capillary blood volume	폐모세혈관 혈액 용량
VCAP	vincristine, cyclophosphamide, Adriamycin, and prednisone	빈크리스틴, 시클로포스파미드, 드리아마이신, 프레드니손 병합요법(항암화학요법)
VCB	ventricular capture beat	심실 포착박동
vCBF	venous cerebral blood flow	뇌정맥 혈류
VCC	vasoconstrictor center	혈관 수축 중추
VCCA	velocity, common carotid artery	총경동맥 속도
VCE	vagina, ectocervix, and endocervix	질, 외자궁경부, 자궁경관내막
VCF	velocardiofacial[syndrome]	구개심장안면(증후군)

약 어	원 어	의 미
	ventricular contractility function	심실 수축 기능
VCFS	velo-cardio-facial syndrome	구개심장안면 증후군
VCG	vectorcardiogram; vectorcardiography	벡터 심전도(법)
	voiding cystourethrography	배뇨방광 요도조영술
VCMP	vincristine, cyclophosphamide, melphalan, and prednisone	빈크리스틴, 시클로포스파미드, 메팔란, 프레드니손 병합요법(항암화학요법)
VCR	vasoconstriction rate	혈관 수축율
	vincristine sulfate	항암제 일종
	volume clearance rate	용적 청소율
VCS	vasoconstrictor substance	혈관 수축 물질
	vesicocervical space	방광 자궁경부 공간
VCSF	ventricular cerebrospinal fluid	심실 뇌척수액
VCT	venous clotting time	정맥혈 응고시간
VCU	voiding cystourethrography	배뇨방광 요도조영술
VCUG	vesicoureterogram	방광요관조영도
	voiding cystourethrogram	배뇨중 방광요도조영도
VD	vascular disease	혈관성 질환
	vasodilation; vasodilator	혈관확장; 혈관확장제
	venereal disease	**성병**
	venous dilatation	정맥 확장(술)
	ventricular dilator	심실 확장기
	ventrodorsal	복배의
	verbal dysphasia	음성 언어장애
	vertical deviation	수직 편위
	viral diarrhea	바이러스성 설사
	voided	배뇨한
	volume of dead space	사강 용적
	volume of distribution	분포 용적
V&D	vomiting and diarrhea	구토와 설사
V_D	dead space	사강

약 어	원 어	의 미
	volume of distribution	분포 용적
Vd	dead space	사강
VDA	venous digital angiogram	손가락정맥 혈관조영도
	visual discriminatory acuity	시각 식별도
VDAC	vaginal delivery after cesarean section	제왕절개 후 질식분만
VDBR	volume of distribution of bilirubin	빌리루빈 분포 용적
VDC	vasodilator center	혈관 확장 중추
VDD	atrial synchronous ventricular inhibited [pacemaker]	심방 동조성 심실억제 조율기
	vitamin D-dependent	비타민 D 의존성
VDEM	vasodepressor material	혈관운동억제 물질
VDF	ventricular diastolic fragmentation	심실 이완 분절
VDG, VD-G	venereal disease-gonorrhea	성병-임질
vdg	voiding	배뇨성, 배뇨시-
VDH	**valvular disease of the heart**	**심장 판막증**
VDI	venous distensibility index	정맥 팽창 지수
Vdia	diastolic potential	확장기 전위
VDL	vasodepressor lipid	혈관억제 지질
VDM	vasodepressor material	혈관억제 물질
VDO	varus derotational osteotomy	내반슬 골절개술
VDP	ventricular premature depolarization	심실 조기 탈분극
	vincristine, daunorubicin and prednisone	빈크리스틴, 다우노루비신, 프레드니손 병합요법(항암화학요법)
VDR	venous diameter ratio	정맥 지름비
VDRL	venereal disease research laboratory [test for syphilis]	매독검사
VDRR	vitamin D-resistant rickets	비타민 D 저항성 구루병
VDRT	venereal disease reference test	성병 관련 검사
VDS	vasodilator substance	혈관확장 물질
	vindesine	항암제 일종

약 어	원 어	의 미
VDS, VD-S	venereal disease-syphilis	성병-매독
VDT	visual display terminal	영상표시단말장치
	visual display terminal[syndrome]	**컴퓨터 단말기 증후군**
VDV	ventricular end-diastolic volume	심실 이완기말 용량
VD/VT	dead space to tidal volume[ratio]	사강 환기율
VDWS	van der Woude syndrome	반더우드 증후군
VE	vaginal examination	질 검진
	vascular endothelial	혈관 내피
	Venezuelan encephalitis	베네수엘라 뇌염
	venous extension	정맥 확장
	ventilation	환기
	ventricular elasticity	심실 탄력성
	ventricular extrasystole	심실기외수축
	vertex	두정
	vesicular exanthema	소수포성 발진
	viral encephalitis	바이러스성 뇌염
	virtual endoscopy	가상 내시경(술)
	vitamin E	비타민 E
	voluntary effort	자발적 노력
V_E	respiratory minute volume	분당 호흡량
Ve	ventilation	환기
VEA	ventricular ectopic activity	심실기외 활동
	ventricular ectopic arrhythmia	심실기외 부정맥
VEB	ventricular ectopic beat	심실기외 박동
VEC	vecuronium	베쿠로니움(신경근차단제)
VECG	vector electrocardiogram	벡터 심전도
VED	**vacuum extraction delivery**	**진공 흡입 분만**
	ventricular ectopic depolarization	심실기외 탈분극
VEE	vagina, ectocervix, and endocervix	질, 자궁외경부, 자궁내경부

약 어	원 어	의 미
	Venezuelan equine encephalomyelitis	베네수엘라 말 뇌염
VEF	ventricular ejection fraction	심실 구출율
VEGAS	ventricular enlargement with gait apraxia syndrome	보행실행증을 동반한 심실확장
VEGF	vascular endothelial growth factor	혈관내피 성장인자
VEI	volume[lung] at the end of inspiration	흡기말 폐용량
VEM	vasoexcitor material	혈관수축 인자
vent	**ventilation**	**환기**
	ventilator	인공호흡기
	ventral	복측, 배쪽
	ventricle; ventricular	심실(의)
vent fib	ventricular fibrillation	심실 세동
ventric	ventricle	(심/뇌)실
VER	ventricular evoked response	심실 유발 반응
	ventricular escape rhythm	심실 이탈 리듬
vert	vertebra; vertebral	척추-
VES	ventricular extrasystoles	심실 기외 수축
ves	bladder[Lat. vesica]	방광
	vesicular	소낭성
	vessel	혈관
vesic	a blister[Lat. vesicula]	수포
vest	vestibular	전정-
ves ur	urinary bladder[Lat. vesica urinaria]	방광
VET	ventricular ejection time	심실박출시간
	vestigial testis	흔적 고환
VF	left leg[electrode]	왼쪽 다리(심전도 전극)
	ventricular fibrillation	**심실세동**
	ventricular flutter	심실조동
	ventricular function	심실기능
	visual field	시야

약 어	원 어	의 미
	vitreous fluorophotometry	유리체 형광측정(법)
	vocal fremitus	목소리 진탕음
VFC	vaccine for children	소아용 백신
	ventricular function curve	심실기능곡선
VFI	visual field intact	정상시야
V. fib	**ventricular fibrillation**	**심실세동**
VFL	ventricular flutter	심실조동
VFP	ventricular filling pressure	심실 충만압
	ventricular fluid pressure	심실 유압
	vocal fold pathology	성대 주름 병리
VFR	voiding flow rate	배뇨시 요속도
VFS	vascular fragility syndrome	혈관취약 증후군
	very fast sedimentation	침강 매우 빠름
VFT	venous filling time	정맥 충만 시간
	ventricular fibrillation threshold	심실세동 역치
VF/VT	ventricular fibrillation/ ventricular tachycardia	심실세동/심실빈맥
VG	vein graft	정맥 이식
	ventricular gallop	심실성 갤럽(분마율)
	volume of gas	가스 용량
V&G	vagotomy and gastroenterotomy	미주신경절개와 위장절개술
VGH	very good health	건강이 매우 좋음
VGM	venous graft myringoplasty	정맥이식 고막성형술
VH	**vaginal hysterectomy**	**질식 자궁적출술**
	venous hematocrit	정맥 적혈구용적율
	ventral hippocampus	복측 해마
	ventricular hypertrophy	심실 비대
	viral hepatitis	바이러스성 간염
	vitreous hemorrhage	초자체 출혈
V/Hallu	visual hallucinations	환시

약 어	원 어	의 미
VHD	**valvular heart disease**	**심장판막증**
VHDL	very high density lipoprotein	고농도 리포단백질
VHF	very high frequency	매우 높은 빈도
	viral hemorrhagic fever	바이러스성 출혈열
	visual half-field	반분 시야
VHR	ventricular heart rate	심실 심박수
VI	vaginal irrigation	질세척
	vastus intermedius	중간 광근
	virulence; virulent	독력; 독력이 있는, 병원성이 강한
	visual impairment	시각장애
	visual inspection	시진
vib	vibration	진동
vib & perc	vibration and percussion	진동과 타진법
VIC	valvular interstitial cell	판막 사이질 세포
	vasoinhibitory center	혈관 억제중추
VI-CTS	vibration-induced carpal tunnel syndrome	진동으로 인한 수근관 증후군
VID	visible iris diameter	가시홍채직경
VIDA	viability identification with dipyridamole-dobutamine administration	디피리다몰-도부타민 투약을 통한 생존력 판정
VIG, VIg	vaccinia immuneglobulin	백시니아 면역글로불린
VIGIM	intravascular vaccinia immunoglobulin	혈관내 백시니아 면역글로불린
VIGIV	intravenous vaccinia immunoglobulin	정맥내 백시니아 면역들로불린
VIIag	factor VII antigen	제7인자 항원
VIIIc	factor VIII clotting activity	제8인자 응고활성
VILI	ventilator-induced lung injury	호흡기로 인한 폐손상
VIN	vulvar intraepithelial neoplasm	외음부 상피내암
VIP	**vasoactive intestinal peptide**	**혈관활성 장 펩타이드**
	vasoinhibitory peptide	혈관이완성 펩타이드
	venous impedance plethysmography	정맥 교류저항혈량측정(법)

약어	원어	의미
	ventricular inotropic parameter	심실 수축력 지표
VIPoma	vasoactive intestinal polypeptide-secreting tumor	혈관작동성 장펩티드 분비종양
VIQ	verbal intelligence quotient	언어 지능지수
VIR	virology	바이러스학
Vir	virus; viral	바이러스; 바이러스성-
vir	virulent	독력이 있는, 병원성이 강한
VIS	vaginal irrigation smear	질 세척 도말
	venous insufficiency syndrome	정맥 부전 증후군
	vertebral irritation syndrome	척추 자극 증후군
	visible	가시성의
vis	vision; visual	시각; 시각-
VISA	vancomycin-intermediate Staphylococcus aureus	반코마이신 중등도내성 포도상구균
visc	viscera; visceral	내장; 내장-
	viscosity	점성도
Vit	vitamin	비타민
vit	vital	생명-, 생명중추
vit cap	vital capacity	폐활량
VIU	visual internal urethrotomy	요도 내부 절개술
VIZ	videlicet(latin-namely)	바꿔 말하면
VJ	ventriculojugular	뇌실경정맥(측로)
VL	left arm[electrode]	왼쪽 팔(전극)
	vastus lateralis[muscle]	**외측 광근**
	ventralis lateralis[nucleus]	외측 복측핵
	ventrolateral	복외측
	visceral leishmaniasis	내장리슈만편모충증
	vision, left[eye]	왼쪽 시력
VL	lung volume	폐용량
VLB	vinblastine	빈블라스틴(항암제 일종)

약 어	원 어	의 미
VLBR	very low birth rate	초저출산율
VLBW	very low birth weight	저체중출생아
VLCD	very low calorie diet	초소열량 식단
VLD	very low density	초저밀도
VLDL, VLDLP	very low density lipoprotein	초저밀도 지단백
VLES	volume of lesion	병변 용적
VLF	very low frequency	초저빈도
VLG	ventral nucleus of the lateral geniculate body	외측슬상체 배측핵
VLH	ventrolateral nucleus of the hypothalamus	시상하부 복외측핵
VLM	ventrolateral medulla	복외측 연수
	visceral larva migrans	내장 유충 이행증
VLO	vastus lateralis obliquus	외측광근 경사근
VLP	vincristine, L-asparaginase, and prednisone	백혈병 화학요법제
VLPA	ventrolateral pressure area	복외측압 부위
VLR	vinleurosine	빈레우로신
VLS	**vascular leak syndrome**	**혈관 누출 증후군**
VM	Valsalva maneuver	발살바 수기
	vasomotor	혈관 운동(신경)
	ventilator management	인공호흡기 처치
	ventricular mass	(심)실 질량
	ventriculomegaly	뇌실 확장증
	ventriculometry	뇌실압 측정(법)
	ventromedial	복내측
	vestibular membrane	전정막
	video microscopy	비디오 현미경
	viomycin	바이오마이신
Vm	membrane potential	막전위
	muscle volume	근육량

약 어	원 어	의 미
VMA	vastus medialis advancement	내측광근 전진술
	vanillyl mandelic acid	바닐만델산
VMAT	vesicular monoamine transformer	소포 모노아민 수송체
Vmax	maximum velocity	최대 속도
Vmax	maximum volume	최대 용량
VMC	vasomotor center	혈관 운동 중추
VMD	vitelliform macular dystrophy	난황형 황반 이영양증(=베스트병)
VMF	vasomotor flushing	혈관운동성 홍조
VMGT	Visual Motor Gestalt Test	시각 운동 형태검사
VMH	**ventromedial hypothalamus**	**복내측 시상하부**
VML	ventriculomegaly	뇌실 확장증
VMN	ventromedial nucleus	복내측핵
VMO	vastus medialis obliquus[muscle]	내측광근 경사근
VMR	vasomotor rhinitis	혈관운동성 비염
VMT	vasomotor tonus	혈관운동성 긴장
	ventromedial tegmentum	복내측 피개
VN	vesical neck	방광 경부
	vestibular nucleus	전정핵
	visceral nucleus	내장핵
	vomeronasal	서골비-
VNO	vomeronasal organ	서골비 기관
VNS	vagal nerve stimulation	미주신경자극
VO	verbal order	구두 오더
	volume overload	용적 과부하
VO	rest volume	잔기 용량
VO_2, V_{O2}	volume of oxygen utilization	산소 소비량
Vo	standard volume	표준 용량
	vascular volume	혈관 용량
VOC	vaso-occlusive crisis	혈관 폐쇄 위기

약 어	원 어	의 미
VOD	vision right eye	우안 시력
	veno-occlusive disease	**간 정맥 폐쇄성 질환**
vol	volar	손발바닥-
	volume	용량
V-ONC	viral oncogene	바이러스성 암유전자
VOP	vaso-occlusive pain	혈관폐쇄 통증
	venous occlusion plethysmography	폐쇄 정맥 혈량측정
VOR	vestibulo-ocular reflex	전정안구반사
VOS	vision, left eye [Lat. visio, oculus sinister]	좌안 시력
VOU	vision both eye	양안 시력
VP	vapor pressure	증기압
	Varadi-Papp[orofaciodigital syndrome]	(입-얼굴-손발가락 증후군)
	variegate porphyria	혼합 포르피린증
	vascular permeability	혈관 투과성
	vasopressin	바소프레신
	velopharyngeal	구개인두-
	venipuncture	정맥 천자
	venous pressure	정맥압
	ventricular pericardium	심실 심막
	ventriculoperitoneal	뇌실 복막의
	ventricular premature[beat]	심실 조기 박동
	verbal paraphrasia	착어증
	voiding pressure	배뇨압
	vulnerable period	취약기
V/P	ventilation/perfusion[ratio]	환기/관류
V&P	vagotomy and pyloroplasty	미주신경 절단과 유문성형술
Vp	plasma volume	혈장량
	ventricular premature[beat]	심실 조기 박동
vp	vapor pressure	증기압

약 어	원 어	의 미
VPA	valproic acid	발프로산
VPAP	variable positive airway pressure	가변성 기도내 양압호흡
VPB	**ventricular premature beat**	**심실 조기 박동**
= VPC	**ventricular premature contraction**	**심실 조기 수축**
VPD	vaccine-preventable disease	백신으로 예방가능한 질병
	ventricular premature depolarization	심실 조기 탈분극
VPF	vascular permeability factor	혈관 투과성 인자
VPG	velopharyngeal gap	구개인두 간격
VPI	velopharyngeal insufficiency	구개인두 부전증
VPL	ventroposterolateral	복측 후외면의
	vertical partial laryngectomy	수직 후두부분 절제술
VPM	ventroposteromedial	복측 후안쪽의
vpm	vibrations per minute	분당 진동수
VPN	ventral pontine nucleus	복측 교뇌핵
VPO	velopharyngeal opening	구개인두 구멍
	vertical pendular oscillation	수직 진자 진동
VPP	viral porcine pneumonia	돼지 바이러스성 폐렴
VPR	vascular permeability reaction	혈관 투과성 실험
	volume/pressure ratio	용량/압력 비
VPRBC	volume of packed red blood cells	농축 적혈구 용량
VPS	valvular pulmonic stenosis	폐동맥 판막 협착증
	ventriculoperitoneal shunt	**뇌실복강 단락술**
	verbal pain scale	구두 통증 척도
vps	vibrations per second	초당 진동수
VPT	vibratory perception threshold	진동 인지 역치
V/Q	ventilation/perfusion[ratio]	환기/관류(비율)
VQI	ventilation perfusion index	환기 관류 지수
V-QRS	QRS ventricular potential[ECG]	QRS 심실 전위(심전도)
VR	right arm[electrode]	오른쪽 팔(심전도 전극)

약 어	원 어	의 미
	Valsalva ratio	발살바 비율
	valve replacement	판막 치환(술)
	valvular regurgitation	판막 역류
	vascular resistance	혈관 저항
	vasopressin receptor	바소프레신 수용체
	venous flow reversal	정맥 혈류 역전
	venous reflux	정맥 역류
	venous resistance	정맥 저항
	ventilation rate	환기율
	ventral root	전근
	ventricular rale	심실성 수포음
	ventricular rhythm	심실 리듬
	vesicular rosette	수포성 로제트
	vision, right[eye]	오른쪽 시력
	vital records	활력징후 기록
	volume regulation	용량 조절
2VR	double valve replacement	이중판막치환(술)
Vr	relaxation volume	이완 용량
VRBC	red blood cell volume	적혈구 용적
VRCP	vitreoretinochoroidopathy	유리체망막맥락막병증
VRD	ventricular radial dysplasia	심실 요골 형성이상
VRE	**vancomycin-resistant enterococcus**	**반코마이신 저항 장내구균**
VRI	viral respiratory infection	바이러스성 호흡기 감염
VRL	lumbar ventral root	요부 전근
VRNI	neovascular inflammatory vitreoretinopathy	신생혈관 염증성 유리체 망막병증
VROM	voluntary range of motion	수의 가동범위
VRR	ventral root reflex	전근 반사
VRSA	**vancomycin-resistant Staphylococcus aureus**	**반코마이신 내성 황색 포도상구균**

약 어	원 어	의 미
VRV	ventricular residual volume	심실 잔여량
VS	vaccination scar	우두 자국
	vagal stimulation	미주신경 자극
	vasospasm	혈관경련수축
	ventricular septum	심실 중격
	vesicular stomatitis	소수포 구내염
	vibration syndrome	진동 증후군
	vital sign	활력 징후
	volumetric solution	규정액
Vs	venesection	정맥절개(술)
vs	see above[Lat. vide supra]	위를 보라
	versus	대
	vital signs	활력징후
VSBE	very short below-elbow[cast]	팔꿈치 아래 짧은 석고붕대
VSD	**ventricular septal defect**	**심실중격 결손**
	virtually safe dose	실질적 안전량
VSM	vascular smooth muscle	혈관 평활근
vsn	vision	시각, 시력
VSO	vertical supranuclear ophthalmoplegia	수직 핵상성 안구마비
VSOK	vital signs normal	활력징후 정상
VSR	venous stasis retinopathy	정맥 울혈 망막증
	visceral/subcutaneous adipose tissue ratio	내장/복부 피하 지방조직
VSS	vital signs stable	활력징후 안정
VST	ventral spinothalamic tract	복측 척수시상로
VSW	ventricular stroke work	심실 박출 작업량
VT	tidal volume	일회 호흡량
	total ventilation	총 환기량
	vacuum tube	진공관
	vacuum tuberculin	진공 투베르쿨린

약 어	원 어	의 미
	velocity of tension	신장 속도
	venous thrombosis	정맥 혈전증
	ventricular tachyarrhythmia	심실 부정빈맥
	ventricular tachycardia	**심실 빈맥**
	verotoxin	베로독소(병원성 대장균이 생산)
+VT	maximum velocity of tension	최대 신장속도
−VT	decline in velocity of tension	신장속도 감소
V&T	volume and tension	용량과 신장
T	tidal volume	일회 호흡량
Vt	total vascular volume	총 혈관 용량
VTA	ventral tegmental area	복측 피개 영역
VTach, Vtach, V tach	ventricular tachycardia	심실 빈맥
VTB	virtual tracheobronchoscopy	가상 기관기관지경술
VTE	**venous thromboembolism**	**정맥 혈전색전증**
VTEC	verotoxin-producing Escherichia coli	베로독소를 분비하는 대장균
VTM	mechanical tidal volume	기계적 일회 호흡량
VTOP	voluntary termination of pregnancy	임신 중절
VT/VF	ventricular tachycardia/ventricular fibrillation	심실 빈맥/심실 세동
VTX	vertex	두정부
VU	varicose ulcer	정맥류성 궤양
	volume unit	용량 단위
VUC	voided urinary cytology	요 세포 검사(소견)
VUD	voluntary unrelated donor	자발적 비혈연 장기 기증자
VUJ	vesico-ureteral junction	방광 요관 접합부
VUO	vesico-ureteral orifice	방광 요관 구멍
VUR	**vesico-ureteral reflux**	**방광 요관 역류**
V-US	volumetric ultrasonography	초음파 용적 측정검사
VV	vaccinia virus	백시니아 바이러스

약 어	원 어	의 미
	varicose vein	하지 정맥류
	veno-venous	정맥간의
	vulva and vagina	외음부와 질
2VV	double valve replacement	중복 판막 치환(술)
V-V	veno-venous[bypass]	정맥간 우회술
vv	varicose vein	하지 정맥류
	veins	정맥
VVC	vulvovaginal candidiasis	칸디다 질염
VVD	vaginal vertex delivery	질식정위분만
VVDL	venovenous double-lumen[catheter]	정맥간 이중내강(카테터)
VVFR	vesicovaginal fistula repair	방광질루 복원술
VVS	vesicovaginal space	방광질 공간
VW	van der Woude[syndrome]	반더우드(증후군)
	vascular wall	혈관벽
VWD	ventral wall defect	복측벽 결손
vWD	von Willebrand disease	폰빌레브란트병
VWM	ventricular wall motion	심실벽 운동
vWS	van der Woude syndrome	반더우드 증후군
	von Willebrand syndrome	본빌레브란트병
VX	no evidence of venous invasion [TNM(tumor-node-metastasis) classification]	정맥 침범 소견 없음(TNM 병기)
Vx	vertex	두정부
VYS	visceral yolk sac	내장 난황낭
VZ	varicella-zoster	수두-대상포진
VZIG, VZIg	**varicella zoster immunoglobulin**	**수두-대상포진 면역글로불린**
VZV	**varicella-zoster virus**	**수두-대상포진 바이러스**

W

약 어	원 어	의 미
W	wakefulness	각성
	ward	병동
	Weber[test]	베버(검사)
	week	주
	weight	무게
	width	너비
	wife	아내
	wound	상처
WA	when awake	각성시
	Wiskott-Aldrich[syndrome]	비스코트-알드리히(증후군)
W&A	weakness and atrophy	위약과 위축
WAF	weakness, atrophy, and fasciculation	위약, 위축, 연축
WAIS-R	revised Wechsler Adult Intelligence Scale	성인용 웩슬러 지능검사
WAK	wearable artificial kidney	착용형 인공 신장
WAP	wandering atrial pacemaker	유주 심방 인공심박동기
WAR	Wasserman antigen reaction	Wasserman 항원 반응
WAS	Wiskott-Aldrich syndrome	비스코트-알드리히 증후군
WAT	word association test	단어연상검사
WB	waist belt	허리띠
	washed bladder	방광 세척
	weight-bearing	체중부하

약 어	원 어	의 미
	well baby	건강한 아기
	whole blood	전혈
	whole body	전신
WBA	Western blot assay	웨스턴 블롯법(단백질 검출)
WBAPTT	whole blood activated partial thromboplastin time	전혈 활성화부분트롬보플라스틴시간
WBC	well baby care/clinic	아프기 전에 검진/상담하는 육아 클리닉
	white blood cell	**백혈구**
WBCT	whole-blood clotting time	전혈 응고시간
WBF	whole-blood folate	전혈 엽산
WBH	whole-blood hematocrit	전혈 헤마토크릿
	whole-body hyperthermia	전신 고열
WBI	whole bowel irrigation	전장세척
WBN	whole-blood nitrogen	전혈질소
WBPTT	whole-blood partial thromboplastin time	전혈부분트롬보플라스틴시간
WBR	whole-body radiation	전신방사선
WBRT	whole-blood recalcification time	전혈 칼슘재가시간
	whole breast radiation therapy	전유방방사선치료
WBS	whole-body scan	전신스캔
	Wiedemann-Beckwith syndrome	베크위트 위드만 증후군
	Williams-Beuren syndrome	윌리암스-보이렌 증후군
WBT	wet bulb temperature	습구온도
WBV	waterborne virus	수인성 바이러스
	whole blood volume	전혈량
WC	waist circumference	허리둘레
	ward clerk	병동 사무원
	warty carcinoma	사마귀양 암종
	water closet	화장실
	Weber-Christian[syndrome]	웨버-크리스찬(증후군)
	wheel chair	휠체어

약 어	원 어	의 미
	white cell	백혈구
	whooping cough	백일해
	work capacity	작업능력
WCC	white cell count	백혈구수
WCD	Weber-Christian disease	베버-크리스찬병
WCE	whole cell extract	전체 세포 추출
	work capacity evaluation	작업능력평가
WCPs	whole chromosome paints	전체염색체 채색
WCS	white clot syndrome	백색혈전 증후군 (헤파린 유도 혈소판감소증에 의한)
WCT	word categorization test	단어 범주화 검사
WD	wallerian degeneration	왈러변성
	well differentiated	분화성
	wet dressing	젖은 드레싱
	Wilson disease	윌슨병
	withdraw or withdrawn	빼내다, 내향적인
	without dyskinesia	이상운동증이 없는
	Wolman disease	울만병
	wrist disarticulation	손목탈골
W/D	warm and dry	건습
Wd	ward	병동
wd	well developed	잘 발달된
	wound, wounded	상처
WDCC	well-developed collateral circulation	잘 발달된 측부순환
WDHA	watery diarrhea, hypokalemia, achlorhydria[syndrome]	물설사, 저칼륨혈증, 무염산증
WDHH	watery diarrhea, hypokalemia, and hypochlorhydria	물설사, 저칼륨혈증, 저염산증
WDL	well-differentiated lymphocytic	분화성 림프구성
WDLL	well-differentiated lymphatic lymphoma	분화성 림프성 림프종

약 어	원 어	의 미
WDR	wide dynamic range	넓은 운동범위
WDS	watery diarrhea syndrome	물설사 증후군
WDSCC	well-differentiated squamous cell carcinoma	분화성 편평세포암종
WDTC	well-differentiated thyroid cancer	분화성 갑상선암종
WDWN, wdwn	well developed and well nourished	잘 발달하고고 영양상태 양호한
WE	Wernicke encephalopathy	베르니케뇌병증
	western encephalitis	서부뇌염
	western encephalomyelitis	서부형뇌척수염
WEE	western equine encephalitis	서부말뇌염
WER	wheal erythema reaction	팽진 홍반 반응
WES	wound evaluation scale	상처 평가 척도
WF	Weil-Felix reaction	바일-펠릭스반응
WFE	Williams flexion exercise	윌리암 굴곡운동
WFI	water for injection	주사용 증류수
WFL	within function limits	기능적 한계내
WFR	wheal-and-flare reaction	팽진과 발적반응
WFS	Waterhouse-Friderichsen syndrome	워터하우스-프리데릭센 증후군
WGA	wheat germ agglutinin	밀배아응집소
WH	well hydrated	잘 수화된
	whole homogenate	전균질액, 전균질물
	wound healing	상처치유
WHA	warm and humid air	따듯하고 습한 공기
WHD	Werdnig-Hoffmann disease	웨드니-호프만병
WHO	World Health Organization	세계 보건 기구
	wrist-hand orthosis	손목-손 보조기
WHR	waist:hips girth ratio	허리 : 엉덩이 둘레 비율
WHS	Wolf-Hirschhorn syndrome	월프-허쉬호른 증후군
WHV	woodchuck hepatic virus	우드척 간염 바이러스
WHVP	wedged hepatic venous pressure	간정맥 쐐기압

약 어	원 어	의 미
WI	water ingestion	수분섭취
WIA	wounded in action	활동 중 생긴 상처
WK	week	주
WKN	weekend	주말
WKS	**Wernicke Korsakoff Syndrome**	**베르니케 코르사코프 증후군**
WL	waiting list	대기자 명단
	waterload	물부하
	weight loss	체중 감소
WLB	white-light bronchoscopy	가시광선 기관지내시경
WLE	white-light endoscopy	가시광선 내시경
	wide local excision	광범위국소절제
WLI	weight-length index	체중신장지수
WLL	whole lung lavage	전폐세척
WLS	weight loss surgery	비만수술, 체중감소수술
	wet lung syndrome	부종폐 증후군, 습윤폐 증후군
WLT	whole lung tomography	전폐 단층촬영술
WM	whole milk	전유
	western medicine	양약
WMA	wall motion abnormaliy	국소벽장애, 벽운동 장애(주로 심장에서)
WMD	warm moist dressings	따듯하고 젖은 드레싱
WMI	wall motion index	(심장)벽운동지수
WMP	weight management	체중 관리
WMS	Wechsler Memory Scale	웩슬러 기억검사
WMX	whirlpool, massage and exercise	월풀, 마사지, 운동
WN	well nourished	영양상태 좋은
WNC	well nourished children	영양상태 좋은 어린이
	Wilson disease	윌슨병
WNCP	Wilson disease protein	윌슨병 단백
WNE	West Nile encephalitis	서부 나일강 뇌염

약 어	원 어	의 미
WNF	West Nile fever	서부 나일강 열
WNL	we never looked	본적 없는
	within normal limits	정상 범위의
wnd	wound	상처
WO	wash out	세척
	without	~없이
	written order	서면 지시
wo	weeks old	주령
WOAI	water and oil absorption index	물, 기름 흡수 지수
WOB	wobble	동요하다
	work of breathing	호흡
WOB	water oxidizing complex	물 산화 복합체
WOE	water oxidizing enzyme	물 산화 효소
WOFL	wound fluid	상처 삼출액
WOP	without pain	통증없이
WP	wedge pressure	쐐기압
	wet pack	습포
	whirlpool	월풀
	white pulp	백색속질
WPB	whirlpool bath	월풀목욕
	whool peripheral blood	전 말초혈액
WPC	whole painting chromosome	전채색염색체
WPD	warm, pink, dry	따듯하고 붉고 마른(피부)
WPE	pulmonary emphysema with wheezing	천명이 있는 폐기종
WPI	whey protein isolate	유장단백질 분리
WPL	washed platelets	세척 혈소판
WPP	pulmonary wedge pressure	폐 쐐기압
WPPSI	Wechsler's Preschool and Primary Scale of Intelligence	웩슬러 아동용 지능검사
WPW	**Wolff-Parkinson-White[syndrome]**	**울프-파킨슨-화이트(증후군)**

약 어	원 어	의 미
WR	washroom	세면실
	wassermann reaction	바세르만반응, 매독혈청반응
	water retention	수분저류
	weak response	약한 반응
Wr	wrist	손목
WRA	weight-related amenorrhoea	체중연관 무월경
	women of reproductive age	가임여성
	work related asthma	직업병성 천식
WRBC	washed red blood cells	세척 적혈구
WRC	water retention capacity	수분저류능
WS	Waardenburg syndrome	바르덴부르크 증후군
	Warkany syndrome	Warkany 증후군
	water soluble	수용성의
	Werner syndrome	베르너 증후군
	West syndrome	웨스트 증후군
	wet swallow	물연하
	Williams syndrome	윌리암스 증후군
	work simplification	작업 단순화
WSA	work stress assessment	작업스트레스 사정
	wound surface area	상처 표면적
WSC	whole spinal cord	전척수
WSD	white spot disease	백점병
WT	wall thickness	벽두께
	water temperature	물 온도
	weight	**무게**
	wild type	야생형
	wilms' tumor	빌름스종양
	wisdom teeth	사랑니
	work therapy	작업요법

약 어	원 어	의 미
WTAB	weight at birth	출생시 몸무게
WTC	well-differentiated thyroid cancer	분화성 갑상선암
	whole tumour cells	전종양세포
WTH	waist-to-height ratio	허리-신장 비
WTLI	whole thoracic lesion irradiation	전흉곽병변 방사선조사
WUCA	wound care	상처치료
WUIN	wound infection	상처감염
WV	walking ventilation	보행 환기량
WVR	water vapor radiometer	수증기 방사계
WVV	whole virus vaccine	전바이러스 백신
WW	weight watchers	체중관리회사 이름
WWAC	walk with aid of cane	지팡이를 짚고 걷다

X

약 어	원 어	의 미
X	cross	교차
	female sex chromosome	여성성염색체
	ionization exposure	이온화 노출
	magnification	확대
	reactance	들이저항, 리액탠스
	start of anesthesia	마취 시작
	xanthosine	잔토신
	xylene	자일렌
x	extremity	사지
	mole fraction	몰분율
	xanthine	잔틴
XA	xanthurenic acid	잔투렌산
	x-ray analysis	x-ray 분석
Xa	activated factor X	활성화된 X인자
	chiasma	교차
Xam	examination	검진
Xanth	xanthomatosis	황색종증
XC, Xc	excretory cystogram	배출성 방광조영상
XCE	X-chromosome controlling element	X-염색체 조절 요인
X-CGD	X-linked chronic granulomatous disease	X 연관 만성육아종병
XD	x-ray diffraction	x-ray 회절

약 어	원 어	의 미
Xe	xenon	제논
XECT, XeCT	xenon-enhanced computed tomography	크세논 증강 컴퓨터 단층촬영법
XGP	xanthogranulomatous pyelonephritis	황색육아종신우신염
Xi	inactive X chromosome	비활성 X 염색체
XIC	X chromosome inactivation center	X 염색체 불활성화 센터
X-IEP	crossed immunoelectrophoresis	교차면역전기영동법
XIP	x-ray-induced polypeptide	x-ray 유발 폴리펩티드
	x-ray in plaster	깁스위 x-ray 촬영
XL	excess lactate	과잉 유산
XLA	X-linked agammaglobulinemia	X 연관 무감마글로불린혈증
XLAS	X-linked aqueductal stenosis	X 연관 수도관 협착증
XLCM	X-linked dilated cardiomyopathy	X 연관 확장심근병증
XLH	X-linked hydrocephalus	X 연관 수두증
	X-linked hypophosphatemia	X 연관 저인산혈증
XLHED	X-linked hypohidrotic ectodermal dysplasia	X 연관 발한저하성외배엽형성이상
XLI	X-linked ichthyosis	X 연관 비늘증
XLMR	X-linked mental retardation	X 연관 정신지체
XLMTM	X-linked myotubular myopathy	X 연관 근세관성 근증
XLPD	X-linked lymphoproliferative disease	X 연관 림프세포증식병
XLR	X-linked recessive	X 연관 열성
XLRP	X-linked retinitis pigmentosa	X 연관 색소망막염
XLSP	X-linked spastic paraplegia	X 연관 강직하반신마비
XM	crossmatch	교차적합시험
Xm, Xm	maternal chromosome X	모계 X 염색체
xma	chiasma	교차
XME	xenobiotic-metabolizing enzyme	생체이물 대사 효소
XN	night blindness	야맹증
XOM	**extraocular movements**	**외안구 운동**
XOP	x-ray out of plaster	깁스 외 x-ray

약 어	원 어	의 미
XOR	exclusive operating room	전용수술실
XP	xanthogranulomatous pyelonephritis	황색육아종 신우신염
	xeroderma pigmentosum	**색소성 건피증**
Xp	paternal chromosome X	부계 X 염색체
	short arm of chromosome X	X 염색체 단완
XPS	x-ray photoelectron spectroscopy	x-ray 광전자분광법
XPTB	extrapulmonary tuberculosis	폐외 결핵
Xq	long arm of chromosome X	X 염색체 장완
XR	xeroradiography	건조방사선촬영
	X-linked recessive[inheritance]	X-연관 열성유전
XRE	xenobiotic response element	생체이물 반응 요소
XRMR	X-linked recessive mental retardation	X-연관 열성 정신지체
XRN	X-linked recessive nephrolithiasis	X-연관 열성 신장결석증
XRS	x-ray sensitivity	x-ray 민감도
XRT	x-ray therapy	x-ray 요법
XT	exotropia	외사시
XTM	xanthoma tuberosum multiplex	다발성 결절성 황색종
XU	excretory urogram	배설 요로조영사진
Xu	cumulative amount of urine	누적 소변량
XX	female chromosome type	여성 성염색체
XY	male chromosome type	남성 성염색체
Xyl	xylose	자일로오스

Y

약 어	원 어	의 미
Y	male sex chromosome	남성 성염색체
	Yersinia	예르시니아
	yttrium	이트륨
YA	Yersinia arthritis	예르시니아 관절염
YAC	yeast artificial chromosome	효모인공염색체
YACP	young adult chronic patient	젊은 만성환자
Yb	ytterbium	이테르븀
YDV	yeast-derived hepatitis B vaccine	효모유래 B형간염 백신
YE	yeast extract	효모추출물
YF	**yellow fever**	**황열**
YFI	yellow fever immunization	황열병 예방접종
YFV	yellow fever virus	황열병 바이러스
YLC	youngest living child	가장 어린 생존아
YLD	year lived with disability	장애생활년수
YNS	yellow nail syndrome	황색 손발톱 증후군
y/o	years old	~세(歲)
YOB	year of birth	생년
YP	yeast phase	효모기
YS	yellow spot	황반
	yolk sac	난황낭
YST	yolk sac tumor	난황낭종양

Z

약 어	원 어	의 미
Z	glutamine	글루타민
	impedance	임피던스
	no effect	효과없음
	zero	제로
	zone	구역
z	catalytic amount	촉매량
ZB	zebra body	Zebra 소체
ZBG	zinc-binding group	아연 결합군
ZD	zero defects	무결점
	zinc deficiency	**아연 결핍**
ZDS	zinc depletion syndrome	아연 고갈 증후군
ZE	Zollinger-Ellison[syndrome]	졸링거-엘리슨 증후군
ZEC	Zinsser-Engman-Cole[syndrome]	진서-콜-엔그만 증후군
ZEEP	zero end-expiratory pressure	호기말영(무)압
ZF	zona fasciculata	다발층, 속상대
ZFF	zinc fume fever	아연 증기열
ZFP	zinc finger protein	아연 집게 단백
ZG	zona glomerulosa	토리층, 사구대
ZIFT	zygote intrafallopian tube transfer	접합자 난관내 이식
ZIG, ZIg	zoster immunoglobulin	대상포진 면역 글로불린
ZIP	zoster immune plasma	대상포진 면역 혈장
ZLS	Zimmerman-Laband syndrome	Zimmerman-Laband 증후군

약 어	원 어	의 미
ZMC	zygomaticomaxillary complex	광대위턱 복합체
ZO	Zonula occludens	폐쇄소대
ZOT	Zonula occludens toxin	폐쇄소대 독소
ZP	zona pellucida	투명층, 투명대
ZR	zona reticularis	그물층, 망상대
Zr	zirconium	지르코늄
ZSR	zeta sedimentation ratio	제타침강비
ZTS	zymosan-treated serum	지모산 처리 혈청
ZTT	zinc turbidity test	아연 혼탁도 검사
ZWCHRS	Zellweger cerebrohepatorenal syndrome	젤베거 뇌간신 증후군
ZWS	Zellweger syndrome	젤베거 증후군
Zy	zygion	지기온
ZyC	zymosan complement	지모산 보체
zyg	zygotene	접합(기)

Dictionary of Medical Abbreviations

Pacific
의학약어

2012년 6월 7일 발행

발행인 이 웅 현
발행처 **퍼시픽북스**
서울특별시 중구 초동 42번지 아시아미디어타워 501호
TEL. 02-2272-7766(代) / FAX. 02-2272-7166
E-mail: papu77@paran.com

ISBN 978-89-6130-564-8

정가 **20,000원**

Dictionary of Medical Abbreviations